W0239015

Die Heilkunst alter Zeiten

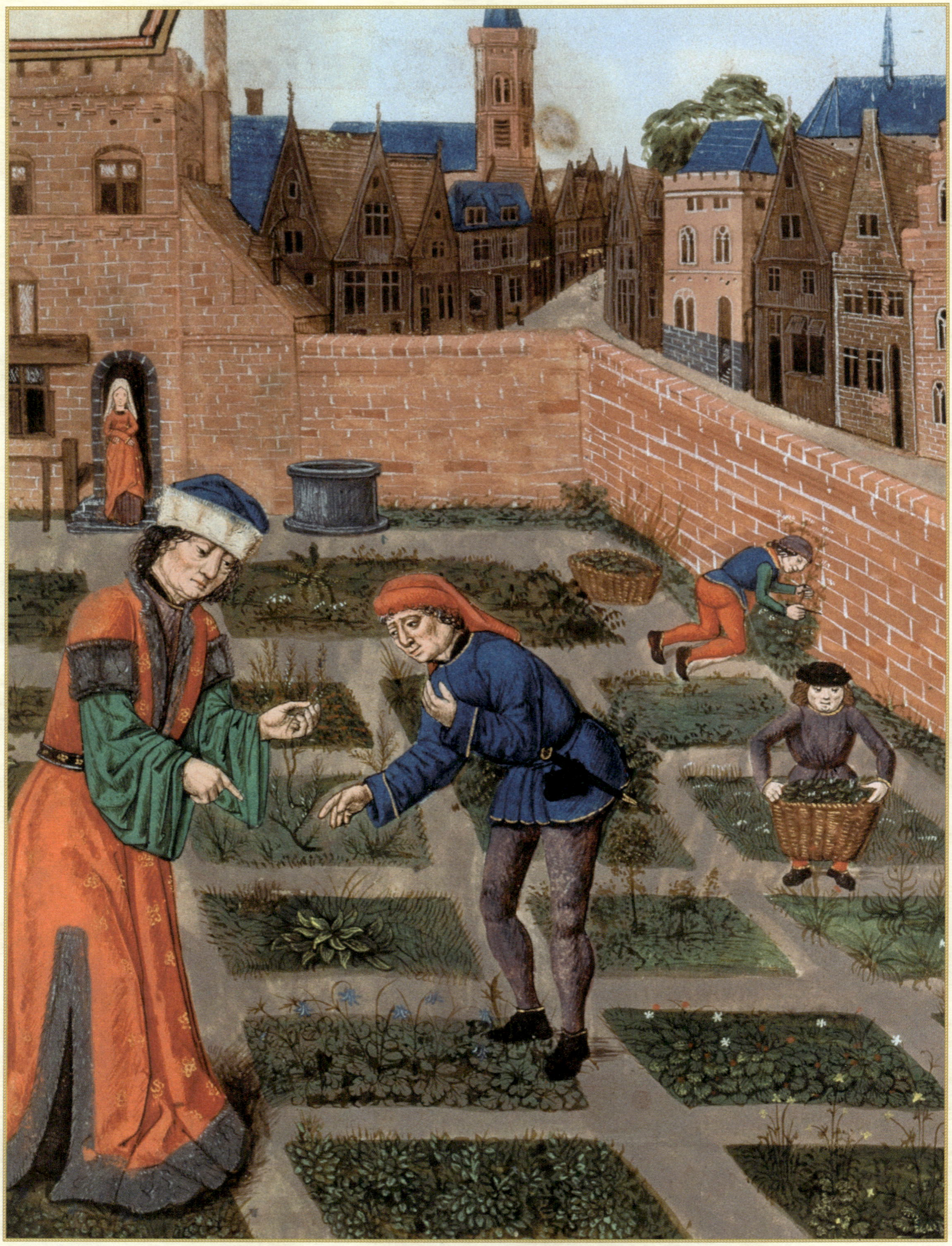

Die Heilkunst alter Zeiten

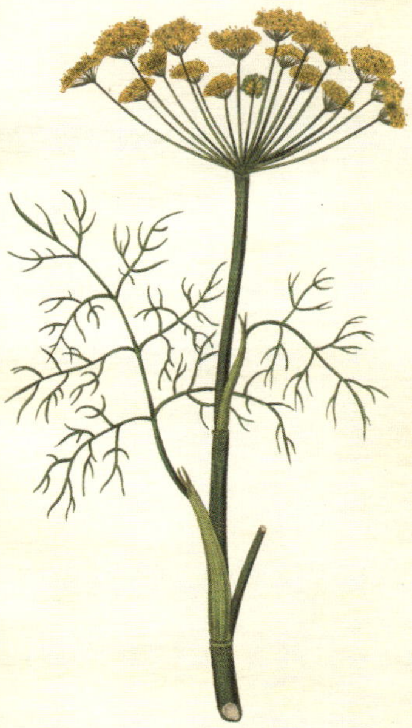

Reader's Digest

Liebe Leserin, lieber Leser!

Dieses Buch lädt Sie ein zu einer Reise durch 2500 Jahre europäischer Heilkunst – einer Reise, auf der Sie vielen Heilkundigen begegnen werden, welche die Geschichte der Medizin geprägt haben. Der Arzneischatz, der diesen Helfern zur Verfügung stand, umfasste im Wesentlichen Heilpflanzen, deren Potenzial sie kannten und nutzten. Deshalb kann man die Geschichte der Heilkunst alter Zeiten ohne Weiteres als eine Geschichte des Kräuterwissens bezeichnen, und einer prachtvoll illustrierten Kräuterkunde ist deshalb der umfangreichste Teil dieses Buches gewidmet. Doch als Erstes treten wir unsere Reise zu den großen Alten der Medizin an. Sie beginnt in Griechenland, der Heimat der europäischen Kultur.

Von Hippokrates bis Kneipp

In der griechischen Antike wurde die Kunst des Heilens zunächst einem Gott zugeschrieben: Asklepios, später auch Äskulap genannt, dessen Tempel Kranke in der Hoffnung auf Genesung aufsuchten. Der schlangenumwundene Stab dieses Gottes ist heute Symbol des medizinischen Standes. Der früheste säkulare Arzt, dem wir dann um 400 v. Chr. begegnen, ist Hippokrates von Kos, der sich von der Vorstellung löste, Krankheiten seien von den Göttern gesandt. Hippokrates stützte sich auf Beobachtung des Kranken und der Wirkung von Therapien. Weil er die Heilkunde damit auf eine empirische Basis stellte, wird er als „Vater der Medizin" bezeichnet. Der aus der Antike stammende „Hippokratische Eid" ist heute noch Grundlage der ärztlichen Ethik, die sich vor allem in dem Gebot wiederfindet, dem Patienten nicht zu schaden.

Auf dem Weg über Rom führt die Reise weiter zu den heilkundigen Mönchen des Mittelalters und ihren Klostergärten, vor allem aber zu Hildegard von Bingen, einer bedeutenden Vertreterin der Klosterheilkunde. Ihre Therapien und Ratschläge zur Lebensführung liefern heute unerschöpflichen Stoff zu Kräutermedizin und Ernährung.

Während sich in den mittelalterlichen Dörfern Kräuterfrauen um die

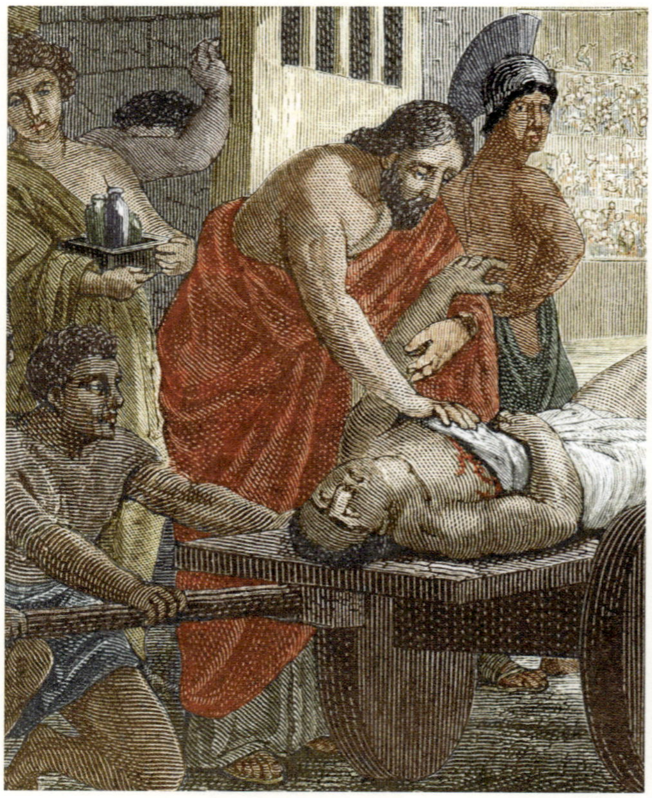

Der Arzt Galen, ein Grieche in römischen Diensten, behandelt einen verwundeten Gladiator. [Aus: Louis Figuier, „Vies des Savants illustres", Paris 1866]

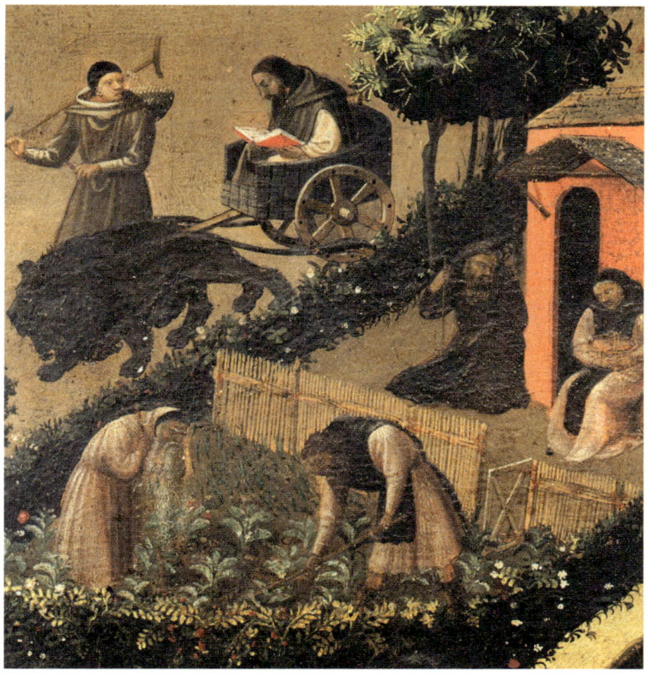

Mönche arbeiten im Garten eines Klosters. Ihr Kräuterwissen bildete die Grundlage für die Heilkunde des Mittelalters. [Fra Angelico zugeschriebenes Gemälde, aus der Serie „La Tebaide“, um 1418–1420]

Kranken bemühten und in den Städten Bader und allerlei Quacksalber ihre Dienste anboten, war die Medizin im arabischen Raum für damalige Zeiten hoch entwickelt. Sie sollte die Heilkunde Mitteleuropas fortan stark beeinflussen.

In der frühen Neuzeit begegnen wir Paracelsus, einem einflussreichen Arzt, dessen Methoden zwar teils noch dem Mittelalter verpflichtet waren, teils aber auch schon in die Neuzeit wiesen. Das allen Gebildeten jener Zeit gemeinsame Bemühen, die Natur zu verstehen, brachte nicht nur große Botaniker wie Leonhart Fuchs hervor, sondern auch den ersten Anatomen im modernen Sinn, Andreas Vesalius. Seine Sektionen an der Universität Padua vermittelten der Öffentlichkeit, wie der menschliche Körper wirklich gebaut ist.

Doch so erfolgreich die Medizin mit neuen Techniken und Fortschritten der Chemie auch sein sollte – es gab immer wieder Menschen, für die Heilkunst mehr bedeutete als reine Wissenschaft. Und so endet die Reise durch die Epochen der Heilkunst alter Zeiten im 19. Jahrhundert bei Pfarrer Kneipp, dessen Kräuterkunde und Gesundheitslehre bis heute viele Anhänger haben.

Die Kraft der Heilkräuter

In unseren Tagen findet eine Rückbesinnung auf das alte Kräuterwissen statt, und die Welt der Kloster- und Apothekergärten lebt wieder auf, denen die Medizin so viel zu verdanken hat. Deshalb finden Sie in diesem Buch an die 90 Porträts der wichtigsten Heilpflanzen, verbunden mit einer Fülle an Informationen. Lesen Sie, bei welchen Beschwerden Heilkundige früherer Zeiten, etwa Hildegard von Bingen, die jeweilige Pflanze einsetzten, wobei die Alten in ausführlichen Zitaten selbst zu Wort kommen. Das Erstaunliche ist, wie oft ihr Erfahrungswissen durch wissenschaftliche Erkenntnisse bestätigt wird. Lesen Sie, welche Wirkstoffe die Heilpflanzen enthalten und wie man sie sich zunutze macht. Dazu dienen die Tipps zur Selbstbehandlung bei leichteren Beschwerden.

Die großformatigen Abbildungen der Heilpflanzen entstammen ausnahmslos historischen Werken zur Pflanzen- und Heilkunde. So manche Namen der Verfasser werden Sie wiedererkennen, liebe Leserin und lieber Leser, denn sie sind Ihnen auf der Reise bereits begegnet – so schließt sich der Kreis. Viel Freude beim Lesen!

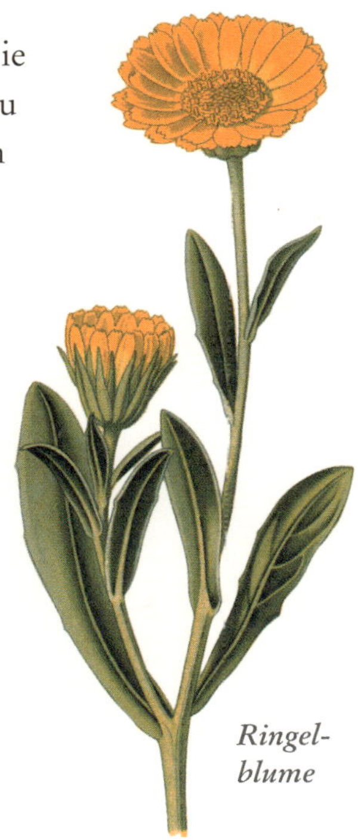

Ringelblume

Die Redaktion

Inhalt

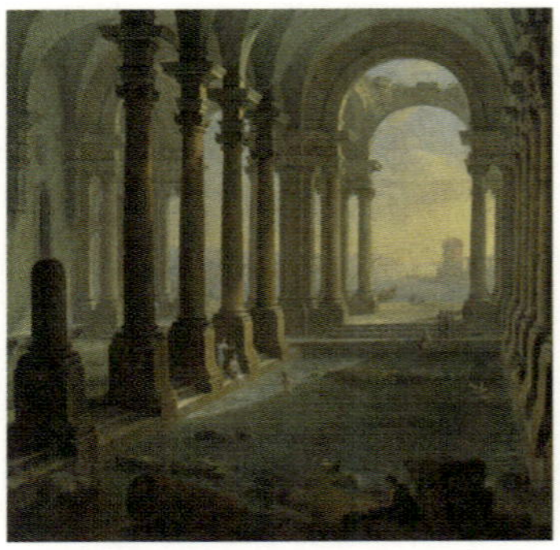

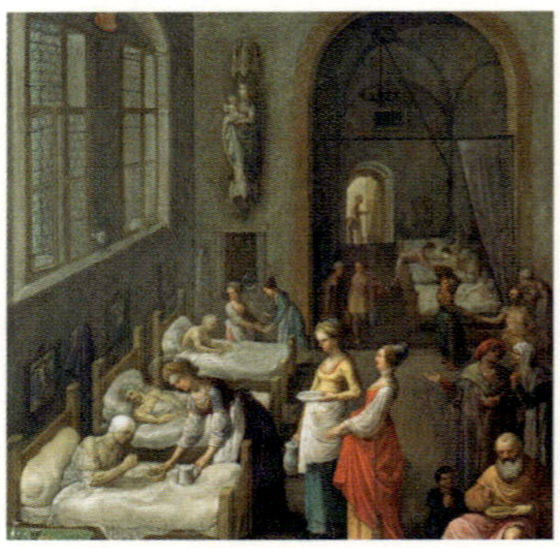

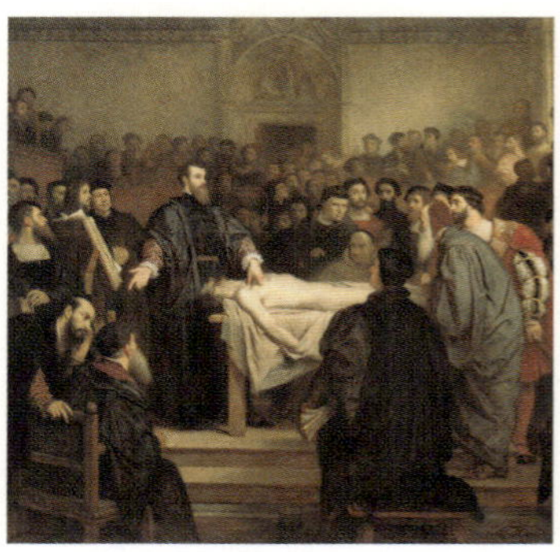

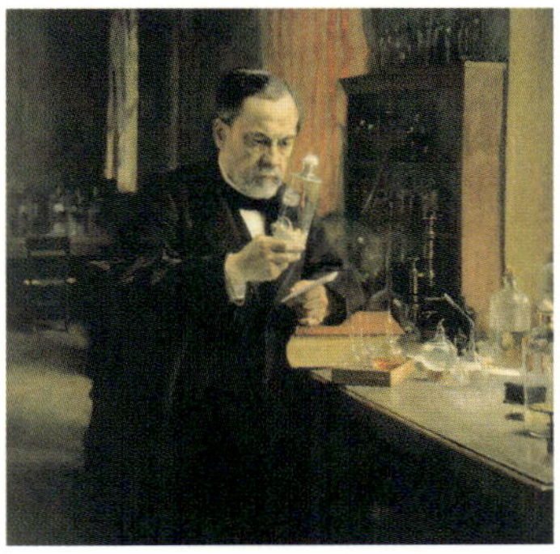

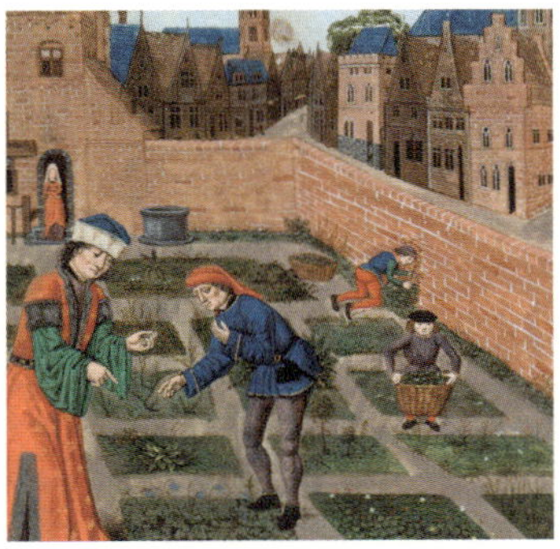

Die Antike

In hippokratischer Tradition

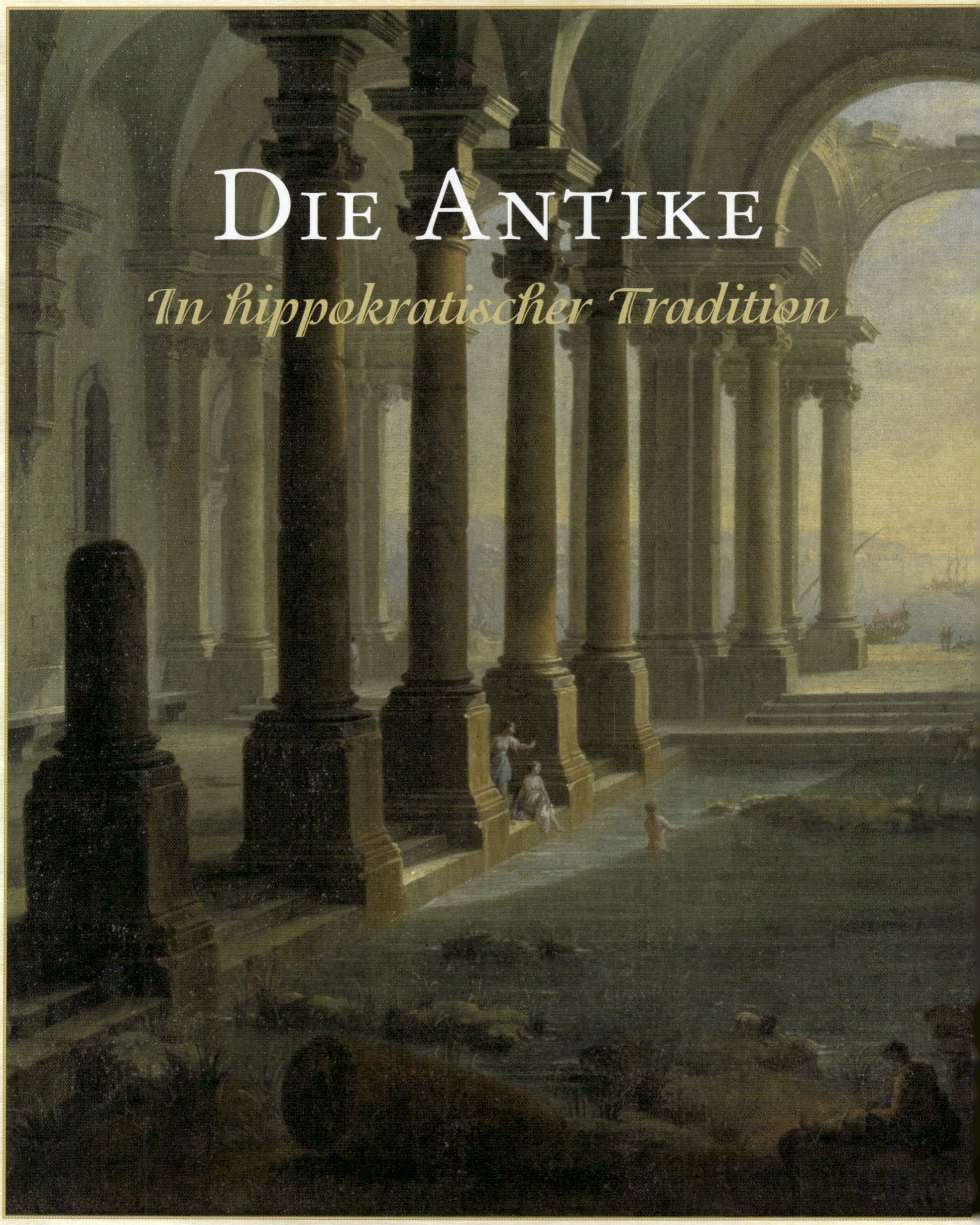

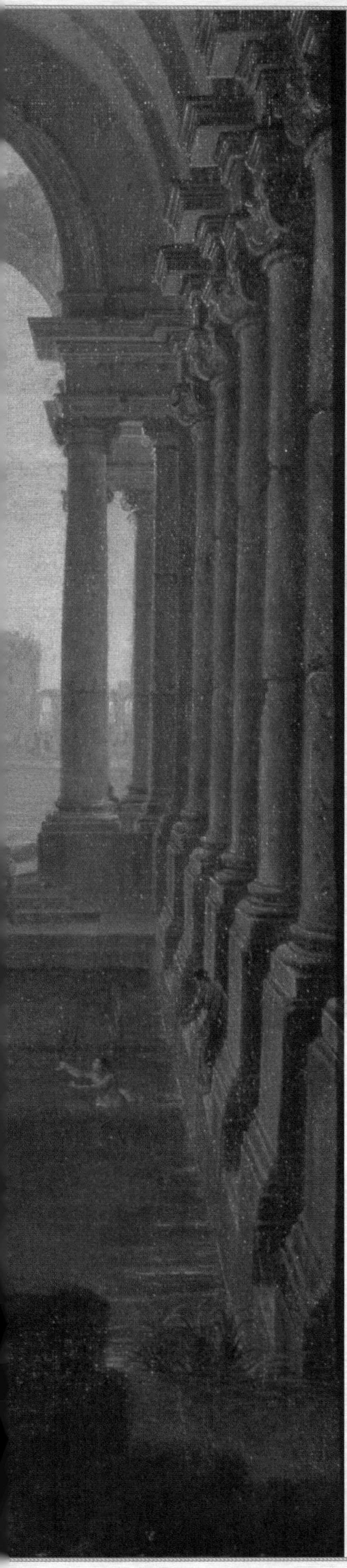

In Griechenland vertrauten Kranke einst auf die Kraft von Opfern an die Götter – bis um 400 v. Chr. der Arzt Hippokrates die Medizin von Religion und Magie trennte und eine pragmatische Heilkunde begründete.

Nach der Zeitenwende perfektionierten Ärzte wie Dioskurides und Galen in Rom die hippokratische Tradition noch weiter und legten großes Gewicht auf gesunde Lebensführung und Hygiene. Dabei lernten sie viel, erlagen aber auch so manchem Trugschluss.

Aber niemand wusste mehr als sie. Ihr Vermächtnis sollte jahrhundertelang den Maßstab für alle Heilkundigen bilden.

Eine hoch entwickelte Badekultur war eine der Errungenschaften der europäischen Antike. Die Thermen im Römischen Reich boten Becken mit unterschiedlich beheiztem Wasser sowie Ruheräume und Gärten. So verband man Hygiene mit Erholung und Entspannung. [Gemälde von Antonio Joli, vor 1762]

Die Anfänge der Heilkunst

Unsere Vorfahren hatten ein viel engeres Verhältnis zur Natur als wir heute, anders hätten sie nicht überleben können. Die Gaben der Natur, die sie kannten, nutzten sie, und die sie nicht kannten, testeten sie – nicht zuletzt zahlreiche Pflanzen. Dabei machten sie erstaunliche Entdeckungen: Viele Gewächse zeigten geheimnisvolle Kräfte.

Von Anbeginn an nahm der Mensch den Kampf gegen Schmerz und Krankheit auf, die, wie man glaubte, von bösen Geistern oder zornigen Göttern gesandt wurden. Mit Opfern, Beschwörungen und Zaubertränken versuchte man, diese Mächte günstig zu stimmen. Bei vielen Völkern oblag Schamanen bis in unsere Zeit diese Rolle, und manche über 15000 Jahre alte Höhlenmalereien in Westeuropa werden als Abbilder von Steinzeit-Zauberern gedeutet. Manche Beschwörungsformeln sind bis in geschichtliche Zeit erhalten geblieben, so Wotans Heilungssegen im zweiten „Merseburger Zauberspruch“ (um 900 n. Chr.), als sich Balders Fohlen den Fuß verrenkt: „... Bein zu Bein, Blut zu Blut, Glied zu Gliedern, als ob geleimt sie seien.“

Vermutlich hatte man oft Erfolg mit derartigen Formen der Krankenbehandlung, weil die Maßnahmen dem Patienten Vertrauen einflößten und die Selbstheilungskräfte des Körpers stimulierten, ein klassischer Placeboeffekt. Aber es gab auch schon „handfestere“ Methoden – und Erfolge. Wie Skelettfunde beweisen, konnte man bereits in der Jungsteinzeit kleinere Operationen durchführen und Wunden so versorgen, dass sie sich nicht entzündeten, sondern abheilten.

Zu den Heilungsritualen gehörte die Anwendung heilkräftiger Kräuter und anderer Gewächse, die – zum Beispiel äußerlich als Wundauflage oder innerlich als Trank – die Genesung des Kranken oder Verletzten unterstützen sollten. Dabei führten die Menschen die Kräfte der Heilpflanzen auf die ihnen innewohnende Macht von Geistern oder Göttern zurück, nicht auf die Inhaltsstoffe, von denen sie noch nichts wussten.

Beobachten und ausprobieren

Wie waren die Menschen nun darauf gekommen, dass manche Pflanzen einem Kranken helfen können? Schon früh fielen vermutlich besonders die duftenden Pflanzen auf und regten zum Ausprobieren an. Bestimmte Kräuter, Blüten, Blätter oder Baumrinden strömen angenehme, beruhigende oder anregende Düfte aus. So riechen die ätherischen Öle in manchen Kräutern stark – und wirken dabei keimtötend, sodass mit ihnen Entzündungen bekämpft werden können. Gewisse Pflanzen riefen nach dem Verzehr

Ein Jäger in der Jungsteinzeit hat sich beim Erlegen eines Bären verletzt. Seine Wunde wird von einem Heiler mit einem Verband versorgt, der vermutlich Kräuter enthält.
[FARBHOLZSTICH AUS: „ZUR GESCHICHTE DER KOSTÜME", MÜNCHEN 1890]

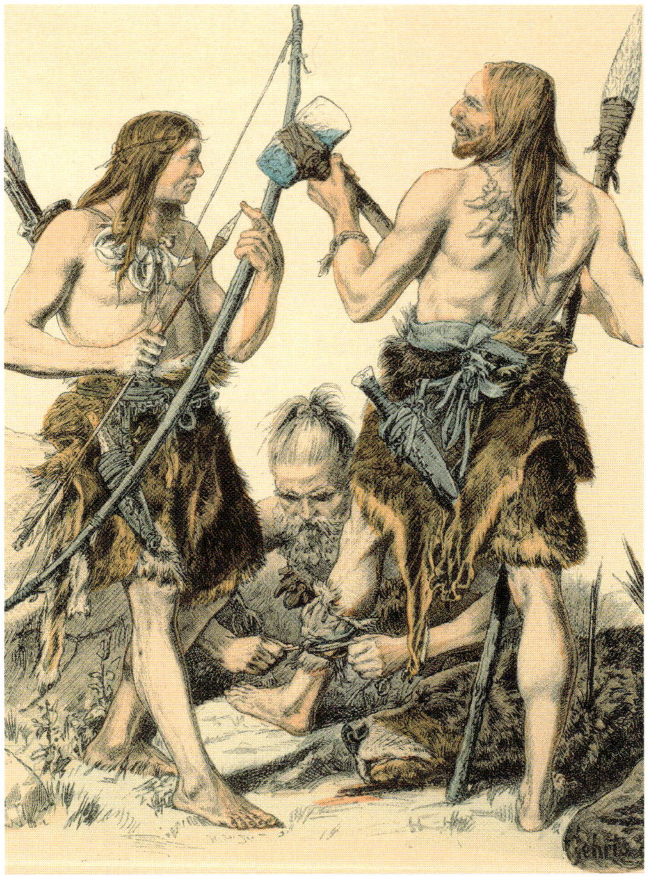

Räusche oder Wahnvorstellungen hervor, andere linderten Schmerzen. Man lernte aber auch Kräuter kennen, die krank machten oder gar töteten. Und nicht zuletzt beobachteten die Menschen der Frühzeit aufmerksam das Verhalten der Tiere: Zahlreiche Tierarten fressen bestimmte Pflanzen, wenn sie krank sind. Daraus lernte man.

Die Heilungsrituale, die bei allen Völkern verbreitet waren, brachten es mit sich, dass die Heilkunst eng mit der Religion verknüpft war. Priester standen in Verbindung mit den unsichtbaren Mächten und fungierten deshalb oft auch als Heiler. Sie verfügten über einen großen Erfahrungsschatz an erfolgversprechenden Methoden, was ihr Ansehen enorm steigerte. Daher hielten sie ihre Kenntnisse gern geheim und gaben sie nur an andere Priester oder ihre Schüler weiter. Nach Erfindung der Schrift in der Bronzezeit nutzten Heilkundige dieses Medium zur Speicherung ihres medizinischen Wissens. Dazu gehörten einerseits Rezepturen, aber auch an heilkräftigen Zaubersprüchen herrschte kein Mangel.

Griechenland, die Wiege der abendländischen Medizin

In Mesopotamien schrieb man heilkundliche Texte in Keilschrift auf Tontafeln, in Ägypten in hieratischer Schrift, einer mit den Hieroglyphen verwandten Schreibschrift, auf Papyrus. So enthält beispielsweise der um 1550 v. Chr. entstandene „Papyrus Ebers" über 700 Einträge zu Heilmitteln, manche in Form von pflanzlichen Anwendungen, andere setzen auf Zauberkraft.

Von der Heilkunst Mesopotamiens und Ägyptens profitierten auch die Griechen des Altertums, die enge Verbindungen in den östlichen Mittelmeerraum hatten. Sie entwickelten das überlieferte Wissen – zu dem auch die traditionelle Volksheilkunde in ihrem eigenen Lebensraum gehörte – weiter. Mit den medizinischen Werken der Griechen begann eine Tradition der Heilkunde, die über die Römer zu uns nach Mitteleuropa gelangte und hier jahrhundertelang maßgebend blieb.

Blüte der griechischen Medizin

Griechische Ärzte sammelten Kenntnisse über Krankheiten und Heilungsmöglichkeiten, ordneten sie und zeichneten sie auf. Damit gilt die antike Heilkunde als erste wissenschaftliche Medizin.

Zahlreiche heilende Pflanzen standen zu Beginn des klassischen Altertums im Dienst von Gottheiten, denn wie überall herrschten damals auch in Griechenland magische Vorstellungen vor: Für Krankheit wie auch für Heilung wurden übernatürliche Mächte verantwortlich gemacht. Der Odermennig beispielsweise war als Heilkraut der Göttin Pallas Athene geweiht. Als hilfreich beim Versuch, Kranke gesund zu machen, galten vor allem Opfer, etwa für den Heilgott Asklepios, Sohn des Apollo. Asklepios war von dem Zentauren Chiron aufgezogen und in der Heilkunst unterwiesen worden, die Chiron seinerseits von Apollo gelernt hatte. Weiträumige Tempelkomplexe, die Asklepieia, warben um alle, die gesund werden wollten. Heute ist der Stab des Asklepios, um den sich eine die Heilkraft symbolisierende Schlange windet, als Äskulapstab ein Sinnbild für den Arzt- und Apothekerberuf; Äskulap ist die latinisierte Form von Asklepios.

Bereits in den großen Epen des 9. Jahrhunderts v. Chr. sind wirkkräftige Pflanzen Teil des Geschehens. So soll ein Kraut namens Nepenthes, in Wein gemischt, den Helden der „Odyssee" geholfen haben, ihren Kummer zu überwinden. In der „Ilias" zitiert Homer den kretischen Herrscher Idomeneus folgendermaßen: „Denn ein Arzt ist höher denn viele andere zu achten, Pfeile herauszuschneiden und lindernde Kräuter zu streuen."

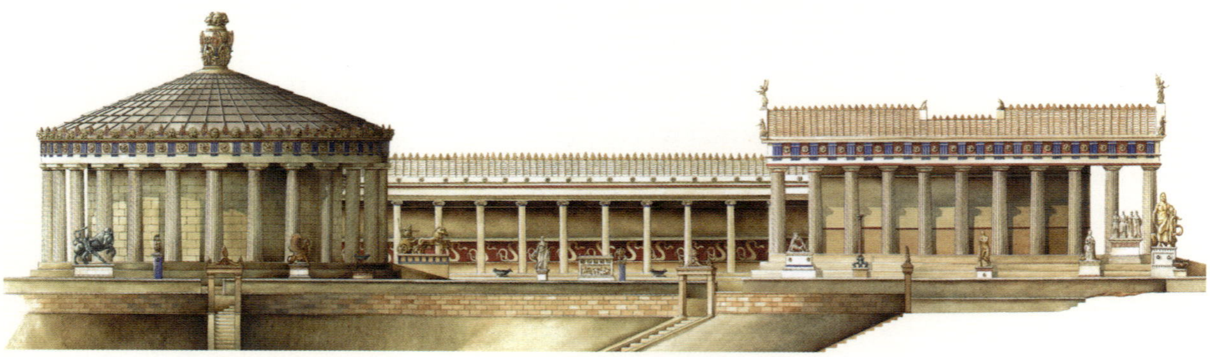

Das Asklepieion von Epidauros mit dem runden Asklepios-Tempel, dem Abaton mit Räumen für die Patienten und dem für Priester reservierten Allerheiligsten (v. l. n. r.). [Rekonstruktion von Massimiliano Pazzolini, 2003]

Noch während der Asklepioskult gedieh, setzte schon eine rationalere Sicht auf Organismus, Krankheit und Heilungsmöglichkeiten ein. Verbunden war diese Entwicklung mit dem Schaffen eines Arztes, der auf Kos wirkte, einer Insel in der östlichen Ägäis, nicht weit vor dem kleinasiatischen Festland: Hippokrates.

Der Vater der Medizin – Hippokrates von Kos

Hippokrates lebte im Zeitraum von 460 bis 370 v. Chr. und stammte vermutlich aus einer Ärztefamilie. Mit Sicherheit weiß man das nicht, aber Hippokrates war ein guter Beobachter, der die ins Asklepieion kommenden Kranken genau untersuchte. Dabei kam er zu dem Schluss, dass man Religion und Medizin trennen müsse, weil nicht die Götter Krankheiten auslösten, sondern natürliche Vorgänge dafür verantwortlich waren – nicht zuletzt falsche Ernährung und ein Mangel an Bewegung.

In der Antike pries man Hippokrates als den Vater der Medizin, und ein Tausende von Seiten starkes medizinisches Schrifttum, das zwischen dem 6. und 2. Jahrhundert v. Chr. zusammengestellte „Corpus Hippocraticum", trägt seinen Namen. Zahlreiche Leiden sind darin genau beschrieben, denn Ärzte suchten Wege, die vielfältigen Krankheitssymptome und Beschwerden zu ordnen, denen sie bei ihrer Arbeit begegneten. Als Pragmatiker wollten sie die rationalen Ursachen auch von inneren Leiden aufspüren. Beschwerden, die nur zeitweise auftraten, führte man meist auf das Wetter zurück, andere auf die Beschaffenheit des Wassers oder ungünstige Lebensführung. Ein in dem Werk enthaltener Eid erlegte dem Arzt Schweigepflicht auf, gebot ihm, nicht zu schaden, und verbot sexuelle Handlungen an Patienten.

Über 200 Heilpflanzen, viele davon aromatische Kräuter, sowie ihre Anwendung werden im „Corpus" aufgeführt und zahlreiche Leiden damit therapiert: Verdauungsstörungen etwa mit Pfingstrose, Eibisch oder Quitte, Zahnschmerzen und Hämorrhoiden mit Dost, Kopfschmerzen mit Veilchen, schmerzende Augen mit Basilikum und Frauenleiden, darunter Wehenprobleme, mit Eberraute. Zur Zeit der rätselhaften „attischen Seuche" um 430 v. Chr. ließ Hippokrates in Athen angeblich Duftkräuter wie Lavendel, Rosmarin und Ysop verbrennen.

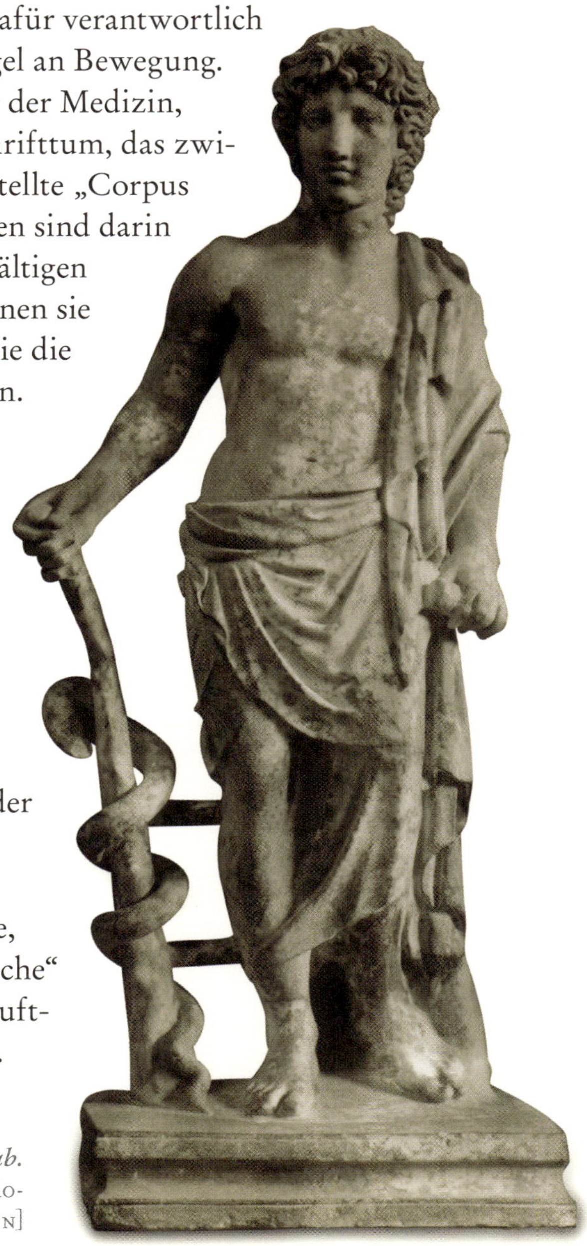

Jugendlicher Asklepios mit seinem schlangenumwundenen Stab.
[Griechische Marmorstatue aus dem 2. Jh. n. Chr., Archäologisches Nationalmuseum Athen]

Dass Hippokrates eigenhändig an dem nach ihm benannten Mammutwerk mitgewirkt hat, erscheint heute eher unwahrscheinlich. Vermutlich versammelt das Werk Schriften von Medizinern aus vielen Jahrzehnten. Auf jeden Fall gewannen die Heiler mit der Zeit eine gute Übung darin, den weiteren Verlauf einer Krankheit vorauszusagen. Damit kamen sie der volkstümlichen Vorstellung entgegen, die Wahrsagern übernatürliche Kräfte zusprach, was wiederum das Vertrauen in die Heilkundigen steigerte.

Gesunde Lebensführung, Heilmittel und Chirurgie

Die in der hippokratischen Tradition stehenden Ärzte gingen pragmatisch vor, auf der Grundlage des gesammelten Erfahrungswissens. Dieses gewannen und überprüften sie direkt am Krankenbett, der „kline", wo auch Studenten von älteren Ärzten mit dem „klinischen" Wissen vertraut gemacht wurden. Demzufolge konnten zum Beispiel Umweltfaktoren wie Klima, schlechtes Wasser oder Winde Krankheiten auslösen. Ebenso galt die von den Eltern ererbte Konstitution des Körpers, die „physis", als bedeutsam. Auch die Diätetik, die gesunde Lebensführung, bildete einen wichtigen Bestandteil der hippokratischen Lehre. Aber als ebenso wichtig sah man Heilmittel aus dem Mineral-, Tier- und vor allem Pflanzenreich an. Sie wurden auf ganz unterschiedliche Weise verabreicht. Man konnte damals schon Pillen herstellen, und zwar durch Kneten des pastös gemachten Arzneistoffs. Eine andere Form der Anwendung waren Lecksäfte, die man durch Mischen der gepulverten Mittel mit Honig zubereitete; man ließ sie sich auf der Zunge zergehen. Für Salben zum Auftragen auf die Haut vermengte man Heilsubstanzen mit Honig, Wasser, Milch, Wein, Ölen oder Fetten.

Ein weiterer Bereich der hippokratischen Lehre war die Chirurgie. „Den einen pflegt Asklepios mit milder Beschwörung, den anderen mit erquicklichem Trank, oder Kräuter rings um die Glieder legend, andere richtet er wieder auf durch den Schnitt des Messers." So jedenfalls drückte es vor 2500 Jahren der griechische Dichter Pindar aus.

Im 4. Jahrhundert v. Chr. wuchs das medizinische Wissen rapide. Der Universalgelehrte Aristoteles sezierte Tiere, um ihren inneren Bau zu studieren. Sein Schüler Diokles von

Ort der Heilung – das Asklepieion

Der Kult um den Heilgott Asklepios entstand vermutlich in Nordgriechenland aus dem Apollokult. Nach und nach erwuchsen außerhalb zahlreicher Städte Heileinrichtungen in seinem Namen. Ein solcher Komplex verfügte über einen Rundtempel (Tholos) für den Gott, einen Tempel mit Schlaf- und Behandlungsräumen für die Kranken (Abaton) und das ausschließlich Priestern zugängliche Allerheiligste.

Neue Patienten vollzogen am Brunnen eine kultische Reinigung und brachten Asklepios Opfer dar. Dann legten sie sich im Abaton auf eine Liege („kline"). Im „Tempelschlaf" enthüllte ihnen der Gott im Traum die passende Heilmethode oder heilte sie gar. Falls nicht, erklärte ein Priester das weitere Vorgehen: Operation oder Einnahme von Arzneien, Entspannungsübungen und Bäder. Um die Rekonvaleszenz zu fördern, gab es ein Theater und eine Bibliothek.

Zum Ruhm des Gottes – und der Heilstätte – wurden im Tempel Schrifttafeln über „Wunderheilungen" ausgestellt. Das bedeutendste Zentrum war ab dem 6. Jahrhundert v. Chr. das Asklepieion von Epidauros auf dem Peloponnes. Berühmtheit erlangte auch das Asklepieion von Kos, das mit dem Namen des dort geborenen Hippokrates werben konnte.

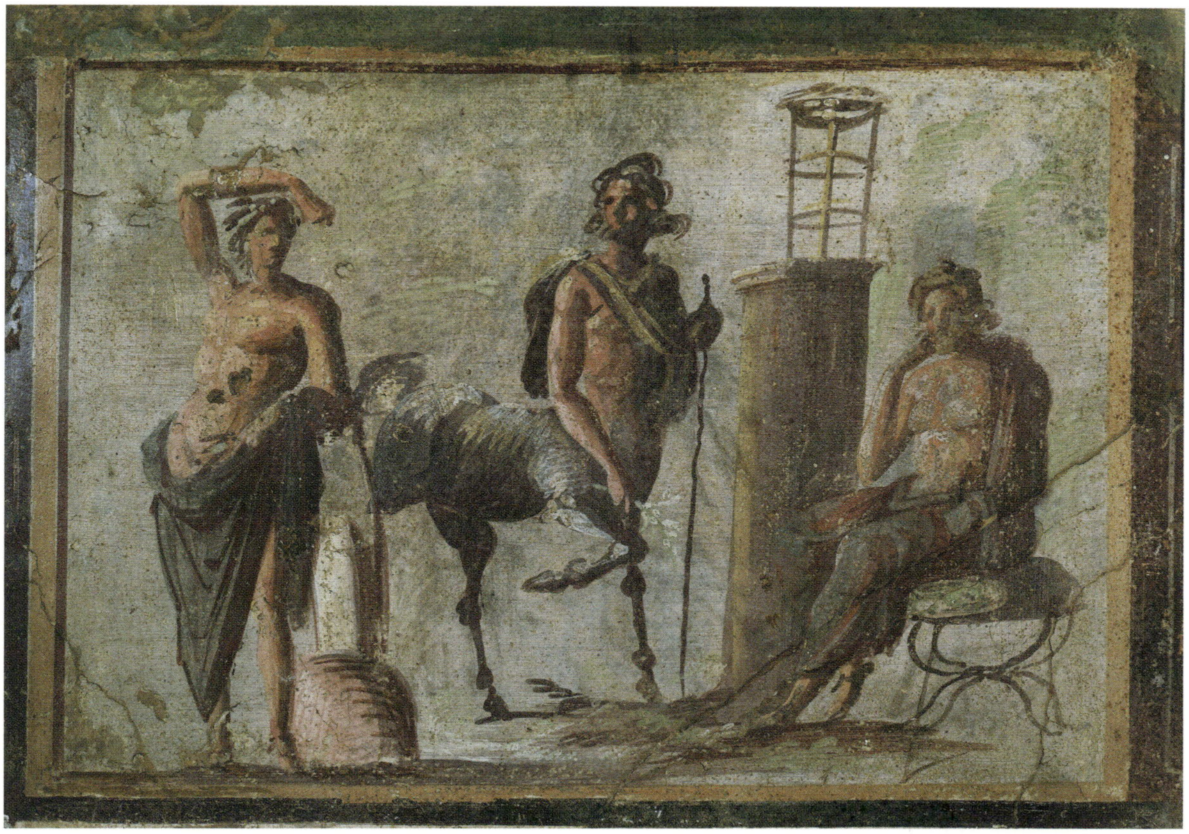

Apollo, der Zentaur Chiron und Hippokrates. Der von dem Gott in der Heilkunde unterrichtete Chiron hatte Apollos Sohn Asklepios zum Arzt ausgebildet. [Wandmalerei aus Pompeji, vor 79 n. Chr.]

Karystos nahm an Leichnamen Sektionen vor und verfasste ein erstes Handbuch der menschlichen Anatomie. Von Diokles stammt auch das älteste bekannte griechische Kräuterhandbuch, das „Rhizotomikon". Der genaue Beobachter betonte in diesem Zusammenhang, dass verschiedene Patienten auf das gleiche Arzneimittel unterschiedlich reagieren können.

Trotz aller Fortschritte lagen die inneren Funktionen des Körpers und die eigentlichen Krankheitsursachen zu jener Zeit jedoch selbst für Ärzte noch weitgehend im Dunkeln. Verdauung etwa wurde als eine Art „Kochen" der Nahrung verstanden.

Die Ursprünge der Säftelehre

Wohl aber finden sich im „Corpus Hippocraticum" schon Körperflüssigkeiten wie Blut, Schleim und Galle, die aus dem Herzen (Blut), dem Gehirn (Schleim), der Leber (gelbe Galle) und der Milz (schwarze Galle) stammen sollten. War deren Verhältnis untereinander gestört, musste der Schaden behoben werden. So versuchte man, mit „ableitenden" Mitteln wie Senfumschlägen und Brechmitteln schädliche Substanzen aus dem Körper zu entfernen. Harn- und schweißtreibende sowie abführende Arzneien kamen ebenfalls zum Einsatz. „Schlechtes Blut" suchte man durch Aderlass auszuleiten. Nicht zuletzt kannten die Heiler eine Reihe betäubender Pflanzen, wie Opium, Tollkirsche und Bilsenkraut, sowie Mittel gegen Verdauungsstörungen, etwa Eichenrinde, die Gerbstoffe enthält.

Das römische Gesundheitswesen

Dank ihrer Strahlkraft breitete sich die griechische Kultur über den ganzen mediterranen Raum aus. Als dann Rom zur vorherrschenden politischen Kraft aufstieg, nahm es sich das griechische Geistesleben zum Vorbild – nicht zuletzt die naturkundliche Gelehrsamkeit.

Ein internationales intellektuelles Zentrum der Alten Welt, das im 3. Jahrhundert v. Chr. seinen Höhepunkt erlebte, war Alexandria im Norden Ägyptens, das seinerzeit von den griechischen Ptolemäern beherrscht wurde. In der dortigen Bibliothek sammelten Gelehrte die griechischen Wissensschätze und konnten aus einer Fülle von Aufzeichnungen aus allen Teilen der damals bekannten Welt schöpfen. Die medizinischen Forschungsmöglichkeiten waren ebenfalls gut. Wissbegierige bekamen die Möglichkeit, Sektionen an Tieren und Verbrechern auszuführen. So wuchs das medizinische Wissen ebenso an wie der Arzneischatz.

In jener Zeit verlagerte sich die politische Macht immer mehr nach Rom. Allerdings war die Tiberstadt damals – medizinisch gesehen – noch tiefste Provinz. Bei Krankheit behalf man sich mit Hausmitteln wie etwa Kohl, murmelte altlateinische Zaubersprüche und erflehte göttliche Hilfe. Das sollte sich erst ändern, als das Römische Reich im 2. Jahrhundert v. Chr. in Kontakt mit der griechischen Wissenschaft, Literatur und Medizin kam. Griechisch wurde zur Sprache der Gelehrten und Intellektuellen – wenn auch zunächst gegen den Widerstand konservativer Kreise, die auf „altrömischen Traditionen“ beharrten.

Solchen Widrigkeiten zum Trotz ließen sich in Rom zunehmend griechische Heilkundige nieder. Deren Erfolge mehrten den Ruhm der griechischen Medizin, und manche dieser Ärzte ließen sich nach einer erfolgreichen Behandlung fürstlich honorieren. Im 1. Jahrhundert n. Chr. soll Gaius Stertinius Xenophon von Kos, der Leibarzt von Kaiser Claudius, zusammen mit

Ein König voller Wissensdurst

Es waren im Altertum nicht nur Gelehrte, die sich um die Erweiterung des Wissens bemühten. König Mithridates VI. Eupator, der von 132 bis 63 v. Chr. lebte und das kleinasiatische Reich Pontos regierte, beherrschte angeblich 22 Sprachen und ließ neue Legierungen für Münzen entwickeln. Vor allem aber sammelte er Wissen über Heil- und Giftpflanzen. Mithridates legte einen botanischen Garten an und verfasste ein Buch über Gifte. Der König habe erkannt, schreibt Plinius d. Ä., dass man sich durch stetige Einnahme kleiner Gaben eines Giftes dagegen immunisieren kann. Jahrhundertelang bezeichnete man ein allgemeines Universalmittel gegen Gifte daher als „Mithridatikum“.

seinem Bruder die ungeheure Summe von 30 Millionen Sesterzen hinterlassen haben. Ein einfacher Soldat oder Handwerker verdiente damals einen Sesterz am Tag, der Statthalter einer Provinz bekam für seine wichtige Aufgabe vielleicht 300 000 Sesterzen im Jahr.

Die Enzyklopädie des Aulus Cornelius Celsus

Um die Zeitenwende hatte sich die griechische Medizin im Römischen Reich etabliert. In der Vorrede zu seiner Enzyklopädie in lateinischer Sprache, zu der acht umfangreiche, der Heilkunst gewidmete Bände gehören, würdigt der Universalgelehrte Aulus Cornelius Celsus (um 25 v. Chr. bis 50 n. Chr.) die Leistungen der griechischen Medizin. Der hippokratischen Tradition folgend, beschreibt er Diätetik, Pharmakologie und Chirurgie als wesentliche Wissensgebiete, die jeder Arzt kennen müsse.

Im ersten seiner acht Bücher zur Heilkunst blickt Celsus auf die Geschichte der Medizin zurück, das zweite behandelt die allgemeine Pathologie. Band drei wiederum ist einzelnen Leiden gewidmet, der vierte beschreibt die Körperteile. Buch fünf und sechs enthalten das gesammelte Wissen über Pharmakologie, das siebte legt die Erkenntnisse über Chirurgie dar, und im achten geht es um die Behandlung der Knochen.

Was Celsus zu diesen medizinischen Themenkreisen schreibt, zeigt ihn als einen wissenschaftlich denkenden, kenntnisreichen Mann, der aus den Werken der griechischen Heilkunde, die ihm zur Verfügung standen, voll zu schöpfen wusste.

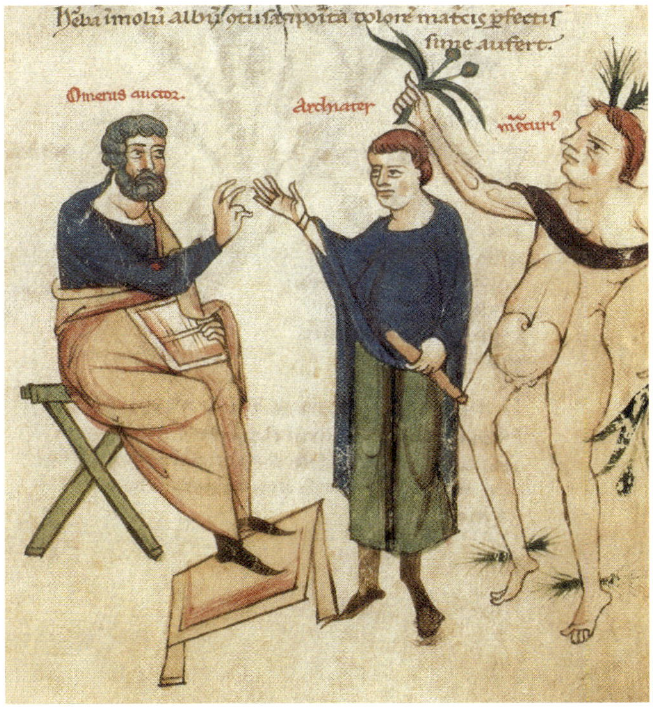

Illustration aus Celsus' Werk „De medicina": Merkur (rechts) reicht einem Arzt das von Homer (links) beschriebene Heilkraut Moly, eine Lauch-Art. [Italien, 9./10. Jh.]

Plinius der Ältere und seine Naturlehre

Ein paar Jahrzehnte später vollendete der römische Offizier und Naturforscher Gaius Plinius Secundus Maior (23 bis 79 n. Chr., genannt der Ältere, um ihn von seinem Neffen Gaius Plinius Caecilius Secundus zu unterscheiden), eine Naturlehre in nicht weniger als 37 Bänden. Für die 40 000 Stichwörter seiner „Naturalis historia" wertete Plinius unzählige Quellen aus und trug eine Fülle von Informationen zu Geografie, Kosmologie, Metallurgie, Mineralogie, Kunst und Biologie zusammen. Einen deutlichen Schwerpunkt bildet dabei die Pharmakologie.

Ein System von Fachärzten

Arzt konnte im Römischen Reich praktisch jeder werden. Dieser Beruf galt als Handwerk, und meist lernten Schüler ihren künftigen Broterwerb bei älteren praktizierenden Heilkundigen.

Viele römische Orte stellten in den zwei Jahrhunderten vor der Zeitenwende städtisch besoldete Gemeindeärzte an, die für die medizinische Versorgung der Einwohner zuständig waren. Dafür nahmen die Ärzte von den Patienten ein Honorar. In der Kaiserzeit nannte man einen solchen Heilkundigen Archiater (etwa „erster Mediziner"), woraus sich unsere Bezeichnung Arzt entwickelte.

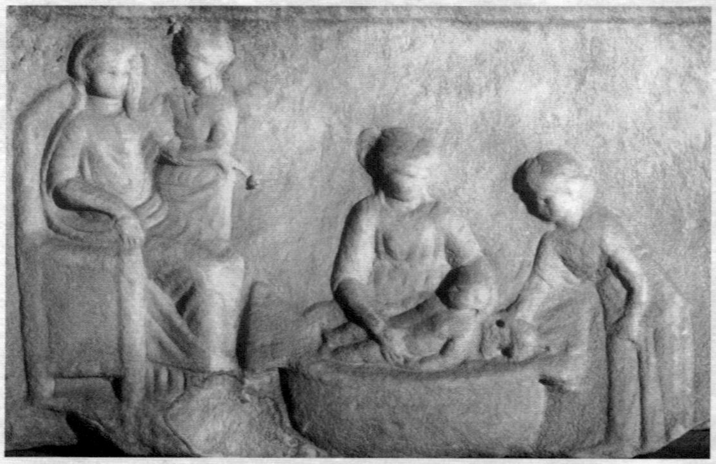

Geburtsszene aus einer Serie von Darstellungen des Lebenslaufs. [Relief am Sockel eines Sarkophags, Rom, Museo Nazionale Romano delle Terme]

Die Zahl der Archiatri soll beträchtlich gewesen sein. Man schätzt, dass eine derart hohe ärztliche Präsenz erst wieder im 20. Jahrhundert erreicht wurde. Aufgrund römischer Grabinschriften geht man davon aus, dass darunter auch fünf Prozent Ärztinnen waren.

Bei der großen Nachfrage entwickelte sich unter den Ärzten quasi zwangsläufig ein Spezialistentum. Es gab Experten für Zahnmedizin, Chirurgen, die sich auf Blasensteinentfernung verstanden, Augenheilkundige, die sich bisweilen sogar an Staroperationen wagten, sowie Fachärzte für Gynäkologie und Geburtshilfe.

Einer der berühmtesten Gynäkologen war der um das Jahr 100 in Ephesos geborene Soranos. Als er später in Rom wirkte, verfasste er dort die vier Bücher seiner „Gynaikeia", die früheste Abhandlung zum Thema Geburt. Das Werk sollte mit Unwissen und Vorurteilen der männlichen Ärzte aufräumen. Der erste Band beschreibt Empfängnis und Schwangerschaft, gibt gleichzeitig aber auch Ratschläge zur Empfängnisverhütung. Im zweiten Buch geht es um die Geburt selbst – Soranos empfiehlt die sitzende Position in einem Gebärstuhl. Der dritte Band handelt von Frauenleiden, der vierte von Komplikationen bei der Entbindung.

Lazarette für Roms Legionen

Ab dem 1. Jahrhundert n. Chr. wurden Roms Legionen auf ihren weiten und immer gefährlicheren Märschen von medizinischen Fachkräften begleitet, die auf Wundversorgung spezialisiert waren. Für Militärärzte war es eine gute Zeit, denn sie konnten ihre Aufgabe professioneller erfüllen als jemals zuvor. Kaiser Augustus hatte um die Zeitenwende angeordnet, für verwundete Soldaten und Offiziere Lazarette einrichten zu lassen, wo Verbandszeug, Krankenbetten und ausgebildetes Pflegepersonal zur Verfügung standen.

In solchen Einrichtungen konnten die Ärzte auf eine reichhaltige Auswahl medizinischen Bestecks zurückgreifen. Es gab Skalpelle verschiedener Form und Größe,

Pinzetten, Haken, Messer sowie Zangen unterschiedlichster Art; dazu Spatelsonden, Sägen und Schaber für Knochen- und Schädeloperationen. Auch Behälter für Arzneien waren vorhanden, ein Glasgefäß zur Harnschau sowie Schröpfköpfe, die man zur Steigerung der Durchblutung und zur Blutentnahme nutzte. Die Herstellung von Medikamenten aus Arzneirohstoffen, darunter nicht wenige Heilpflanzen, oblag ebenfalls den Medizinern.

Die Tätigkeit der Soldatenärzte war vielfältig und verantwortungsvoll, besonders natürlich nach Schlachten. Dann waren Pfeile zu entfernen sowie Hieb- und Stichwunden zu versorgen. Kleinere Verletzungen wurden vermutlich einfach ausgewaschen und verbunden.

Leichtverletzte waren bei solcher Pflege rasch wieder einsatzfähig, und das Wissen um die gute medizinische Versorgung steigerte die Einsatzbereitschaft der Männer. Die Verordnung von Kaiser Augustus war also keineswegs uneigennützig gewesen.

Wenn keine Wahl blieb, als einen Arm oder ein Bein zu amputieren, verwendete man zur Betäubung einen Auszug aus der Wurzel der Alraune (Mandragora) in Wein, denn dieses Medikament macht schmerzunempfindlich. Dabei war allerdings große Vorsicht geboten; in zu hoher Dosis ist die Alraune tödlich.

Heißes Öl und Brenneisen gegen Wundbrand

Große Wunden nach Amputationen versorgte man, um Wundbrand vorzubeugen, mit heißem Öl oder glühenden Brenneisen (Kauterisation). Schon bei Hippokrates liest man: „Was Arznei nicht heilt, heilt das Messer; was das Messer nicht heilt, heilt das Feuer; was das Feuer nicht heilt, muss als unheilbar gelten."

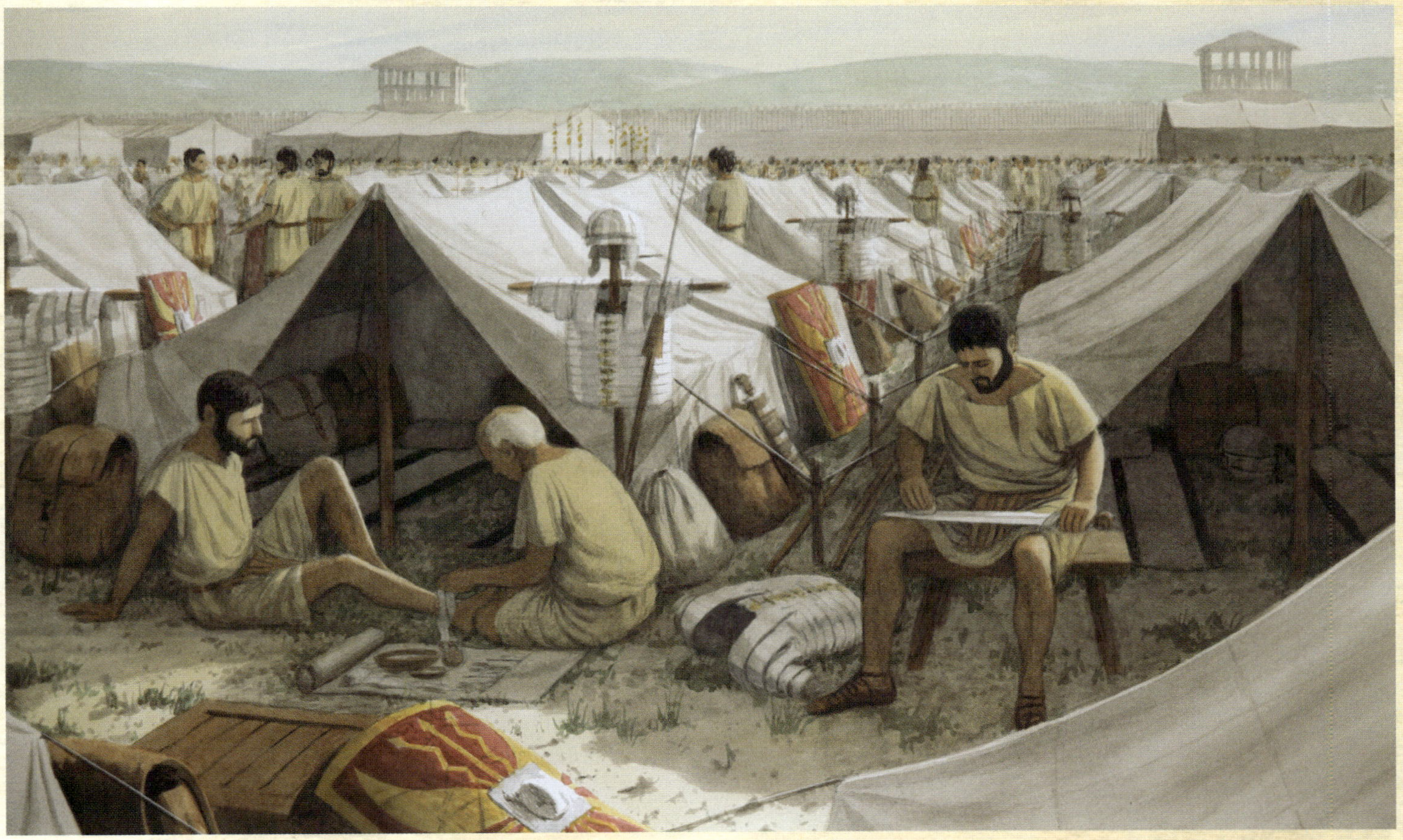

In einem römischen Feldlager erhält ein Legionär einen Verband um den Knöchel. Zuvor hat der Militärarzt das Tuch in eine Schale mit einer Salbe aus pflanzlichen Heilmitteln getaucht. [Abb. aus: Balage Balogh, „Archaeology Illustrated"]

Badekultur im Dienst der Gesundheit

Hygiene war im von Menschen wimmelnden Rom wichtig, denn das Leben dort war nicht sehr gesund. Daher gab es zahlreiche Bäder, gespeist von Aquädukten und erhitzt von Holzfeuern in gewaltigen Öfen. Die Trajansthermen waren so groß wie ein moderner Vergnügungspark. Meist am Nachmittag traf man sich dort zur Entspannung oder zu geschäftlichen Gesprächen.

Zentrum der Thermen waren ausgedehnte Warm- und Kaltwasserbäder in säulengestützten Hallen, ausgekleidet mit Marmor und gläsernen Doppelfenstern. Auch eine Krankenstation mit Ärzten fehlte nicht. Vor allem aber gab es Räume zum Schwitzen, denn das sahen die Römer als besonders gesund an. Nach dem Schwitzbad ließ man sich von Sklaven mit duftendem Öl salben; anschließend rieben sie Schweiß und Öl mit einem Schaber ab. Zu guter Letzt massierten sie den Körper und trugen Parfüm auf.

Wohlhabende Römer reisten darüber hinaus gern zu Badekuren in schwefelhaltigen Wässern nach Baiae (heute Baia) und Puteoli (heute Pozzuoli), beide am Golf von Neapel gelegen, oder sie besuchten Schwitzbäder am Vesuv.

In den Bänden 20 bis 27 beschreibt Plinius Hunderte von Arzneien aus dem Pflanzenreich, ergänzt durch botanische Informationen. So findet man in Band 20 Heilmittel aus Gartengewächsen, in Band 23 Substanzen aus angepflanzten Bäumen und in Band 24 Stoffe aus wildwachsenden Bäumen. Die einzelnen Mittel sind recht umfassend beschrieben, mit genauen Ausführungen über Aussehen und Wuchsort der Pflanzen, Hinweisen zur Geschichte, Zubereitung, Wirkung und Anwendung der aus den Gewächsen gewonnenen Arzneien.

Zum Thema Kreuzkraut etwa schreibt Plinius: „Das Kreuzkraut heißt bei uns *senecio.* Die Pflanze hat das Aussehen und die Weichheit der *trixago* (Edel-Gamander) und rötliche kleine Stängel. Sie wächst auf Ziegeldächern und Mauern. Man sagt, sie ziehe den Grieß aus den Nieren. Auch bei Bauchgrimmen halten sie sie mit Rosinenwein für nützlich." Manchmal weist Plinius auch auf die Rolle von Tieren beim Auffinden heilkräftiger Kräuter hin, und in den Bänden 28 bis 32 stellt er Heilmittel aus dem Tierreich vor.

Recht kritisch äußert sich Plinius gegenüber Kräuterbüchern älterer griechischer Autoren. Sie hätten lediglich „die Pflanzen in Bildern dargestellt und die Wirkung darunter geschrieben". Die „Fahrlässigkeit der Kopisten" verderbe zudem viel von diesen Bildern, auch müsse man das Aussehen der Pflanzen in den verschiedenen Jahreszeiten abbilden. Er dagegen habe seine Pflanzenkenntnisse aus erster Hand bezogen, nämlich von dem Botaniker und Pharmakologen Antonius Castor, der einen der ersten Heilpflanzengärten angelegt hatte. Gegenüber Ärzten sparte Plinius ebenfalls nicht mit Vorbehalten, wollten diese doch „aus der Erhaltung des Lebens Gewinn ziehen".

Dioskurides und sein Standardwerk über Arzneimittel

Als eigentlicher Begründer der Pharmakologie gilt Pedanios Dioskurides, ein Zeitgenosse von Plinius, der zeitweilig als Militärarzt in römischen Diensten wirkte. Der gebürtige Grieche stammte aus der Provinz Kilikien im Süden der heutigen Türkei, und ausgebildet wurde er in Tarsos. Diese Handelsstadt war zu jener Zeit das Zentrum pharmakologischer Forschung, und die Beziehungen ihrer Kaufleute reichten bis ins ferne China. Zu den gehandelten Gütern zählten wertvolle und gesuchte Pflanzenprodukte, darunter der aus Südindien stammende Kardamom, Myrrhe vermutlich aus dem Jemen, Weihrauch aus Südarabien, Pfeffer von der südindischen Malabarküste und wohlriechende Rinde des Zimtbaums sowie scharf schmeckende Ingwerwurzeln, beides beheimatet auf der Indien vorgelagerten Insel Ceylon, dem heutigen Sri Lanka.

Dioskurides hatte Zugriff auf die umfangreiche griechische Medizinliteratur jener Zeit, und auf den Truppenmärschen, die ihn als Militärarzt in ferne Provinzen führten, lernte er zahlreiche Pflanzen kennen, deren Wirkung ihm bei der Versorgung verwundeter Legionäre zustatten kam. Von ortsansässigen Heilkundigen, mit denen er sich unterwegs austauschte, dürfte er ihm bisher unbekannte Erkenntnisse erhalten haben.

Berühmt ist Dioskurides vor allem für seine Schrift „Über Arzneimittel", die er um das Jahr 70 in griechischer Sprache präsentierte. Heute ist sie bekannter unter dem lateinischen Titel „De Materia medica" oder einfach „Materia medica" und gilt als das einflussreichste antike Werk zum Thema Medizin. In fünf Bänden stellt der Gelehrte mehr als 1000 Arzneimittel vor und warnt in einigen Fällen auch vor Fälschungen kostbarer Medikamente. Akribisch beschreibt er Aussehen, Herkunft, Wirkungen und nahezu 5000 medizinische Anwendungen solcher Mittel. Zu Kardamomon, wie er den Kardamom nennt, schreibt Dioskurides:

„Das beste Kardamomon wird aus Kommagene, aus Arabien und vom Bosporus bezogen; es wächst in Indien und Arabien. Man wähle das, welches schwer zu zerbrechen, voll und rasselnd ist (denn was diese Eigenschaft nicht hat, ist zur unrechten Zeit gesammelt), welches einen betäubenden Geruch und scharfen, bitterlichen Geschmack hat. Es hat erwärmende Kraft. Mit Wasser genommen wirkt es gegen Epilepsie, Husten, Ischias, Paralyse, Zerreißungen, Krämpfe, Leibschneiden und treibt den Bandwurm ab. Mit Wein genommen ist es ein gutes Mittel bei Nierenleiden, Harnverhaltung, gegen Skorpionstiche und alle Bisse giftiger Tiere. Mit 1 Drachme von der

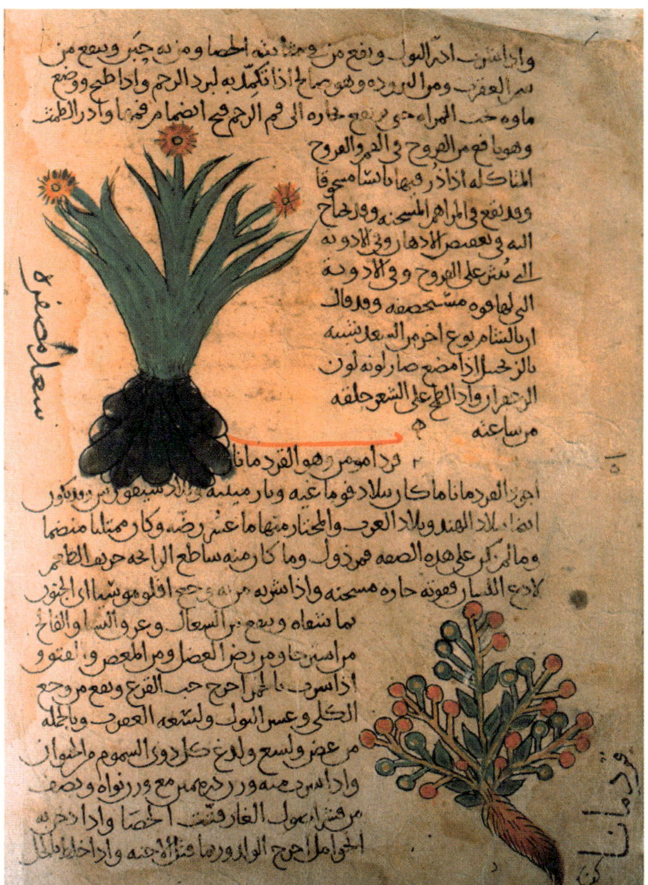

Kardamom (unten im Bild) in einer mittelalterlichen arabischen Ausgabe von Dioskurides' „Materia medica". [Kopie nach einer um 990 in Samarkand entstandenen illuminierten Handschrift]

Dioskurides erhält von einem Kind – es versinnbildlicht die Nymphe Heuresis, die Göttin der Erfindung – eine Mandragorawurzel. Der Hund am Boden ist der Wirkung der Pflanze erlegen. [Byzantinische Buchmalerei aus dem „Wiener Dioskurides", um 512]

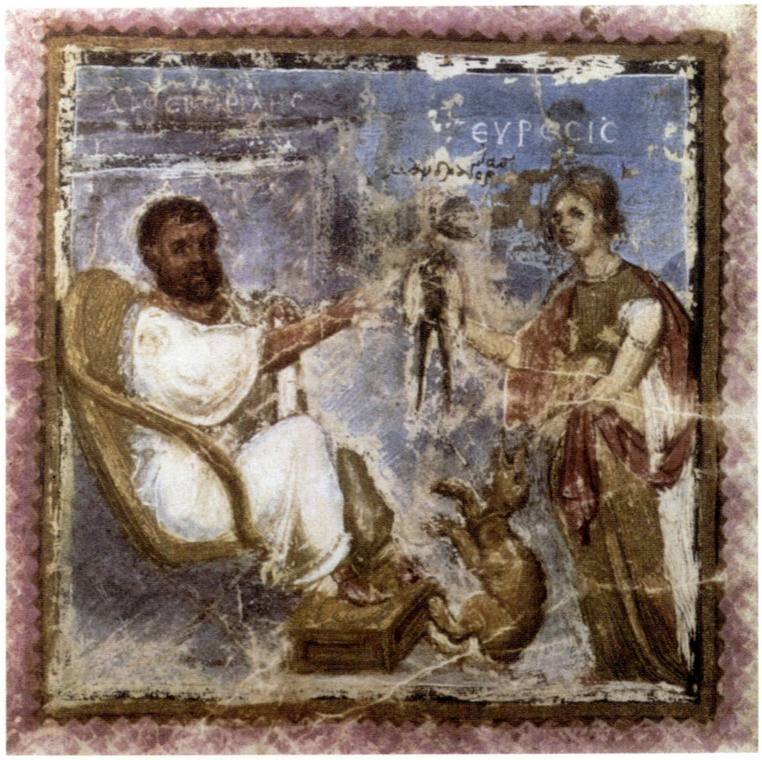

Wurzelrinde des Lorbeers getrunken zertrümmert es den Blasenstein. In der Räucherung tötet es den Embryo, und mit Essig eingerieben vertreibt es die Krätze. Es wird aber auch den Salben zum Verdichten zugesetzt." (1 Drachme = etwa 5 g, das Gewicht einer Silbermünze)

Mit 813 Mitteln pflanzlichen Ursprungs nimmt dieser Bereich den mit Abstand größten Teil der „Materia medica" ein; 101 sind aus Tieren gewonnen und 102 entstammen dem Mineralreich. „Wir haben mit äußerster Genauigkeit den größten Teil aus eigener Anschauung kennengelernt, einiges auch bei den Einheimischen zuverlässig erfahren", schreibt Dioskurides in der Vorrede zu seinem Werk. Tatsächlich wurden manche dieser Arzneiwirkungen inzwischen wissenschaftlich verifiziert. Vielfach ist jedoch keineswegs sicher, welche Pflanzenart genau Dioskurides gemeint haben mag. Wie er schreibt, hatte er das gleiche Problem selbst schon mit Angaben in früheren Werken. Darüber hinaus dürften spätere Autoren und Kopisten Einträge in der „Materia" verändert oder vielleicht auch etwas hinzugefügt haben.

Keines der frühen griechischen Manuskripte von Dioskurides blieb erhalten. Ob er seiner Schrift ursprünglich Illustrationen beigegeben hatte, ist daher nicht geklärt. Allerdings wurde ein Großteil der nach seinem Tod erschienenen Neuausgaben der „Materia medica" aufwändig mit farbigen, recht naturgetreuen Bildern versehen. So etwa der um 512 entstandene „Wiener Dioskurides", die älteste erhaltene Ausgabe seines Werks, die überdies noch Einträge anderer antiker Autoren enthält. Sie besteht aus 485 großformatigen Pergamentblättern und wurde als Geschenk dankbarer Bürger an die römische Prinzessin Anicia Juliana in Konstantinopel in Auftrag gegeben. Die Sammlung gelangte in den Besitz griechischer Mönche, und nach der Eroberung der byzantinischen Hauptstadt durch die Osmanen im Jahr 1453 fiel sie türkischen Sultanen als Beutegut in die Hände. Im Jahr 1569 spürte der Humanist Augerius von Busbeck das Werk in der nunmehr türkischen Metropole am Bosporus auf und erwarb es, zusammen mit anderen Handschriften, um es der Wiener Hofbibliothek zum Geschenk zu machen.

Die „Materia medica“ wurde in zahlreiche Sprachen übersetzt, neben Latein unter anderem ins Persische, Arabische, Syrische und Hebräische, und galt bis ins 16. Jahrhundert als Standardwerk zu Arzneimitteln. Die Bücher des griechischen Arztes wurden überdies als Vorbild für spätere Kräuterbücher herangezogen und vielfach zitiert.

Die therapeutischen Methoden des Arztes Galen

Ein ähnlich lang andauernder Einfluss war den Schriften eines weiteren Griechen beschieden. Galenos von Pergamon kam um 130 n. Chr. in Kleinasien zur Welt, erlernte in Smyrna (heute Izmir) und Alexandria den Beruf des Arztes und soll zunächst als Gladiatorenarzt in Pergamon tätig gewesen sein. Vermutlich im Jahr 161 zog er nach Rom und hatte dort Aufsehen erregende Heilungserfolge, was ihm hohes Ansehen bei den Angehörigen der Oberschicht eintrug. Der Ausbruch der „Antoninischen Pest“ – vermutlich Pocken – vertrieb Galen aus der Stadt, doch nach seiner Rückkehr um das Jahr 169 stieg er bis zu seinem Tod (nach 193) zum Leibarzt mehrerer römischer Kaiser auf.

Insgesamt dürfte Galen über 440 Werke verfasst haben, deren Gesamtumfang selbst den des „Corpus Hippocraticum“ übertrifft. Selbstverständlich hat Galen längst nicht alles, was er schrieb, selbst erdacht. Aber er fasste das damals anerkannte Wissen zusammen, revidierte ohne Scheu manche althergebrachte Vorstellung und ging auch nicht dem Streit mit Kollegen aus dem Weg. Sein Werk wurde für viele Jahrhunderte wegweisend.

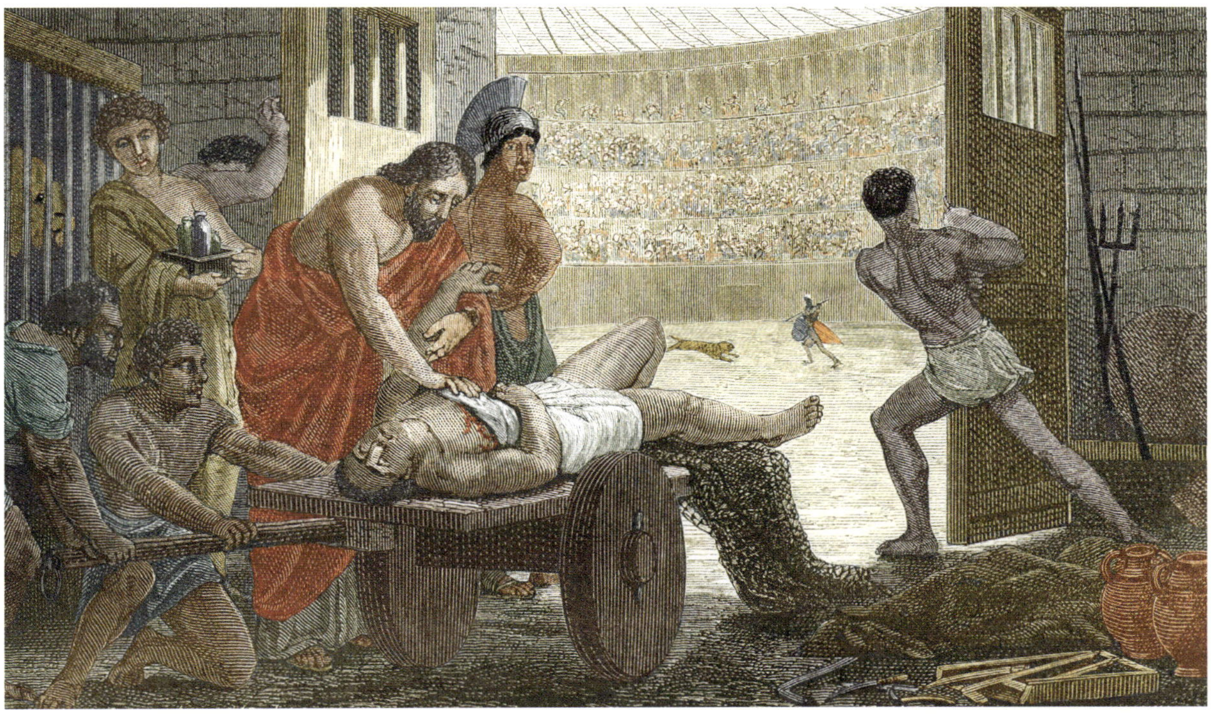

Im Amphitheater von Pergamon behandelt Galen einen verletzten Gladiator, während in der Arena bereits ein weiterer gegen ein wildes Tier kämpft. [Aus: Louis Figuier, „Vies des Savants illustres“, Paris 1866]

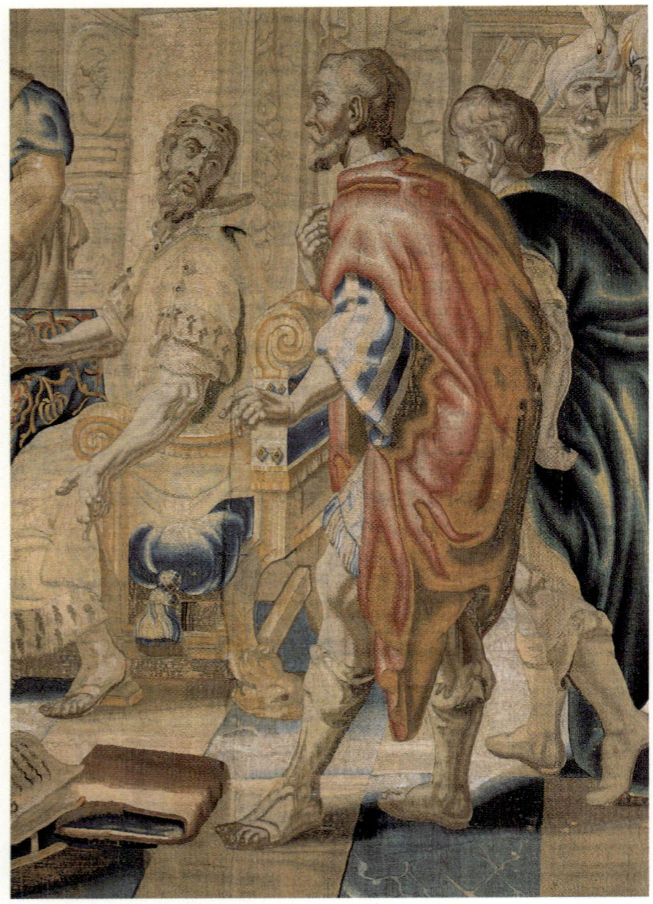

Der offensichtlich erkrankte Kaiser Mark Aurel wendet den Kopf seinen herbeigeeilten Leibärzten zu, von denen er Hilfe zu erhoffen scheint. [Ausschnitt aus einem Bildteppich von Michiel Wauters nach einem Karton von Abraham van Diepenbeeck, Antwerpen 1655]

Galens Hauptwerk ist vermutlich das vom Jahr 175 an entstandene, 14 Bände umfassende „Methodus medendi" (Die therapeutische Methode). Ebenso schrieb er ein „Handbuch über den Puls" in 16 Bänden. Sein Wissen über Pharmakologie stellte der Grieche unter anderem in den Werken „De compositione medicamentorum" (Über die Herstellung von Arzneimitteln, 17 Bände), „De antidotum" (Über Gegenmittel, 2 Bände) und als wichtigstes „De simplicium medicamentorum" (Über Mischung und Wirkung einfacher Heilmittel, 11 Bände) vor. Diese Schriften zur Herstellung von Medikamenten sollten eine enorme Wirkung entfalten: Nicht umsonst bezeichnet man bis heute die Kunst der Arzneizubereitung als Galenik.

Große Freude soll es Galen bereitet haben, wenn er dem einen oder anderen Kollegen Fehler nachweisen konnte. So hatten Ärzte einmal bei Kaiser Mark Aurel durch Pulsmessung Fieber diagnostiziert. Galen hingegen erkannte, wie er schreibt, Magenbeschwerden als Ursache des Unwohlseins und erklärte dem erlauchten Patienten: „Da bei Euresgleichen, bei Kaisern, die Ärzte nur die sichersten Mittel anzuwenden pflegen, genügt es, einen Wollebausch mit warmem Nardenöl zu durchtränken und über dem Magen aufzulegen." Mit „Narde" ist der Schwarzkümmel gemeint.

Galen bezieht sich in seinen Büchern auf die hippokratischen Traditionen, aber er entwickelte sie auch weiter. Diäten, gesunde Lebensführung mit Bewegung und Ruhe, ausgewogenen Schlaf- und Wachzeiten sowie Hygiene nehmen bei ihm einen hohen Stellenwert ein. Die jeweils Organen zugeordneten „Säfte" des „Corpus Hippocraticum" verknüpft er mit Temperamenten, Lebensphasen und „Qualitäten" wie warm, kalt, feucht oder trocken, parallel zu den vier Elementen Luft, Wasser, Erde und Feuer. Blut zum Beispiel ist Herz, Kindheit, Luft und Frühling zugeordnet. Zur gelben Galle gehören Leber, Jugend und Sommer, zur schwarzen Galle Milz, Erwachsenenalter und Herbst. Schleim ist verknüpft mit Hirn, Greisenalter und Winter.

Einem jeden in seinem Werk vorgestellten Heilmittel ordnet Galen zwei Qualitäten zu. Zum Beispiel kann man daher gemäß dem Gleichgewichtsprinzip eine Abweichung

Die vier Temperamente

Die Viersäftelehre, die seit Hippokrates in Griechenland gegolten hatte, wurde von den römischen Ärzten übernommen. Sie bot eine Möglichkeit, die Vielfalt an Leiden und Arzneien in einem System zu ordnen und daraus eine kausale Therapie zu entwickeln.

Galen vertraute auf die Selbstheilungskräfte des Körpers, die er mit Medikamenten unterstützen wollte. Dafür erweiterte er die Säftelehre, indem er bei Menschen vier Temperamente unterschied: den an Blut reichen, extrovertierten Sanguiniker, den schwermütigen, aber kreativen Melancholiker mit viel schwarzer Galle, den dank gelber Galle von Energie sprühenden Choleriker sowie den warmherzigen, verlässlichen Phlegmatiker mit einem reichlichen Maß an Schleim.

Gesundheit als Gleichgewicht der Säfte

Alle Lebewesen seien Kombinationen solcher Eigenschaften, meinte Galen. Im Gleichgewicht bewirkten sie Gesundheit, Ungleichgewicht dagegen führe zu Leiden. Heilung wäre somit die Folge eines wiederhergestellten Gleichgewichts. Prophylaxe und natürliche Heilkräfte konnten helfen, die Säfte wieder ins Gleichgewicht zu bringen, und zusätzlich eventuell Medikamente. Zum Beispiel könne man die Behandlung einer Erkältung, hervorgerufen durch einen Mangel an Wärme, mit wärmenden Mitteln wie Ingwer oder Pfeffer unterstützen.

Im Mittelalter wurde dieses System vor allem von arabischen Ärzten weiterentwickelt und bildete jahrhundertelang die Basis der Medizin. Heute ist es längst überholt, aber es gibt Versuche einiger Forscher, die „Qualitäten" mit bestimmten Typen von Pflanzeninhaltsstoffen zu verknüpfen. So wurden etwa bitter schmeckende Pflanzen durchgehend als wärmend und trocknend eingestuft, alkaloidhaltige Gewächse dagegen als kühlend. Die Wissenschaftler fanden heraus, dass diese Zuordnungen nicht völlig willkürlich erfolgten, sondern nach damaligem Wissensstand durchaus plausibel erschienen und in der Praxis sicher oft hilfreich waren.

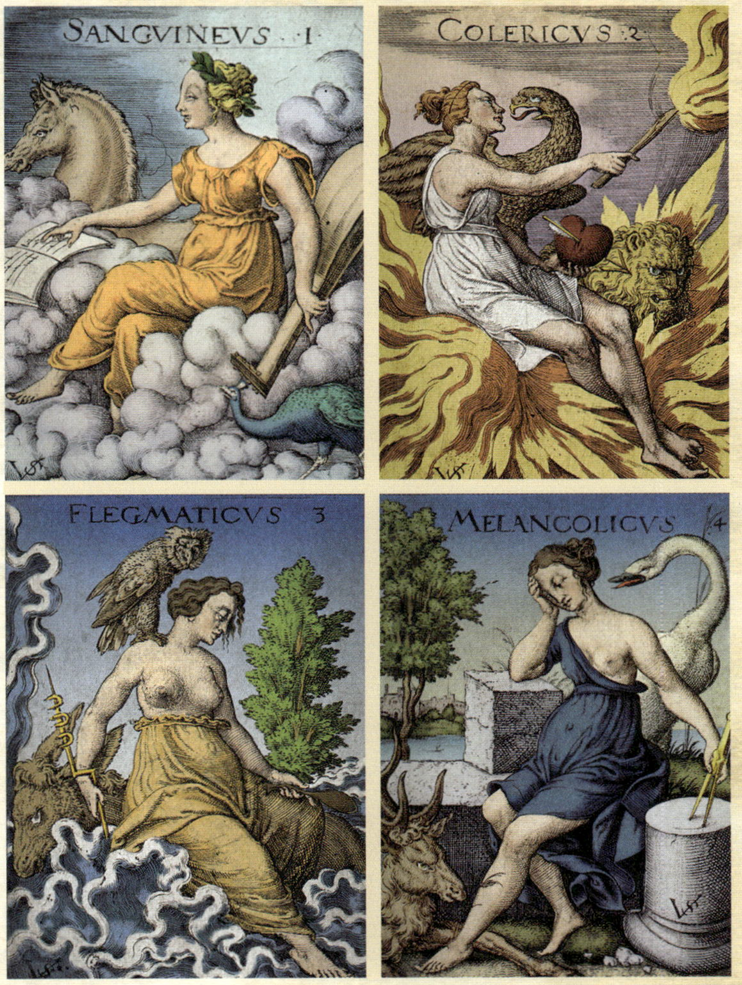

Sanguiniker, Choleriker, Phlegmatiker und Melancholiker. [Kolorierte Kupferstiche von Virgilius Solis, Nürnberg, um 1550]

des ausgewogenen Verhältnisses um eine Maßeinheit in Richtung „feucht“ mit zwei Maßeinheiten eines trockenen Mittels kurieren. Dill und Fenchel etwa sind „wärmend und trocknend im 2. Grad“, Liebstöckel hingegen ist „wärmend und trocknend im 3. Grad“. Ingwer wiederum ist „wärmend im 3. Grad“ und „befeuchtend im 1. Grad“.

Anhand von ausgeklügelten, wissenschaftlich genauen Tierversuchen erkannte Galen Gehirn und Nerven als Steuerungsmittel des Körpers, nicht etwa, wie zuvor vermutet, das Herz. Auch begriff er die Adern als Transportmedium venösen oder arteriellen Blutes, wohingegen man sie zuvor aufgrund von Untersuchungen an (ausgebluteten) Leichen als mit Luft gefüllt angesehen hatte. Ebenso stellte Galen fest, dass Urin in den Nieren entstand und keineswegs in der Blase produziert wurde, wie seine Kollegen meinten, sondern dort lediglich gesammelt wurde.

Spätrömisches Kräuterbuch eines gewissen „Pseudo-Apuleius“

Galen war der letzte bedeutende Mediziner der Antike. Seine Nachfolger erzielten kaum Fortschritte; sie beschränkten sich vielmehr auf das Kopieren und Umsetzen der überkommenen Lehren. Immerhin verfassten sie von Zeit zu Zeit neue Enzyklopädien und Heilpflanzenbeschreibungen. Eines der wichtigsten dieser Kräuterbücher ist der um das Jahr 400 in lateinischer Sprache erschienene „Herbarius“ eines unbekannten Autors, den man „Pseudo-Apuleius“ nennt, weil er sein Werk mit dem Namen des Gelehrten Apuleius schmückte. Basierend vor allem auf der Naturkunde von Plinius, beschreibt er 130 Heilpflanzen in Bild und Text, gibt Informationen zum Vorkommen und Sammeln des jeweiligen Gewächses und nennt die Indikationen, gegen die es wirkt, ergänzt mit Rezepturen. Diese Rezepturen geben Hinweise auf damals verbreitete Lei-

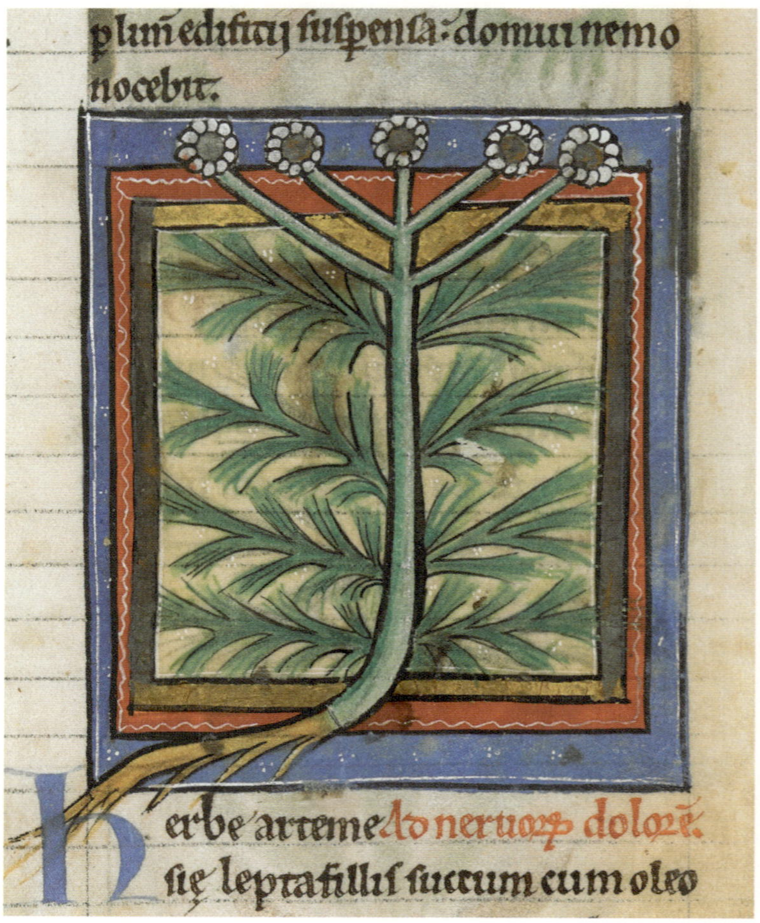

Eine Artemisia leptasillos genannte Beifußart. Miniatur aus einer mittelalterlichen Sammlung von Texten antiker Autoren, darunter auch des Pseudo-Apuleius, zur Pflanzenheilkunde. [Frankreich oder England, Ende des 12. Jh.]

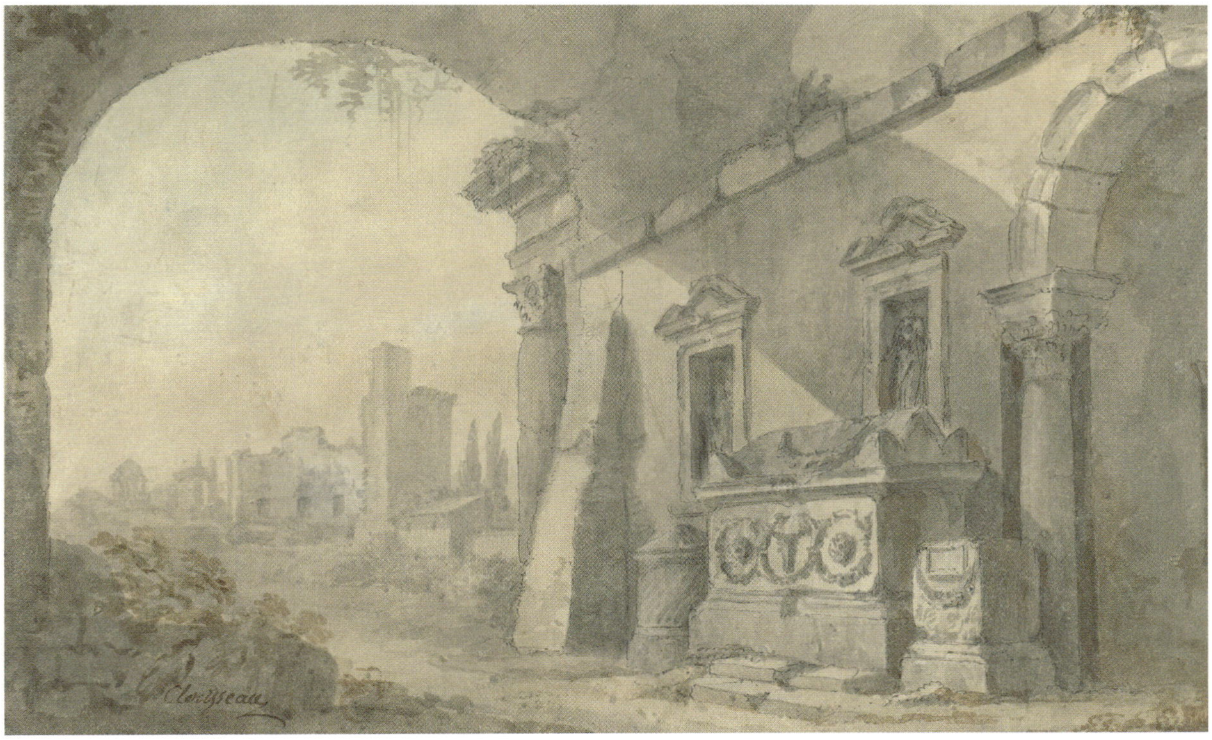

Hunnen und Goten besiegelten im 5. Jahrhundert den Niedergang des Römischen Reiches. Die Bewahrung antiken Heilwissens oblag fortan Byzanz und alsbald auch dem allmählich christlich geprägten Norden. [„Römische Ruinen mit einem Grab". Feder und graue Tinte auf Bütten, Charles Louis Clérisseau, 19. Jh.]

den. So findet man Arzneien gegen die Reisekrankheit oder Verdauungsstörungen. Auch Hilfe bei Zahnschmerzen nimmt großen Raum ein: „Rosmarinwurzel, zerkaut, entfernt Zahnschmerz unverzüglich; wenn man ihren Saft über den Zähnen hält, heilt er bald." Beim Beifuß heißt es: „Wenn ein Reisender ihn bei sich in der Hand trägt, wird er nicht die Mühsal der Reise spüren. Er vertreibt auch Dämonen, und im Haus platziert verhindert er böse Zaubermittel. Er wendet den Blick böser Menschen ab." Einige Rezepte sind ausdrücklich zum Gebrauch bei Frauen oder Kindern vorgesehen.

Von der Spätantike bis in die Neuzeit wurde der „Herbarius" des Pseudo-Apuleius als Ratgeber zur Selbstbehandlung immer wieder kopiert und genutzt. Werke dieser Art trugen dazu bei, dass zumindest ein Teil der Erkenntnisse des Altertums die Stürme der Völkerwanderung überstand und der Nachwelt erhalten blieb.

Bei aller Hochachtung darf man aber nicht vergessen, dass auch antike Gelehrte Kinder ihrer Zeit waren. Galens Vorstellungen von den Aufgaben von Magen, Leber, Lunge, Blut und Gehirn muten im Licht heutiger Kenntnisse seltsam an. Aufgrund der Reputation dieser Männer blieben ihre Irrtümer jedoch ebenfalls jahrhundertelang bestehen, etwa über die Heilkraft des Aderlasses oder anatomische Phänomene, die sie bei sezierten Tieren entdeckt hatten, beim Menschen aber anders sind. So leicht wagte niemand, die übermächtigen Meister zu widerlegen.

Verlust und Rettung des antiken Erbes

Das Erlöschen des Weströmischen Reichs war für die Heilkunst eine Katastrophe. Die römischen literarischen Traditionen brachen ab, es wurden keine Bücher mehr kopiert. Doch schon bald, in der Spätantike und den folgenden Jahrhunderten, gab es Bemühungen, das zu retten, was von den antiken Schriften noch übrig war.

Die Wirren der Völkerwanderungszeit hatten schwerwiegende Folgen für die verbliebenen Schätze der römischen Kultur. Zahllose der noch vorhandenen Werke antiker Autoren zerfielen oder verbrannten, als ein Großteil der Bibliotheken zerstört wurde. Die Gelehrten, die an den angeschlossenen Bildungsstätten wirkten, verschwanden, und mit ihnen ging die Kenntnis des Griechischen verloren – der Sprache, in der die großen medizinischen Werke der Antike verfasst waren. Zudem waren viele dieser Werke gar nicht mehr auffindbar. So sank der Stand der Heilkunde in Mitteleuropa stark ab. Die Menschen waren wieder auf die überkommene Volksmedizin, bewährte Hausmittel und Heilkräuter angewiesen, vielleicht auf Gebete heidnischer oder christlicher Priester.

Stätten der Gelehrsamkeit: Konstantinopel und Bagdad

Im Oströmischen (Byzantinischen) Reich mit dem Zentrum Konstantinopel hingegen blieb die Überlieferung von Hippokrates und Galen lebendig, denn dort war Griechisch Verkehrssprache. So schuf Oreibasios von Pergamon (etwa 325–400) auf Befehl des oströmischen Kaisers Julian auf der Basis von Galens Schriften eine 70-bändige „Collecta medicinalia". Um 512 entstand in dieser Tradition auch der „Anicia-Codex", eine reich illustrierte Sammelhandschrift, die vor allem Material aus Dioskurides' „Materia medica" enthält. Sie wird nach ihrem heutigen Aufbewahrungsort „Wiener Dioskurides" genannt.

Aber auch Byzanz blieb nicht von Problemen verschont: Im Jahr 553 verurteilte das Konzil von Konstantinopel die Lehre der christlichen Nestorianer, derzufolge Christus Gott und Mensch zugleich sei, als Ketzerei. Daraufhin flohen zahlreiche gebildete Nestorianer, darunter viele Ärzte, ins Ausland, wo sie medizinische Bildungsstätten nach byzantinischem Muster gründeten. Vor allem Syrien und das persische Großreich nahmen sie gern auf. Dort mischte sich nun griechische Medizin mit dem Wissen aus dem Orient.

Arabische Muslime, die nach 622 weite Gebiete erobert hatten, zeigten ebenfalls Interesse an dem antiken Vermächtnis. 825 gründete Kalif al-Ma'mun in Bagdad das „Haus der Weisheit", in dem Gelehrte antike Werke sammelten, oft sogar in Konstantinopel kauften und ins Arabische übersetzten. Neben Muslimen arbeiteten in Bagdad auch christliche und jüdische Gelehrte, und einer dieser Christen, der Arzt Hunain ibn Ishaq, übersetzte das Gesamtwerk Galens ins Arabische. Ein erneuter Austausch heilkundlichen Wissens zwischen Orient und Okzident sollte später an der Medizinschule von Salerno stattfinden, als dort Schriften der arabischen Heilkunst ins Lateinische übersetzt wurden.

Cassiodorus und Isidor von Sevilla

Um 500 lud der Ostgotenkönig Theoderich Gelehrte an seinen Hof in Ravenna, um antikes Wissen möglichst auch in Westeuropa wieder zugänglich zu machen. Sie sichteten und übersetzten medizinische Werke ins Lateinische und fassten die Texte dann in neuen Büchern zusammen. Diesen Männern ist es zu verdanken, dass doch manche Werke erhalten blieben. Ein besonderes Verdienst an diesem Unternehmen hatte der Gelehrte Cassiodorus, ein römischer Aristokrat und Christ, der in Theoderichs Diensten stand. Er ließ Bücher kopieren und verfasste ein umfassendes Literaturverzeichnis.

Cassiodorus tat aber noch mehr: Um 554 gründete er in Süditalien das Kloster Vivarium als Stätte der Gelehrsamkeit und schuf einen Lehrplan, der eine Synthese aus antiker Wissenschaft und christlichem Glauben darstellte. Darin forderte er die Mönche auf, die Schriften der antiken Ärzte zu studieren: „Lernet die Eigenschaften der Kräuter und die Mischung der Arzneien kennen." Ähnliches hatte im 4. Jahrhundert Bischof Basilius für die Klöster der Ostkirche verfügt.

Anfang des 7. Jahrhunderts sammelte Bischof Isidor von Sevilla das damals noch erreichbare Wissen in zahlreichen Werken. Berühmt ist vor allem seine Enzyklopädie „Etymologiae". Medizin sah Isidor als vornehmste Wissenschaft an und teilte sie, wie Hippokrates, in drei Bereiche auf: Diätetik (gesunde Lebensführung), Pharmakologie und Chirurgie. Unter anderem empfahl er Musik als Therapie. Isidors Buch war im Mittelalter ein weit verbreitetes Werk – noch heute existieren Hunderte von Handschriften.

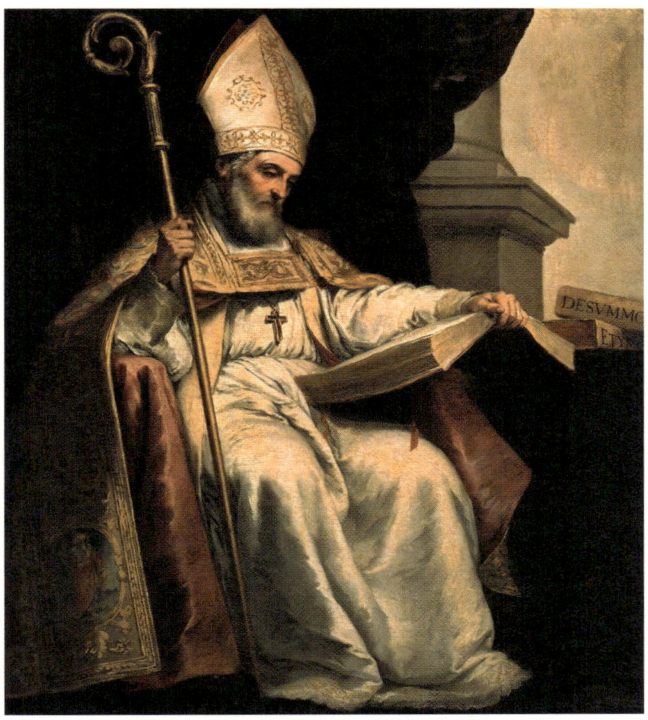

Bischof Isidor von Sevilla (um 560–636), Bewahrer des antiken medizinischen Wissens. [Gemälde von Bartolomé Esteban Murillo, 1655, Kathedrale von Sevilla]

Das Mittelalter

Entstehung einer christlichen Medizin

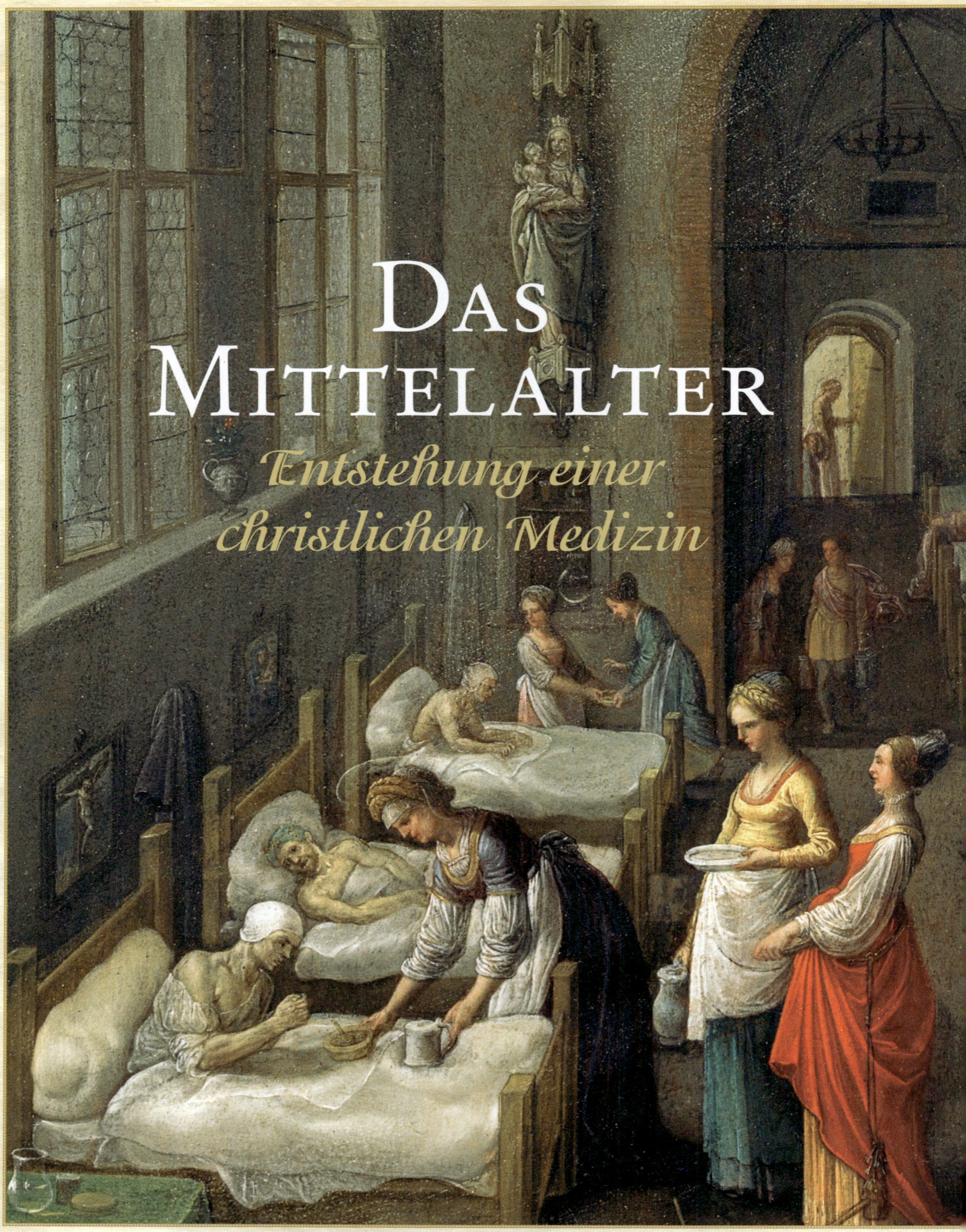

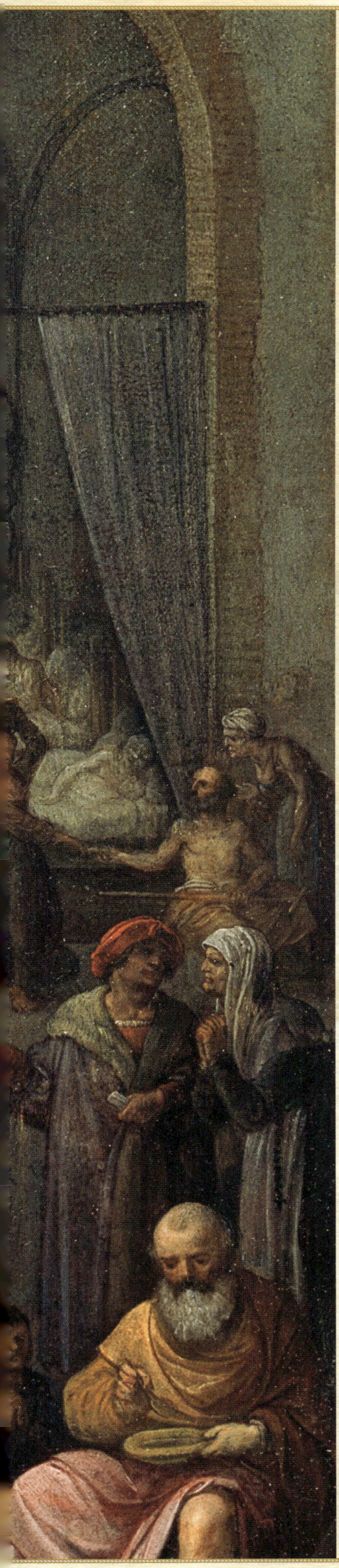

Nach dem Ende des Römischen Reiches fand in Europa ein Kulturwandel statt. Etwa ab dem 6. Jahrhundert entstanden unter christlichen Vorzeichen neue Zentren der Gelehrsamkeit: die Klöster. Die Missions- und Pilgerreisen der Mönche machten in den Klöstern die Entwicklung einer organisierten Krankenpflege notwendig, und entsprechend dem christlichen Ideal der Barmherzigkeit kam die Krankenfürsorge bald auch den Menschen in den umliegenden Siedlungen zugute, vor allem den Armen.

Mit dem Entstehen größerer Städte bildete sich auch dort ein Heilwesen heraus. Unterschiedliche Heilberufe sowie Apotheken entstanden – bis schließlich die ersten medizinischen Fakultäten gegründet wurden.

Im Mittelalter widmeten sich manche Adlige der Kranken- und Armenfürsorge. Elisabeth von Thüringen (im roten Kleid) richtete 1226 unterhalb der Wartburg ein Spital ein und kümmerte sich persönlich um die Elenden. [GEMÄLDE VON ADAM ELSHEIMER, 1605]

Die Epoche der Klosterheilkunde

Die antike Medizin war rational geprägt gewesen: Nur was wirkte, zählte. Religiöse Bezüge gab es für Hippokrates, Dioskurides und ihre Nachfolger nicht. Das kam der Entwicklung der Medizin zugute, denn es erleichterte die Übernahme der antiken Wissensschätze, als die christlichen Klöster Stätten der Heilkunde wurden.

Medizinhistoriker bezeichnen die Zeit zwischen dem 8. und 12. Jahrhundert als Epoche der Klostermedizin. Im Grunde begann sie aber schon im 6. Jahrhundert: 529 ließ der Ordensgründer Benedikt von Nursia eine große Abtei auf dem Monte Cassino südlich von Rom bauen. Seine Ordensregel („Regula Benedicti"), die alle Bereiche des monastischen Lebens umfasste, machte den Mönchen vornehmlich die Fürsorge für Kranke zur Aufgabe. Dazu war ein Bestand von Büchern über Naturkunde und Heilkunst notwendig, zumal Benedikt ausdrücklich forderte, dass jeder Mönch mindestens ein Buch zu lesen habe, also lesen und schreiben können musste. Weil diese Regel bald auf alle Klöster der römischen Kirche ausgedehnt wurde, entwickelten sich diese zu Zentren von Literatur und Kultur, während sich insgesamt zu jener Zeit eher das Analphabetentum ausbreitete.

In den folgenden Jahrhunderten arbeiteten Mönche daran, alte und neuere Schriften zu kopieren, darunter auch Bücher über Naturkunde und Medizin, und diese in kunstvoller Weise farbig zu illustrieren. Dafür benutzten sie aus Tierhäuten hergestelltes Pergament. Da dieses weit dauerhafter ist als etwa Papyrus, blieben die Abschriften einiger antiker Werke erhalten. Noch in der Renaissance entdeckten Humanisten in den Klosterbibliotheken so manchen verschollen geglaubten Schatz aus dem Altertum.

Medizin als Eingriff in Gottes Pläne?

Ein Großteil der Kirchenleute hatte allerdings Vorbehalte gegen die Medizin. Für sie stand der Kampf gegen Krankheiten in Konflikt mit dem Glauben. Bei aller Nächstenliebe – war das nicht ein Eingriff in Gottes Pläne? Sie meinten, Leiden oder auch körperliche Missbildungen seien von Gott gesandt, als Strafe oder Aufforderung zur Buße. Im Grunde seien Kranke oft selbst schuld an ihrem Zustand. So steht im „Lorscher Arzneibuch", das um das Jahr 800 entstand: „Denn aus drei Ursachen wird der Leib von Krankheit befallen: aus einer Sünde, aus einer Bewährungsprobe und aus einer Leidensanfälligkeit. Nur dieser Letzteren kann menschliche Heilkunst abhelfen."

Viele Leiden seien daher, wenn überhaupt, nur durch Reue zu heilen – etwa mit Wallfahrten oder bestimmten Bußpraktiken. Als besonders wirksam galt das Gebet zu Gott oder zu Heiligen, die man um Fürsprache bei Gott bat. Manche Heilige, wie der hl. Lukas und der hl. Michael, konnte man bei jeder Art von Krankheit oder Beschwerden anrufen. Andere wiederum waren auf Leiden an bestimmten Organen spezialisiert. So betete man bei Epilepsie zum hl. Christophorus, der hl. Rochus sollte vor Seuchen schützen, und der hl. Veit war für schwere Bewegungsstörungen zuständig (daher der Begriff „Veitstanz" für die Krankheit Chorea Huntington). Mancherorts existierten Schreine mit Reliquien des jeweiligen Heiligen, von dem man Heilung erhoffte.

Der hl. Benedikt erweckt einen Mitbruder, der beim Bau des Klosters Monte Cassino von einer eingestürzten Mauer erschlagen wurde. [Fresko von Spinello Aretino in S. Miniato al Monte in Florenz, um 1390]

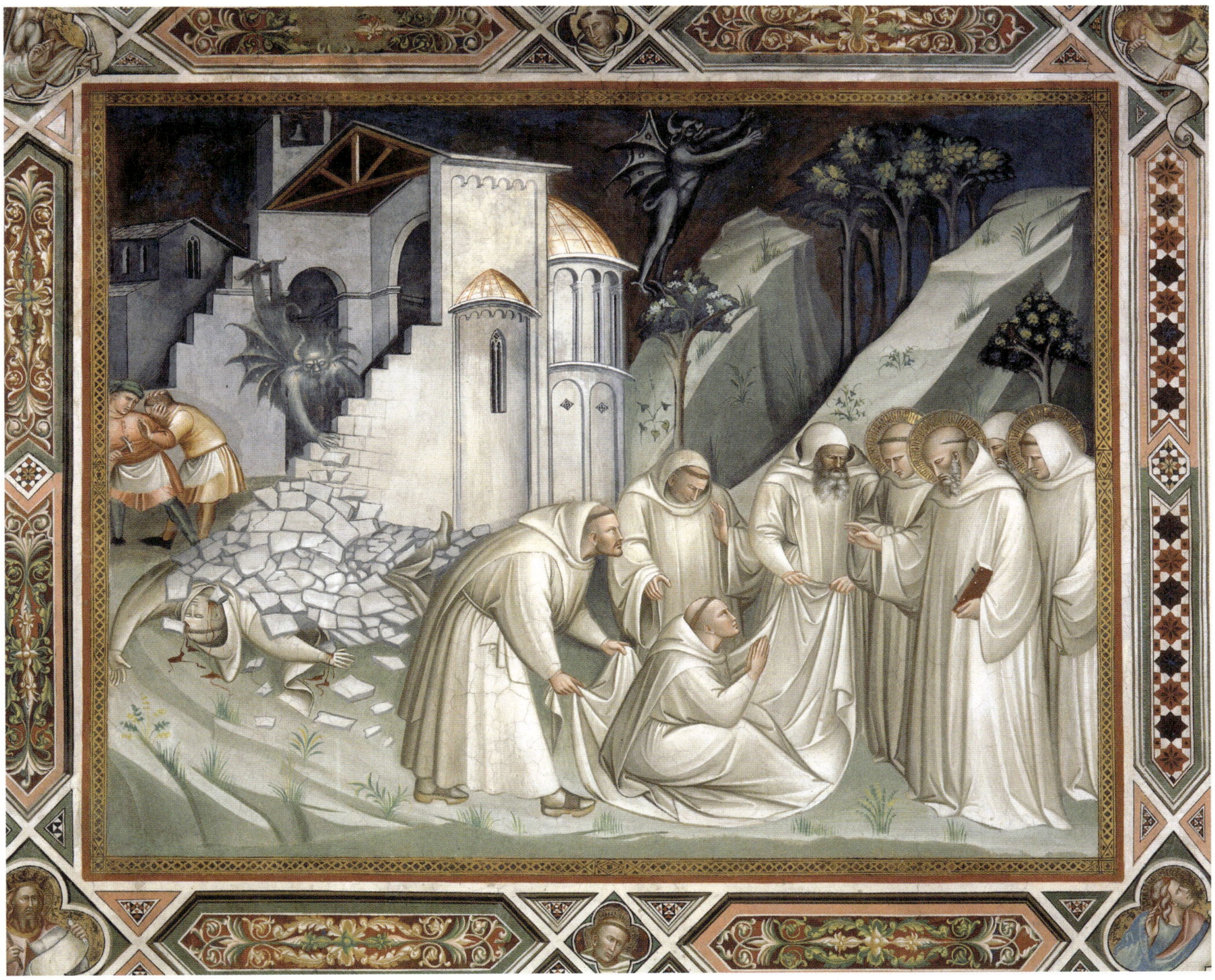

Daneben vertrauten viele Menschen nach wie vor auf die uralte, in der Regel mündlich tradierte Volksheilkunde, die sich neben Heilkräutern auch auf magische Rituale stützte. So gab es Sprüche gegen zahlreiche Krankheiten bei Mensch und Tier. Oft stammten sie noch aus vorchristlicher Zeit und wurden von Kirchenleuten als heidnisches Gedankengut und „Aberglauben“ harsch kritisiert. Dennoch sind die Erfolge dieser Volksmedizin nicht zu unterschätzen. Es gab in jeder Gemeinschaft Leute, meist Frauen, die sich mit der Heilkunde auskannten, vor allem mit Heilpflanzen, um deren Wirkungen sie wussten. So nutzten sie Gewächse, welche die Wundheilung fördern, beispielsweise die Schafgarbe. Aus Skelettfunden lässt sich deutlich ablesen, dass nicht wenige Menschen selbst schwere Verletzungen überstanden.

Doch in der Regel war wer damals erkrankte mehr oder weniger dem Schicksal ausgeliefert. Meist musste sich der Körper selbst helfen. Im Ernstfall hatten nur Menschen mit starkem Immunsystem und guter Ernährungslage eine Chance zu genesen. Das galt nicht zuletzt für werdende Mütter: Viele mussten eine Entbindung mit dem Leben bezahlen – auch wenn die Kräuterfrauen mit ihren Kenntnissen der pflanzlichen Wehenförderung, etwa mithilfe des Frauenmantels, so mancher Gebärenden helfen konnten.

Krankenpflege im Kloster

Besser dran waren die Wenigen, die in der Nähe eines Klosters lebten, insbesondere einer Benediktinerabtei. Dort konnten sie von den heilkundlichen Fertigkeiten der Mönche und Nonnen profitieren. Diese kannten die antiken Schriften, soweit sie noch existierten, sammelten Erfahrungswissen und prüften auch Rezepturen und Kräuter aus der Volks-

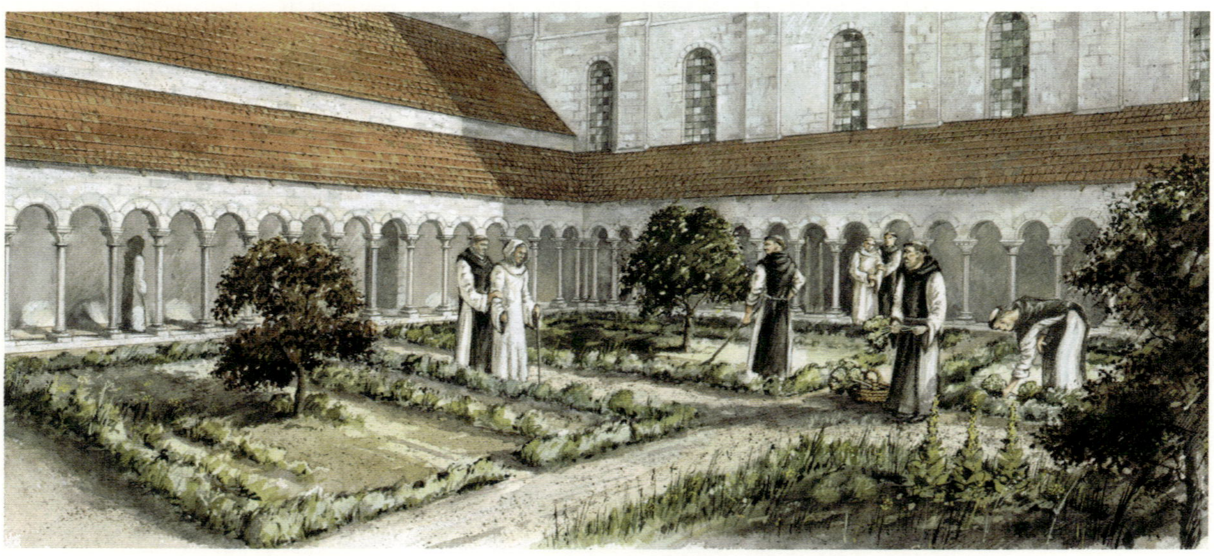

Neben den Benediktinern kümmerten sich auch andere Orden um die Krankenpflege, versorgten leidende Mitbrüder und bauten Heilkräuter an. Auf dieser Abbildung widmen sich Zisterziensermönche der Abtei Rievaulx in Yorkshire (England) dieser Aufgabe. [Illustration von Peter Dunn, entstanden 1990–2010]

Heilpflanzen in der Bibel

Über hundert Pflanzen werden in der Bibel genannt, teils aufgrund der ihnen zugemessenen symbolischen Bedeutung, teils im Zusammenhang mit Heilwirkungen.

Solche Heilwirkungen sind heute vielfach wissenschaftlich nachgewiesen. So hemmt Weihrauch, das Harz einiger Balsambaumarten, Entzündungen und wird wegen seiner kortisonähnlichen Wirkung manchmal gegen Asthma oder die Darmerkrankung Morbus Crohn eingesetzt. Auch Myrrhe, ebenfalls das Harz von Balsambäumen, ist bakterizid. Von der Zistrose weiß man, dass ihr Extrakt Viren bekämpft, und ihr Harz wirkt gegen Borrelien. Ebenso kennt man heute die medizinischen Wirkungen von Kräutern wie Minze und Ysop sowie der Rinde des Zimtbaums.

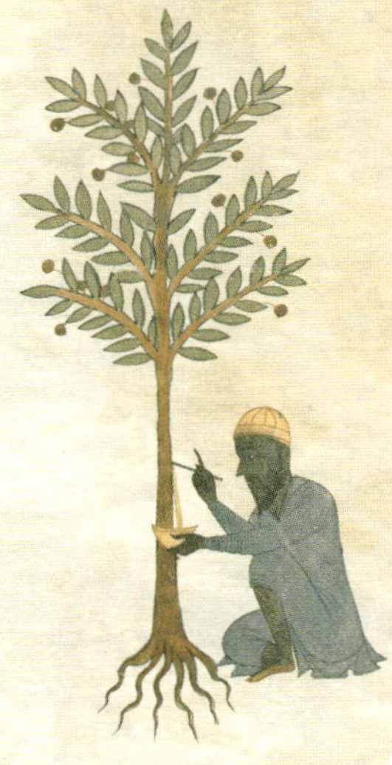

Ein Mann ritzt die Rinde eines Balsambaums mit einem Messer an, um das heilkräftige, zunächst flüssige Harz zu gewinnen. [Illustration aus einer arabischen Übersetzung von „Materia medica" des Dioskurides, um 1225]

heilkunde. Ursprünglich pflegten die Benediktiner kranke oder verletzte Mitbrüder, wie es Benedikt von Nursia in seiner „Regula Benedicti" vorgeschrieben hatte, doch spätestens seit Karl dem Großen kamen Kranke aus der Umgebung auch anderer Klöster ebenfalls in den Genuss dieser Fürsorge.

Die benediktinische Krankenpflege umfasste neben guter Ernährung – für die vielen Schwachen und Unterernährten sogar ausdrücklich mit Fleisch –, auch Hygiene, geistlichen Zuspruch und Gebet sowie Zuwendung und Trost. Die Versorgung der Patienten oblag einem der Mönche, dem Infirmarius, der die Funktion eines Krankenpflegers versah. Er wurde von einem Assistenten, Famulus genannt, unterstützt, manchmal sogar von mehreren. Der Infirmarius hatte darauf zu achten, dass die Kranken ordentlich verköstigt und die Betten regelmäßig aufgeschüttelt wurden und dass es reinlich zuging.

Die Entstehung der Klostergärten

Meist gab es einen heilkundigen Mönch oder gar einen Mönchsarzt, der Wunden versorgen und Kranke zur Ader lassen konnte. Er kannte sich auch mit der Gewinnung von Arzneien aus, vor allem aus Heilpflanzen. Allerdings konnten die Sammler aus den umliegenden Siedlungen den Bedarf des Klosters an Heilkräutern aus der freien Natur nur in seltenen Fällen decken. Daher legten die Benediktinermönche eigene Klostergärten an. Neben Heilkräutern zogen sie dort Gemüse und Obst.

Der Arzneikräutergarten des Klosters lag normalerweise direkt neben den Räumen für Kranke, dem Klosterspital, und dort wuchsen keineswegs nur einheimische Pflanzen. Die Benediktiner verfügten über ein weit gespanntes Netz von Klöstern in ganz Europa, die untereinander Samen und Pflanzen sowie Kenntnisse über die besten Anbaumethoden austauschten. So gelangten zahlreiche Gewächse Südeuropas oder sogar aus dem Orient in die Gebiete nördlich der Alpen. Ein Großteil der Pflanzen fand zwischen und an den Mauern der Klostergärten angenehmere Wachstumsbedingungen als in der freien Natur, konnte sich akklimatisieren und bestens gedeihen. So manches Kraut geriet von dort aus in die Bauerngärten umliegender Gehöfte und viel später auch noch in die Stadtgärten der Bürger und die Kräutergärten der Apotheken.

Aus der Antike übernahmen die Benediktiner die Vorstellung, manche Leiden würden von giftigen oder fauligen Ausdünstungen des Bodens hervorgerufen und könnten mit wohlriechenden Kräuteressenzen bekämpft werden. Deshalb schwängerten die Beete mit Salbei, Thymian, Minze, Rosmarin oder Liebstöckel an warmen Tagen die Luft mit ihren Aromen. Zusätzlich zog man intensiv duftende Rosen und Lilien.

Das Lorscher Arzneibuch

Welche Pflanzen man in einem Klostergarten typischerweise antraf, wissen wir recht gut. Um 800, also zur Zeit Karls des Großen, entstand in der Reichsabtei Lorsch in der Nähe von Worms eine Handschrift, die mehr als 500 Arzneimittelzubereitungen gegen verschiedene Leiden enthält. Wichtigster Bestandteil dieser ohne Abbildungen verfassten Rezepturen waren Heilpflanzen. Der Inhalt ist den antiken Medizinern verpflichtet, vor allem Dioskurides, Plinius und Galen. Dieses „Lorscher Arzneibuch", auf Latein niedergeschrieben, ist das älteste erhaltene Werk der Klostermedizin Deutschlands. Es fordert ausdrücklich, dass die Heilkunst auch den Armen zugutekommen müsse. Deshalb solle man nicht unbedingt auf die teuren, schon damals aus der Ferne importierten Heilpflanzen zurückgreifen, sondern auch den heimischen Kräuterschatz würdigen.

Karl der Große und seine zahlreichen gelehrten Ratgeber aus dem ganzen Reich wussten ebenfalls

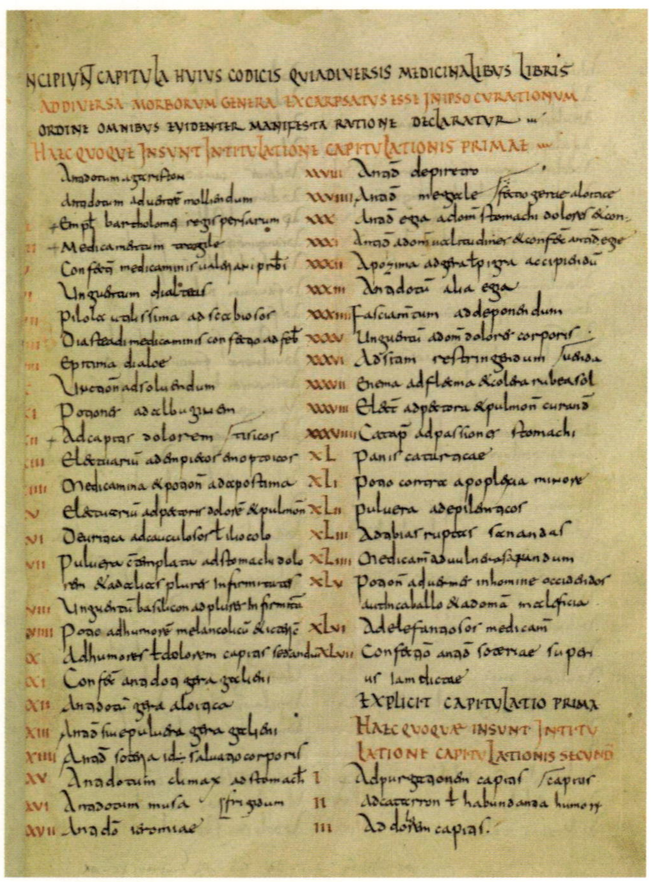

Das Lorscher Arzneibuch – die Abbildung zeigt das Inhaltsverzeichnis – wurde um das Jahr 800 auf Latein in der sogenannten karolingischen Minuskelschrift abgefasst. Heute befindet es sich in der Staatsbibliothek von Bamberg und gehört zum Welt-Dokumentenerbe der UNESCO.

um die Bedeutung des Anbaus von Nahrungspflanzen und vom Nutzen der heilenden Kräuter. Deshalb erließ der Kaiser um das Jahr 812 einen seiner „Capitulare“ genannten Erlasse: die ausführliche Landgüterverordnung „Capitulare de villis“.

Das „Capitulare de villis“ Karls des Großen

Dieser Erlass sollte die Versorgung bei Karls Besuchen der Kaiserpfalzen sicherstellen. Er enthält zahlreiche Vorschriften über Tierzucht, Bodenbearbeitung sowie Anbau und Verarbeitung von Nutzpflanzen. Der Verfasser dieser Schrift – das war sicher nicht Karl selbst, sondern einer seiner Gelehrten – orientierte sich dabei an römischen Werken über Landwirtschaft. Beigefügt ist eine Liste der Pflanzen, die die Güter, wenn möglich, anzubauen hatten. Die Liste enthält mehr als 70 Kräuter und 16 Baumarten, darunter neben Nahrungspflanzen zahlreiche Heilpflanzen, die auch heute noch in der Pflanzenheilkunde eine große Rolle spielen, beispielsweise Eibisch, Mutterkraut, Petersilie, Ringelblume, Rosmarin, Wegwarte und Weinrebe. Dabei orientierte sich das „Capitulare“ vermutlich an den Beständen der benediktinischen Klostergärten, die damals Maßstäbe gesetzt hatten. Die Verordnung Karls trug maßgeblich zur Ausbreitung der in dieser umfangreichen Liste genannten Pflanzen und zu ihrer Nutzung in Bauern- und später in Stadtgärten bei.

Die Versorgung und Gesundheit nicht nur seines Hofes, sondern auch seiner Untertanen lagen Karl am Herzen, wie man ebenfalls aus dem „Capitulare“ ersehen kann. So wird in der Verordnung die Bedeutung von Hygiene deutlich hervorgehoben: „Alles was mit Händen verarbeitet und zubereitet wird, wie Speck, Wein, Essig, Senf, Käse, Butter, Malz, Honig und Wachs, sollte mit größter Sauberkeit hergestellt werden.“ Auch sollten Weintrauben nicht mehr mit

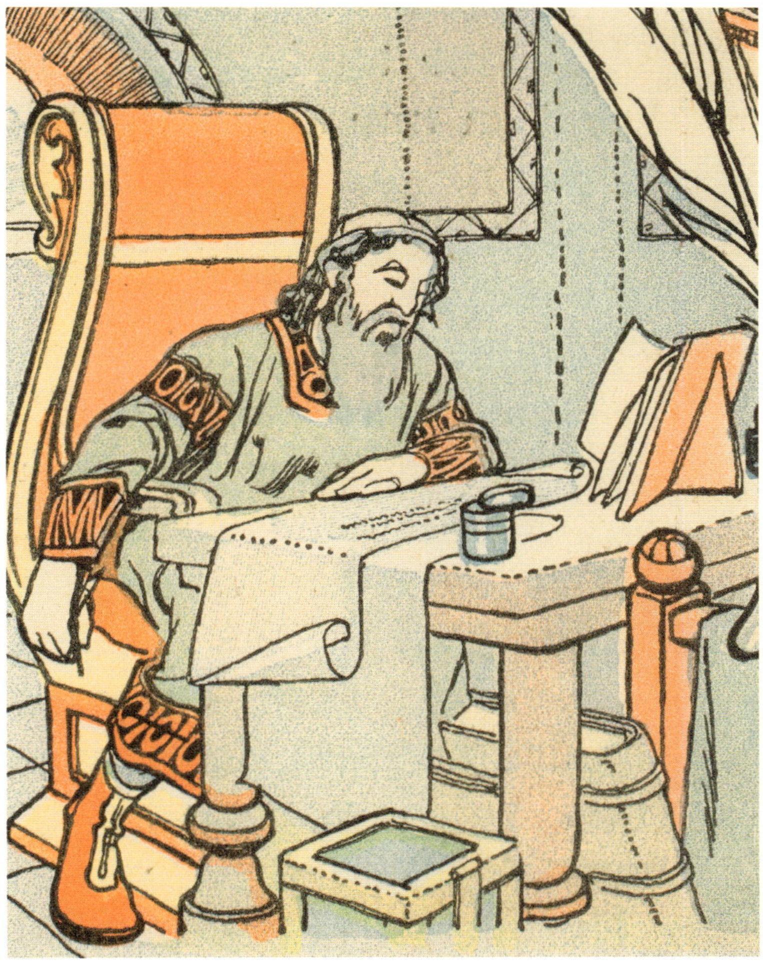

Karl der Große, Kaiser des Frankenreichs, schrieb das „Capitulare“ natürlich nicht selbst, wie hier in einem Geschichtsbuch phantasievoll dargestellt. Vermutlich wurde die Landgüterverordnung von einem seiner gelehrten Ratgeber abgefasst. [Illustration von L. Poularques. Aus: Gustave Gautherot, „Histoire de France“, Paris 1934]

Der St. Galler Klosterplan

Um 820, wenige Jahre nach dem „Capitulare" Karls des Großen, erarbeitete die Benediktinerabtei auf der Bodenseeinsel Reichenau einen Plan für ein ideales Kloster: den St. Galler Klosterplan.

Da der Plan eine Widmung für Gozbert, Benediktinerabt in St. Gallen, enthält, war dieser wohl als Empfänger vorgesehen. Zwar wurde der Plan niemals getreu den Vorgaben umgesetzt, doch er war Vorbild und Ideenlieferant für viele Klosteranlagen in Europa.

Eine Welt für sich

Der Klosterplan weist zahlreiche Gebäude auf, darunter neben der großen Klosterkirche ein „Hospitale pauperum", eine Herberge für Arme und Pilger, ein „Hospitium" (Gästehaus) für höhergestellte Besucher und ein „Infirmarium" für Kranke, mit eigener Küche, Kapelle und Badeeinrichtungen. Dazu ein Arzthaus für den Mönchsarzt sowie Räume zur Lagerung und Verarbeitung von Heilpflanzen – im Grunde eine frühe Klosterapotheke. Im Plan sind zudem Gärten eingezeichnet, einer zum Lustwandeln (rechts neben der Kirche), einer für Obst, einer für Gemüse und einer für Heilkräuter. Er stellt damit die älteste Überlieferung zur Gestaltung eines Klostergartens dar. Auffällig ist die strenge Geometrie: rechteckige Beete, die jeweils einer Pflanzenart vorbehalten waren, dazwischen Wege. Zu den für die Kräuterbeete vorgesehenen Gewächsen zählten Salbei, Minze, Poleiminze, Schwertlilie, Fenchel, Liebstöckel, Rose, Madonnenlilie und Marienblatt.

Das 112 cm × 77,5 cm große Pergament befindet sich im Besitz der Stiftsbibliothek St. Gallen. Es überdauerte die Zeiten nur, weil seine Rückseite genutzt wurde, um das Leben des hl. Martin aufzuschreiben. Die Martinsgeschichte wurde für ungleich wichtiger gehalten, der Plan war nur noch eine Rückseite.

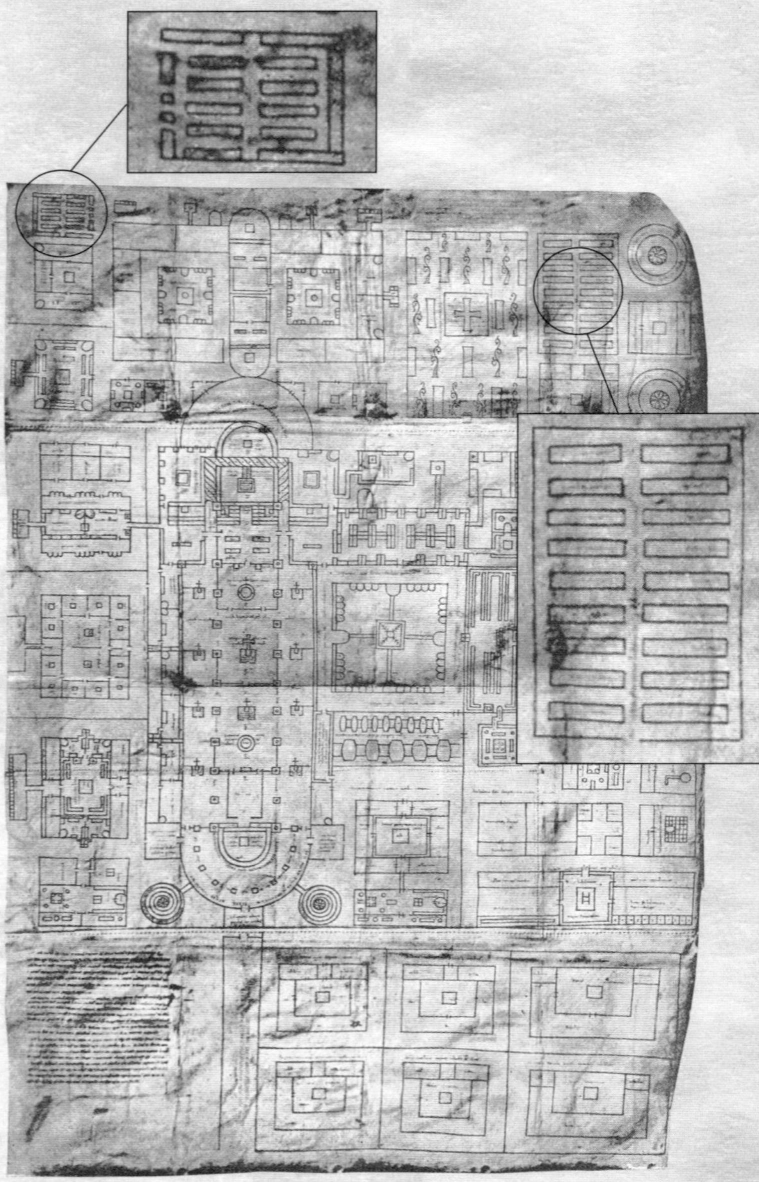

Der St. Galler Klosterplan wurde auf fünf zusammengenähte Pergamentbögen gezeichnet. Oben links war der Kräutergarten vorgesehen, der quadratische Bau rechts daneben ist das Spital. Oben rechts sieht man den Gemüsegarten.

den Füßen gestampft werden, wie damals üblich (und in einigen Regionen noch im 20. Jahrhundert). In den Hospitälern wiederum müsse jeder der Kranken „mindestens zweimal täglich mit Seife und Bürste gereinigt werden“.

„Hortulus“, ein Lehrgedicht

Im Benediktinerkloster auf der Insel Reichenau im Bodensee spielte Gartenbau eine große Rolle, wie der St. Galler Klosterplan belegt, der auf Reichenau entwickelt wurde. Vielleicht eine noch größere, als Walahfrid Strabo (Walahfrid der Schieler) im Jahr 838 Abt des Klosters wurde. Denn der begnadete Dichter war ein begeisterter Gartenfreund, und um 840 verfasste er das „Liber de cultura hortorum“ (Buch über die Gartenpflege). Bekannter noch ist das Werk, eines der bedeutendsten mittelalterlichen Bücher über Heilkräuter und Gärten überhaupt, unter dem Namen „Hortulus“ (Der kleine Garten).

In Form eines Lehrgedichts mit 444 Hexametern beschreibt Walahfrid darin auf Latein die Struktur seines Klostergartens, verrät die Freude, die man aus der Gartenarbeit gewinnen könne, und gibt Tipps zur Bewirtschaftung. In Prosaübersetzung lautet das

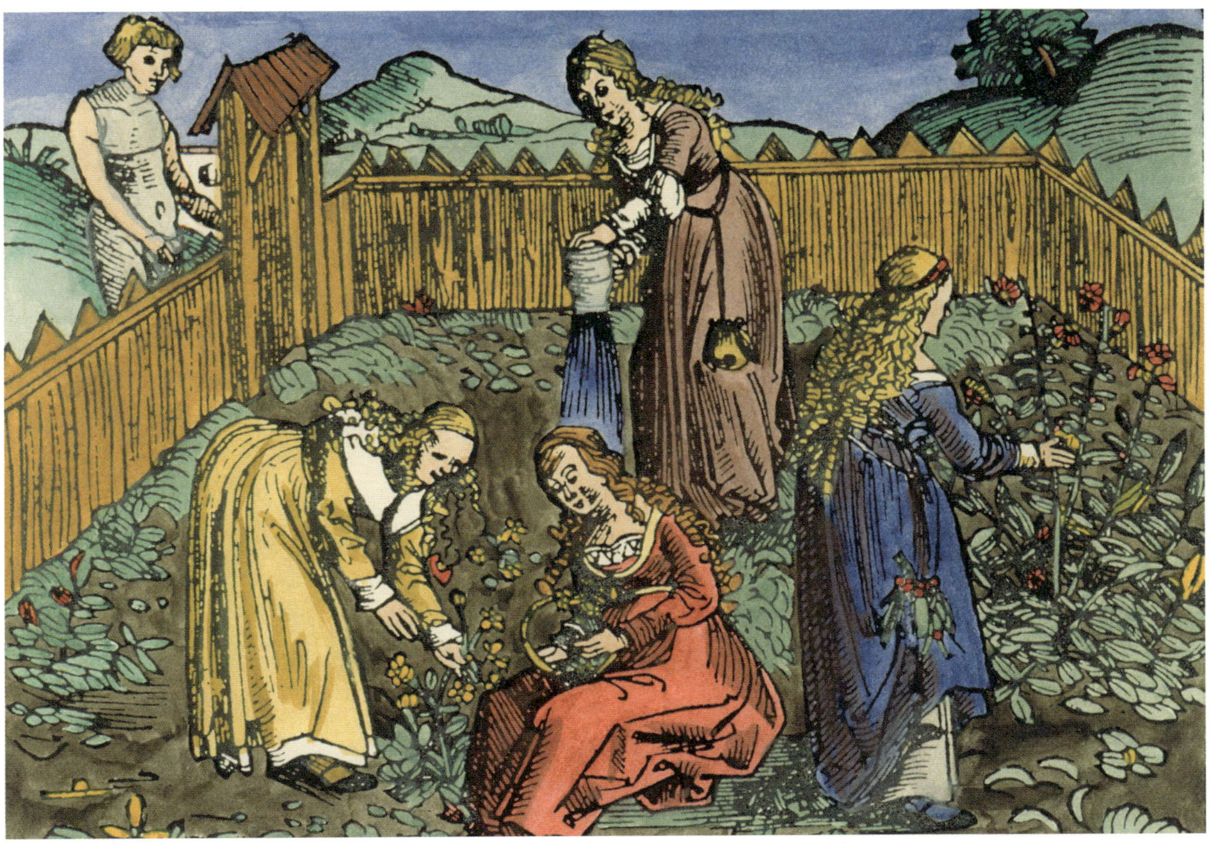

Frauen in einem umfriedeten Kräutergarten, wie Walahfrid Strabo ihn in seinem Buch über die Gartenpflege beschrieb. Die Abbildung entstammt einer jüngeren Ausgabe des „Hortulus“; die ursprüngliche – Walahfrid verfasste das Werk um 840 – war nicht illustriert. [Aus: Walahfrid Strabo, „Hortulus“, Nürnberg 1512]

so: „Denn wie auch immer dein Landbesitz geartet ist, mag der Boden schlecht sein und von Sand und Kies starren, oder mag er aus fetter, feuchter Erde schwere Früchte hervorbringen, mag er hoch auf ragenden Hügeln liegen oder, leicht zu bearbeiten, im ebenen Feld, oder mag er mit Steilhang und Graben sich sperren, nie weigert er sich, die Früchte einheimischer Pflanzen zu tragen, wenn nur deine Sorgfalt nicht in lähmender Trägheit ermattet und du (…) dich nicht drückst, Körbe voll Mist auf dürres Erdreich zu streuen."

Meist waren solche Gärten zum Schutz vor kalten Winden und Wildtieren sowie als Rankhilfe von einer Mauer oder einem Zaun umgeben. Insgesamt porträtiert Walahfrid 24 Pflanzen mitsamt ihren Anwendungsmöglichkeiten. Neben einigen Gewächsen, die wir heute eher als Würzkräuter oder Gemüse kennen, etwa Fenchel, Liebstöckel, Rettich und Sellerie, finden sich darin Schwertlilie, Odermennig, Schlafmohn, Schafgarbe, Heilziest, Lilie, Salbei, Rose und Flaschenkürbis, dazu mehrere Arten Minze. Dass die vorgestellten Heilkräuter auch im St. Galler Klosterplan genannt sind, ist nicht verwunderlich, stammt dieser doch aus Walahfrids Kloster Reichenau.

In jeder Klosterbibliothek: „Macer floridus"

Walahfrid Strabo erwähnt die medizinischen Anwendungen der Kräuter jeweils nur kurz. Dagegen nehmen sie im Lehrgedicht „De viribus herbarum" (Von den Kräften der Kräuter) aus der zweiten Hälfte des 11. Jahrhunderts breiteren Raum ein. Das Werk wird kurz „Macer" genannt, da man früher einen Aemilius Macer für den Verfasser hielt – fälschlich, denn Autor war, wie man heute weiß, der Kleriker Odo Magdunensis aus Meung an der Loire. Es gibt von diesem Gedicht zwei Fassungen. Der „Ur-Macer" beschreibt vor allem europäische Pflanzen und bezieht sich weitgehend auf die antiken Kräuterkundigen wie Plinius und Dioskurides, aber auch auf Walahfrid Strabo. Einige Jahre später erweiterte Odo Magdunensis sein Werk um zusätzliche Kapitel. Sie beschreiben exotische Heilmittel wie Zimt, Ingwer, Pfeffer und Weihrauch und illustrieren so den Wissenssprung, den die Kräuterkunde in jener Zeit gemacht hatte. Diese erweiterte Fassung wurde unter dem

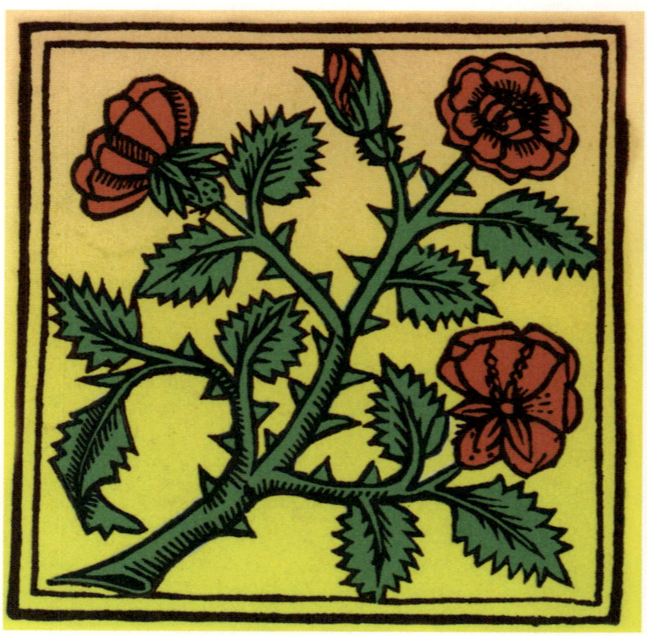

Rosen fanden sich vielfach in Klostergärten, weil die Mönche annahmen, dass man mit ihrem Duft schädliche Ausdünstungen bekämpfen könne, die Krankheiten verursachten. [Abb. aus: Macer, „De viribus herbarum", Neapel 1477]

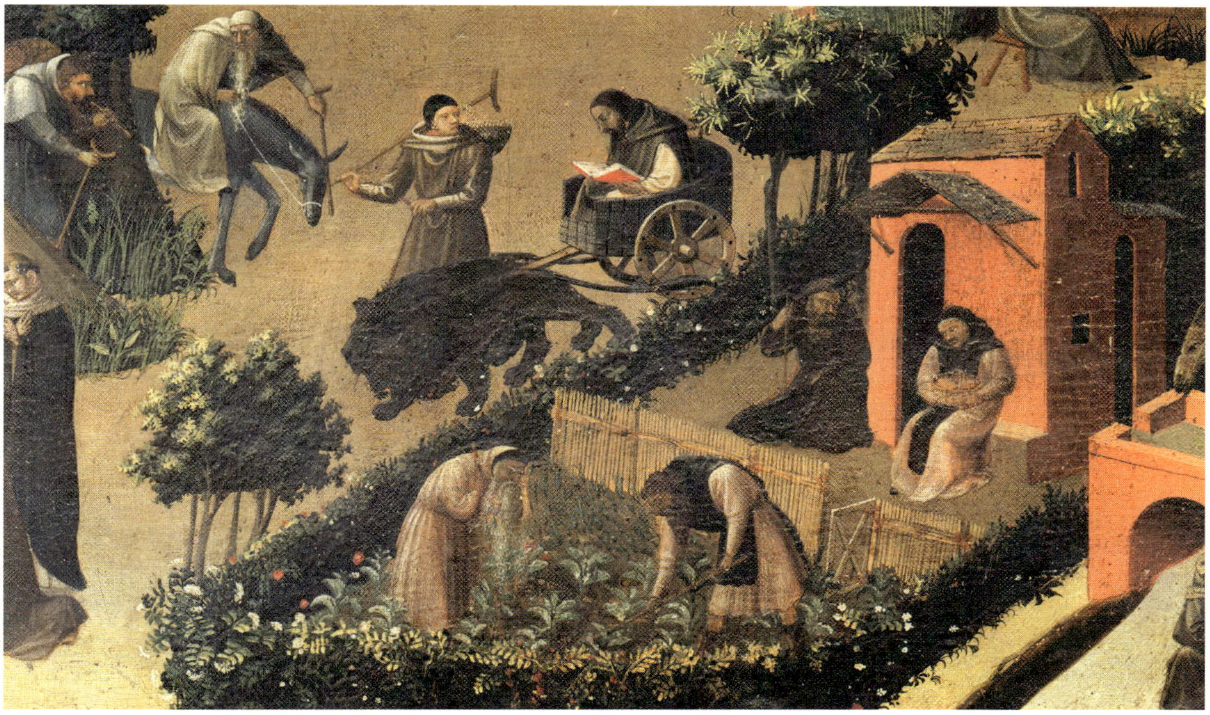

Mönche arbeiten im Garten eines Franziskanerklosters, während ein gehbehinderter Ordensbruder eine Spazierfahrt im Wägelchen macht. [Fra Angelico zugeschriebenes Gemälde, aus der Serie „La Tebaide", um 1418–1420]

Titel „Macer floridus" zu einem der bekanntesten Handbücher der Klostermedizin und war jahrhundertelang in jeder besseren Bibliothek vertreten. Um das Jahr 1220 wurde das Werk erstmals ins Deutsche übersetzt. Manche der späteren Handschriften waren illustriert mit einfachen, zum Teil eingefärbten Holzschnitten. Eine erste gedruckte Ausgabe des „Macer floridus" erschien 1477 in Neapel.

Keinerlei neue Erkenntnisse in der Medizin

Die Kenntnisse in der Kräuterkunde waren für die damalige Zeit bemerkenswert, doch das allgemeine medizinische Wissen ging kaum über das hinaus, was aus der Antike überliefert worden war. Zwar kannten die antiken Ärzte aufgrund von Sektionen die großen Organe des Körpers, und auch im Mittelalter waren Sektionen in der Regel nicht verboten, doch man gewann damit keine neuen Erkenntnisse, da es an der Autorität der antiken Mediziner keinerlei Zweifel gab.

Man wusste in der Antike, dass Nieren, Blase und Harnleiter mit Urin zusammenhingen, Speiseröhre, Magen und Darm als Verdauungsorgane fungierten, das Skelett die Stütze des Körpers bildete, die Lunge die Atmung bewerkstelligte und die Geschlechtsorgane für die Fortpflanzung sorgten. Aber die Rolle von Blut, Leber, Milz, Herz und Blutgefäßen blieb unklar, ebenso das Zusammenwirken der Organe. Weder war der Blutkreislauf bekannt, noch durchschaute man den Stoffwechsel. So hingen „die Alten" manchen falschen Vorstellungen an, etwa der Säftelehre, auch wenn diese immer differenzierter ausgearbeitet wurde. Daran änderte sich im Mittelalter nichts.

Das Goldene Zeitalter der islamischen Medizin

Die Klosterheilkunde stützte sich auf die Schriften der antiken Autoren, man strebte kaum nach eigenen medizinischen Erkenntnissen. Im islamischen Kulturraum hingegen war man weiter: Dort gab es bereits Medizinschulen und öffentliche Krankenhäuser.

Ein buntes Gemisch von Heilkundigen trug im Orient zwischen dem 10. und dem 12. Jahrhundert zum Fortschritt der Medizin bei, darunter syrische und griechische Christen, Perser, Juden, Berber und Araber. Sie hatten das Wissen der Antike nicht nur gesammelt und übersetzt, sondern überdies fortentwickelt. Zwar hielten auch sie an der Säftelehre fest und stützten sich aufgrund des Sektionsverbots im Islam auf die Erkenntnisse der antiken Autoren, doch es gelang ihnen trotzdem, das überkommene Wissen zu erweitern. Das taten sie anhand eigener Beobachtungen und Experimente, die sie in ausführlichen Schriften dokumentierten, und zwar auf Arabisch, der Sprache des riesigen muslimisch geprägten Kulturraums.

Rhazes, Abulcasis und Avicenna

Der persische Arzt Rhazes etwa, der ab 900 das Bagdader Krankenhaus leitete, kannte und schätzte zwar die antike Literatur, machte aber auch Experimente und war ein scharfer Beobachter. Daher hatte er gegenüber manchen Behauptungen von Galen Vorbehalte; beispielsweise treffe der von Galen dargestellte Verlauf eines Fiebers nur auf einen Teil der Patienten zu. Rhazes war auch der erste Arzt, der eine genaue Beschreibung von Pocken und Masern verfasste, und er schrieb über Blinddarmentzündung und Schwangerschaftskrämpfe. Interessanterweise stand er als Philosoph dem Koran kritisch gegenüber und propagierte als hervorragender Zitherspieler und Sänger den heilenden Wert der Musik. Als Rhazes 925 in seiner Geburtsstadt Rey (nahe dem heutigen Teheran) starb, hinterließ er eine Fülle heilkundlicher Schriften über Therapien und Heilmittel.

Besonders um die Chirurgie machte sich Abulcasis verdient, der im 10. Jahrhundert in Cordoba als Leibarzt der Kalifen tätig war. Er verfasste das umfangreiche Werk „Kitab al-Tasrif", das im 12. Jahrhundert ins Lateinische übersetzt wurde und für viele Jahrhunderte als wegweisend für die Chirurgie galt – noch im Jahr 1778 erschien in Oxford eine Gesamtausgabe, und zwar auf Arabisch und Latein.

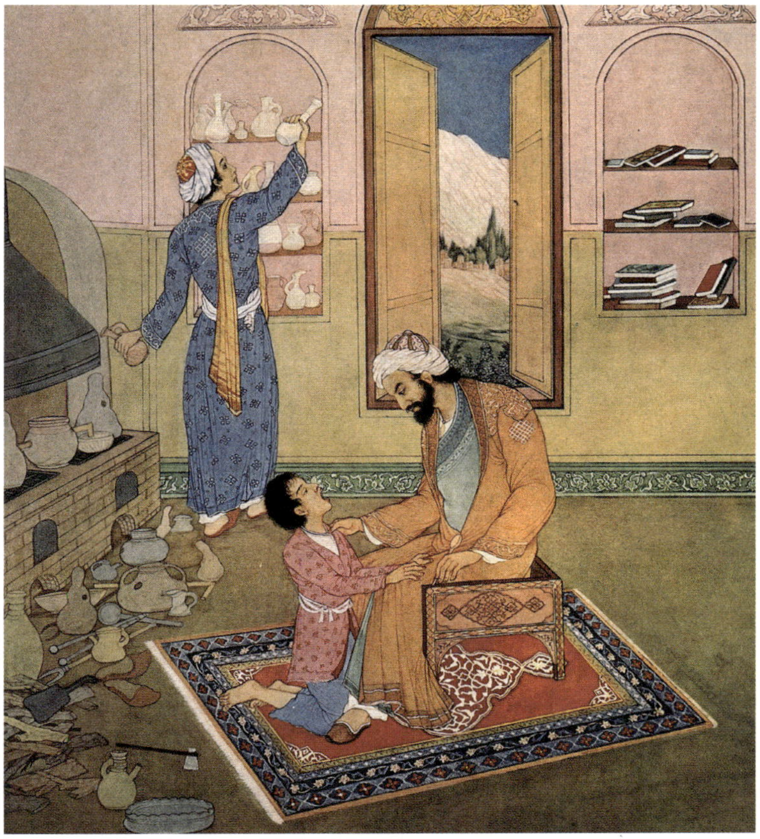

Rhazes, einer der bedeutendsten Ärzte des islamischen Kulturraums, untersucht einen Knaben mit Halsschmerzen, während ein Gehilfe bei den Gefäßen mit Heilmitteln beschäftigt ist. [Farbdruck nach einer Illustration von Hossein Behzad, 1894–1968, London 1964]

Als „Fürst der Medizin" wurde der persische Arzt Ibn Sina, im Abendland als Avicenna bekannt, bezeichnet. Er wirkte um 1030 als Leibarzt des Kalifen in Bagdad. Avicenna verfasste einen umfassenden sogenannten „Kanon der Medizin" in fünf Büchern sowie für Studenten eine gekürzte Form in Versen. Sein „Kanon" wurde im 12. Jahrhundert ins Lateinische übersetzt und war bis etwa 1800 in ganz Europa als Lehrbuch hochgeschätzt. Im 12. Jahrhundert waren es dann die andalusisch-marokkanischen Ärzte Averroes und Maimonides, die manche im Abendland vergessenen oder noch unbekannten Therapien und Operationen beschrieben, beispielsweise die Behandlung des grauen Stars. Zudem nannten sie eine Fülle von Heilkräutern, therapeutisch nutzbaren Tierteilen sowie Mineralien.

Allerdings begannen in der arabischen Welt ab dem 11. Jahrhundert Theologen immer größeren Einfluss zu gewinnen. Mit einer „Prophetenmedizin", basierend auf Mohammeds Aussprüchen, verdrängten sie allmählich die wissenschaftliche Medizin aus diesem Kulturkreis. Als in der zweiten Hälfte des 11. Jahrhunderts die Übersetzungen der medizinischen Werke aus der islamischen Welt in Mitteleuropa bekannt wurden, lernte man deren Erfahrungsschätze kennen. Doch es brauchte noch mehrere Jahrhunderte, bis alle wichtigen arabischen Werke ins Lateinische übersetzt waren und Verbreitung gefunden hatten.

Übertragungen ins Lateinische an der Schule von Salerno

Es war an der berühmten Medizinschule von Salerno, wo man zuerst heilkundliches Wissen des islamischen Kulturkreises ins Abendland transferierte. Die Medizinschule ging zurück auf ein Hospital für Kreuzfahrer, das vom Mutterkloster der Benediktiner, Monte Cassino, im 10. Jahrhundert in der Hafenstadt Salerno südlich von Neapel eingerichtet worden war. Dort erfuhr die abendländische Medizin einen gewaltigen Wissenssprung, ausgelöst durch den christlich-arabischen Gelehrten Constantinus Africanus. Dieser war um 1020 im nordafrikanischen Karthago zur Welt gekommen, hatte sich auf

Studienreisen mit dem hohen Stand der Medizin im Orient vertraut gemacht und dann in Karthago als Arzt und Lehrer gewirkt. Von Kollegen der Zauberei verdächtigt, floh er nach Italien, wo er an der Medizinschule von Salerno eine neue Heimat fand. Dort begann er, die Werke griechischer, persischer, jüdischer und arabischer Ärzte ins Lateinische zu übertragen und damit für Gelehrte und Heilkundige zugänglich zu machen.

Zu den bedeutendsten seiner Übersetzungen zählt das „Liber graduum" (Buch der Stufen) des Tunesiers Ibn al-Dschazzar. Diese Arzneimittellehre aus dem 10. Jahrhundert beschreibt 209 Pflanzen und Mineralien und ihre Anwendungen, geordnet nach Wirkungsgraden (daher der Name „Buch der Stufen"). Ein noch einflussreicheres in Salerno verfasstes Werk war das „Circa instans" von etwa 1150, die erste große im Abendland entstandene Heilmittelkunde. Der Autor war möglicherweise der salernische Mediziner und bedeutende Anatom Matthaeus Platearius.

Eine frühe erhaltene Fassung des „Circa instans" enthält um die 270 Kapitel, die jeweils eine Pflanze und das daraus gewonnene Heilmittel sowie die Wirkungen gemäß der Säftelehre beschreiben. Es gibt Hinweise zu Qualität, Lagerung, Anwendung und nicht selten auch zu Ersatzmitteln bei Nichtverfügbarkeit. Wenige Jahrzehnte später entstand eine erweiterte Fassung mit rund 450 Kapiteln.

Das „Liber graduum", das „Circa instans" und das um 1200 von einem Nicolaus Salernitanus verfasste „Antidotarium Nicolai", das etwa 140 Rezepturen (Antidots) in alphabetischer Anordnung enthält, wurden immer wieder kopiert und später auch illustriert. Diese Arzneimittellehren bildeten bis in die Neuzeit die Basis des medizinischen und pharmazeutischen Wissens. Sie schufen zudem die Grundlage für eine neu entstehende Einrichtung: die Apotheke mit dem Berufsapotheker, der dem Arzt die Beschaffung sowie das Zubereiten und Bevorraten der Heilpflanzen und -mittel abnahm.

Trota von Salerno und die Frauenheilkunde

Die Ausbildung und Tätigkeit in Salerno war keineswegs Geistlichen und Mönchen vorbehalten und auch keine reine Männersache. Vermutlich schon im 11. Jahrhundert zählten zu den Mitgliedern des Lehrstabs auch einige Dutzend Frauen, von denen Trota von Salerno die bekannteste ist. Sie soll mit der berühmten salernischen Arztfamilie Platearius verbunden gewesen sein, und es ist möglich, dass Matthaeus Platearius, der vermutliche Verfasser des „Circa instans", ihr Sohn war. Trota, offenbar eine sehr kundige Ärztin und Geburtshelferin, gilt als Autorin oder Mitautorin dreier ausführlicher Schriften über Frauenheilkunde, das „Trotula-Ensemble" aus dem späten 11. Jahrhundert. Diese Schriften offenbaren ein erstaunliches Wissen über Empfängnis, Geburtshilfe, Menstruationsstörungen und Uterusvorfall. Im Abschnitt über Geburtshilfe findet sich die vermutlich erste Anleitung zum Nähen von Dammrissen, und zwar mittels eines Seidenfadens, und es gibt Anweisungen zur „Wiederherstellung" der Jungfräulichkeit, wohl durch Zusammennähen der Gewebereste des Jungfernhäutchens. Das „Trotula-Ensemble" bildete jahrhundertelang das Standardwerk für Frauenheilkunde.

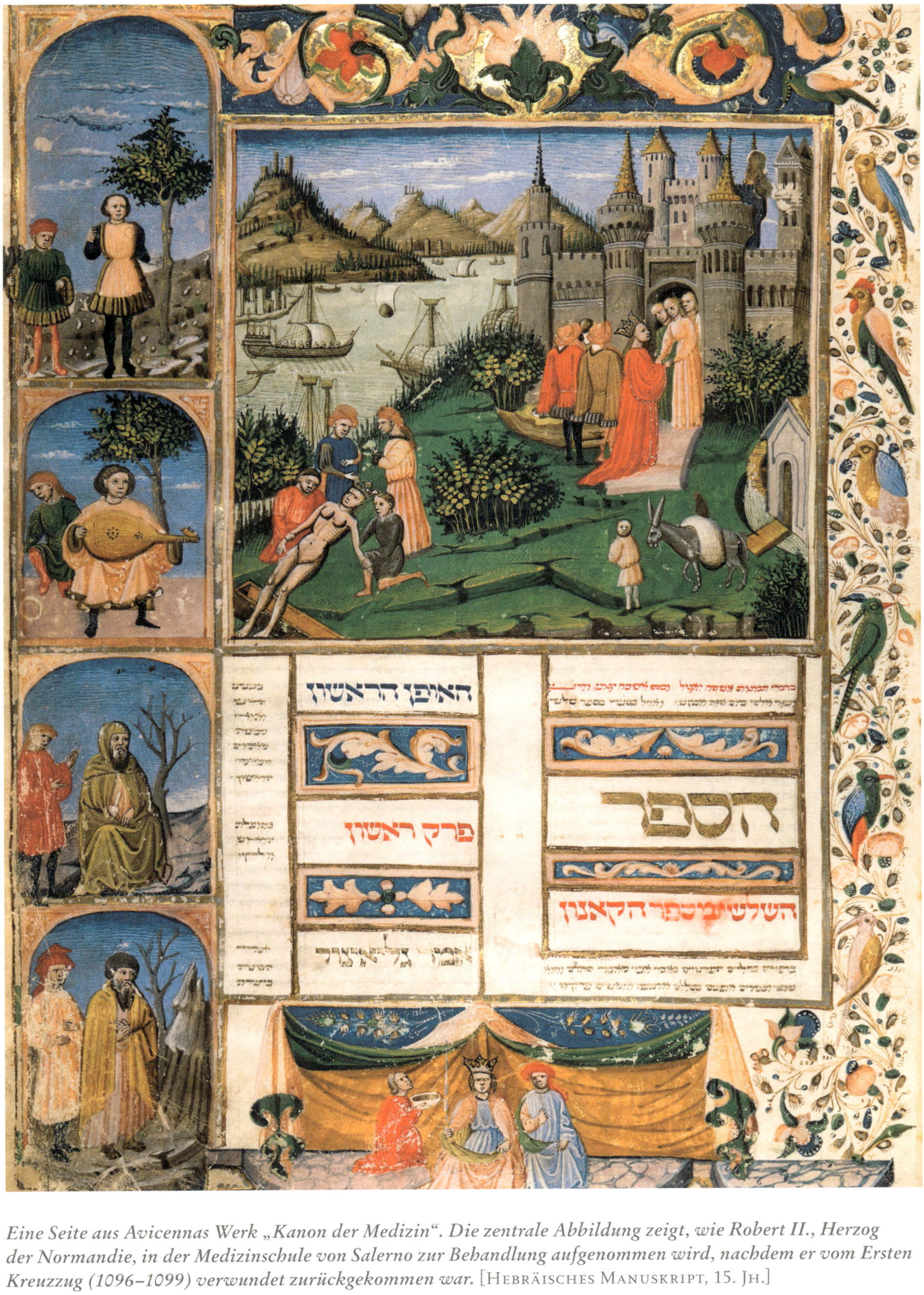

Eine Seite aus Avicennas Werk „Kanon der Medizin“. Die zentrale Abbildung zeigt, wie Robert II., Herzog der Normandie, in der Medizinschule von Salerno zur Behandlung aufgenommen wird, nachdem er vom Ersten Kreuzzug (1096–1099) verwundet zurückgekommen war. [Hebräisches Manuskript, 15. Jh.]

Hildegard von Bingen

Ungleich bekannter als Trota von Salerno und heute hochberühmt ist eine andere heilkundige Frau des Mittelalters: Hildegard von Bingen. Als Benediktinerin stand sie in der heilkundlichen Tradition ihres Ordens, aber die Äbtissin ging auch eigene Wege.

Hildegard von Bingen (1098–1179) war zunächst Nonne im Kloster Disibodenberg nahe dem heutigen Bad Kreuznach in der Pfalz. Um 1150 gründete sie ein eigenes Kloster auf dem Rupertsberg an der Nahemündung, dem sie als Äbtissin vorstand. Schon früh beeindruckte sie durch ihr Charisma und ihr starkes Selbstbewusstsein, das sie aufgrund von Visionen erlangt hatte. Mit zahlreichen bekannten Persönlichkeiten ihrer Zeit trat sie in Kontakt, schrieb an Kaiser Barbarossa und mahnte eine weise Amtsführung an, warf dem Erzbischof von Köln die weltliche Lebensweise des Klerus vor, unternahm Predigtreisen, verfasste theologische Werke und schuf musikalische Kompositionen. Während sie vom Volk schon zu Lebzeiten wie eine Heilige verehrt wurde, war Hildegard in Kirchenkreisen umstritten, weil es Zweifel an ihren Visionen und Kritik an der unkonventionellen Art ihrer Klosterleitung gab. Offiziell ins Verzeichnis der Heiligen wurde sie erst im Jahr 2012 aufgenommen.

„Physica“ und „Causae et Curae“

Ihr Interesse für die Heilkunde begleitete Hildegard ein Leben lang. Vertraut mit den Werken der antiken Ärzte hatte sie als Benediktinerin zweifellos Kontakt zu ihrem Mutterkloster Monte Cassino und zur Medizinschule von Salerno. Wie zu ihrer Zeit üblich, bezog sie sich auf die traditionelle Säftelehre, wie sie in Salerno gelehrt wurde. Anders als die zeitgenössische Klostermedizin griff sie jedoch in hohem Maße auf das Volkswissen über Krankheiten und Heilpflanzen zurück, und durch die vielen Kranken, die im Lauf der Jahre ihr Klosterspital aufsuchten, konnte sie reichlich eigene medizinische Erfahrungen sammeln. Diese Kenntnisse legte Hildegard in zwei für die Heilkunde interessanten Werken nieder: „Physica“ und „Causae et Curae“ (Ursprung und Behandlung von Krankheiten). Beide Werke, die erst später ihre Titel erhielten, entstanden Mitte des 12. Jahrhunderts. Sie sind auf Latein geschrieben, sicher mithilfe von Hildegards Vertrautem Volmar von Disibodenberg, da ihre eigenen Lateinkenntnisse unzureichend waren.

Die „Physica“ Hildegards ist eine große Naturkunde. Neben Metallen, Tieren und Edelsteinen beschreibt sie darin rund 300 Arten von Pflanzen, beurteilt entsprechend der Säftelehre deren „Primärqualitäten“ wie „warm“ oder „trocken“ und bewertet ihre Heilkraft gegen diverse Beschwerden. Außerdem empfiehlt sie Rezepturen. In der Regel nennt sie die damals gebräuchlichen deutschen Pflanzennamen, zum Beispiel Stagwurt (Eberraute), Grintzwurtz (Schöllkraut), Hymelsloszel (Schlüsselblume) und Babela (Malve). Bei manchen Pflanzen wissen wir nicht, welche sie genau meinte, denn präzise botanische Bezeichnungen gab es noch nicht.

„Causae et Curae" dagegen ist ein reines Medizinbuch. Hildegard beginnt mit einer Einführung über die Ordnung der Welt, geht auf die Entstehung von Krankheiten ein und gibt dann Rezepturen zum Kurieren von mehreren hundert Beschwerden. Dazu gehören Zahn- und Kopfschmerzen, Husten, Augenleiden, Hautausschläge und Vergiftungen, aber auch Erkrankungen von Lunge, Herz, Leber oder Niere. Ähnlich wie bei den Pflanzen sind auch manche Krankheiten heute schwer zu deuten, etwa jene, die Hildegard als Gicht oder Seitenstechen benennt. Außerdem hatten Krankheit und Heilung stets einen geistlichen Aspekt. So sei Epilepsie vom Teufel verursacht, während Gemütskrankheiten wie Melancholie eine Folge der Erbsünde seien. Entsprechend war für Hildegard die Heilpflanze Vermittlerin göttlicher Kräfte, nicht Trägerin von Wirksubstanzen.

Eine wichtige Rolle spielen Ratschläge zur Schönheitspflege, zu Musik, Hygiene und Diät. Ebenfalls viel Raum nimmt die Prognostik ein, also Aussagen über den Verlauf einer Krankheit. Diesen ersehe man aus Augen, Stimmklang, Puls, Atmung, Harnschau und etwaigem Fieber des Patienten.

Zu Hildegards Lebzeiten war ihre Heilkunst noch nicht so bekannt wie ihre theologischen Schriften. Die älteste erhaltene Kopie ihrer medizinischen Werke entstand um 1300 und war nicht illustriert. Die erste gedruckte Ausgabe der „Physica" erschien 1533. Es blieb dem 20. Jahrhundert vorbehalten, Hildegard wiederzuentdecken.

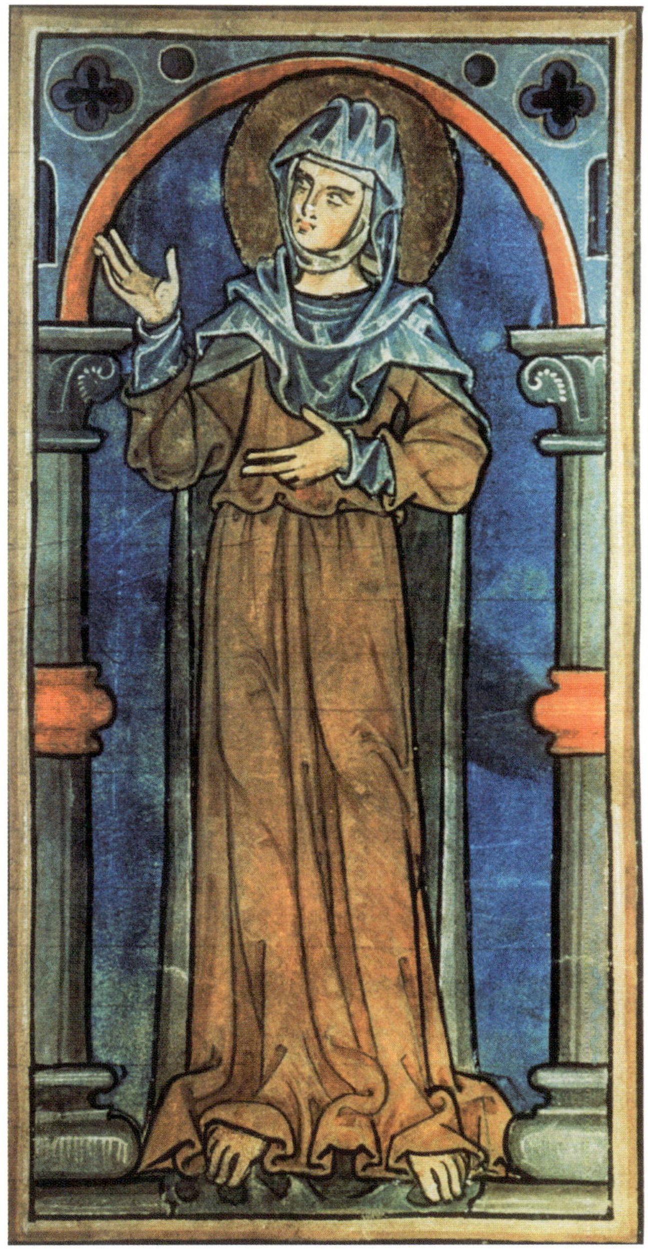

Hildegard von Bingen war vor allem als Mystikerin und Universalgelehrte bekannt, genoss aber auch einen Ruf als bedeutende Heilkundige. [Buchmalerei aus der Kölner Königschronik, Aachen, nach 1238]

Von Hebammen, Badern und Quacksalbern

Krankheit und Verletzungen begleiteten das meist recht kurze Leben der Menschen im Mittelalter. Doch immerhin gab es im Lauf der Zeit immer mehr Leute, die sich in Dörfern und Städten für Gesundheitsdienstleistungen anboten. Zwar waren ihre Kenntnisse begrenzt, in manchen Fällen konnten sie aber wirklich helfen.

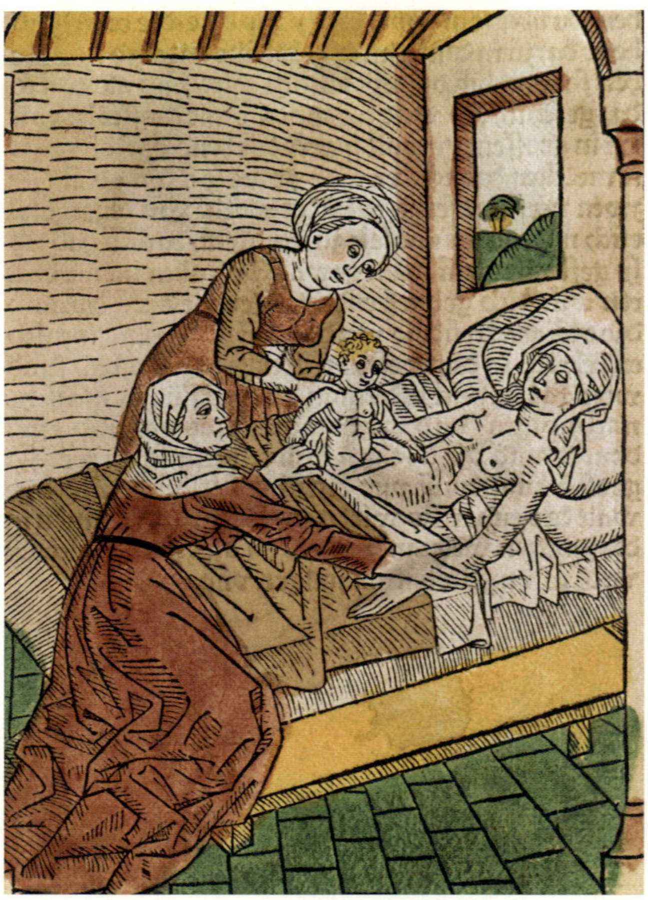

Frauen helfen einer jungen Mutter bei der offenbar gut verlaufenden Entbindung. Die Darstellung entstammt einem Werk aus der frühen Zeit des Buchdrucks. [Altkolorierter Holzschnitt aus: „Seelwurzgarten", Ulm 1483]

Im Mittelalter wurde man in der Regel nicht älter als etwa dreißig Jahre, und die Kindersterblichkeit war hoch. Viele Frauen starben bei einer Entbindung, etwa wenn es zu Blutungen kam oder gar ein Kaiserschnitt vorgenommen werden musste. Um ein so schlimmes Ende möglichst zu verhindern, halfen Hebammen, die viel über den weiblichen Körper und den Geburtsvorgang wussten.

Nicht selten war die Hebamme auch Kräuterfrau. Sie kannte die besten Anwendungen der Heilpflanzen, die sie sammelte und aufbereitete, um beispielsweise Kopfschmerzen, Verdauungsprobleme, kleinere Wunden oder leichte Infektionen zu behandeln. Die Rezepturen wurden meist von der Mutter an die Tochter weitergegeben. Manchmal waren Kräuterfrauen auch als „Siechenfrauen" tätig, die alte und kranke Menschen versorgten. Viele dieser „weisen Frauen" genossen im Mittelalter hohes Ansehen.

Bei den Ärzten, die außerhalb der Klöster in den Ortschaften tätig waren und für die es bis zum 13. Jahrhundert keine geregelte Ausbildung gab, handelte es sich meist um Wundärzte. Sie lernten ihr Handwerk von einem

Eine Straße im Paris des Mittelalters. Vorn rechts hat ein Apotheker seinen Laden, den er „Guter Hippokrates“ genannt hat, links befindet sich eine Schneiderei und hinten in der Mitte der Rasiersalon eines Baders. [Anonyme Buchmalerei, um 1600. Aus: Gilles de Rome, „Le Livre du Gouvernement des Rois et des Princes“, 13. Jh.]

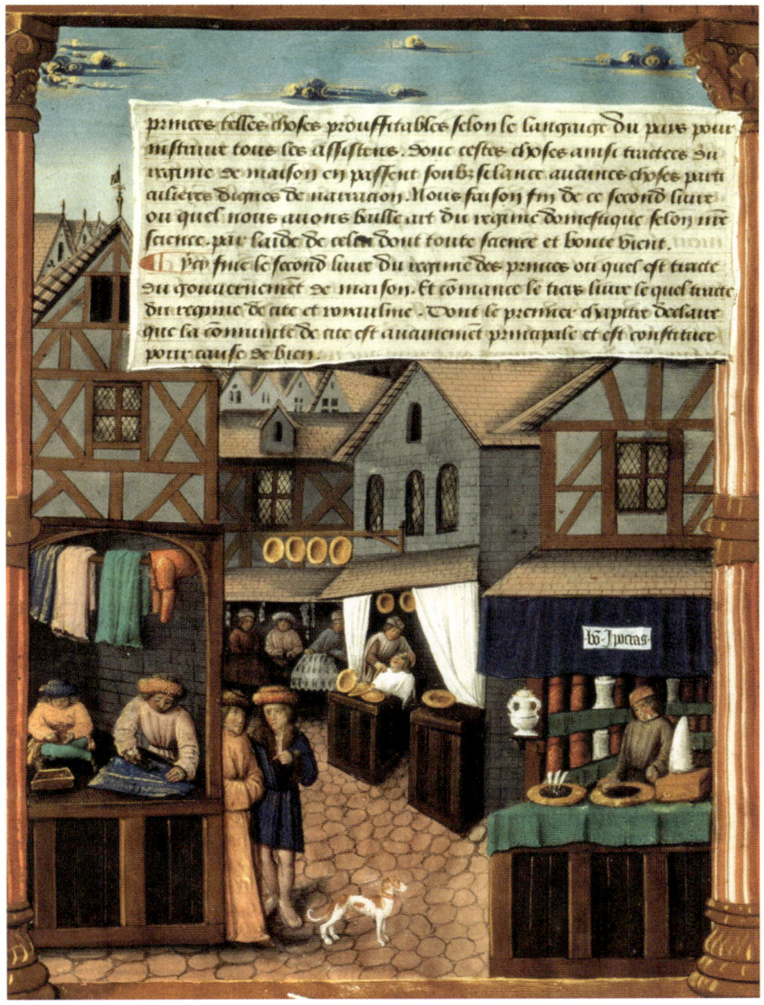

älteren Arzt, indem sie ihm zunächst für längere Zeit assistierten. Daneben tummelten sich in diesem Gewerbe zahllose Quacksalber, die sich ebenfalls Ärzte nannten und teure „Arzneien“ verkauften. Meist tauchten sie auf Jahrmärkten auf, priesen lautstark ihre Heilkunst an und versprachen bei jedem Leiden eine unverzügliche Genesung. Bis die Kranken den Betrug merkten, waren diese „Heiler“ längst weitergezogen.

Für kleinere Malaisen suchte man in der Regel den örtlichen Bader auf, der nicht nur kosmetische Dienstleistungen wie Rasieren und Haareschneiden oder Massagen anbot, sondern sich auch mit Wundversorgung, Richten von Brüchen und kleinen Operationen ziemlich gut auskannte. Zu seinen medizinische Hilfe versprechenden Tätigkeiten gehörten zudem der Aderlass, das Schröpfen, das Setzen von Blutegeln und das Zähneziehen. Zum Rasieren und Haareschneiden hatten manche Bader Gehilfen, die sogenannten Scherer. Aber auch diese konnten mehr als nur Haare schneiden und Rasieren; sie verfügten über so viel praktisches Wissen, dass sie manchmal sogar als Wundärzte fungierten. Einige von ihnen versorgten zum Beispiel als sogenannte „Feldscher“ Verletzungen von Söldnern, die bei Kampfhandlungen verwundet worden waren.

Sauberkeit und Vergnügen: Das Badehaus

Eine wichtige Einrichtung, die der Bader und seine Gehilfen betrieben, war das Badehaus. Zwar war die antike Badekultur in den Wirren der Völkerwanderung in Vergessenheit geraten, doch im Mittelalter legte man wieder Wert auf Sauberkeit. Beispielsweise ist im Klosterplan von St. Gallen eine eigene Badeeinrichtung für die Kranken vorgesehen.

So richtig sollte das Badewesen dann aufblühen, nachdem die Kreuzfahrer die Bäder im Orient kennengelernt hatten. Die Bader sorgten dafür, dass in vielen Städten und

Krankenpflege im Hospital

Der Begriff „Hospital" von lateinisch „hospitalis" (gastlich) erinnert daran, dass es im Römischen Reich Herbergen für Pilger und andere Reisende gab. Im Mittelalter erweiterte sich diese Bedeutung: Im Hospital wurden auch Hilfsbedürftige aufgenommen und gepflegt.

Zu den ersten Gründern von Hospitälern im Sinn von Krankenhäusern zählten die Benediktinermönche. Bereits um das Jahr 540 hatte Benedikt von Nursia den Benediktinerklöstern ausdrücklich die Krankenpflege auferlegt – die Beherbergung von Pilgern war ohnehin eine Selbstverständlichkeit. Auf der Synode von Aachen wurde dann um 819 diese Aufgabe als verpflichtend für alle Klöster im Fränkischen Reich erklärt, auch für die anderer Orden: Jedes Kloster habe ein „hospitale" einzurichten, eine Stätte für die Pflege Armer und Kranker.

Ein wohlbehüteter Ort für die Elenden

Hinter dieser Entwicklung stand die Forderung der christlichen Ethik, für Hilfsbedürftige zu sorgen, und so waren im gesamten Mittelalter Armenfürsorge und Krankenpflege eng miteinander verflochten. Da die Hospitäler beiden Zwecken dienten, waren diese Einrichtungen besonders für den ärmeren Teil der Bevölkerung segensreich. Die herausragende Bedeutung für die Armen belegt das Beispiel des um 651 vom Pariser Bischof Landericus gegründeten Hôtel-Dieu neben der Kathedrale Notre-Dame: Diese Anstalt war die meiste Zeit vollkommen überfüllt. Im Jahr 1580 wurde dann gesetzlich festgelegt, dass sich dort zweimal wöchentlich ein Arzt um die Armen, Hilfsbedürftigen und Kranken zu kümmern hatte. Heute ist das Hôtel-Dieu das älteste noch bestehende Krankenhaus der Welt.

Im islamischen Raum gab es ab dem Beginn des 8. Jahrhunderts zahlreiche Hospitäler, die von den jeweiligen Herrschern eingerichtet wurden. Im Jahr 706 ließ Kalif al-Walid in Damaskus ein Seuchenhaus zur Unterbringung Schwerkranker einrichten, und um 800 gründete Kalif Harun ar-Raschid ein Krankenhaus in Bagdad. An diesen Krankenhäusern wirkten Ärzte aus dem gesamten Kalifenreich, oft auch persisch-arabische, jüdische oder christliche.

In Mitteleuropa entstanden Hospitäler, die nicht mit Klöstern oder Bischofssitzen verbunden waren, oft ebenfalls als Gründungen der jeweiligen Herrscher. So richtete Ludwig der Heilige (1214–1270), König von Frankreich, ein Hospital in Compiègne ein. Auch manche reichen Bürger oder Adlige stifteten solche Anstalten – teils zur Steigerung ihres Ansehens oder Seelenheils, teils aus Nächstenliebe. Das war beispielsweise bei Elisabeth von Thüringen der Fall, die zu Füßen der Wartburg ein Hospital errichten ließ und eigenhändig bei der Versorgung der Kranken half. Allerdings ging in vielen Fällen nach dem Tod des Stifters die Unterstützung verloren, und die Einrichtung wurde geschlossen.

Städtische Krankenhäuser

Im Lauf des 13. Jahrhunderts übernahmen die aufblühenden Städte die Gesundheitsfürsorge. Eine der ältesten und bekanntesten städtischen Einrichtungen ist das noch heute erhaltene Heilig-Geist-Spital in Lübeck, das um 1280 entstand. Aufgrund eines von Kaiser Sigismund erlassenen Gesetzes mussten die deutschen Reichsstädte ab 1426 Stadtärzte anstellen und besolden. Sie erteilten zudem Genehmigungen zum Betreiben von Apotheken und errichteten kommunale Krankenhäuser.

Vor allem in Notzeiten wurden diese Hospitäler weiter ausgebaut, um auch Hungernde zu versorgen, und mit Findel- oder Waisenhäusern ergänzt, wie etwa das um 1419 gegründete „Ospedale degli Innocenti" (Hospital der Unschuldigen) in Florenz. In anderen Städten Italiens entstanden ähnliche Einrichtungen, meist betrieben von privaten religiösen Vereinigungen. Sie nahmen neben Kranken auch verlassene Kinder, Frauen und Bedürftige auf. Der englische Reisende Fynes Moryson, der um 1590 Florenz besuchte, lobte: „Das Hospital von Santa Maria Nuova soll alle anderen in Italien in den Schatten stellen, in allem, was für Heilung, Ernährung und ordentliche Versorgung der Kranken notwendig ist."

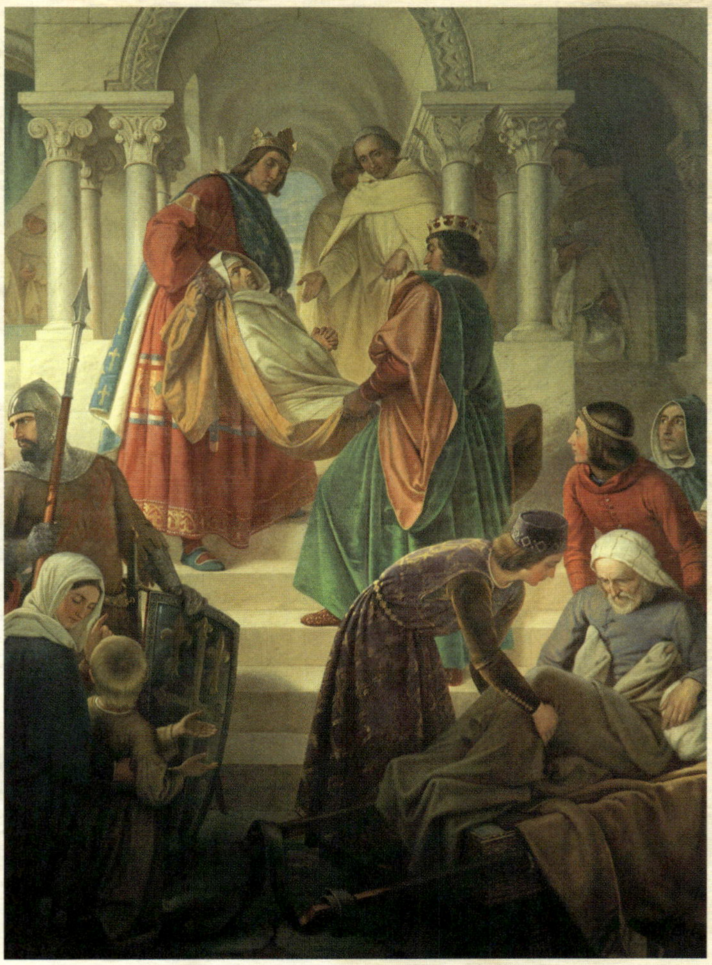

Der französische König Ludwig der Heilige trägt im Jahr 1257 zusammen mit seinem Sohn einen Schwerkranken in das neu eingerichtete Spital Saint-Nicolas in Compiègne. Inzwischen warten weitere Leidende darauf, aufgenommen zu werden. [GEMÄLDE VON JOHANN EDUARD IHLÉE, 1845]

Vom 15. Jahrhundert an richtete man zudem Hospitäler für Pest- oder Leprakranke ein. Zum Schutz der übrigen Bevölkerung waren sie außerhalb der Stadtmauern gelegen. Die Berliner Charité entwickelte sich aus einem um das Jahr 1700 errichteten Pestlazarett.

Tollhäuser und Siechenhäuser

Ab dem 18. Jahrhundert wandelten sich die christlichen Häuser der Kranken- und Armenfürsorge zunehmend zu modernen Krankenhäusern mit Ärzten und Krankenpflegern. Das wohl erste dieser Art in Europa entstand in Wien. Dort hatte Kaiser Joseph II., Anhänger der Aufklärung, wenige Monate nach dem Tod seiner Mutter Maria Theresia die Zahl der Bedürftigen aller Art in seinem Reich ermitteln lassen. In seinen „Directivregeln" legte er dann 1781 fest, wie sie unterzubringen seien: verlassene Kinder in Waisenhäusern, verlassene schwangere Frauen in „Gebärhäusern", Geisteskranke in „Tollhäusern", chronisch Kranke und Unheilbare in „Siechenhäusern" und heilbare Patienten in Krankenhäusern. Einen riesigen Armenhauskomplex ließ er umbauen zu einem Großkrankenhaus mit 2000 Betten, Behandlungszimmern und Operationssälen. Im Jahr 1784 öffnete dieses „Allgemeine Krankenhaus der Stadt Wien" seine Pforten. Dort hatte jeder Patient sein eigenes Bett, und man legte großen Wert auf Licht und Luft.

Der Weg in die Zukunft

Dieses Krankenhaus war von Anfang an eine Einrichtung, die nicht nur der Krankenpflege und Therapie, sondern auch der medizinischen Ausbildung, Lehre und Forschung zu dienen hatte. In der Folgezeit wirkten dort zahlreiche noch heute berühmte Ärzte – etwa Ignaz Semmelweis (1818–1865), der Entdecker des Kindbettfiebers, der bedeutende Chirurg Theodor Billroth (1829–1894) sowie Karl Landsteiner (1868–1943), der die Blutgruppen entdeckte. So wurde Wien zum Vorbild für die modernen Krankenhäuser und medizinischen Forschungszentren, die sich im 19. und 20. Jahrhundert entwickeln sollten.

Dörfern Badehäuser entstanden. An den Orten, wo es eine heiße Quelle gab, nutzte man diese, indem man das Wasser direkt in die Badezuber lenkte. Die Badehäuser dienten teils der Reinlichkeit, teils der Körperpflege, teils der Gesundheit. Es wurde gewaschen, massiert und barbiert. Die Bader boten hier auch ihre medizinischen Dienste an, etwa den Aderlass, das Schröpfen oder kleinere chirurgische Eingriffe. Ab dem 12. Jahrhundert gab es Schwitzstuben, in denen man Wasser, aromatisiert mit Duftkräutern und Essenzen, auf heiße Steine goss und im Dampf schwitzte.

Ärger mit der Obrigkeit

Zunächst waren die Bäder nach Geschlechtern getrennt. Doch im Spätmittelalter entwickelten sich manche Bäder zu Unterhaltungsstätten, in denen Männer und Frauen gemeinsam badeten, entweder zu zweit oder in großen Zubern mit bis zu 15 Personen. Bei Musik wurde gezecht und gespeist. Es kam auch zu bordellähnlichen Zuständen, was nicht selten Proteste seitens der Obrigkeit und der Kirche hervorrief. Doch eingestellt wurde der Badebetrieb nur selten. Das änderte sich allerdings im 14. Jahrhundert, als die Pest zur zeitweisen Schließung der Badehäuser führte, und die im 16. Jahrhundert aus Amerika eingeschleppte Syphilis besiegelte endgültig den Niedergang. Man vermutete – ohne es wirklich zu wissen –, dass durch gemeinsames Baden Krankheiten übertragen würden. Auch manche Ärzte hielten das Baden für schädlich. Sie meinten, es würde die Haut aufweichen, sodass Krankheiten eher in den Körper eindringen könnten.

Die oberen Schichten der Bevölkerung hielten sich weiterhin sauber, indem sie etwa häusliche Badestuben einrichteten. Die einfachen Leute in der Stadt hatten in ihren engen Behausungen nur selten eine Möglichkeit zum Baden und mussten sich dann mit behelfsmäßigen Körperwaschungen zufriedengeben. Besser war man auf dem Lande dran, wo es zumindest in der schönen Jahreszeit Gelegenheit gab, in einem Bach, Teich oder See zu baden und ausgiebig Körperhygiene zu betreiben.

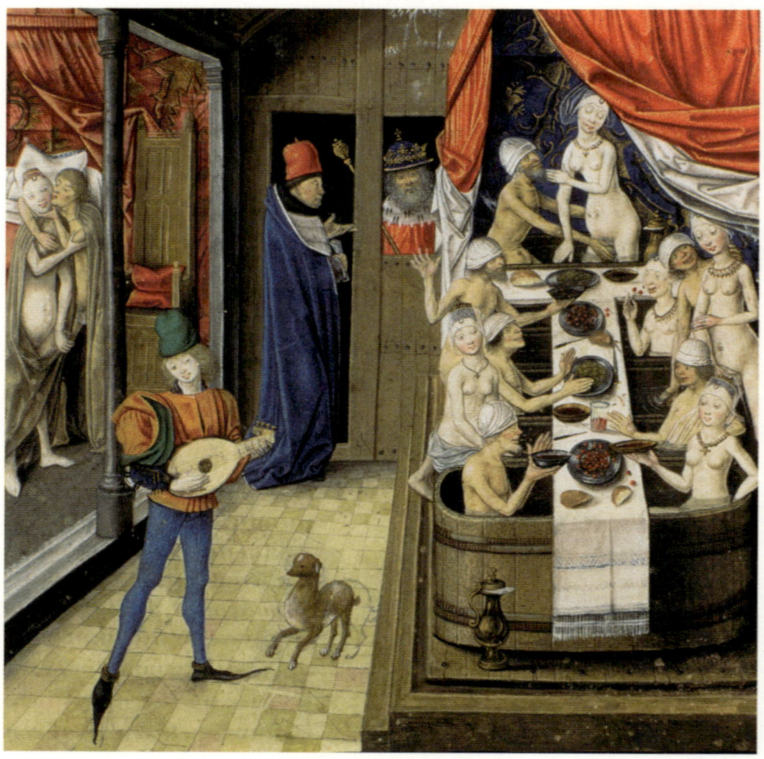

Männer und Frauen im Badehaus beim Speisen mit Musikbegleitung. Auch die Erotik kam nicht zu kurz, weshalb das Treiben von der Tür aus skeptisch beobachtet wurde. [Holzstich nach einer flandrischen Miniatur, aus einer Ausgabe von: Valerius Maximus, „Factorum et dictorum memorabilium libri IX“, um 1470]

Die ersten Doctores

Ab Mitte des 12. Jahrhunderts sank die Bedeutung der Klostermedizin, vor allem weil das Konzil von Tours 1163 dem Klerus praktische ärztliche Tätigkeiten verbot, insbesondere die Chirurgie. Da nun auch die ersten medizinischen Fakultäten entstanden, ließen sich zunehmend Nichtkleriker zu Ärzten ausbilden.

Hintergrund der Entscheidung des Konzils war die Überzeugung, dass menschliche Leichname unberührbar seien. Deshalb wurden Sektionen unter Strafe gestellt. Einige Päpste weiteten dies noch aus: Sie untersagten kirchlichen Ärzten unter Androhung des Kirchenbanns selbst die Anwesenheit bei Operationen. Die entscheidende Entwicklung hin zu einer „säkularen Medizin“ stellten die neugegründeten bürgerlichen Universitäten dar. Bald gab es immer mehr Ärzte, die ihr Wissen durch Studien an diesen Stätten erworben hatten. Zu den frühesten medizinischen Fakultäten zählen die von Bologna (1212), Montpellier (1220) und Padua (1228). Heidelberg folgte 1386. Bisweilen wird auch die Medizinschule von Salerno als „erste Universität“ bezeichnet, denn die dort Lehrenden trugen wie die Lehrer an Universitäten den Titel „Magister“. Doch mit der Zeit liefen die medizinischen Fakultäten der Medizinschule von Salerno den Rang ab, bis sie 1811 schließlich aufgelöst wurde.

Die Regulierung der medizinischen Ausbildung

Mitte des 13. Jahrhunderts erließ der Stauferkaiser Friedrich II. Richtlinien für die ärztliche Tätigkeit, die bald in ganz Europa übernommen wurden. Dabei wurden Länge und Art der Ausbildung genau geregelt, und nur wer sie erfolgreich durchlaufen hatte, durfte sich Arzt nennen. Erstmals unterschied Friedrich auch die Berufe Arzt und Apotheker.

Die medizinische Ausbildung an einer Universität war lang und teuer, trug aber nur bedingt zum Fortschritt der Medizin bei. Denn der Lehrbetrieb an der Universität lief nach einem System ab, das wir heute Scholastik nennen: Ein Magister las von einer Kanzel aus („ex cathedra“) Texte aus den Werken antiker oder arabischer Autoren vor, die Schüler (Scholaren) schrieben mit, und danach wurde der Stoff diskutiert. Dies allerdings in einer Art, die keinen Widerspruch und keine Kritik an der Lehre zuließ; ihre Theorien und Behauptungen galten als unangreifbar. Selbst die Heilmethoden, die von den arabischen Autoren beschrieben worden waren, mündeten nur unzureichend in eine praktische Ausbildung. Wenn im Hörsaal Sektionen an Leichnamen durchgeführt wurden, sahen die Studenten dabei nur zu; solche Demonstrationen dienten ohnehin nur dem Zweck, das aus der Antike überlieferte Wissen zu bestätigen. Infolgedessen kannten die Doctores, die ein Studium absolviert hatten, zwar alle herrschenden Theorien, hinterfragten sie aber nicht. Immerhin verfügten sie über den aus der Antike überkommenen Erfahrungsschatz und konnten zumindest bekannte Krankheiten diagnostizieren. Dazu prüften sie vor allem Aussehen und Geruch des Patienten, tasteten den Körper auf Fieber, Schwellungen oder Brüche ab, untersuchten die Ausscheidungen und fühlten den Puls. Galen hatte 27 verschiedene Arten des Pulses unterschieden, etwa langsam, schnell, schwach, hart, unregelmäßig, gepresst oder „kribbelnd". Zur Heilung nutzten die Ärzte Medikamente nach alten Rezepturen, meist Zubereitungen auf der Basis von Heilkräutern, dazu empfahlen sie Ruhe und oft eine besondere Diät.

Entsprechend lag die Stärke der studierten Ärzte eher in der Inneren Medizin; sie hatten wenig handwerkliche Erfahrungen oder Fähigkeiten. Kein Wunder, dass sich längst nicht immer Heilung einstellte. Bisweilen schadeten die ärztlichen Praktiken dem Patienten sogar. Wenn der Unglückliche dann verstarb, war das eben Schicksal. Daran sollte sich auch in den folgenden Jahrhunderten nicht viel ändern : „Medicin hilffet wann Gott es will, wan nicht da ist des Todes viel", resignierte im Jahr 1607 der Soester Stadtarzt Johann Kattenbusch. Erst in der Neuzeit konnte sich die Medizin dank neuer Entdeckungen über die Funktion der Organe von manchen alten und meist auch falschen Vorstellungen lösen.

Eine Sonderstellung nahmen die Chirurgen ein. Manche von ihnen hatten ebenfalls studiert, etwa an der Medizinfakultät im südfranzösischen Montpellier, die für ihre chirurgische Ausbildung berühmt war. Anders als an anderen Universitäten verließ man sich dort nicht auf die alten Schriften, sondern auf eigene Anschauung – und man profitierte vom chirurgischen Wissen der

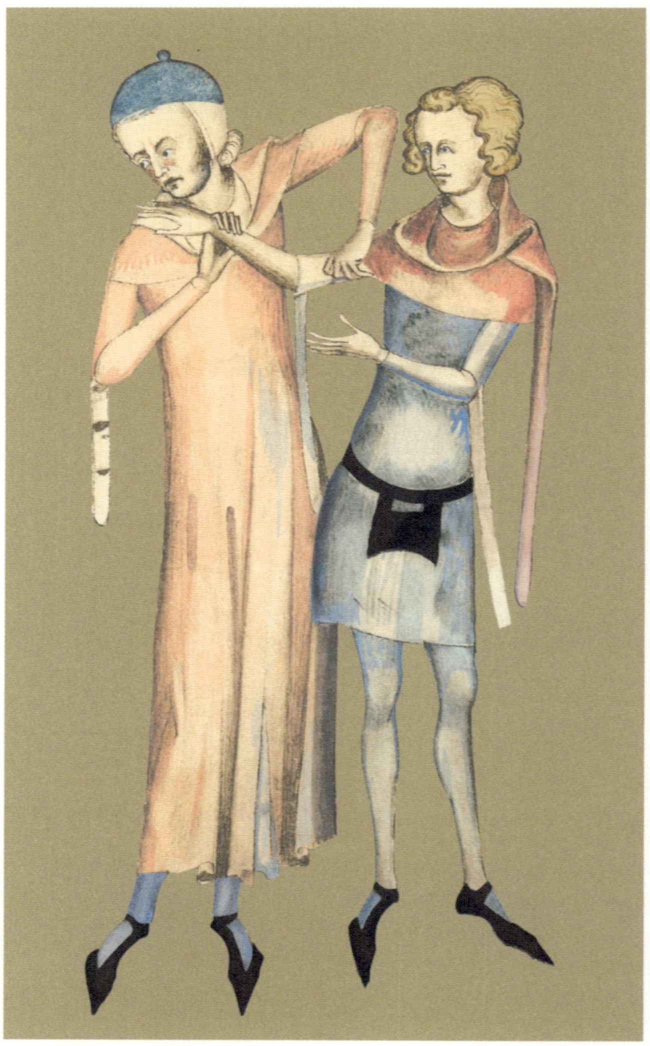

Ein konzentriert arbeitender Arzt misst den Puls gleichzeitig am Oberarm und Handgelenk. [ILLUSTRATION AUS: GUIDO DA VIGEVANO, „ANATHOMIA", 1345]

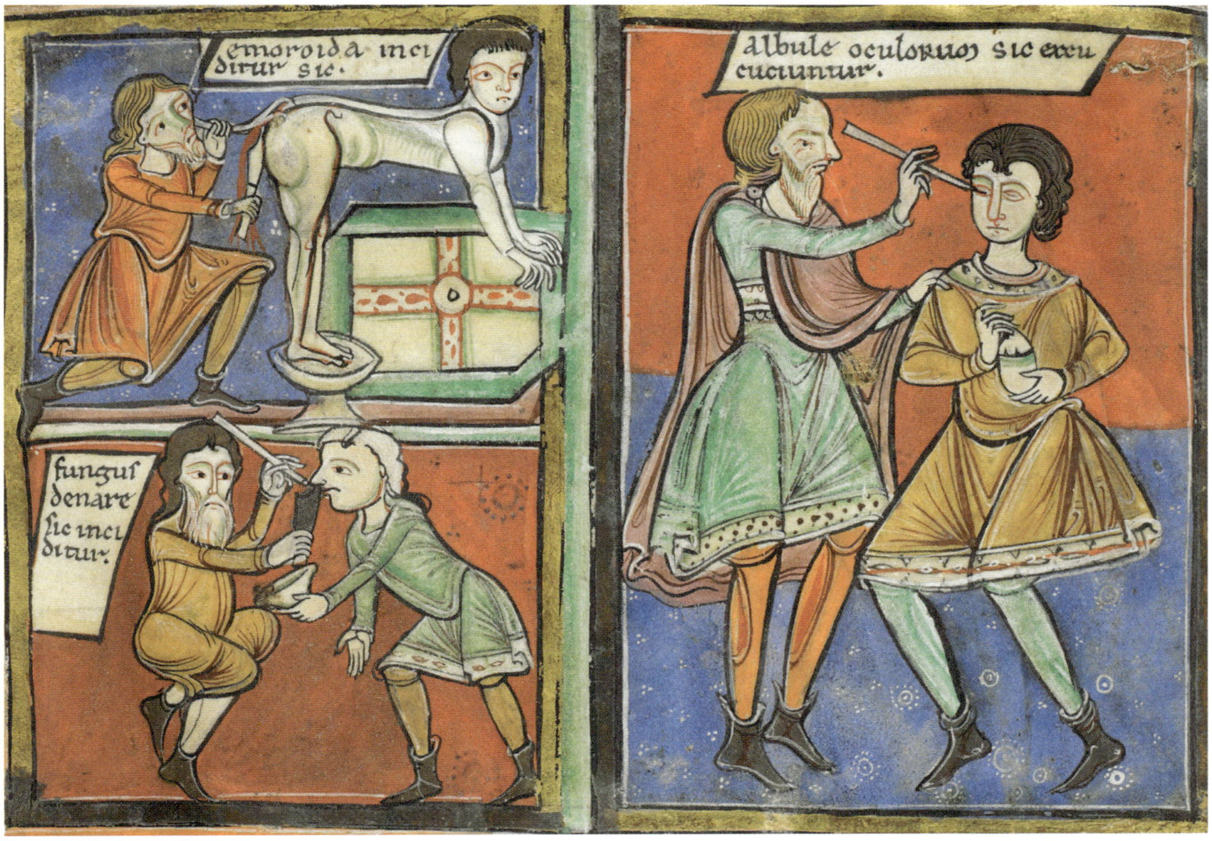
emoroida inci dirur sic·
albule oculorum sic excuciuntur·
fungus denare sic inci ditur·

Chirurgen bei ihrer anspruchsvollen Arbeit: Hämorrhoiden veröden, Nasenpolypen entfernen und den grauen Star stechen. [Illustration aus Nordengland oder Nordfrankreich, 1190–1200].

arabischen Medizinwerke. Die weitaus meisten Chirurgen und Wundärzte allerdings studierten nicht und durften sich auch nicht offiziell „Arzt“ nennen. Sie absolvierten eine Lehre bei einem nichtakademischen Arzt oder einem Bader, mit anschließender Gesellenprüfung. Da die akademisch ausgebildeten Ärzte sich nicht mit Chirurgie abgaben (und sie an der Universität auch nicht gelernt hatten), blickten sie auf diese „Handwerker“ herab, die sich mit Blut und Eiter beschmutzten und Verbrennungen, Abszesse, Hämorrhoiden, Knochenbrüche und sicht- oder fühlbare Tumoren behandelten.

Tüchtige Praktiker, gebildete Enzyklopädisten

Es gab unter solchen Chirurgen und Wundärzten gute Fachleute. Sie trauten sich nicht nur Operationen am Schädel zu, sondern entfernten auch Gallensteine, zogen Zähne, stachen den grauen Star und führten Amputationen durch. Zur Betäubung nutzten sie „Schlafschwämme“, die hauptsächlich mit Opium getränkt waren und dem Patienten auf Mund und Nase gehalten wurden. Gehilfen hielten den Kranken während der Operation fest. Blutungen stillte man danach durch Kauterisieren, das heißt Verätzen des Gewebes mit einem Brenneisen, das auch zum Entfernen von Geschwüren eingesetzt wurde.

Die vom Arztberuf ausgeschlossenen heilkundlich interessierten Kleriker befassten sich nun zunehmend mit der Pflanzenheilkunde und blieben so zumindest einem Teil der Klostermedizin treu. Viele stellten im 13. und 14. Jahrhundert umfangreiche Enzyklopädien zusammen. Dabei taten sich besonders die Dominikaner hervor, etwa der berühmte Gelehrte Albertus Magnus. Diese Enzyklopädisten versuchten, das aus der Antike überkommene Wissen über die Welt, die Natur und Medizin, die aus dem muslimischen Kulturkreis stammenden Kenntnisse und die christliche Lehre zu ordnen, kritisch zu sichten und zusammenhängend darzustellen, teils mit farbigen Illustrationen.

Katastrophe aus heiterem Himmel: Der Schwarze Tod

Just in dem Augenblick, in dem die Medizin tatsächlich kleine Fortschritte machte und die Kenntnisse über die Natur zur Blüte kamen, erlebte die Heilkunst eine ihrer größten Niederlagen: Die Pest, der „Schwarze Tod", kam aus Asien ins Abendland und forderte einen gewaltigen Blutzoll. Ab 1347 breitete sich die Seuche auf dem Kontinent aus. Binnen weniger Monate starben Millionen von Menschen. Es wird geschätzt, dass Europa etwa ein Viertel seiner Bevölkerung verlor, manche Städte sogar 50 bis 70 Prozent der Einwohner. Einige Infizierte starben binnen Stunden. Bei anderen dauerte das Leiden länger: Schwarze Beulen bildeten sich am Körper, und spätestens nach einigen Tagen trat auch bei ihnen der Tod ein. Kaum jemand überlebte die Ansteckung. Die Ärzte konnten wenig tun. Sie versuchten es mit Aderlass, Blutegeln und schnitten Pestbeulen auf. Um sich zu schützen, hielten sie Duftkissen vor Nase und Mund, die mit Essenzen getränkt waren, etwa von Wacholder und Minze. Im Übrigen zählten sie die Toten.

In den Städten des 14. Jahrhunderts hatte die Pest leichtes Spiel. Sie waren von Schmutz und Fäkalien jeder Art durchsetzt. Abfälle und Exkremente wurden meist auf den Gassen entsorgt, sodass jeder Regen sie in stinkende Kloaken verwandelte. Vielerorts türmten sich Mist- und Abfallhaufen, Anziehungspunkte für Ratten. Viele Bewohner hielten sich Nutztiere, vor allem Schweine, die frei umherliefen. Das Brunnenwasser war oft verseucht, die Menschen waren schlecht ernährt. Deshalb litt besonders die ärmere Bevölkerung stark unter den Auswirkungen der Pest, die wenigen Adligen in ihren großzügigen Anwesen deutlich weniger.

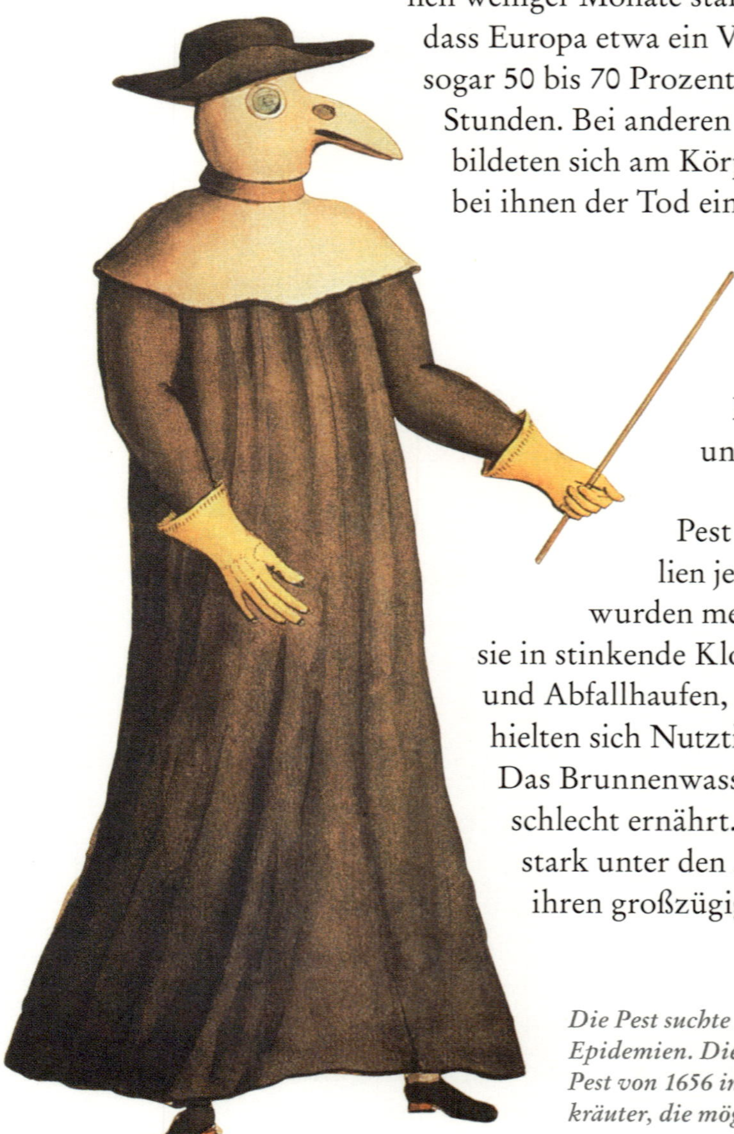

Die Pest suchte Europa nicht nur 1347 heim – es gab noch weitere Epidemien. Diese Schnabelmaske eines Pestarztes ist erstmals für die Pest von 1656 in Rom belegt. In dem Schnabel befanden sich Duftkräuter, die möglicherweise auch antibakteriell wirkten.

Eine 40 Tage lange Isolation: Quarantäne

Die Heilkundigen des Altertums und auch die des Mittelalters wussten zwar nicht, was die Ursache für die Pest oder andere Infektionskrankheiten war. Aber als gute Beobachter hatten sie bemerkt, dass gewisse Krankheiten von Mensch zu Mensch übersprangen – auch Pestkranke waren manchmal durch Tröpfcheninfektion von anderen angesteckt worden. So fand man ein Mittel gegen die Ausbreitung einer Seuche: die Absonderung der Kranken. Schon die Bibel berichtet vom „Aussetzen" von Leprakranken – daher stammt der Begriff „Aussatz" –, und in der Spätantike gab es Leprosenhäuser (Leprosorien) außerhalb der Ortschaften.

Im späteren Mittelalter war man sich bewusst, dass vor allem die Bevölkerung von Hafenstädten in Gefahr war, wenn Seuchen aus fernen Weltregionen eingeschleppt wurden, wie eben der „Schwarze Tod". Deshalb bestimmte Venedig 1374, dass Seeleute und Waren, die aus Seuchengebieten kamen, zunächst 40 Tage auf der heute Lazzaretto Nuovo genannten Insel in der Lagune zu bleiben hatten, ehe sie in die Stadt durften. Vom italienischen „quaranta" für Vierzig leitet sich (über das Französische „quarantaine") unser Wort Quarantäne ab. Und in dem Begriff „isolieren" steckt das italienische Wort für Insel, „isola".

Niemand kannte die Ursache der Pandemie. Der Pesterreger, das Bakterium *Yersinia pestis,* wurde erst 1894 durch Alexandre Yersin entdeckt. Dass infizierte Flöhe, die durch die allgegenwärtigen Ratten verbreitet wurden, die hauptsächlichen Überträger der Seuche waren, konnten die Ärzte des Mittelalters nicht wissen.

Die große Vertrauenskrise

Die Erfahrung mit der Pest hatte ein tiefes Misstrauen gegenüber Klerikern und Ärzten zur Folge. Die Menschen stellten fest, dass Gebete und Opfer nichts nützten. Mehr noch: Sie erlebten, dass viele Kirchenleute lieber das Weite suchten, als den Leuten in ihrer Not zu helfen. Wo allerdings etwas zu holen war, ließ sich so mancher Kleriker für seinen Beistand hoch bezahlen, und das Gleiche galt für viele Ärzte, Krankenpfleger und Totengräber, die sich am Massensterben zu bereichern suchten.

Manche Ärzte formulierten Hypothesen zum Ursprung der Seuche, etwa Bodenausdünstungen und Planetenkonstellationen, die im Rahmen der Säftelehre zu einer Fehlmischung der Körpersäfte führten. Andere suchten im Auftrag der Städte durch Obduktionen das Rätsel zu lösen – wobei sie sich oft ansteckten und starben. Das Einzige, was sichtlich half, war Flucht aus gefährdeten Regionen sowie sich von erkrankten Personen fernzuhalten, was in den dicht bevölkerten Städten illusorisch war.

Die Hilflosigkeit der Ärzte entlarvte das Unwissen der Medizin; sie erschien den Menschen zunehmend als unseriöse Quacksalberei. Knapp 40 Jahre nach Ausbruch der Pest formulierte es der Florentiner Geschichtsschreiber Matteo Villani so: „Überall auf der Welt konnten die Ärzte weder theoretisch noch praktisch – sei es mit Hilfe der Naturwissenschaft, der Medizin oder der Astrologie – gegen die Pestseuche ankommen. Als ihre Patienten starben, zeigte sich, dass ihre Kunst vorgegaukelt war und nicht solide."

Die frühe Neuzeit

Das Streben nach Wissen

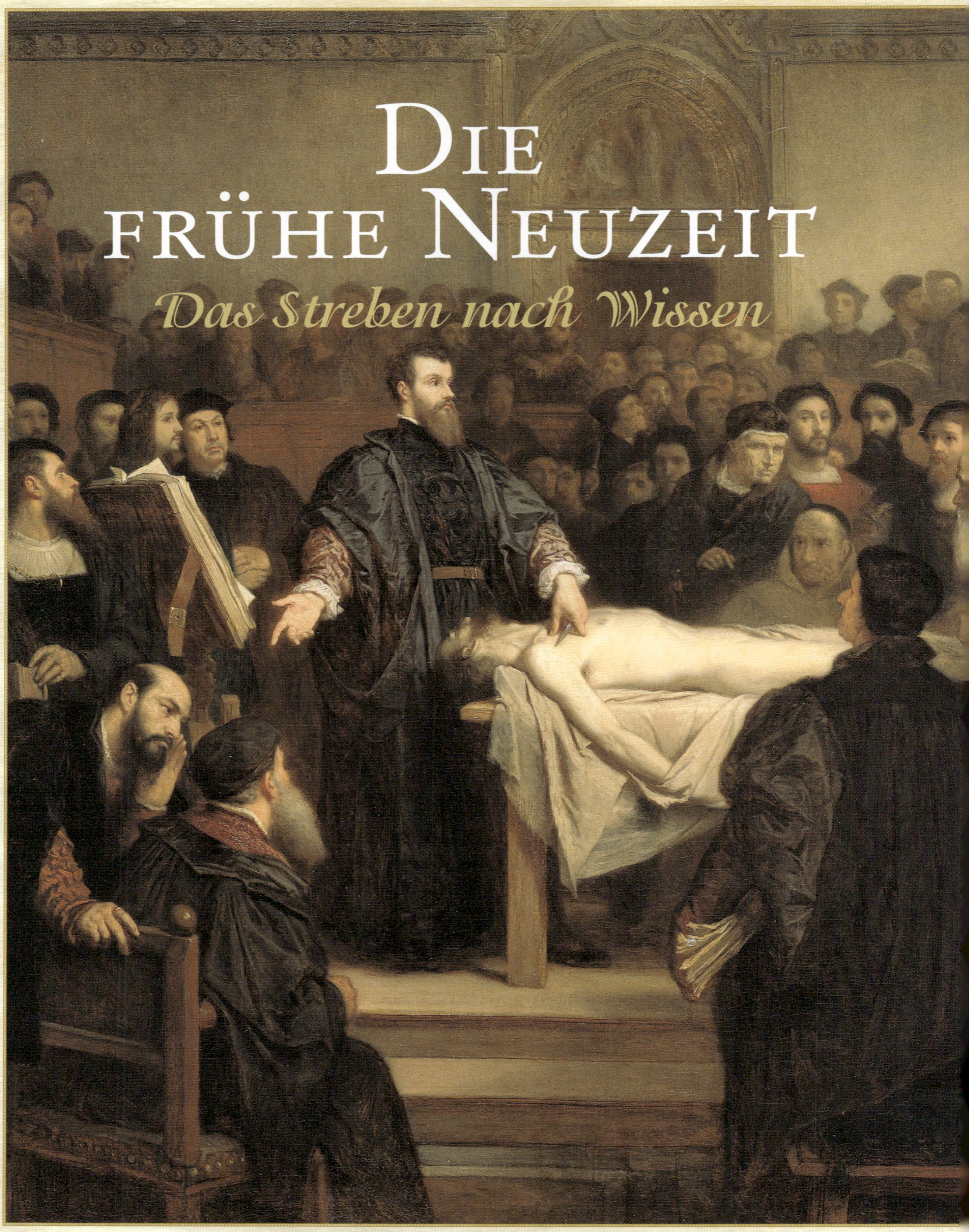

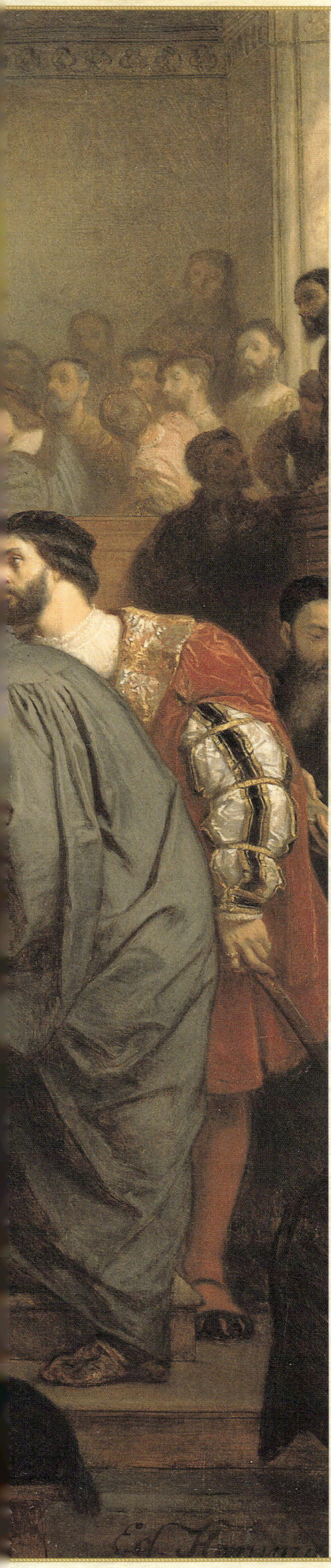

Im späten Mittelalter begann eine Zeit des geistigen Umbruchs, die Renaissance genannt werden sollte, eine „Wiedergeburt" der Antike. Mit der Rückbesinnung auf die Philosophie des Altertums setzte sich ein neues Denken durch: Nicht mehr die Religion stand im Zentrum gelehrter Aufmerksamkeit, sondern die Erforschung der diesseitigen Welt, vor allem der Natur und des Menschen, dessen Lebensweg von Gesundheit und Krankheit geprägt ist.

Auch wenn noch manche Vorstellungswelten des Mittelalters weiterlebten – zum Beispiel die unangefochtene Rolle der Astrologie in der Heilkunde –, so wies das neue Menschenbild doch einen Weg in die Zukunft, hin zu einer modernen medizinischen Wissenschaft.

Der Anatom Andreas Vesalius (1514–1564) erklärt im Hörsaal der Universität Padua anhand eines Leichnams den Aufbau des menschlichen Körpers. Vesalius' methodisches Vorgehen und seine in mehreren Werken niedergelegten Erkenntnisse machten ihn zum Begründer der modernen Anatomie. [Gemälde von Edouard Hamman, 1859]

Auf dem Weg in eine neue Epoche

Die Pest hatte die Ohnmacht der Ärzte, die sich auf die Antike stützten, deutlich gemacht. Doch selbst als man die alten Werke dann im Original studieren konnte, brachte das die Medizin kaum voran. Die Folgen waren ganz andere: Von den antiken Gelehrten lernte man das kritische Denken und begann, neue Wege einzuschlagen.

Durch falsche Übersetzung der antiken Werke, fehlerhaftes Abschreiben oder untaugliche Interpretationen der Bearbeiter hatten sich offensichtlich Fehler in die antiken Lehren eingeschlichen. So jedenfalls erklärte sich ein Teil der Gelehrten das Versagen der herkömmlichen Medizin bei der Pestbekämpfung. Vielleicht hatten sich aber auch schon die Ärzte des Altertums in bestimmten Fällen geirrt, räumten andere ein. Trotz solcher Überlegungen verschloss sich die große Mehrheit der Ärzte im 14. Jahrhundert der Kritik an den antiken Autoren, wehrte die Einwände mit spitzfindigen Argumenten ab oder leugnete die Problematik schlichtweg. Das bedeutete: Ohne Kenntnis der Originaltexte gab es keine Diskussionsgrundlage, und so waren in den folgenden hundert Jahren keine Fortschritte möglich – bis im Jahr 1453 ein historisches Ereignis am Bosporus der Medizin, der Naturkunde und dem gesamten Geistesleben die Tür zu einer neuen Epoche öffnen sollte.

Für die Politik ein Desaster, für die Kultur ein Glücksfall

Dieses Ereignis war die Eroberung Konstantinopels durch die Osmanen Ende Mai 1453. Der damit besiegelte Zusammenbruch des Byzantinischen Reiches hatte zur Folge, dass zahlreiche Gebildete in den Westen flohen, vor allem nach Italien. Dort waren sie hochwillkommen: Sie sprachen Griechisch, kannten die alten Schriften, brachten sie teilweise sogar mit und konnten fortan als Übersetzer und Lehrer wirken. Schon bald war es im Westen möglich, die antiken Werke in weitgehend unverfälschtem Zustand zu studieren.

Die Begeisterung war groß, denn die später „Humanisten" genannten Männer hielten Wissensstand, Kunst und Gesellschaft der Antike für weit höher stehend als ihre Jetztzeit im 15. und 16. Jahrhundert – und erst recht als die im Rückblick „Mittelalter" getaufte Epoche zuvor. Von Italien aus verbreiteten sich die Liebe zur Antike und die Hochachtung vor ihrem Gedankengut in ganz Europa. Es war vor allem das rationale

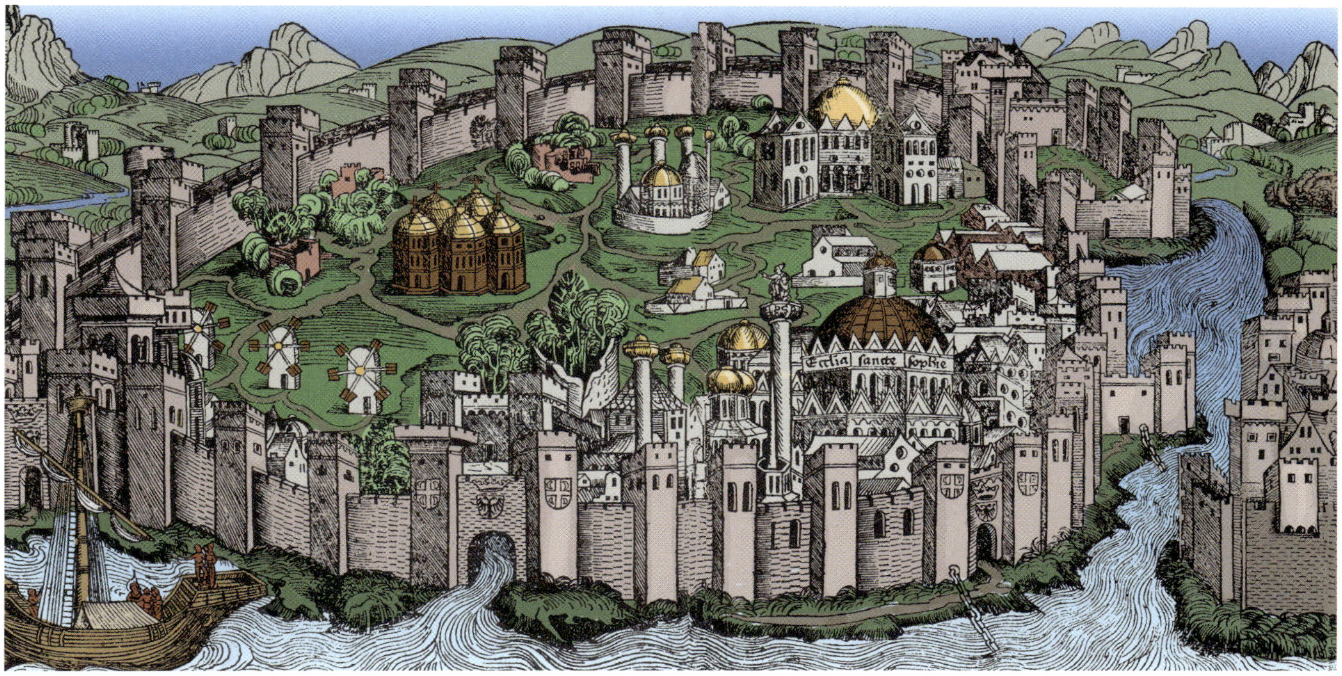

Konstantinopel vor der Eroberung durch die Osmanen im Jahr 1453. Der Fall der Metropole löste einen Exodus der gebildeten Griechen aus. Viele gingen nach Italien. Die Schriften antiker Heilkundiger nahmen sie mit. [Nachkolorierter Holzschnitt aus: Hartmann Schedel, „Buch der Chroniken und Geschichten", Nürnberg 1493].

und logische Denken, das den Blick klärte und in den Köpfen ein neues Bild des Menschen von sich selbst, der Natur und der Welt erschuf. Für diese Entwicklung prägte man im 19. Jahrhundert den Begriff „Renaissance" (Wiedergeburt) und meinte damit die Wiedergeburt der Antike. Bald zeigte sich, wie gewaltig das antike Erbe eigentlich war. Die Werke Homers und Platons etwa wurden erst jetzt im Westen bekannt. Dank der Erfindung des Buchdrucks Mitte des 15. Jahrhunderts waren die alten Schriften bald weiten Kreisen verfügbar.

Grundlagen einer wissenschaftlichen Medizin

In der Medizin gab es nicht wenige, welche die antiken Autoren, die sie nun im Original studieren konnten, immer noch für unfehlbar hielten. Das führte zum sogenannten „Galenismus", der die Erkenntnisse Galens nicht hinterfragte und seine Wirkung bis ins 19. Jahrhundert ausüben sollte. Vermutlich wäre das keineswegs im Sinn der griechischen Philosophen gewesen, waren diese doch durchaus offen für Kritik. An diese Tradition knüpften andere Gelehrte an. Sie lernten von der Antike das kritische Denken und stellten alte Behauptungen und Lehren auf den Prüfstand. Sie verglichen ihre eigenen Beobachtungen und Erfahrungen mit den naturkundlichen und medizinischen Aussagen der antiken Autoren – und korrigierten sie, wenn der eigene Erkenntnisstand es erforderte. Mithilfe des Buchdrucks wurden neue Ideen und Forschungsergebnisse verbreitet und in der gemeinsamen Gelehrtensprache Latein europaweit diskutiert. Dieser Weg erwies sich als sehr fruchtbar und leitete eine Entwicklung ein, die im Lauf mehrerer Jahrhunderte – und gegen manche Widerstände – zur modernen Wissenschaft führen sollte.

Berühmt und umstritten: Paracelsus

Ein Gegner antiker Lehren war der 1493 in der Schweiz geborene Theophrastos Bombastos von Hohenheim, genannt Paracelsus. Der Arzt und Naturphilosoph war allerdings auch kein Verfechter der aufkeimenden wissenschaftlichen Medizin, sondern schuf sein eigenes System – von dem manches in die Zukunft wies.

Paracelsus, Sohn eines Arztes, studierte an mehreren Universitäten, darunter Bologna und Ferrara. Nach seiner Promotion zum Doktor der Medizin im Jahr 1515 reiste er durch Europa und vervollkommnete sein Wissen. Dabei stand nicht nur die Medizin im Mittelpunkt, sondern ebenso die Naturphilosophie und die Alchemie. Von Anfang an war sein Ziel als Arzt und Naturphilosoph nichts Geringeres, als die zeitgenössische Medizin und Pharmakologie zu erneuern. Damit eckte er bei vielen an, nicht zuletzt, weil er eine äußerst streitbare Persönlichkeit war. Infolgedessen sind zahlreiche Aufenthaltsorte dokumentiert – und auch Heilerfolge, die ihn weit über Deutschland und die Schweiz hinaus so berühmt machten, dass er zeitweise als Stadtarzt und Professor in Basel arbeitete.

Paracelsus lehnte aber keineswegs nur die antiken Schriften, vor allem jene Galens, strikt ab, sondern auch die Werke der islamischen Ärzte. Während seiner Zeit in Basel warf er 1527 ein Werk Avicennas, damals eines der meistgenutzten Lehrbücher überhaupt, in einer spektakulären Aktion ins Feuer, woraufhin Kollegen ihn ausbürgern ließen. Denn nicht nur gegen die damals vorherrschenden Ansichten, sondern auch gegen die Ärzte persönlich hatte er mehrfach kräftig polemisiert: „Und so etwa in einem Jahr ein Kranker von ihnen gesund gemacht wird, so berühmt ihr euch dessen zehn Jahre lang, und ob schon der Kranke ohne euch eher gesund geworden wäre als durch euch."

Vier Säulen der Heilkunst

Insbesondere bekämpfte Paracelsus die allgemein als Grundlage der Medizin anerkannte Säftelehre, und wie wir wissen, hatte er damit Recht. Doch er war auch ein Mann mit vielen Widersprüchen, denn andererseits propagierte er die damals gültige Signaturenlehre, die besagt, dass man am Aussehen und Duft einer Pflanze erkennen könne, welches Heilpotenzial in ihr stecke. Seine Heilkunde, die er in der um 1530 erschienenen

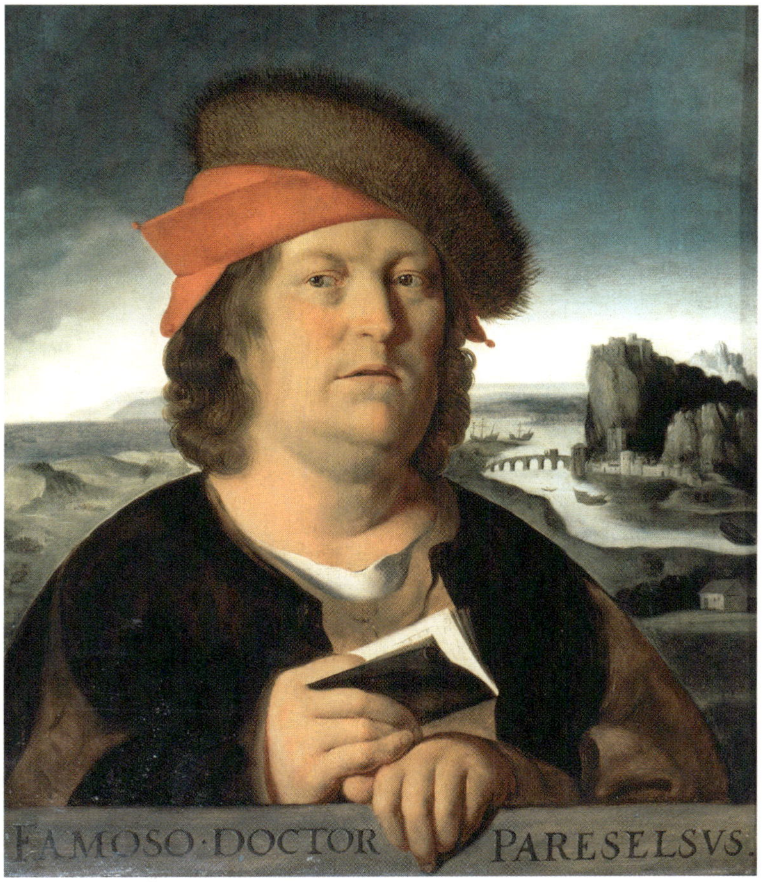

Das Porträt zeigt den „berühmten Doktor Paracelsus", wie der Titel lautet. Die elegante Kleidung verrät, dass es ihm zeitweise finanziell sehr gut gegangen sein muss. [Zeitgenössische Kopie nach einem verschollenen Gemälde von Quentin Massys, 1466–1530]

Schrift „Paragranum" darstellt, basiert auf vier Säulen: Naturkunde, Astrologie, Alchemie und „Tugend", womit er die Heilkunst des Arztes meinte. Mit diesen Vorstellungen gelang es ihm, zahlreiche Anhänger zu gewinnen.

Als Naturphilosoph sah Paracelsus das Kleine im Großen: der Mikrokosmos als Spiegelung des Makrokosmos. Das war keineswegs neu, diese Vorstellung findet sich schon bei Platon. Paracelsus drückt es so aus: „Ein jegliches Ding, das in der Zeit steht, das stehet im Himmel."

Krankheiten, lehrte er, entstünden sowohl infolge von äußeren Einflüssen als auch von Veränderungen innerhalb des Körpers. Diese Einflüsse nennt Paracelsus „Ens", das Seiende: Ens astrale (Gestirne), Ens veneni (Gift), Ens naturale (Konstitution), Ens spirituale (Geist) und Ens Dei (Gott). Seine Erklärung von Krankheitsursachen beinhaltet also sowohl rationale (Gift, Konstitution) als auch irrationale Elemente (Gestirne, Gott). Die Schlussfolgerungen hingegen, die Paracelsus daraus zieht, weisen durchaus in die Neuzeit: Arzt und Apotheker müssten die im Körper ablaufenden Prozesse verstehen, und falls diese Abläufe gestört seien, müssten sie die Beeinträchtigungen (Krankheiten) mit Medikamenten bekämpfen, und zwar mit speziell angepassten Arzneien. Solche Gedanken sollten letztlich zu unserem modernen Arzneischatz führen.

Die magische Drei in der Alchemie

Die Alchemie war ein wesentliches Element von Paracelsus' Heilkunde. In der Alchemie liegen drei „Prinzipien" allen natürlichen Dingen zugrunde und seien damit auch im menschlichen Körper wirksam: Sulphur (Schwefel) steht symbolisch für Feuer, Luft, Mercurius (Quecksilber) für Flüssiges, Wasser, Sal (Salz) für Festes, Erde. Das Sal ist eine Hinzufügung von Paracelsus selbst. Die magische Drei entspricht in seinem christlichen Weltbild der Dreieinigkeit Gottes, aber sie hat auch praktische Auswirkungen, denn die „Prinzipien" werden auf die Anwendung von Medikamenten übertragen.

Vom Äußeren auf das Innere schließen: Die Signaturenlehre

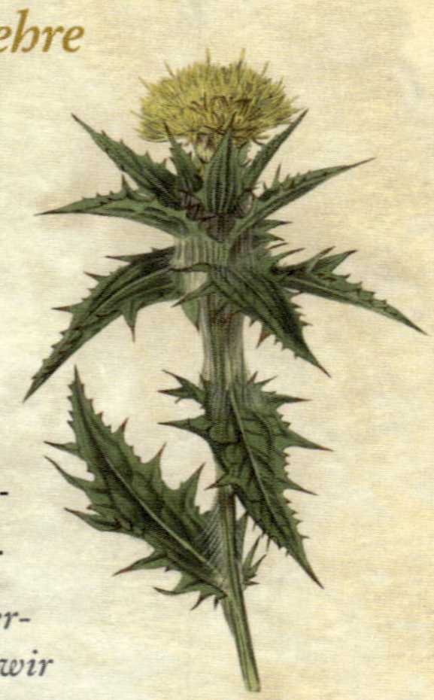

Als Signaturenlehre bezeichnet man die seit der europäischen Antike und in vielen anderen Kulturen verbreitete Vorstellung, dass Gestalt, Musterung, Farbe oder Geruch einer Pflanze auf ihre Heilkräfte hindeuten. Auch Paracelsus war Anhänger dieser Lehre: „Die Natur zeichnet ein jegliches Gewächs zu dem, darzu es gut ist." Der Mensch müsse diese Zeichen („Signaturen") nur richtig deuten.

Und so verspreche das hirnartige Aussehen der Walnuss Hilfe gegen Hirnleiden, der gelbe Saft des Schöllkrauts könne Gelbsucht bekämpfen, und das Lungenkraut, dessen Flecken an Lungenbläschen erinnern, setzte man gegen Lungenleiden ein. Die Wissenschaft konnte solche Zusammenhänge nicht bestätigen.

Die Signaturenlehre postuliert, dass die stachelige Distel gegen stechende Schmerzen helfen könne, etwa gegen das früher oft genannte „Seitenstechen", von dem wir nicht wissen, was gemeint war. [Stich von Weddell, 1. Drittel des 19. Jh.]

Allerdings solle man nicht versuchen, lehrte Paracelsus, das Gleichgewicht – also die Gesundheit – des Körpers durch Gegensätzliches wiederherzustellen, wie es die hippokratische Medizin mit ihrer Säftelehre postulierte. Vielmehr müsse man Krankheiten mit Mitteln bekämpfen, die gemäß traditionellen alchemistischen Vorgehensweisen zuzubereiten seien. Bei der Zubereitung von Heilmitteln ging es Paracelsus darum, die „Quintessenz" des Rohstoffes freizusetzen, also das, was Heilkraft besitzt. Dafür böten sich gemäß den drei Prinzipien (Sulphur, Mercurius, Sal) vor allem Mineralien an. Die Idee der Quintessenz und die Methoden, etwa Zerkleinern, Erhitzen, Destillieren und Filtern, weisen durchaus Ähnlichkeiten mit der modernen Pharmakologie und Chemie auf.

Die Idee vom Mineralreich als Heilmittellieferant führte allerdings dazu, dass Paracelsus und seine Nachfolger Patienten mit mineralischen Giften wie Antimon- und Quecksilberverbindungen behandelten. Eine Quecksilbervergiftung war es denn auch, durch die Paracelsus, wie man heute annimmt, 1541 zu Tode kam. Als seine Knochen mit modernen Methoden untersucht wurden, stellte man eine über hundertfach erhöhte Konzentration des giftigen Metalls fest. Damals wurde Quecksilber vielfach eingesetzt, etwa gegen Syphilis. Zwar kannte Paracelsus sowohl die schleichende Vergiftung durch kleine über längere Zeit aufgenommene Mengen als auch die akute Vergiftung durch eine hohe Dosis. Dennoch ist es möglich, dass er sich durch eine Eigentherapie vergiftete.

„Allein die Dosis machts, dass ein Ding kein Gift sei"

Zu seinen Lebzeiten hatte Paracelsus viele Anhänger, Patienten und Schüler, aber ein Großteil seiner Zeitgenossen sah ihn wegen seiner alchemistischen Praktiken und seiner Gegnerschaft zu Galen als Scharlatan an. Auch heute wird er wegen der irrationalen Elemente seiner Heilkunst kritisch beurteilt. Trotzdem gilt Paracelsus oft als der erste

Arzt im modernen Sinn. Immerhin hatte er zukunftsweisende Ideen, nicht zuletzt diese berühmte Erkenntnis: „Alle Dinge sind Gift, und nichts ist ohne Gift; allein die Dosis machts, dass ein Ding kein Gift sei." Die moderne pharmazeutische Forschung und die Toxikologie, die Giftkunde, konnten diese Aussage immer wieder nur bestätigen.

Bedeutung der Astrologie in der Heilkunde

Wie man an Paracelsus und den irrationalen Elementen seiner Heilkunst sehen kann, war die Entwicklung hin zum wissenschaftlichen Denken, wie es die Humanisten vertraten, nicht die einzige geistige Strömung der Zeit. Nach wie vor war die Überzeugung lebendig, dass die Gestirne den menschlichen Körper beeinflussen. So sei jedem Körperteil ein Sternbild zugeordnet. In der medizinischen Praxis bedeutete dies, dass man den geeigneten Zeitpunkt für eine Behandlung oder einen Eingriff anhand der Stellung des Mondes und der Sternbilder berechnete. So verbot sich ein Aderlass, wenn der Mond in einem Sternbild stand, das mit dem Körperteil verbunden war, an dem man den Aderlass vornehmen wollte.

Zur Verdeutlichung dieses Systems und zur Handlungsanweisung für Ärzte und andere Heilkundige gab es Darstellungen des sogenannten „Homo signorum" (Mensch der Zeichen), auf denen diese Zuordnungen anschaulich wiedergegeben waren.

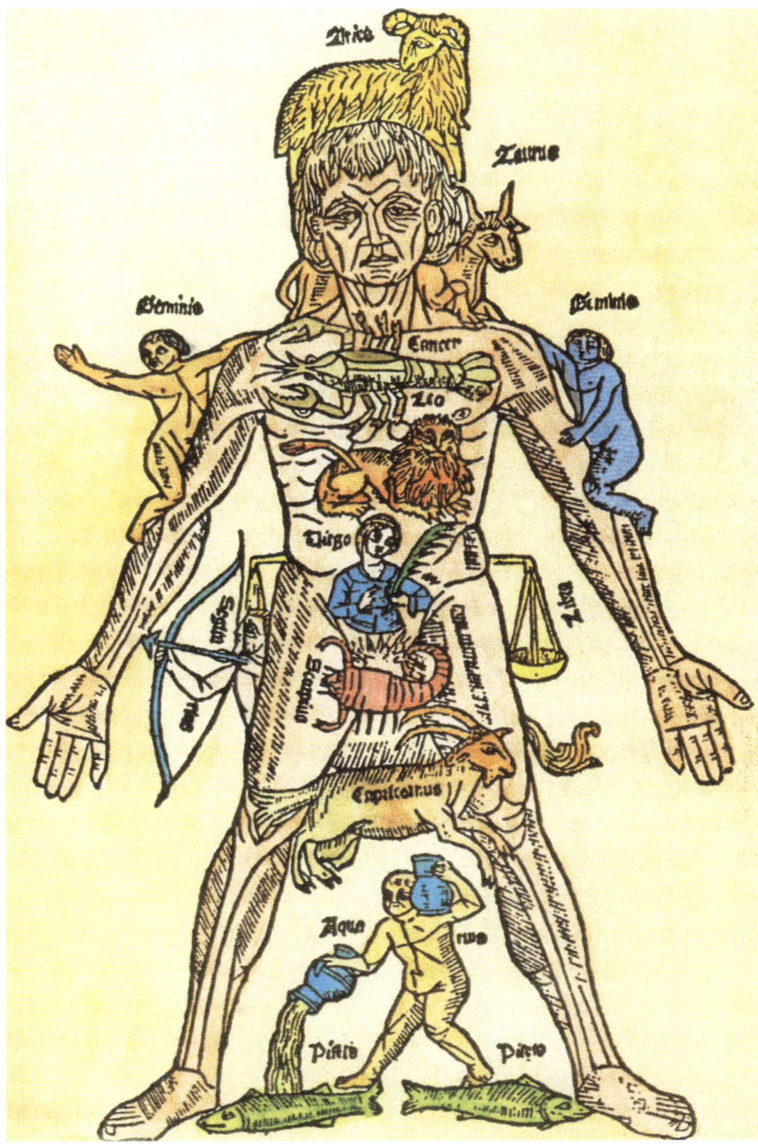

Ein „Homo signorum", auf dessen Körper die Tierkreiszeichen dargestellt sind. Jedem Körperteil und den in seinem Bereich befindlichen inneren Organen ist ein Tierkreiszeichen zugeordnet. So sind beispielsweise die Zwillinge mit den Armen verbunden, aber auch mit den Lungenflügeln. [Buchmalerei aus einem Schäfereikalender des 16. Jh.]

Harnschau, Aderlass und Schröpfen

Gewisse medizinische Methoden haben sich seit der Antike gehalten, teilweise bis heute. Die Harnschau allerdings ist der Urinuntersuchung gewichen, während der Aderlass nur noch in Ausnahmefällen praktiziert wird und das Schröpfen Heilpraktikern vorbehalten ist.

Die Harnschau war vom Altertum bis in die Neuzeit neben dem Pulsmessen ein wichtiges Diagnosemittel der Ärzte. Entsprechend gab es Fachbücher, die sich dem Aussehen des Harns und den daraus zu beurteilenden Krankheiten widmeten. Man achtete auf Farbton, Klarheit beziehungsweise Trübung, Geruch und etwaige sichtbare Bestandteile wie Fettschlieren oder Harngrieß. Offenbar erkannten Ärzte aufgrund ihrer Erfahrung, ob Krankheiten in Brust, Magen, Nieren oder Geschlechtsorganen vorlagen. Sogar eine Schwangerschaft konnten einige am Harn diagnostizieren, eventuell am Geruch. Diabetes konnten schon die Griechen am süßen Geschmack des Harns erkennen.

Für die Patienten hatte diese Art der Diagnostik einen Vorteil: Ein Angehöriger konnte dem Arzt die Probe bringen und die Diagnose anhören. Das war billiger als ein Hausbesuch, wurde allerdings von vielen Ärzten als unsichere Methode kritisiert, weil sie den Patienten nicht zu sehen bekamen. Für Scharlatane wiederum war die Harnschau eine willkommene Einnahmequelle. Sie brüsteten sich, jedes Leiden oder gar das künftige Schicksal eines Kranken – oder Gesunden – aus dem Urin ablesen zu können.

Eine ärztliche Maßnahme, die zu den sogenannten „Ausleitungsverfahren" zählt, war der Aderlass. Die in der Antike entwickelte Säftelehre hatte postuliert,

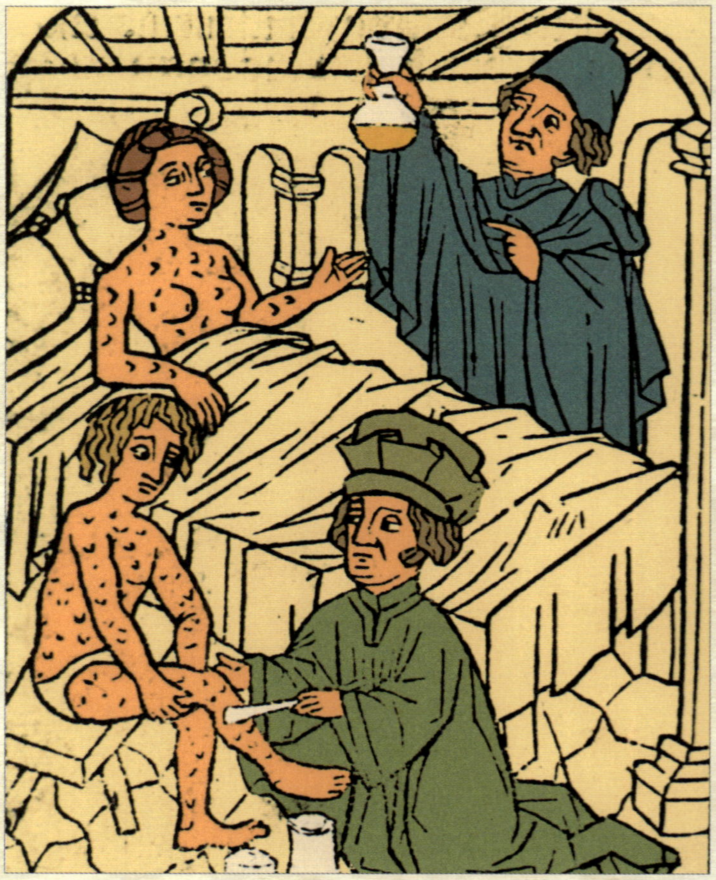

Zwei Ärzte bei Patienten mit Syphilis. Einer nimmt die Harnschau vor und versucht vermutlich, den Verlauf der Krankheit zu beurteilen. Der andere betupft die Hautausschläge mit einer Salbe. [Holzschnitt von Bartholomäus Steber, um 1497]

dass manche Leiden durch ein Übermaß „schlechten" oder „übermäßigen" Blutes hervorgerufen werden. Zur Abhilfe zapfte man daher bis zu einem Liter – ein Fünftel der gesamten Blutmenge im Körper – durch Aufritzen eines Blutgefäßes ab. Vor allem der im Römischen Reich tätige Arzt Galen propagierte im 2. Jahrhundert diese Methode, und in seiner Tradition wurde sie jahrhundertelang praktiziert, oft sogar als Mittel gegen Infektionskrankheiten wie die Pocken.

Mehr Schaden als Nutzen

Keiner der Heilkundigen und Ärzte, die den Aderlass praktizierten, sah, dass diese „Therapie" mehr schadete als nützte. Sie schwächte den Patienten und brachte sogar manchem Kranken den Tod. So entnahm man Mozart noch kurz vor seinem Hinscheiden etwa zwei Liter Blut. Auch der englische König Charles II. sowie Queen Anne zählen zu den bekannten Opfern des Aderlasses, ebenso George Washington und der britische Dichter Lord Byron.

Heute wenden Ärzte den Aderlass nur bei wenigen seltenen Krankheiten an, bei denen diese Therapie notwendig ist, etwa bei der erblichen Eisenspeicherkrankheit (Hämochromatose).

Ein weiteres Ausleitungsverfahren ist das Schröpfen, das ebenfalls seit der Antike praktiziert wird. Man setzt einen glockenförmigen Schröpfkopf auf die Haut und erwärmt ihn. Wenn sich die Luft im Schröpfkopf wieder abkühlt, entsteht ein Unterdruck, sodass die entsprechende Hautpartie kräftig angesaugt wird. Das Ansaugen wiederum fördert die Durchblutung. Nach Anritzen der Haut saugt der Schröpfkopf sogar Blut heraus. In der Antike und im Mittelalter sollte dieses meist angewendete „blutige Schröpfen" gegen Leiden helfen, die durch ein Ungleichgewicht der Säfte verursacht worden seien, also praktisch gegen alles.

Auch heute noch wird geschröpft. Heilpraktiker wenden die Methode insbesondere bei Schmerzen und Muskelverspannungen an, aber auch bei Stresssymptomen und Migräne.

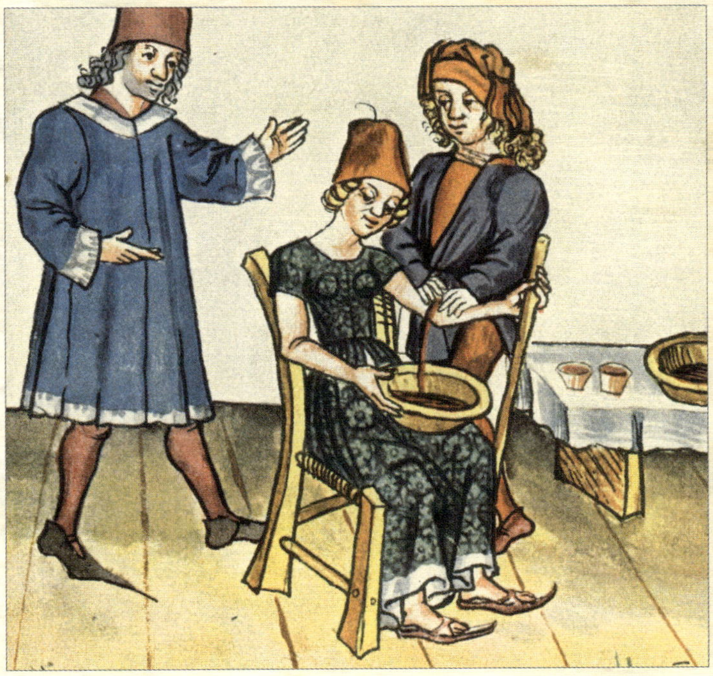

Der Gehilfe des Arztes führt einen Aderlass durch. Er ist dabei etwas blass um die Nase und schaut nicht hin. [Buchminiatur aus dem Erzählzyklus „Die sieben weisen Meister", 1471]

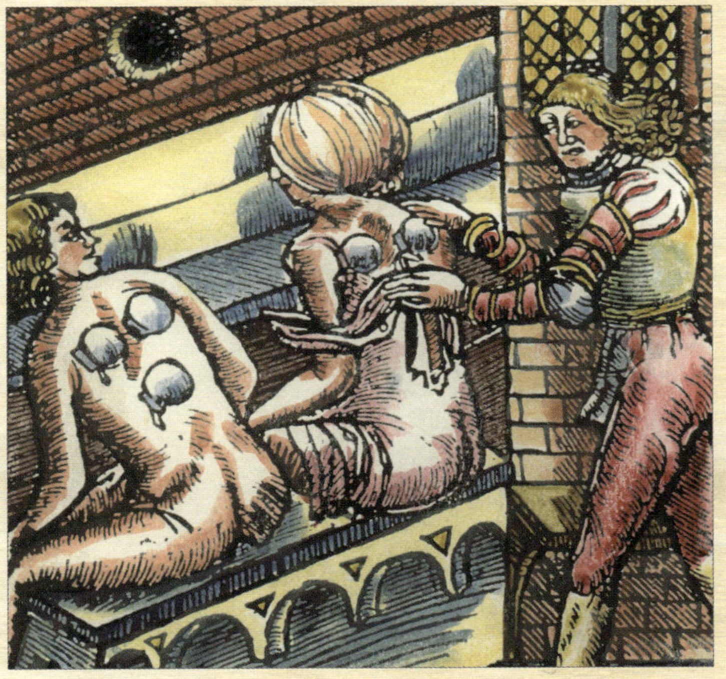

Im Badehaus setzt der Bader Schröpfköpfe. Diese bestanden in der Antike meist aus Metall, seit dem Mittelalter aus Glas. [Holzschnitt aus „Eyn nyge Kalender recht hollende", Lübeck 1519]

Beginn der modernen Kräuterkunde

Ein Bereich, der von der neuen wissenschaftlichen Denkweise stark profitierte, war die Botanik. Sorgfältiges Beobachten, kritisches Überprüfen und Erarbeiten von Ordnungssystemen waren die Methoden der Natur- und Heilkundigen. Ihre Ergebnisse fassten sie in umfangreichen, oft schön bebilderten Pflanzenbüchern zusammen.

Zwar war die Kräuterkunde nie in Vergessenheit geraten, vor allem durch die Arbeit der Mönche, aber nun wollte man mittels wissenschaftlicher Herangehensweise die Erscheinungsformen der Natur katalogisieren und realistisch darstellen. Ziel war, die Identität der Gewächse zu bestimmen, denn bei vielen der von antiken und mittelalterlichen Autoren beschriebenen Pflanzen wusste man gar nicht, welche Art gemeint war. Diese Entwicklung wurde enorm beflügelt, als der Mainzer Johannes Gutenberg um das Jahr 1450 den Buchdruck mit beweglichen Metalllettern und die Druckerpresse erfand.

Die Mainzer Kräuterbücher

In Mainz war es dann auch, dass sich Peter Schöffer etwa ab 1480 der Herstellung von Kräuterbüchern verschrieb und 1484 das „Herbarius Moguntinus“ (Mainzer Kräuterbuch) herausbrachte. In 150 illustrierten Kapiteln beschreibt es Heilpflanzen sowie, ohne Abbildung, weitere Heilmittel pflanzlicher, tierischer oder mineralischer Herkunft. Im Jahr darauf veröffentlichte Schöffer den illustrierten „Gart der Gesundheit“, und 1491 erschien der „Hortus Sanitatis“ als noch weit umfangreichere Arzneimittellehre, wobei die Kräuter mit 530 quasi die Hälfte der 1066 Kapitel einnehmen.

Die zwischen 1484 und 1500 erschienenen Kräuterbücher nennt man heute „Mainzer Kräuterbuch-Inkunabeln“. Inkunabeln (Wiegendrucke) sind Bücher, die zwischen der ersten Gutenberg-Bibel (1454) und 1500 gedruckt wurden. Zahlreiche Ausgaben dieser Werke folgten. Am erfolgreichsten war der „Gart der Gesundheit“, und zwar in der Bearbeitung des Marburgers Adam Lonitzer, der sich Lonicerus nannte. Er brachte das Buch 1557 unter folgendem Titel heraus: „Kreuterbuch: künstliche Conterfeytunge der Bäume, Stauden, Hecken, Kreuter, Getreyde, Gewürtze, mit eigentlicher Beschreibung derselben Namen …“ Diese Version erlebte 27 Auflagen, die letzte 1783.

Die folgende Generation von Pflanzenkundigen brachte drei herausragende Fachleute hervor, die man heute als „Väter der Botanik“ bezeichnet: Otto Brunfels, Hieronymus Bock und Leonhart Fuchs. Ihre Bücher ordneten erstmals seit Langem das große Gebiet der Heilpflanzen, beschrieben sie möglichst genau und zeigten ihre Anwendungen in der Heilkunde auf. Damit lieferten sie nicht nur den Apothekern eine Arbeitsgrundlage, sondern auch den studierten Doktoren, den Wundärzten, den Badern, Kräutersammlern, Hebammen und Bauern. Die meisten von ihnen hatten Pflanzen zuvor nur unter den oft ungenauen und regional unterschiedlichen Volksnamen gekannt.

Der 1488 in Mainz geborene Otto Brunfels studierte zunächst Theologie und Philosophie. Als er von der Heilkraft mancher Pflanzen hörte, begann er, sich für Botanik zu interessieren, und veröffentlichte neben Werken zur Pädagogik, arabischen Sprache, Astrologie und Theologie auch solche über Arzneikunde und Botanik. Die aufgrund seiner Untersuchungen selbst gesammelter Pflanzen in den 1530er-Jahren erschienenen umfangreichen Kräuterbücher „Herbarum vivae eicones“ und „Contrafayt Kräuterbuch“ wurden zum Vorbild ähnlicher Werke.

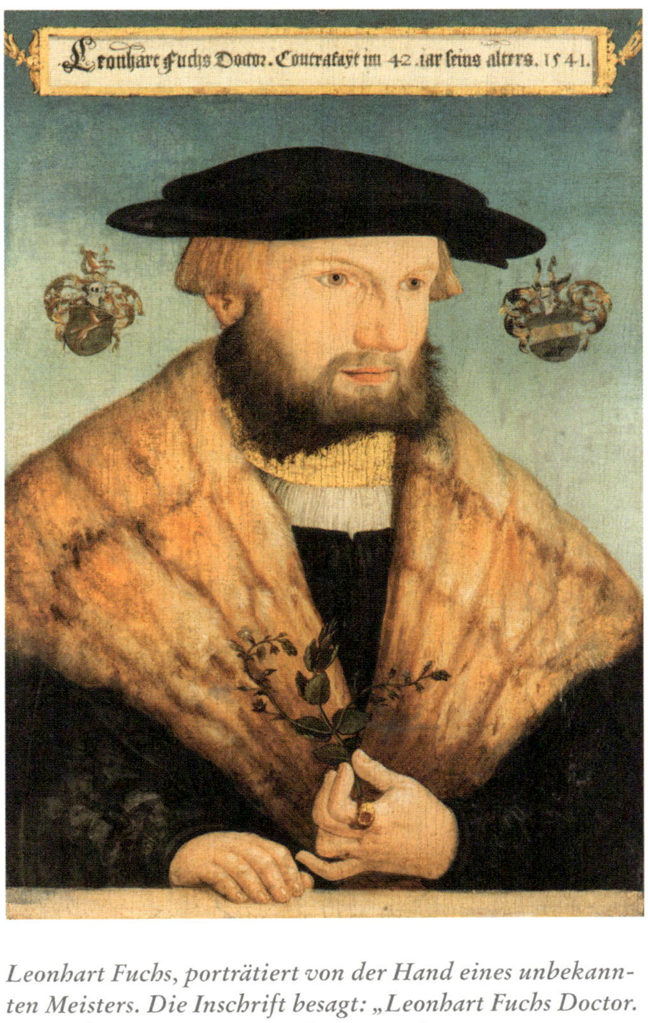

Leonhart Fuchs, porträtiert von der Hand eines unbekannten Meisters. Die Inschrift besagt: „Leonhart Fuchs Doctor. Contrafayt im 42. jar seins alters. 1541“.

Ein besonders sorgfältiger Erkunder der Pflanzenwelt war der Arzt, Prediger und Botaniker Hieronymus Bock (1498–1554), der die heimische Flora auf ausgedehnten Wanderungen durch Südwestdeutschland studierte. Otto Brunfels war von Bocks Wissen derart beeindruckt, dass er ihn aufforderte, seine Erkenntnisse zu veröffentlichen, und so erschien 1539 das „New Kreütter Buch“. 1546 folgte eine illustrierte Ausgabe, die vielfach nachgedruckt wurde. Denn Bock hatte die etwa 700 behandelten Pflanzen in verschiedenen Entwicklungsphasen präsentiert und ihre Fundorte und Heilwirkungen beschrieben.

Der dritte Pflanzenkundler, der Arzt Leonhart Fuchs (1501–1566), wirkte als Medizinprofessor in Tübingen, wo er die Werke antiker Autoren wie Dioskurides einsehen und zudem ein über 600 Pflanzen umfassendes Herbarium – eine Sammlung getrockneter Pflanzen – nutzen konnte, das der Botaniker und spätere Entdeckungsreisende Leonhard Rauwolf gegründet hatte.

Im Jahr 1543 veröffentlichte Fuchs sein „New Kreüterbuch“ in deutscher Sprache. Darin beschreibt er über 500 Pflanzen. Auch

Fuchs ordnete sie nach ihren Merkmalen und Wuchsorten und vereinte die Wachstumsphasen der Pflanzen mit Blüten und Früchten in einem Bild. Zudem listete er über 40 Arten aus Amerika auf. Zur Illustrierung beschäftigte er zwei Maler sowie einen Holzschneider, und dank der Sorgfalt aller Beteiligten wurde das Werk wegweisend für spätere Bücher.

Heute erinnert die nach Fuchs benannte Fuchsie an den großen Botaniker. Und noch etwas blieb: Neben seinem Haus in Tübingen hatte der Professor einen kleinen Lehrgarten angelegt, vermutlich der erste botanische Garten in Europa. Hierhin führte Fuchs seine Studenten, um mit ihnen „das Antlitz der Pflanzen genau zu betrachten". Dieser und die vielen weiteren botanischen Gärten, die danach entstanden, trugen dazu bei, dass sich die Botanik als eigenes Wissensgebiet aus der Kräutermedizin heraus entwickelte.

Mattioli und Cibo, Schöpfer eines Wunderwerks der Buchkunst

Ein überaus gebildeter Arzt war der Italiener Pietro Andrea Mattioli, der im Jahr 1500 als Sohn ebenfalls eines Arztes in Siena zur Welt kam. Mattioli studierte Medizin und wurde Leibarzt von Ferdinand II., Erzherzog von Österreich, und von Kaiser Maximilian II. Als typischer Humanist übersetzte Mattioli antike griechische Schriften, aber er übertrug sie nicht in die Gelehrtensprache Latein, sondern ins Italienische, um das naturkundliche Wissen möglichst großen Teilen der Bevölkerung zukommen zu lassen.

Besonders erfolgreich war Mattiolis Übersetzung der „Materia medica" des Dioskurides mit eigenen Kommentaren, die er 1544 veröffentlichte. In den folgenden Jahren konnte er davon illustrierte Auflagen erstellen, und 1563 erschien eine Prachtausgabe auf Deutsch. Zwischen 1564 und 1584 veröffentlichte der kräuterkundige Künstler Gherardo Cibo eine Auswahl aus Mattiolis Dioskurides-Ausgabe und stattete sie mit spektakulären Bildern aus. Während dieser Zeit, im Jahr 1577, starb Mattioli in Trient an der Pest.

Tabernaemontanus aus Bergzabern

Wie Mattioli kamen Gelehrte jener Zeit aus begüterten Kreisen. Aber es gab Ausnahmen. Der 1523 geborene Jakob Diether war sogar Leibeigener. Später nannte er sich latinisiert Jacobus Theodorus und nach seinem Geburtsort Bergzabern Tabernaemontanus. Schon früh verdiente er sich Geld als Kräutersammler, und es gelang ihm, in Padua und Montpellier Medizin zu studieren und danach erfolgreich als Apotheker zu arbeiten. 1551 aus der Leibeigenschaft entlassen, trug ihm sein Ruhm wichtige Stellungen ein, zuletzt als Leibarzt des Kurfürsten von der Pfalz und als Professor in Heidelberg.

Tabernaemontanus stand in Verbindung mit den Vätern der Botanik. 1588 brachte er sein „Neuw Kreuterbuch" heraus, in dem er etwa 3000 Pflanzen beschreibt. Sein Ziel war vor allem, der dürftigen Pflanzenkenntnis von Apothekergesellen abzuhelfen, die „gantz und gar keine Erkenntniß der Simplicien oder einfachen Gewächs nicht haben". Weil Tabernaemontanus nach bestem Wissen alle damals gebräuchlichen Pflanzennamen angibt, wurde sein Werk eine wichtige Quelle für spätere Botaniker, nicht zuletzt Carl von Linné.

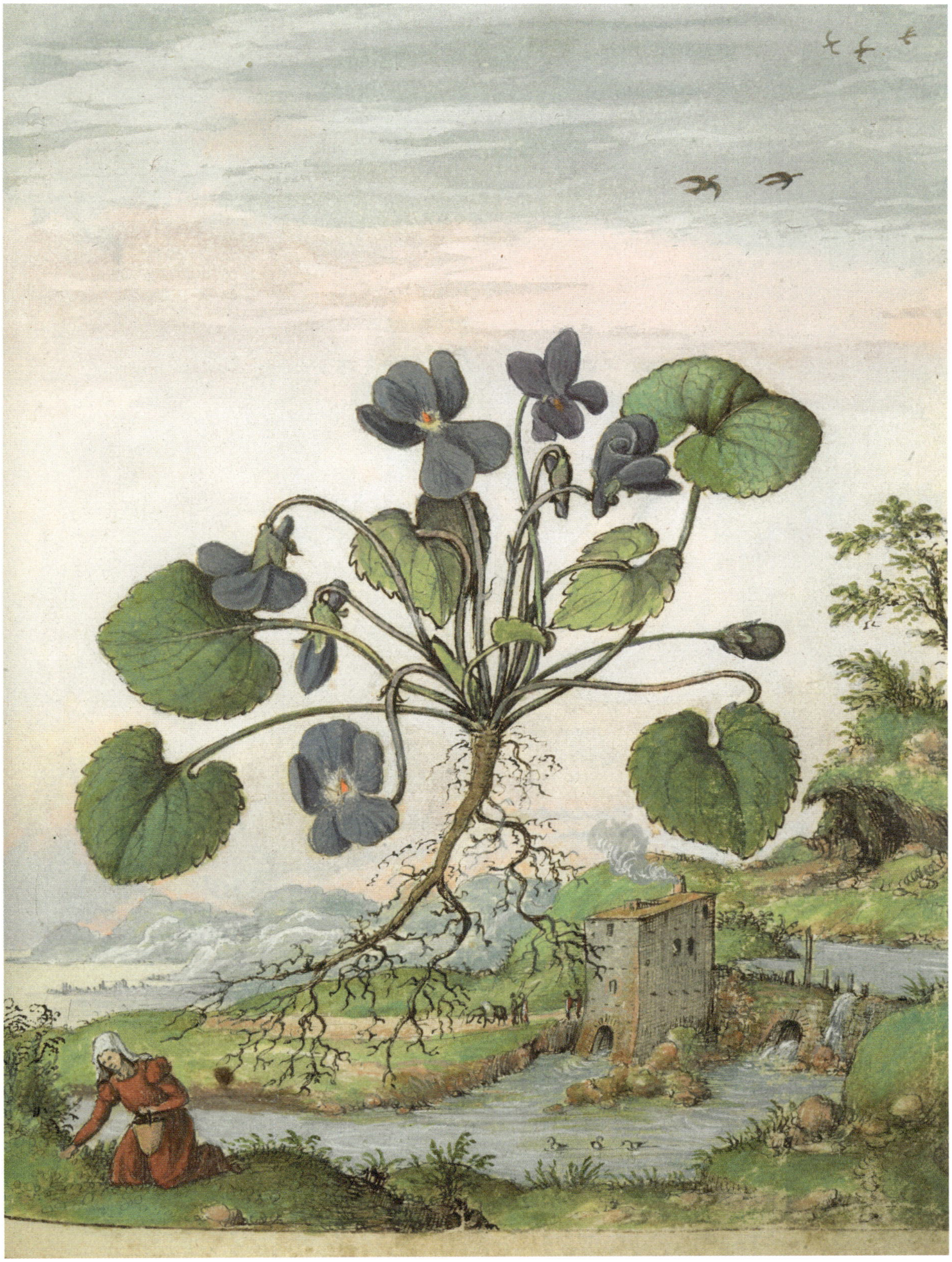

Gherardo Cibos Darstellung eines Duftveilchens. Cibo bearbeitete zwischen 1564 und 1584 Mattiolis Ausgabe von Dioskurides' „Materia medica", indem er Pflanzen auswählte und diese mit Bildern wie diesem illustrierte.

Endlich erkennen, wie der Körper funktioniert

Trotz aller Bemühungen der Heilkundigen, den menschlichen Körper zu begreifen, kannten selbst Ärzte bis ins 16. Jahrhundert hinein seinen inneren Bau nur unzureichend. Zwar hatten sie bei Sektionen die großen Organe gesehen, aber von deren Funktionen machte man sich nur ungefähre Vorstellungen – und oft falsche.

Das Wissen der antiken Ärzte über den menschlichen Körper war gering und vielfach fehlerhaft gewesen. Zwar hatte schon Alkmaion von Kroton um 500 v. Chr. bei der Sektion von Tieren die Überzeugung gewonnen, dass das Gehirn Sitz der Wahrnehmung sei, doch diese Erkenntnis setzte sich nicht durch. Aristoteles, der enormen Einfluss auf das Denken seiner Zeit hatte, war 200 Jahre nach Alkmaion der Meinung, das Herz sei das Zentrum der Empfindungen, in das alle Nerven münden. Für Galen wiederum, der im 2. Jahrhundert ebenfalls Tiere sezierte, hatte das Herz eine andere Funktion. Er meinte, die Nahrungsstoffe strömten vom Darm in die Leber, wo sie durch „Kochung" in Blut umgewandelt würden, das dann seinen Weg in die linke Herzkammer nähme. Dort vermische sich das von der Leber kommende Blut zwecks Abkühlung mit der Luft aus den Lungen.

Derlei Ansichten waren bis in die Renaissance maßgebend für die Medizin, denn die Aussagen der Antike galten als ewige Wahrheiten, die man nicht anzuzweifeln hatte. So erklärten die Gelehrten die Unterschiede etwa zwischen Galen und ihren eigenen Beobachtungen zu Spielarten der Natur oder bezeichneten sie als Zufälle – oder sie ignorierten diese Diskrepanzen einfach. Es bürgerte sich ein, die neuen Erkenntnisse als „Fortentwicklung" der antiken Lehren darzustellen, anstatt diese zu verwerfen.

Andreas Vesalius, Begründer der modernen Anatomie

Das gilt auch für den Arzt Andries Witting van Wesel, der unter seinem latinisierten Namen Andreas Vesalius bekannt ist. In seinen eigenen Augen ein Nachfolger und Vollender Galens, erarbeitete er eine Fülle neuer – und zutreffender – Erkenntnisse zur Anatomie. Der 1514 in Brüssel als Sohn des Leibapothekers von Kaiser Karl V. geborene Vesalius studierte zunächst an der flandrischen Universität Löwen alte Sprachen und ab 1531 Medizin, zeitweise auch in Paris, wo er öffentliche Sektionen durchführte. Im Jahr

1537 wurde er dann in Padua Professor für Chirurgie und Anatomie.

Auch in Padua durfte Vesalius vor Studenten Leichname sezieren. Das war damals in Italien keineswegs neu; in Bologna hatte der Anatom Mondino dei Luzzi ab 1306 regelmäßig Leichenöffnungen zu Lehrzwecken vornehmen lassen, die er vom Katheder aus kommentierte. Solche Sektionen waren umstritten, aber nicht verboten und wurden von der Kirche toleriert. Vesalius überließ das Sezieren allerdings nicht, wie zu jener Zeit üblich, untergeordneten „Dissektoren", sondern legte selbst Hand an. Während er sezierte, erklärte er den Studenten dann jedes Detail des geöffneten Körpers.

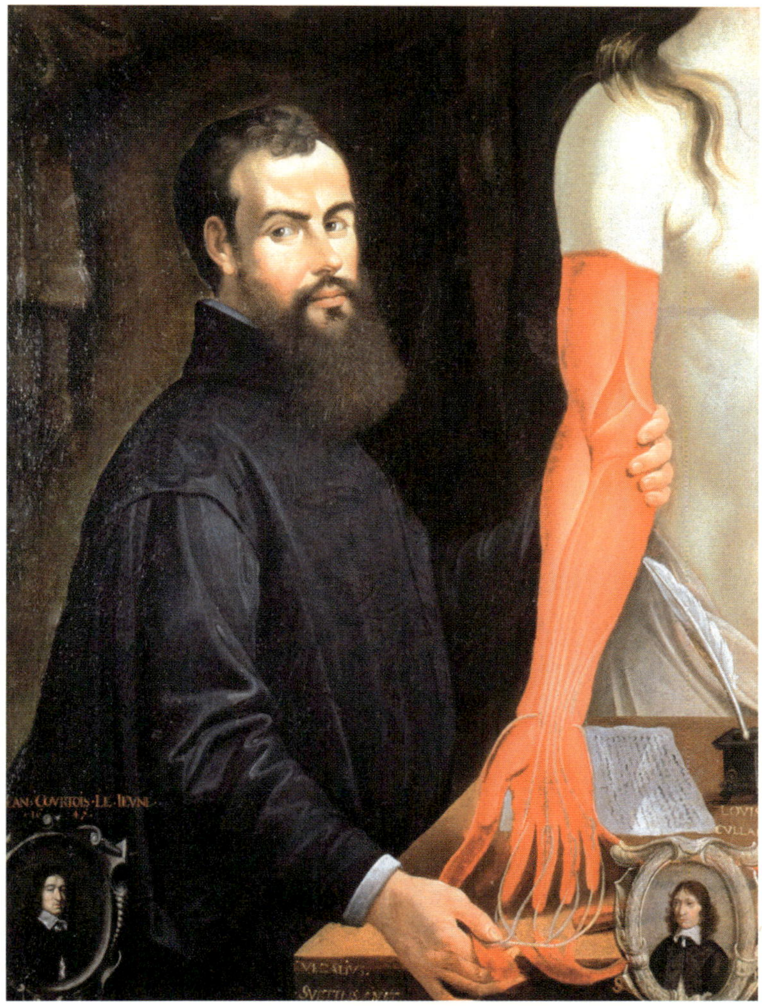

Andreas Vesalius mit der Innenansicht eines Arms, die nicht nur den Verlauf der Muskulatur verdeutlicht, sondern auch die Nerven zeigt, die zur Hand führen. [Gemälde von Pierre Poncet, 1574–1640]

Im Jahr 1543 veröffentlichte der 29-jährige Vesalius ein Werk, das mit den bisherigen Denkmethoden radikal brach: „De humani corporis fabrica libri septem" (Sieben Bücher über die Struktur des menschlichen Körpers). Obwohl Vesalius in diesem Werk Galen rund 200 Fehler nachweist, verwirft er seinen großen Vorgänger nicht in Bausch und Bogen. „De humani corporis" überzeugt vor allem aber durch seine zahlreichen exakten Abbildungen. Mit solcher Genauigkeit und Detailfülle hatte man das Innere des menschlichen Körpers noch nie gesehen. Etwa die Muskelpakete, die inneren Organe, die Gehörknöchelchen, deren Form Vesalius mit Hammer und Amboss beschreibt (wie sie auch heute noch heißen), das System der Arterien und Venen und die Herzklappen.

Revolutionäre medizinische Illustrationen

Wahrscheinlich hatte Vesalius als Illustrator den Tizianschüler Johann Stephan Kalkar gewonnen, der selbst über gute anatomische Kenntnisse verfügte und den er genau instruierte. Der Künstler gestaltete die Zeichnungen nicht lehrbuchartig trocken, sondern stellte etwa die „Muskelmenschen" wie lebendig in die Landschaft – eine revolutionäre Idee, die der Leserschaft eine ganz neue Sicht auf den realen Menschen vermittelte.

Die Apotheke

Als Kaiser Friedrich II. im Jahr 1241 im Edikt von Salerno den Apothekerberuf offiziell schuf und vom Arztberuf abgrenzte, hatten das Sammeln von Heilpflanzen, die Herstellung von Arzneimitteln und der Handel damit bereits eine Jahrtausende alte Geschichte hinter sich.

Im Altertum gab es Kräutersammler sowie Gewürz- und Heilmittelhändler, von denen Ärzte die zur Arzneibereitung nötigen Rohstoffe beziehen konnten. In den Jahrhunderten nach dem Untergang des Römischen Reiches richteten Benediktinerklöster neben ihren Spitälern Trockenräume für Heilpflanzen und Zubereitungsräume zur Medikamentenherstellung ein, aus denen sich die Klosterapotheken entwickelten; auch die Medizinschule von Salerno betrieb eine Apotheke.

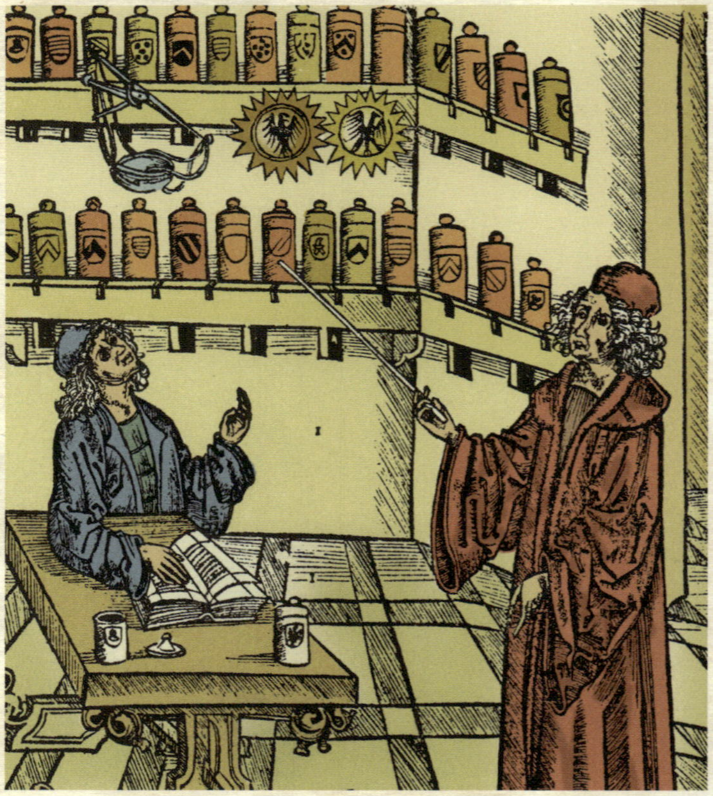

Daneben legten sich selbstverständlich die Kräuterweiblein und „weisen Frauen" Vorräte an, denn ihre Dienste waren stets gefragt – insbesondere wenn es um Geburtshilfe ging, wo schmerzstillende und wehenfördernde Mittel eingesetzt werden sollten.

Apotheken im heutigen Sinne entstanden im 13. Jahrhundert, als die Medizinalordnungen des Stauferkaisers Friedrich II. den Arzt- vom Apothekerberuf trennten. Zuvor hatten nicht nur viele Ärzte ihre Heilmittel selbst hergestellt, sondern Apotheker hatten sich auch als Heilkundige betätigt.

Eine strenge Standesordnung

Fortan gab es in vielen Städten Apotheken, geführt von geprüften Apothekern und mit hoheitlicher Erlaubnis ausgestattet. Eine der ältesten Apotheken in Deutschland ist für das Jahr 1163 in Köln erwähnt. Anfangs wurden manche sogar von der Stadt finanziert oder bezuschusst. Die Obrigkeit kontrollierte die Apotheken auch, prüfte Zustand und Alter der Bestände sowie die zum Abwiegen benutzten Gewichte.

Jede Apotheke hielt viele Dutzend Heilmittel vor, aufbewahrt in lateinisch beschrifteten, oft künstlerisch wertvoll bemalten Glasgefäßen oder Porzellantöpfen. Manche dieser Mittel dürften heute eher Kopfschüt-

Ein Apotheker prüft seinen Gesellen, indem er auf ein Gefäß zeigt, dessen Inhalt dieser anhand des vor ihm liegenden Arzneibuchs identifizieren soll. [Aus: Hieronymus Brunschwig, „Buch der Chirurgie", 1497].

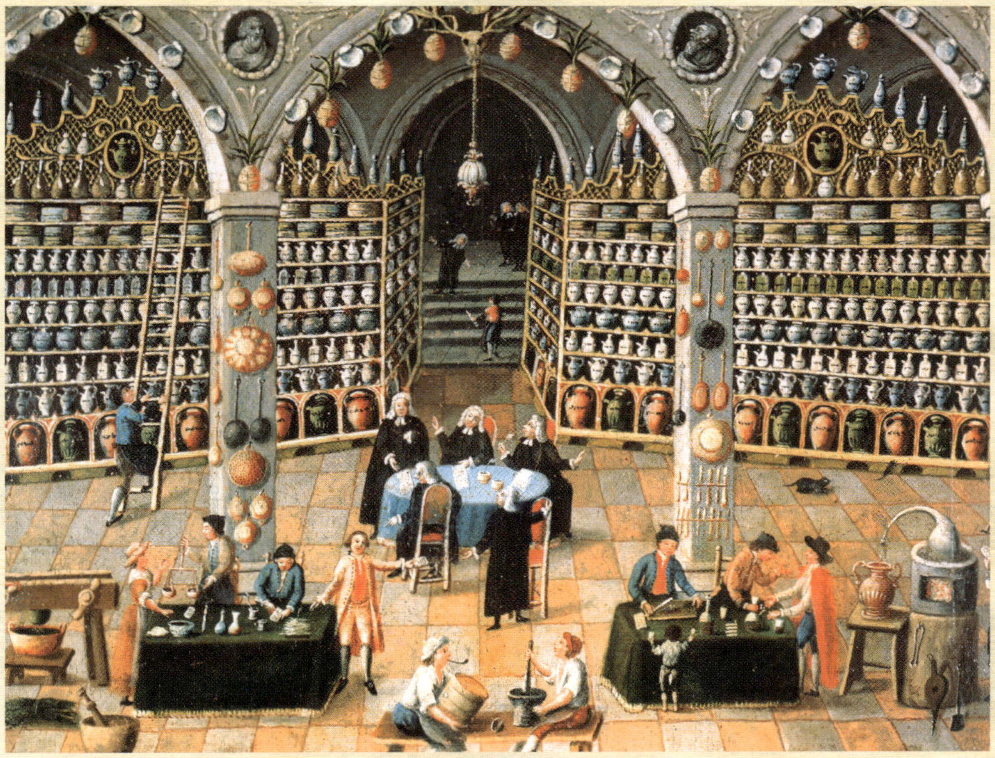

Dieses anonyme Gemälde aus dem 18. Jahrhundert stellt die Apotheke einer medizinischen Fakultät dar. Das einen Quadratmeter große Bild, das heute in einer naturwissenschaftlichen Hochschule in Paris hängt, veranschaulicht, welch gewaltige Entwicklung die Apotheken seit dem Mittelalter zurückgelegt hatten.

teln auslösen. Da gab es: Mumia (gepulverte Mumie), getrocknete Schlangenhaut, die giftige, aber mit geheimen Kräften ausgestattete Alraune (Mandragora), die als Allheilmittel angepriesenen Bezoarsteine aus den Eingeweiden von Wiederkäuern, Einhorn (in Wahrheit Narwalzahn), Judenpulver (versteinerte Seeigel), Hirnschale sowie Moos, das auf einem im Freien liegenden Schädel eines Toten gewachsen war. Dazu Mineralien und später Chemikalien, aber auch Farbstoffe, Wachse, Heilerden und eine Vielzahl weiterer Rohstoffe pflanzlicher oder tierischer Herkunft.

Vom Verkaufsraum der Apotheke, der Offizin, leitet sich der Artname „officinalis" ab, den viele Heilpflanzen neben ihrem Gattungsnamen bekommen haben, etwa der Augentrost (Euphrasia officinalis). Jede Apotheke verfügte über eine Sammlung von Fachbüchern, darunter Arzneimittellehren und Kräuterbücher, sowie ein Laboratorium zum Zubereiten von Arzneien in Form von Pulvern, Pillen, Salben oder Tinkturen. Dazu brauchte man die Räumlichkeiten zum Aufbereiten von Heilpflanzen. Die Techniken umfassten das Trocknen, „Pulvern", Extrahieren, Destillieren, Erhitzen, Mörsern, Ausziehen mit Wasser oder Alkohol, Abwiegen und Mischen. All diese Tätigkeiten musste ein Apotheker beherrschen und die dazu notwendigen Gerätschaften besitzen.

Auch für diese Techniken gab es Lehrbücher, zum Beispiel das um 1500 erschienene „Kleine Destillierbuch" des Straßburger Wundarztes Hieronymus Brunschwig, der außerdem noch ein verbreitetes Buch über Chirurgie schrieb. Brunschwig zeigt, wie nützlich alchemistische Kenntnisse bei der Arzneigewinnung sind. Der erste Teil des Buches beschreibt Werkzeuge und Methoden, um unter anderem durch Destillation aus Pflanzenteilen wirksame „Wässer" zu gewinnen. Der zweite Abschnitt schildert die dafür am besten geeigneten Pflanzen und der dritte die Anwendungen der heilkräftigen Destillate.

Die Apothekergärten

Die Apotheken bezogen ihre Rohstoffe traditionell von Händlern oder Kräutersammlern. Als der Bedarf im 16. Jahrhundert größer wurde, legten sich Apotheker Gärten zur Pflanzenproduktion an, etwa 1539 in Leipzig und 1540 in Nürnberg. Vorbilder waren die Klostergärten und die Heilpflanzengärten der medizinischen Fakultäten. Neben den typischen Heilpflanzen wurden hier auch Würzkräuter und Gemüsepflanzen wie Sellerie und Knoblauch gezogen, von denen man sich Heilwirkungen versprach. Die Ratsapotheke in Hannover unterhielt gegen Ende des 16. Jahrhunderts sogar zwei Gärten und beschäftigte mehrere Gärtner.

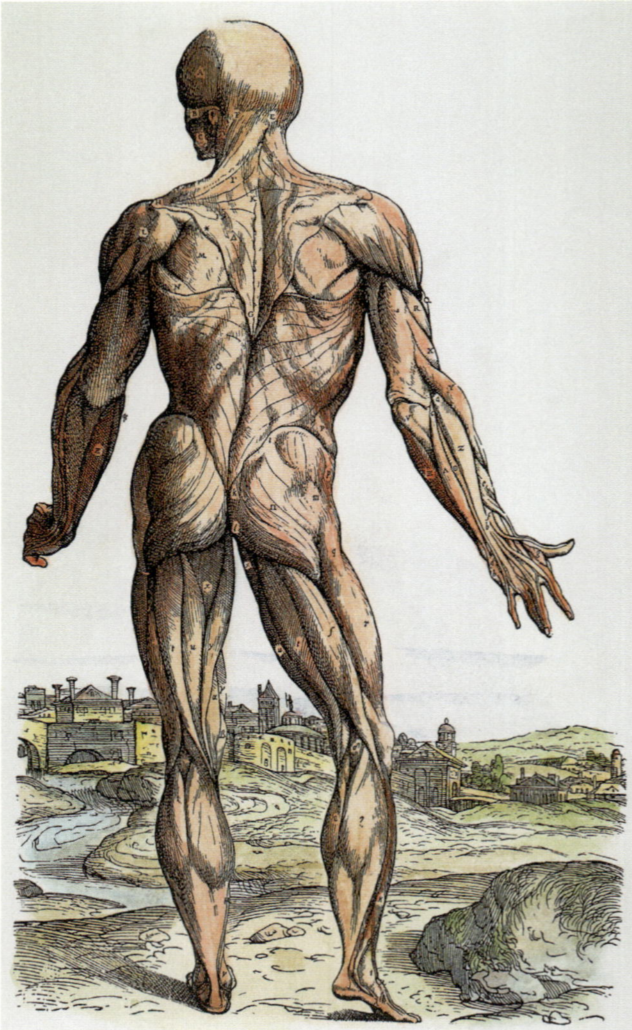

Die Muskulatur des menschlichen Körpers. Darstellung aus dem zweiten Band von „De humani corporis fabrica“ von Andreas Vesalius. [Basel 1543]

Aber selbst ein Mann wie Vesalius war nicht gegen Irrtümer seinerseits gefeit, und er war wohl auch ein recht streitlustiger Mensch. Sein ehemaliger Lehrer Sylvius etwa, ein überzeugter Galenist, verunglimpfte ihn sogar als „Monster“, das „zum Schweigen zu bringen“ und „schwer zu bestrafen“ sei, „auf dass sein pestilenzialischer Atem nicht das übrige Europa vergifte“.

Vesalius starb im Jahr 1564, doch seine Bemühungen sollten bald Früchte tragen. Das 16. Jahrhundert brachte eine Fülle fähiger Chirurgen und Anatomen hervor, die vor allem an italienischen Universitäten forschten und lehrten. Die anatomischen Entdeckungen häuften sich zu jener Zeit geradezu, und die Kunst der medizinischen Illustration erlebte eine Blütezeit. Allerdings zeigte sich auch, dass das Sezieren von Leichnamen zwar über den Bau des Körpers informierte, aber lediglich begrenzt über die Tätigkeit der Organe und ihre Funktionen. Diese kann man nur am lebenden Körper studieren – das war schon Galen klar gewesen. Vesalius hatte zwar Experimente an Lebenden vorgenommen, beispielsweise Abschnürungen von Blutgefäßen und Nerven, doch einer der wichtigsten Vorgänge im Körper war auch ihm verborgen geblieben: die Bewegung des Blutes, von der alles Leben abhängt. Dieses Phänomen sollte erst von dem englischen Arzt und Anatomen William Harvey aufgeklärt werden.

William Harvey und die Entdeckung des Blutkreislaufs

William Harvey (1578–1657) studierte in Cambridge und Padua, eröffnete in London eine Praxis und wurde dort dank seiner Forschungen recht bekannt. 1628 erschien sein Werk „De Motu Cordis et Sanguinis in Animalibus“ (Über die Bewegung des Herzens und des Blutes in Lebewesen). Laut Harvey wird das Blut nicht, wie von Galen behauptet, im Körper erzeugt und durch neues Blut aus der Leber ersetzt, sondern es kreist durch die Adern, angetrieben vom Herzen. Harveys wichtigstes Gegenargument überzeugte: Er hatte das Volumen der Herzkammer vermessen, es mit der Zahl der Herzschläge im Lauf eines Tages multipliziert und kam so auf die gewaltige Blutmenge von 7000 Litern – ein Vielfaches mehr, als die Leber jemals hätte produzieren können.

Plötzlich wurden auch frühere Beobachtungen anderer Forscher verständlich, etwa die Funktionen der Venenklappen und der Herzklappen, der Verlauf der großen Blutgefäße und der kleine Blutkreislauf durch die Lunge. Nach und nach klärte sich auf, welche Rolle Darm, Leber, Milz und Nieren in diesem Zusammenhang spielten.

Sein Buch machte Harvey rasch in ganz Europa bekannt. Ihm gelangen überdies weitere Entdeckungen, etwa in der Embryologie: Er erkannte, dass am Beginn eines Lebewesens ein Ei steht und die Organe sich aus ungeordneten Zellhaufen entwickeln und keineswegs, wie man meinte, schon in winziger Form vorgefertigt (präformiert) waren und nur wuchsen. Besonders bedeutsam war die Methode, die Harvey anwendete: Er verließ sich nur auf seine Beobachtungen und Kontrollversuche. Er lernte und lehrte allein aus der Natur, nicht aus Büchern, und seien ihre Verfasser noch so hoch geehrt. Damit war er einer der Wegbereiter der modernen Wissenschaft und insbesondere der Medizin und Physiologie. Zwar dauerte es, bis sich seine Erkenntnisse in der Praxis niederschlugen und man auf Therapien wie etwa den Aderlass verzichtete. Aber zahlreiche weitere Forscher folgten seinem Weg. Ihre Entdeckungen formten ein neues Bild von Natur und Mensch: Die Neuzeit brach an.

William Harvey erklärt König Charles I. den Blutkreislauf. Auf einer Pergamentrolle ist eine bildliche Darstellung zu sehen. [Gemälde von Ernest Board, 1877–1934]

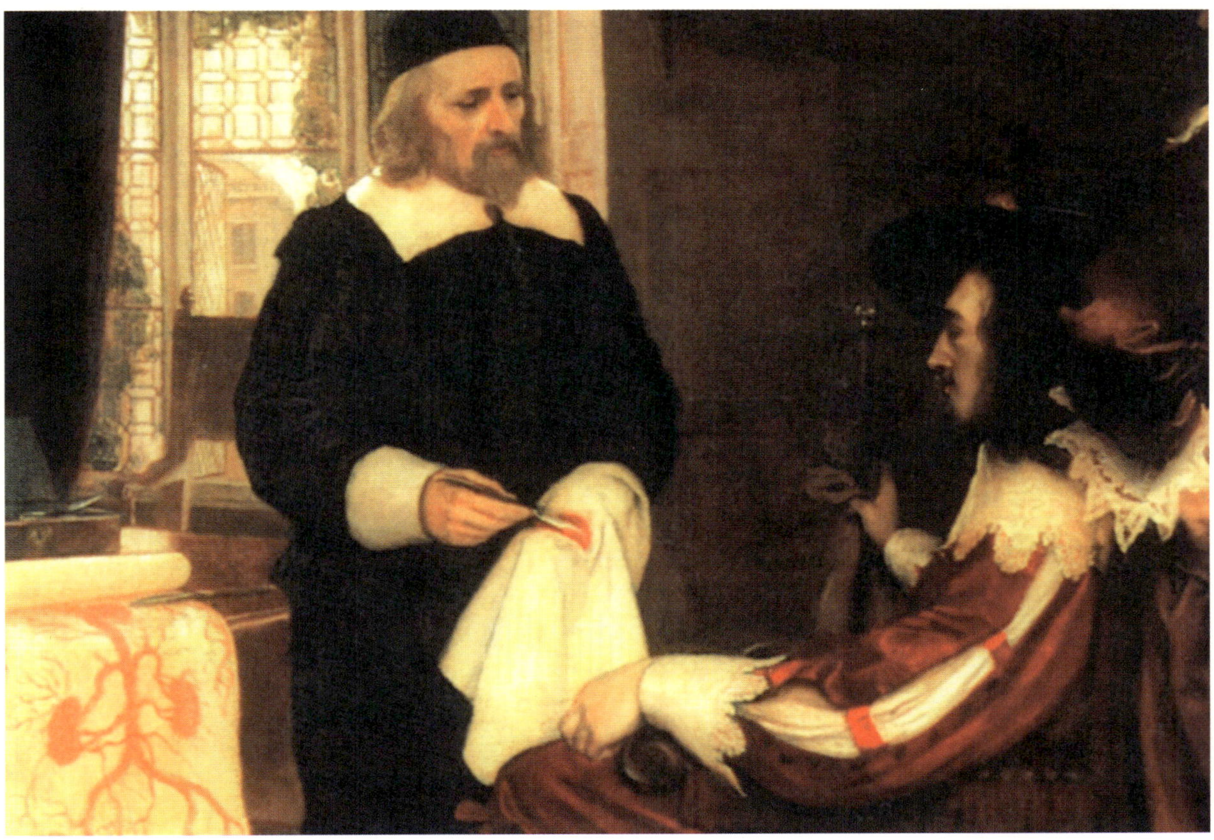

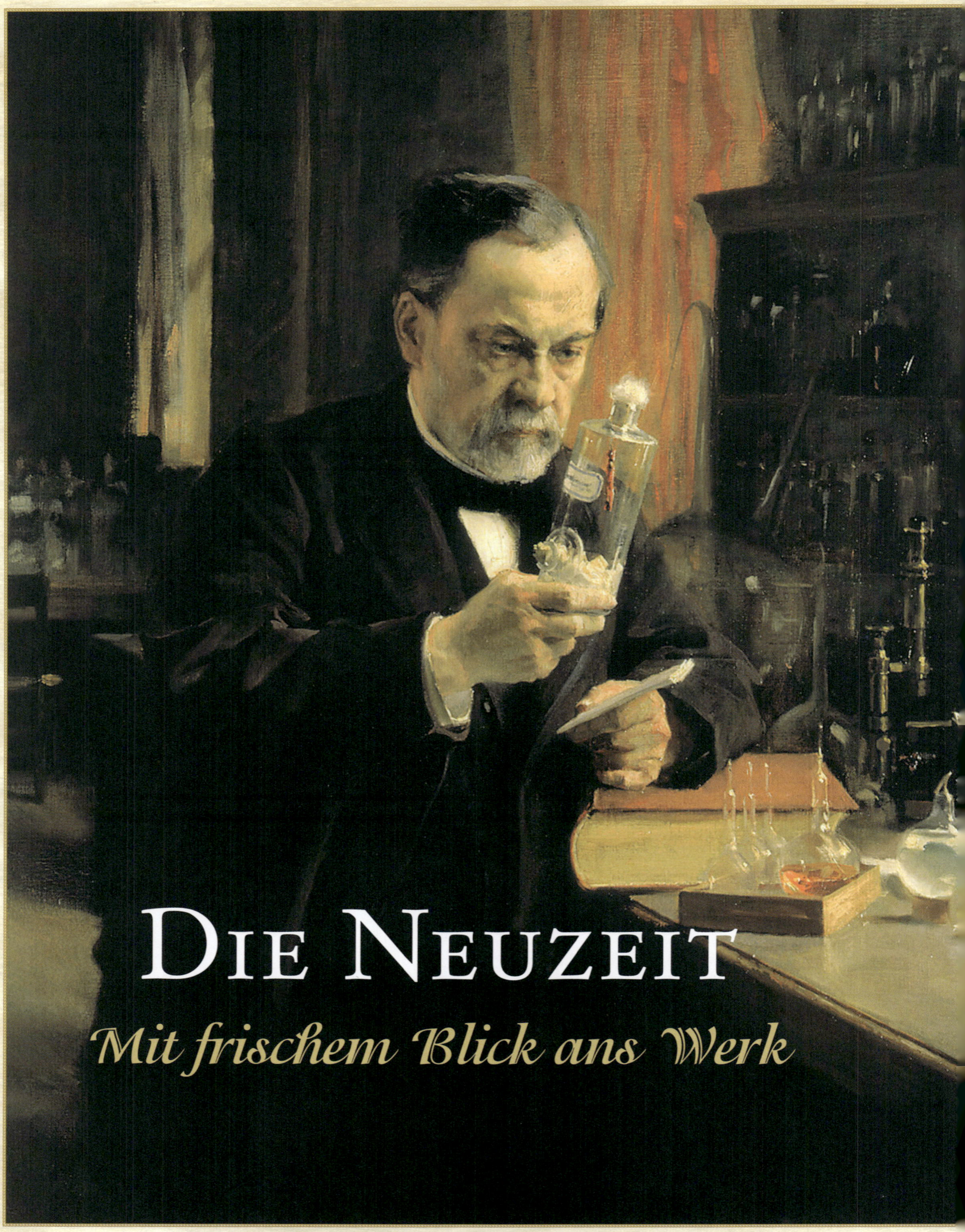

Die Neuzeit

Mit frischem Blick ans Werk

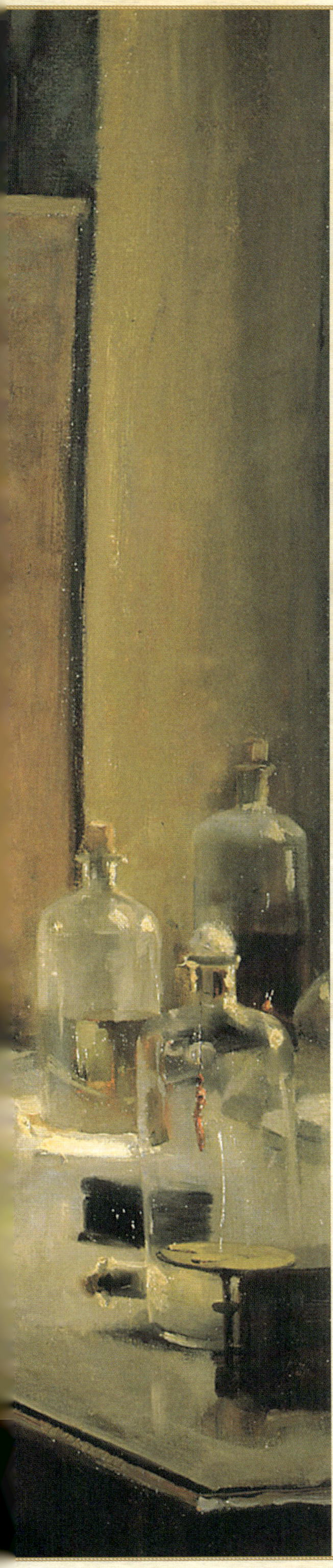

Für den Wandel, der die Medizin der Neuzeit begründen sollte, waren mehrere Entwicklungen verantwortlich: ein freieres Denken, das von der Philosophie der Aufklärung ermöglicht wurde, und die Erfindung neuer Apparate, die zu bisher unbekannten Erkenntnissen führten. Forschungsergebnisse von Wissenschaftlern kamen der Gesundheit der Menschen zugute und ließen die Sterbezahlen sinken.

Gleichzeitig fanden Männer wie Samuel Hahnemann mit seinem homöopathischen Ansatz und Kräuterpfarrer Sebastian Kneipp mit seiner Wassertherapie und dem Einsatz von Heilpflanzen gewaltigen Zulauf. Als Phytotherapie hat sich die Pflanzenmedizin viele Anhänger bewahrt.

Im 19. Jahrhundert brachten bahnbrechende Erkenntnisse die Medizin enorm voran. Große Verdienste erwarb sich Louis Pasteur (1822–1895), insbesondere bei der Erforschung von Infektionskrankheiten, der Entwicklung von Impfstoffen und der Haltbarmachung von Flüssigkeiten („Pasteurisierung"). [Gemälde von Albert Edelfelt, 1885]

Aufschwung der Naturwissenschaften

Eine neue Art, die Welt und den Menschen zu betrachten, die in der Renaissance ihren Anfang genommen hatte, setzte sich im 17. Jahrhundert als geistige Aufbruchsstimmung fort: Die Aufklärung begann – ein ganzes Zeitalter ungeahnter Fortschritte.

Den Durchbruch hin zum modernen wissenschaftlichen Denken bewirkte in erster Linie der Franzose René Descartes (1596–1650). Für Descartes war der Zweifel das Maß aller Dinge. Dabei berief er sich nur auf die eigene Vernunft und nicht auf Autoritäten. Lediglich der Mathematik gestand Descartes zu, auf absoluten Wahrheiten zu beruhen – alle anderen Wissenschaften seien auf Beobachtung und Kontrollversuch angewiesen, um Hypothesen zu überprüfen. Binnen weniger Jahrzehnte wandelte sich die Alchemie zu Chemie und Biochemie, die Kräuterkunde zu Botanik und Pharmakologie. Angehenden Ärzten wurde nun eine breitgefächerte Ausbildung zuteil, die neben praktischen Erfahrungen am Krankenbett auch Anatomie und andere medizinische Fächer einschloss. Darüber hinaus umfasste die Ausbildung die Fächer Chemie, Pharmakologie und Botanik.

Ein alles verändernder Fortschritt wurde erreicht, als neue Geräte und Apparate erfunden wurden. Seit jeher hatten dem Menschen nur seine Augen und einfache Werkzeuge zur Verfügung gestanden, um die Natur zu untersuchen. Das änderte sich mit Beginn des 17. Jahrhunderts, als Brillenmacher Fernrohr und Mikroskop entwickelten. Diese Geräte eröffneten Einblicke in neue Welten, aber das Mikroskop setzte sich nicht so schnell durch wie das Teleskop, vielleicht weil man sich von übergroß gesehenen Flöhen oder Pflanzenteilen keinen Erkenntnisgewinn versprach. Doch in der zweiten Hälfte des 17. Jahrhunderts war es so weit – und überkommene Weltbilder gerieten ins Wanken.

Die Londoner Royal Society

Im Jahr 1660 taten sich zwölf englische Forscher zusammen und gründeten die „Royal Society“, eine Gesellschaft zur Förderung der Naturwissenschaften, wie sie schon in Italien existierte.

Als Motto gab sich die Gesellschaft „Nullius in verba“ (Nach niemandes Worten). Gemeint ist damit, dass man nicht wie zuvor auf Autoritäten hören, sondern die Natur durch das Experiment befragen wollte – eine zu jener Zeit noch keineswegs selbstverständliche Einstellung. Die neuen Erkenntnisse veröffentlichte man ab 1665 in der Zeitschrift „Philosophical transactions of the Royal Society of London“. Die Publikation erscheint heute noch, und zwar online unter dem Titel „Philosophical Transactions“.

Zunächst wagten sich einige Naturforscher mit selbst gebauten Apparaten in die Welt des Kleinsten vor. Der englische Universalgelehrte Robert Hooke, der in London als Kurator bei der Royal Society angestellt war, erhielt 1663 den Auftrag, bei jedem der wöchentlichen Treffen der Gesellschaft eine neue mikroskopische Untersuchung vorzulegen. Hooke hielt seine Beobachtungen in Zeichnungen fest, beispielsweise das Facettenauge einer Fliege, den Feinbau einer Laus, Mückenlarven, Vogelfedern, Fischschuppen oder Pinselschimmel. In einer dünnen Korkscheibe und in Blättern entdeckte Hooke als Erster winzige Kämmerchen, die er „Zellen" nannte und die sich später als Grundbausteine aller Lebewesen erwiesen. Im Jahr 1665 gab die Royal Society Hookes Beobachtungen unter dem Titel „Micrographia" als Buch heraus. Es machte Hooke berühmt und steigerte das Interesse an der Mikrowelt.

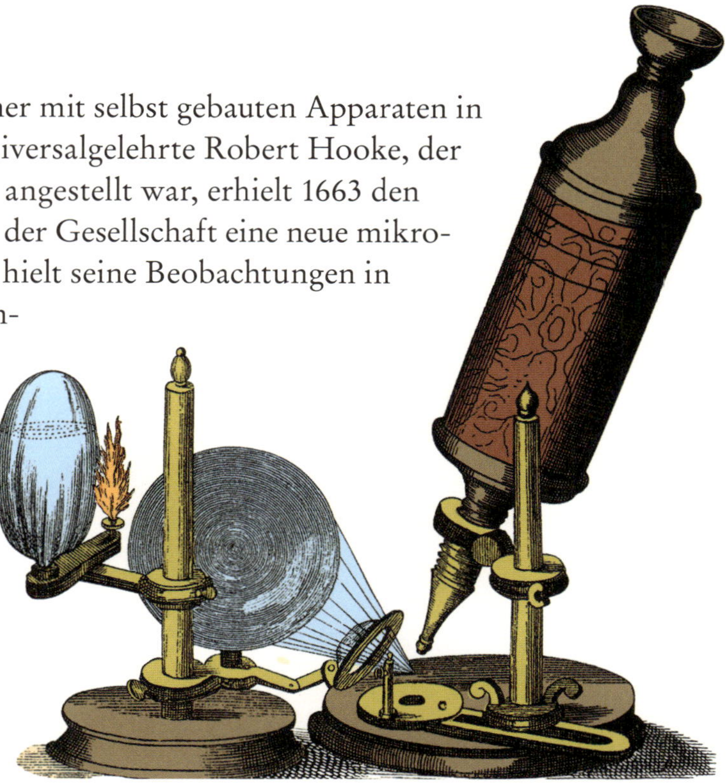

Mit einem solchen Mikroskop stellte der Gelehrte Robert Hooke Untersuchungen für die Royal Society an. [Eingefärbte Abbildung aus Hookes Werk „Micrographia"]

Was wir heute Mikroskop nennen – mehrere Linsensysteme in einem Rohr – lieferte damals nicht die besten Bilder. Solche Apparate erlaubten zwar höhere Vergrößerungen, litten aber unter Abbildungsfehlern der Linsen, vor allem Farbsäumen (farbigen Rändern). Bessere Ergebnisse erzielten „einfache Mikroskope", im Prinzip starke Lupen; deshalb nutzte man bei wissenschaftlichen Untersuchungen eher solche Geräte.

Mikroskope für Hobbyforscher und Botaniker

Ein Meister in der Herstellung solcher Geräte war der Holländer Antoni van Leeuwenhoek (1632–1723). Eigentlich war er Tuchhändler, doch aus eigenem Antrieb hatte er sich in Linsenschleiferei und Metallbearbeitung so sehr vervollkommnet, dass seine Apparate alle anderen an Qualität übertrafen. Dank seiner Wissbegier legte Leeuwenhoek nahezu alles, was ihm in die Finger kam, vor die Linse und teilte seine erstaunlichen Entdeckungen der Londoner Royal Society mit: Er sah die Blutkörperchen in einem Blutstropfen, staunte über die beweglichen Spermien und zerschnitt Kuhaugen, um ihre Teile vergrößert zu betrachten. Von der vielfältigen Kleinstlebewelt, die er in einem Tropfen Teichwasser entdeckte, hatte niemand zuvor auch nur etwas geahnt – auch nicht von winzigen beweglichen „Tierlein" in Zahnbelag und Darminhalt, die wir heute Bakterien nennen.

Sein Londoner Zeitgenosse Nehemiah Grew interessierte sich eher für den Feinbau der Pflanzen. Er stellte ihren zellulären Aufbau fest, untersuchte Gewebe wie Leitungsröhren und Fortpflanzungsorgane und entdeckte die Pollenkörner.

Der pflanzenkundlich interessierte Mediziner Rudolf Jacob Camerarius wiederum veröffentlichte 1694 die Behauptung, es gebe männliche und weibliche Pflanzen oder Pflanzenteile. Dessen nicht genug, identifizierte er die Geschlechtsteile der Pflanze in der Blüte. In der Öffentlichkeit stieß die Vorstellung, die so unschuldigen Blüten seien Sexualorgane, auf Kritik und Ablehnung. Aber in der Botanik setzte sie sich rasch durch.

Carl von Linné und sein Klassifizierungssystem

Der englische Biologe John Ray hatte 1686 vorgeschlagen, Pflanzen anhand ihrer Blütenmerkmale zu klassifizieren. Dieser Idee bediente sich der Schwede Carl von Linné, als er ab 1753 ein Klassifikationssystem aller ihm bekannter Tiere und Pflanzen aufstellte. Nutzt man bei Pflanzen die Blüte als Merkmal, also Form, Zahl und Struktur der Blütenteile, ergibt sich eine Ordnung, die sich an der Verwandtschaft der Pflanzen orientiert. So unterscheidet man etwa Korbblütler, Schmetterlingsblütler und Doldengewächse.

Von Linné stammt ebenso der Brauch, Arten jeweils einen – meist lateinischen – Doppelnamen zu geben und sie auf diese Weise weltweit eindeutig und verbindlich zu kennzeichnen („binäre Nomenklatur"). Der erste Teil des Namens nennt die Gattung, etwa *Gentiana* für Enziane. Der blau blühende Enzian hat die Artbezeichnung *Gentiana acaulis*, meist *G. acaulis* geschrieben, während der zur Schnapsbereitung genutzte Gelbe Enzian die Bezeichnung *G. lutea* trägt.

Für Ärzte sowie Apotheker in allen Ländern war das System extrem hilfreich, versetzte es sie doch in die Lage, heilkräftige Pflanzen eindeutig zu identifizieren.

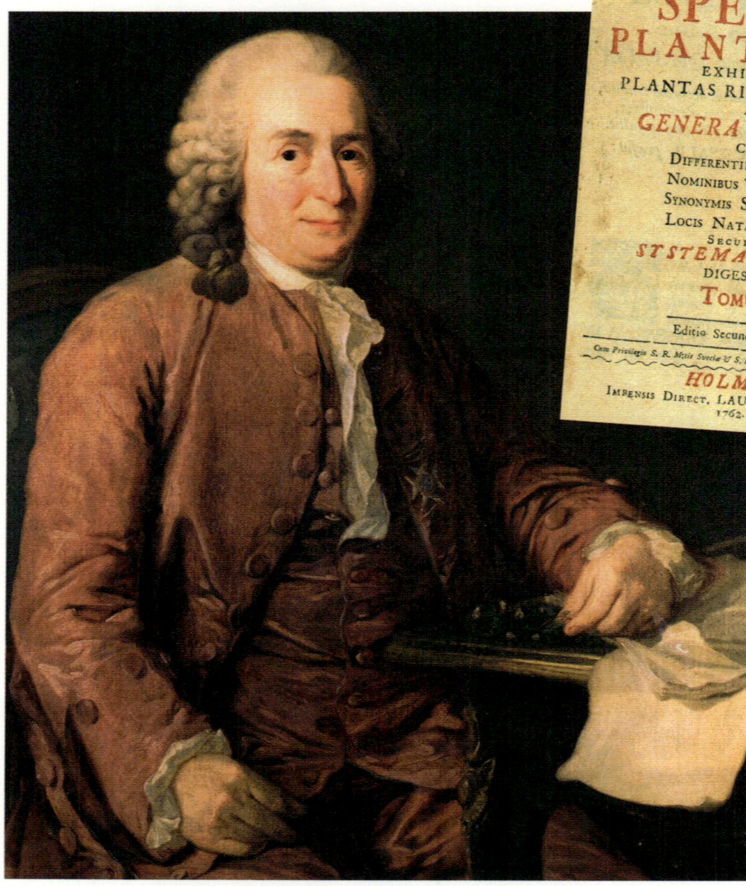

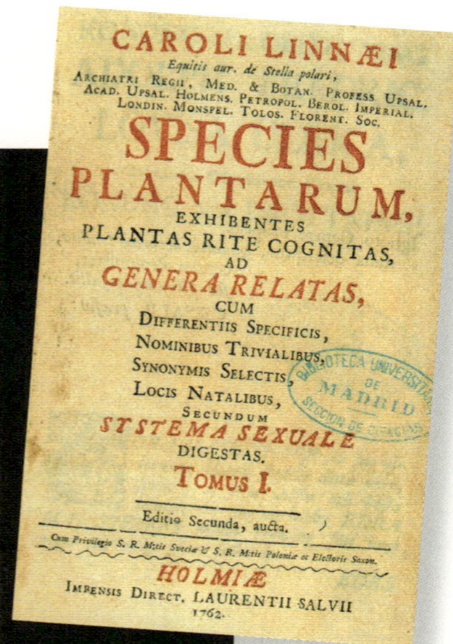

CAROLI LINNÆI
Equitis aur. de Stella polari,
ARCHIATRI REGII, MED. & BOTAN. PROFESS. UPSAL. ACAD. UPSAL. HOLMENS. PETROPOL. BEROL. IMPERIAL. LONDIN. MONSPEL. TOLOS. FLORENT. SOC.
SPECIES
PLANTARUM,
EXHIBENTES
PLANTAS RITE COGNITAS,
AD
GENERA RELATAS,
CUM
DIFFERENTIIS SPECIFICIS,
NOMINIBUS TRIVIALIBUS,
SYNONYMIS SELECTIS,
LOCIS NATALIBUS,
SECUNDUM
SYSTEMA SEXUALE
DIGESTAS.
TOMUS I.

Editio Secunda, aucta.

Cum Privilegio S. R. Mtis Sveciæ & S. R. Mtis Poloniæ ac Electoris Saxon.

HOLMIÆ
IMPENSIS DIRECT. LAURENTII SALVII
1762.

BIBLIOTECA UNIVERSITARIA DE MADRID

Carl von Linné und sein Buch „Species Plantarum" mit Gattungs- und Artnamen für alle ihm bekannten Pflanzen.
[GEMÄLDE VON LORENZ PASCH D. J., VOR 1805, NACH EINEM PORTRÄT VON ALEXANDER ROSLIN, 1775]

Arzneien aus Übersee

In fernen Ländern existierte eine Fülle von Pflanzen, die man in Europa nicht kannte, weshalb europäische Schiffe oftmals Botaniker mit an Bord hatten. So manches der Gewächse erwies sich als Heilpflanze.

Zu den berühmtesten Entdeckungsfahrten des 18. Jahrhunderts zählt die erste Südseereise des britischen Seefahrers James Cook von 1768 bis 1771. Cook hatte unter anderem den wohlhabenden Botaniker Joseph Banks an Bord.

Allein auf dieser Reise entdeckten die beiden den Eukalyptus, die Mimose, die Bougainvillea, die Akazie und Tausende weiterer Arten. Eine pflanzenkundlich besonders interessante Bucht in Australien tauften sie „Botany Bay" (Botanikbucht). Später wurde Banks Leiter der Kew Gardens in London und Präsident der Royal Society, was ihn in die Lage versetzte, Pflanzensammler in alle Welt zu schicken.

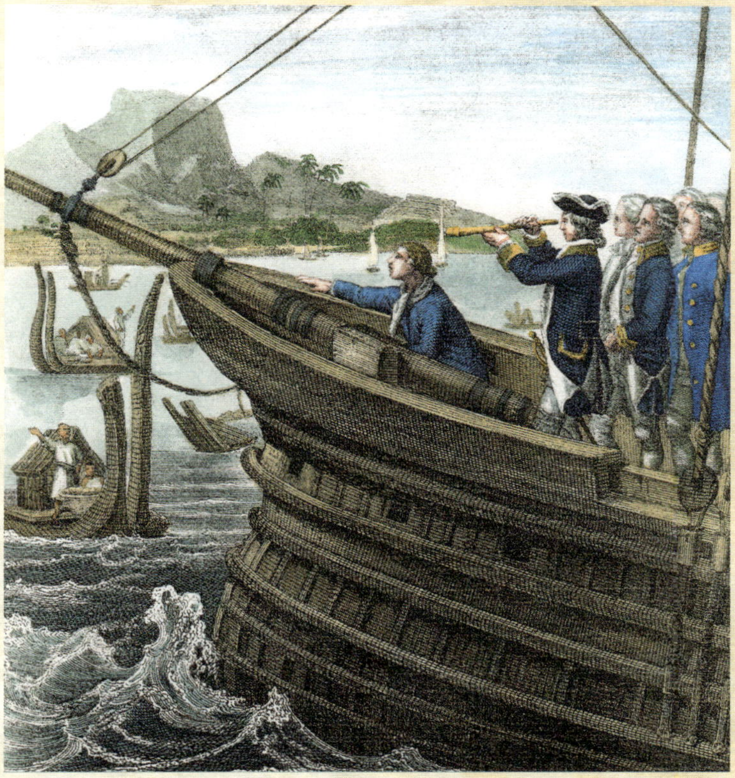

Am 13. April 1769 erreichte Captain Cooks „Endeavour" Tahiti. Der Botaniker Joseph Banks ist vorn am Bug zu sehen. [Stahlstich von Carl Mayer, um 1845, spätere Kolorierung]

Von Chinarinde bis Zaubernuss

So manches der unzähligen Gewächse, die nach Europa gelangten, erwies sich als wirksame Heilpflanze. Die vielleicht berühmteste und früheste Arznei, die aus fernen Ländern in unsere Breitengrade kam, ist die Chinarinde. Sie stammt von Cinchona-Bäumen, die in peruanischen Bergwäldern wachsen. Spanische Siedler und Jesuiten lernten die Chinarinde um 1630 von Einheimischen als Fiebermittel kennen. Als sich in den Tropengebieten Malaria immer stärker auszubreiten begann, verfügte man mit der Chinarinde über ein wirksames Gegenmittel.

Ebenfalls aus Südamerika stammt Curare, eine aufbereitete Mischung aus Regenwaldpflanzen, die in Medikamenten als Muskelentspannungsmittel dient, während man das zeitweise gegen Syphilis eingesetzte aromatische Guajakholz aus der Karibik importierte.

Nordamerika wiederum lieferte neben Tabak, den die Indianer als Heilkraut gegen Fieber, Hauterkrankungen und kleine Infektionen nutzten, die Zaubernuss (Hamamelis) gegen Hautleiden und den Sonnenhut (Echinacea) gegen Erkältungen. Aus Australien schließlich stammt der duftende Blaue Eukalyptus mit seinen desinfizierenden und schleimlösenden Wirkstoffen.

Die Chemie im Dienst der Medizin

Naturwissenschaftler, insbesondere Chemiker, isolierten und analysierten pflanzliche Wirkstoffe und testeten sie erst an Tieren, dann an Menschen. Sie entwickelten Methoden, solche Substanzen in großen Mengen herzustellen und daraus anwendbare Arzneien zu produzieren – Tabletten, Tinkturen, Salben und Injektionslösungen.

Bereits 1675 hatte der französische Wissenschaftler und Arzt Nicolas Lémery in seinem Werk „Cours de Chymie" die Grundlagen für eine wissenschaftliche Chemie gelegt. Lémery verstand die Bedeutung der Chemie für die Medizin, sah sie aber insbesondere als eigenständiges Wissensgebiet an, das die Art und Veränderung von Mineralien sowie Stoffen aus Pflanzen und Tieren untersucht. Sein im modernen Sinne wissenschaftliches Vorgehen auf der Basis von Beobachtung, Versuch und Kontrollversuch führte dazu, dass man den herkömmlichen Arzneischatz einer kritischen Revision unterzog. Daraufhin verschwanden innerhalb weniger Jahrzehnte zwei Drittel der traditionellen Rezepturen und Ingredienzien, beispielsweise gepulverte Mumie und Einhornpulver.

Erfolge beim Isolieren von Wirkstoffen

Dem Apotheker Friedrich Wilhelm Sertürner aus Neuhaus im Fürstbistum Paderborn gelang es 1805, aus Opium den Wirkstoff Morphium zu isolieren. Bisher war man von der Vorstellung ausgegangen, pflanzliche Wirkstoffe seien Säuren. Sertürner hingegen stellte fest, dass Morphin eine Base (chemisch also eine Gegenspielerin der Säure) ist und mit zugesetzten Säuren gebunden und extrahiert werden kann. Nun wurde es möglich, durch Injektion einer Morphiumlösung Patienten von extremen Schmerzen zu befreien, und zwar ohne die unangenehmen Nebenwirkungen der Opiumtinktur, etwa Verstopfung, in Kauf nehmen zu müssen.

Als 1817 die Arbeit des bis dahin unbekannten Apothekers endgültig anerkannt war, folgten weitere Entdeckungen Schlag auf Schlag. Der Chemiker Friedlieb Ferdinand Runge gewann Coffein aus einer Kaffeeprobe, die ihm Geheimrat Goethe geschenkt hatte. Außerdem konnte er Hyoscyamin aus der Tollkirsche freisetzen. Solche Giftstoffe,

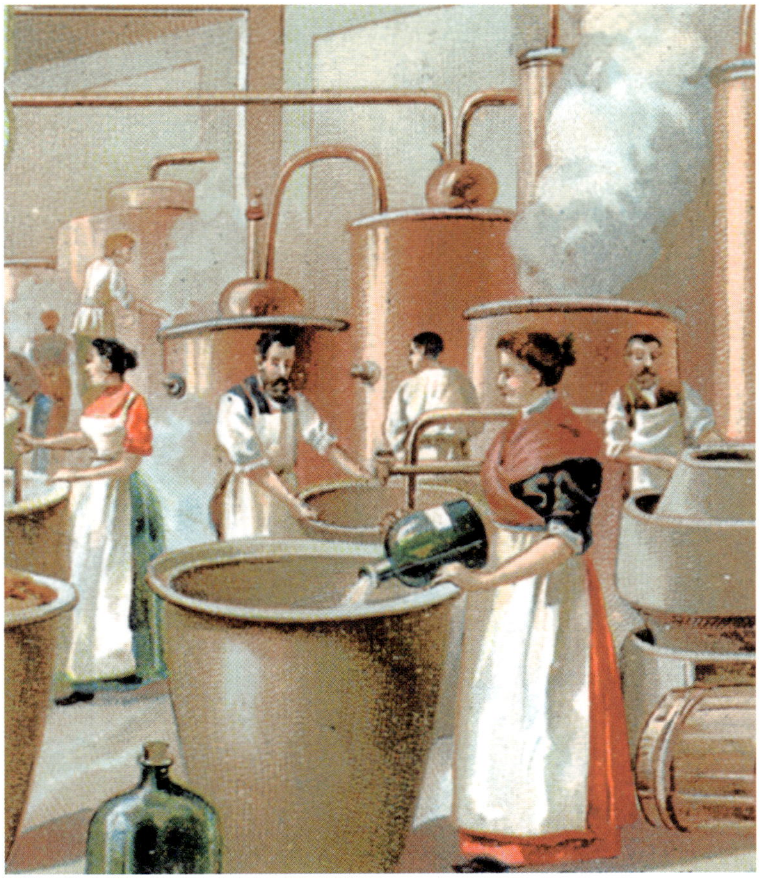

Fabrikation von Bilsenkrautöl aus dem Schwarzen Bilsenkraut. [Ausschnitt aus einem Liebig-Sammelbild, um 1900]

Alkaloide genannt, dienen einer Pflanze als Abwehr gegen Fressfeinde und Keime. Für den Menschen lassen sich die Alkaloide zur Verwendung in Heilmitteln nutzen.

Bereits 1838 kannte man mehr als 50 Pflanzenalkaloide, und Produktionsstätten entstanden, in denen die begehrten Substanzen in großen Mengen erzeugt wurden. Der Darmstädter Apotheker Heinrich Emanuel Merck produzierte von den 1820er-Jahren an Morphium in industriellem Maßstab, ebenso der Chemiker Thomas Morson in London. Ab 1827 stellte Merck die meisten der damals bekannten Alkaloide kommerziell her und verkaufte sie an Apothekerkollegen, Chemiker und Ärzte. Solche industriell gewonnenen Alkaloide haben erhebliche Vorteile. Während der Giftstoffgehalt in einer Pflanze je nach Standort und Klima stark schwanken kann, lässt sich der isolierte Wirkstoff genau dosieren. Das ist besonders wichtig bei hochgiftigen Gewächsen, die sich zur Medikamentenherstellung nutzen lassen, etwa Fingerhut, Tollkirsche, Bilsenkraut, Stechapfel, Herbstzeitlose, Eisenhut und Rauwolfia.

Fortan wurden in Medikamenten immer häufiger Wirkstoffe – nicht nur Alkaloide – eingesetzt, die man in Reinform erzeugen konnte. Der Berliner Apotheker Ernst Christian Schering begann 1854 entsprechende Arzneimittel und Chemikalien zu produzieren, darunter ein Gichtmedikament, Salicylsäure sowie Schlaf- und Desinfektionsmittel.

Auch war man mittlerweile in der Lage, Substanzen durch chemische Eingriffe zu optimieren – etwa um Nebenwirkungen zu reduzieren oder Anwendungsmöglichkeiten zu verbessern. Da lag der Gedanke nah, ob es nicht möglich sei, Wirkstoffe auch künstlich herzustellen, also zu synthetisieren. Wer heute in einer Apotheke ein verschreibungspflichtiges Medikament verlangt, bekommt mit hoher Wahrscheinlichkeit ein Mittel in die Hand, das einen synthetisierten Pflanzenwirkstoff enthält, oder einen aus Pflanzen gewonnenen und chemisch optimierten. Bei Aspirin standen Weidenrinde und Spierstrauch Pate, und die Augenheilkunde verwendet Atropin aus der Tollkirsche. Weitere Heilstoffe werden aus Pilzen gewonnen, etwa die Mutterkornalkaloide aus dem auf Roggen wachsenden Mutterkornpilz und Antibiotika, wie Penicillin, aus Schimmelpilzen.

Homöopathie und Kneipp-Therapie

Einen anderen Ansatz als die sich entwickelnde wissenschaftliche Medizin verfolgten der Arzt Samuel Hahnemann, der Begründer der Homöopathie, und der Pfarrer Sebastian Kneipp, der mit Wasserbehandlungen, Diäten und Kräuterrezepturen berühmt wurde.

Samuel Hahnemann (1755–1843), geboren in Meißen, war Arzt, Chemiker, Pharmakologe und Übersetzer. Er führte ein unstetes Leben mit zahllosen Ortswechseln, um seinen Lebensunterhalt zu verdienen, denn er hatte eine wachsende Kinderschar zu versorgen – elf waren es schließlich. Seine ärztlichen Interessen waren überaus vielfältig, was sich in Publikationen beispielsweise zu Vergiftungen, zum Scharlach und zur Cholera niederschlug.

Als Arzt war Hahnemann außerordentlich erfolgreich und gewann dort, wo er wirkte, hohes Ansehen. Er war als empathischer Heilkundiger bekannt, nicht zuletzt deshalb, weil er zahlreiche rabiate, aber übliche Therapieansätze damaliger Ärzte strikt ablehnte. So schwächten seine Kollegen die Patienten mit ihren Methoden noch zusätzlich, etwa durch Aderlass, mit Abführmitteln oder durch ein Trinkverbot für Cholerakranke.

Die Wende, die seine neue Heilkunde begründen sollte, trat ein, als er 1790 auf ein Werk des schottischen Pharmakologen William Cullen stieß. Dieser vertrat die Ansicht, dass Chinarinde gegen Malaria helfe. Er ver-

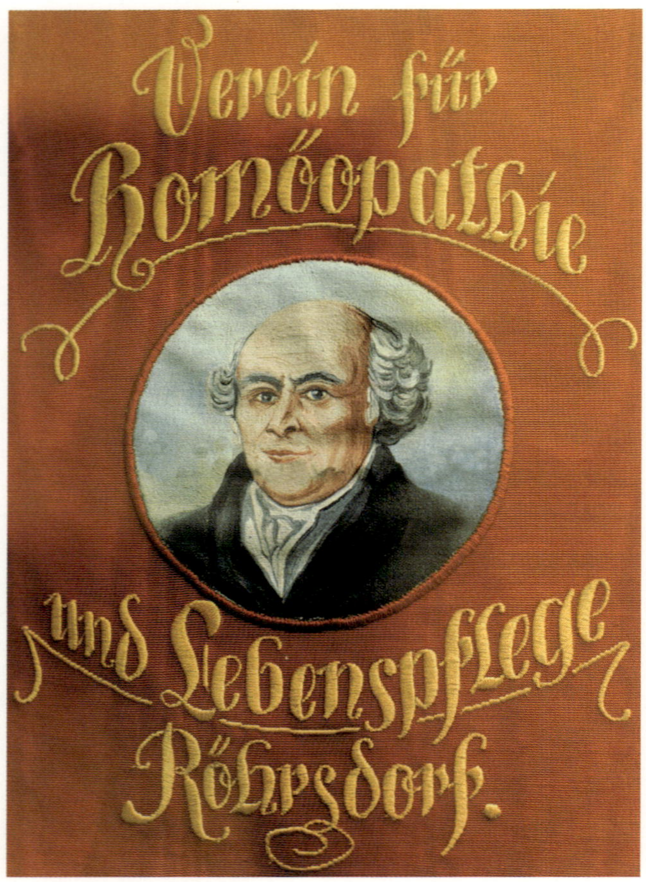

Ein Wimpel mit Samuel Hahnemanns Porträt, der für den homöopathischen Laienverein Röhrsdorf (Sachsen) anlässlich seines 25. Stiftungsfests 1938 geschaffen wurde.

mutete in der Chinarinde eine „magenstärkende Kraft", was Hahnemann nicht überzeugte. Er machte einen Selbstversuch, verabreichte sich eine Chinarindenzubereitung – und verspürte die typischen Malariasymptome. Aus diesem Erlebnis schloss er, dass ein Mittel, das in einem gesunden Körper ähnliche Symptome hervorrufe, wie sie ein Kranker zeige, dem Kranken bei der Heilung helfen könne. Dass die Chinarinde aus anderen Gründen Malaria heilen kann, kam ihm nicht in den Sinn.

Ähnliches mit Ähnlichem heilen

Von da an war Hahnemanns therapeutisches Prinzip: „Ähnliches mit Ähnlichem heilen". Es galt nun, durch Selbstversuche – auch seiner Schüler – Substanzen zu finden, die unterschiedliche Krankheitssymptome hervorriefen. Diese Suche, die sich keineswegs auf Pflanzen beschränkte, sondern auch Mineralien einschloss, war oft von Erfolg gekrönt: „Und siehe! Die genau beobachteten Symptome, die sie (die Substanzen) hervorbrachten, stimmten zur Verwunderung mit den Symptomen der Krankheitszustände überein ..." Im Jahr 1810 veröffentlichte Hahnemann seine Erkenntnisse in dem Werk „Organon". Hier verwendete er zum ersten Mal den Begriff Homöopathie. Später entwickelte er die Theorie, dass die „ähnliche" Substanz in einer mehrfach verdünnten Dosis verabreicht werden sollte und dadurch immer wirksamer werde.

Während viele Schüler und auch Ärzte Hahnemanns Ansichten folgten und zahlreiche Patienten ihm Vertrauen schenkten, erntete er von anderen Kollegen heftigen Widerspruch. Bis heute gibt es keinen wissenschaftlichen Beleg für seine Behauptungen, weder für das Ähnlichkeitsprinzip noch für die Verdünnungsmethode. Beides lässt sich in Versuchsreihen oder Studienanordnungen nicht wiederholen. Heilungserfolge werden von der medizinischen Forschung als Placeboeffekt oder Spontanheilungen gewertet. Dennoch hat die Homöopathie auch in unserer Zeit viele Anhänger, und etwa 300 homöopathische Medikamente werden nach Hahnemanns Methode hergestellt.

Wasserkuren und Heilkräuter bei Pfarrer Kneipp

Parallel zu Hahnemanns homöopathischer Methode setzte Mitte des 19. Jahrhunderts ein Trend „zurück zur Natur" ein. Der Militärarzt Lorenz Gleich etwa fasste um 1849 zusammen, was Naturheilverfahren im Wesentlichen ausmacht: keine industriell hergestellten Arzneistoffe und kein Abziehen von Blut, dafür Therapien mit Kälte, Wärme, Umschlägen, Diät, frischer Luft und Trinken von kaltem Wasser. Diese Prinzipien sollten sich auch bei dem bayerischen Pfarrer Sebastian Kneipp (1821–1897) finden.

Kneipp erkrankte in seiner Jugend an Tuberkulose, was den Ausschluss von seinem Theologiestudium hätte bedeuten können. In dieser schwierigen Situation entdeckte er ein Buch des Arztes Johann Siegmund Hahn über die Heilwirkungen kalten Wassers. Fortan nahm Kneipp Bäder in der kalten Donau und erwärmte sich anschließend durch Laufen. Einige Monate später waren die Symptome verschwunden.

Nach diesem einschneidenden Erlebnis entwickelte Kneipp verschiedene Anwendungen mit kaltem Wasser und behandelte darüber hinaus heimlich Kommilitonen, die ebenfalls an Tuberkulose erkrankt waren.

Im Alter von 31 Jahren wurde Kneipp zum Priester geweiht. Auch während der ersten Jahre als Geistlicher galt sein Interesse der Wassertherapie, die er zwar nicht erfunden hatte, aber zunehmend an Patienten anwendete, trotz der Proteste von Ärzten sogar an Cholerakranken. Im Jahr 1855 wurde er zum Beichtvater und landwirtschaftlichen Berater am Dominikanerinnenkloster Wörishofen bestellt, wo er bis zu seinem Tod 1897 bleiben sollte. Bald verbreitete sich sein Ruf als Heilkundiger, Kranke eilten zu ihm, und er begann, seine Gesundheitslehre systematisch zu entwickeln.

Die fünf Säulen der Kneipp'schen Gesundheitslehre

Kneipp hielt viel vom Grundsatz der Vorbeugung. Denn „wer nicht jeden Tag etwas Zeit für seine Gesundheit aufbringt, muss eines Tages sehr viel Zeit für die Krankheit opfern". Seine Gesundheitslehre umfasste fünf Säulen, die teils der Vorbeugung und teils der Therapie dienen: Wasser, Pflanzen, Bewegung, Ernährung und Ordnung.

Zur Wassertherapie gehören Wassertreten, Wickel und Güsse, die in über 200 verschiedenen Variationen angewendet werden können. Die Pflanzentherapie wendet Heilpflanzen in Form von Tee, Saft, Salben, Tinkturen, Ölen und Einreibungen an. Kneipp beschreibt in seinem Buch „Meine Wasserkur" (1886) im Kapitel „Apotheke" neben

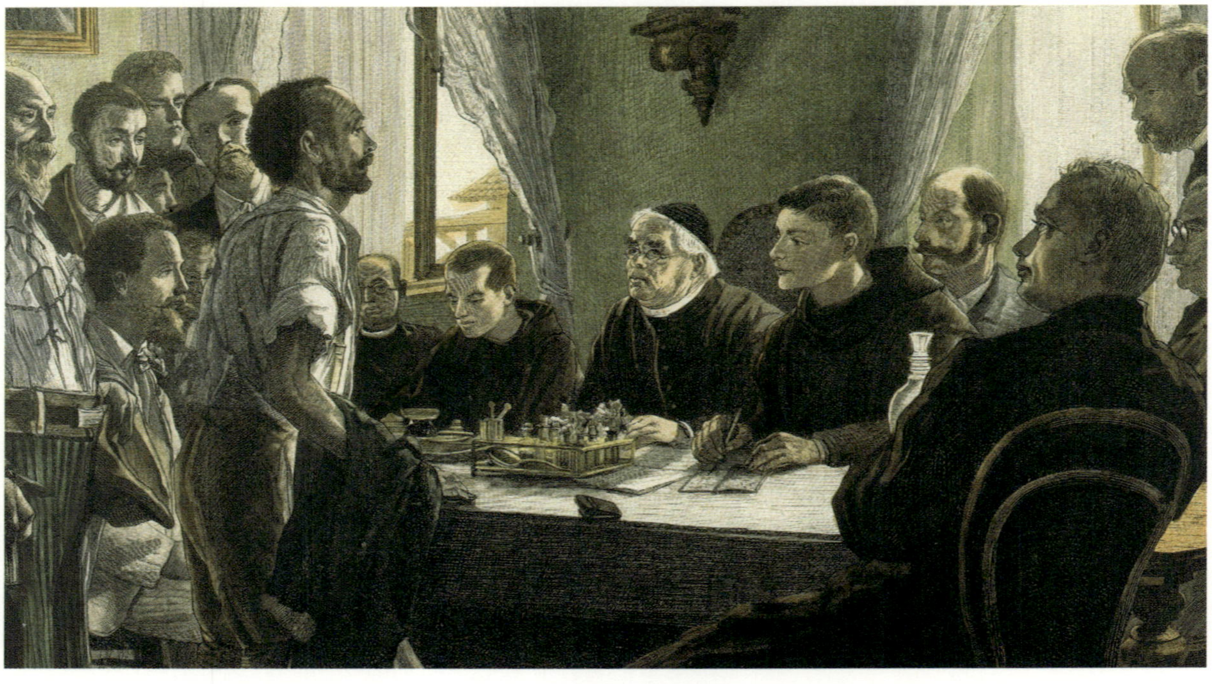

Sprechstunde bei Sebastian Kneipp im Sebastianum, das der „Wasser-" oder „Kräuterpfarrer" 1891 in Wörishofen gegründet hatte. [Kolorierter Holzstich von 1894 nach einer Zeichnung von Ismael Gentz]

Mineralien über sechzig Kräuter. „Gegen jede Krankheit ist ein Kraut gewachsen“, sagte Kneipp in Anlehnung an Paracelsus. Von der Wissenschaft sind die meisten der von Kneipp genannten Heilkräuter in ihrer Wirkung bestätigt worden.

Den Rat, sich maßvoll mehr zu bewegen, formuliert Kneipp so: „Untätigkeit schwächt. Übung stärkt, Überlastung schadet.“ Und die Regel zur Ernährung lautet: „Was nun die Kost betrifft, so soll eine solche gewählt werden, welche gesund, nahrhaft und leicht verdaulich ist.“ Unter seiner fünften Säule, der Ordnung, verstand Pfarrer Kneipp die Harmonie von Körper und Seele: „Erst als ich daran ging, Ordnung in die Seelen meiner Patienten zu bringen, hatte ich vollen Erfolg.“

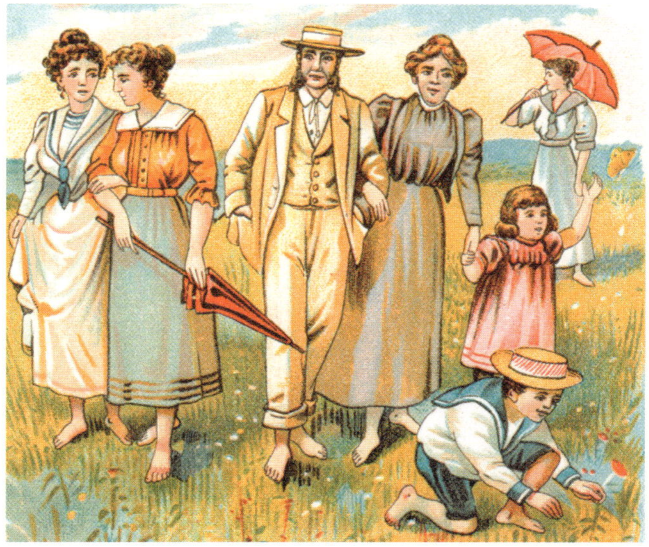

Gesundheitspflege nach Pfarrer Kneipp: Barfußlaufen im taufeuchten Gras. [FARBLITHOGRAFIE AUS: FRIEDRICH EDUARD BILZ, „GROSSE HAUSBIBLIOTHEK“, LEIPZIG 1901]

Es ist unschwer zu erkennen, dass Kneipps Erkenntnisse zur gesunden Lebensführung nach wie vor Bestand haben. Das ist der Grund, weshalb es heute in 40 Ländern Kneipp-Verbände gibt und sich zahlreiche Heilbäder dieser Lehre verpflichtet fühlen.

Die Schätze der Natur auch heute nutzen

Mit der Gesundheitslehre von Pfarrer Kneipp ist die Reise durch die Jahrhunderte der alten Heilkunst nun beendet. Doch nicht beendet ist die Erfolgsgeschichte der Naturheilkunde, des wichtigsten Elements der früheren Medizin. Sie lebt weiter – ergänzend zu den Fortschritten der modernen Medizin, die bereits zu Kneipps Zeiten begannen: Ab 1860 klärte Louis Pasteur die Rolle von Mikroorganismen bei der Entstehung von Krankheiten auf, und 1876 identifizierte Robert Koch den Milzbranderreger und den Tuberkelbazillus als Krankheitskeime. Das Tor zur Bekämpfung von oft tödlichen Leiden war geöffnet – wenn auch manche, etwa Krebs, immer noch eine Bedrohung darstellen.

Im Vertrauen darauf, dass die moderne Medizin bei vielen schweren Krankheiten helfen kann, besinnt man sich heute bei weniger ernsten Beschwerden wieder auf die Naturheilkunde. Und so erlebt dieser Zweig der Medizin eine neue Blüte – mit seinem starken Fundament, der Pflanzenheilkunde. Entweder nutzt man pflanzliche Medikamente, die isolierte und standardisierte Wirkstoffe eines Gewächses enthalten, oder man profitiert von den zahlreichen in einem Gewächs enthaltenen Substanzen, deren Zusammenwirken die Heilkraft ausmacht. Viele Pflanzen, die seit alters her in Gebrauch sind, eignen sich zur Selbstbehandlung, und so kann man die Schätze, die die Natur bereithält, auch selbst verarbeiten: Dafür gibt es im folgenden großen Pflanzenteil eine Fülle von Tipps.

Heilpflanzen

Aus der Apotheke der Natur

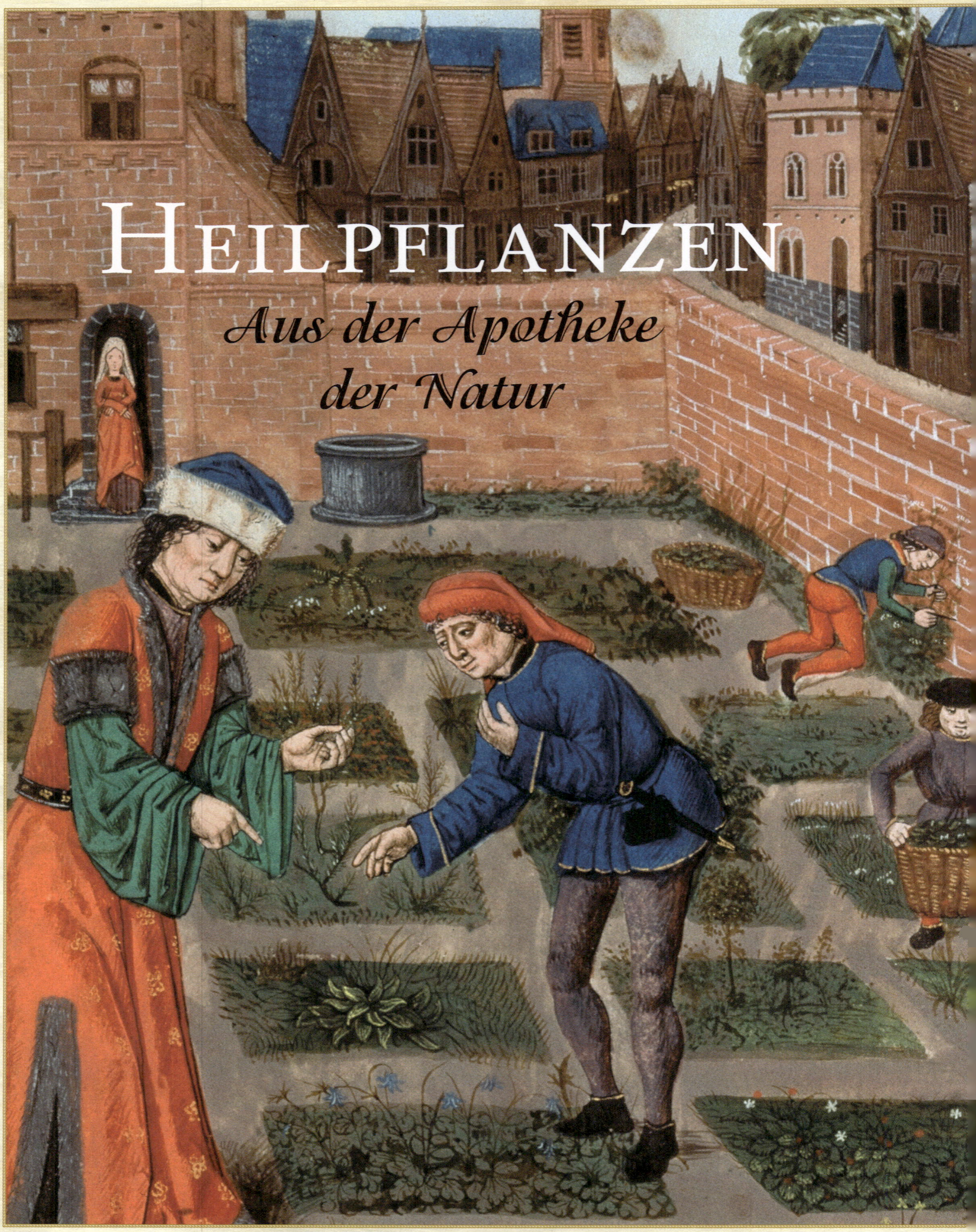

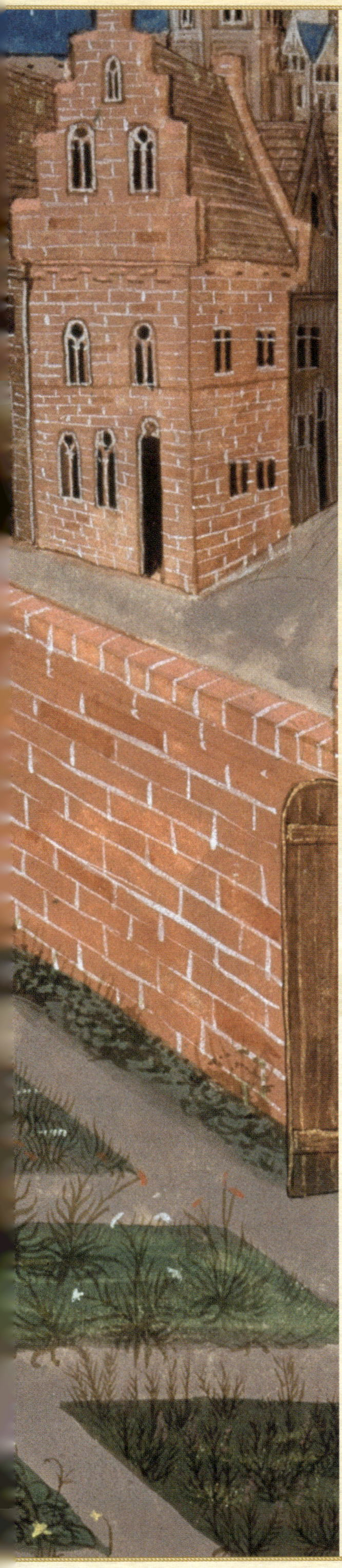

In den frühen Epochen der Menschheitsgeschichte war die Heilkunde vor allem eine Pflanzenheilkunde. Auch wenn die Medizin im Lauf der Zeit weitere segensreiche Heilmethoden entwickelt hat, so blieb die Phytotherapie, wie die Pflanzenheilkunde heute heißt, doch stets eine wichtige Stütze der ärztlichen Kunst.

Aus diesem Grund finden Sie auf den folgenden Seiten einen reichen Schatz an Heilpflanzen. Erfahren Sie, welche Wirkungen ihnen zugeschrieben wurden und wie wir sie nach heutigem Wissen nutzen können. Sie alle sind in kunstvollen und farbenreichen Illustrationen dargestellt, die allesamt historischen Werken aus verschiedenen Jahrhunderten entstammen.

Von den Gartenbaumethoden der Klöster profitierten nicht nur die Bauern, sondern im späten Mittelalter auch die Städter. Gewürz- und Heilpflanzen ließen sich in der Stadt ebenso erfolgreich ziehen.
[Buchmalerei aus „Des profits ruraux des champs“ von Pier de' Crescenzi (Petrus de Crescentiis), 1475]

Botanische Illustrationen

Die Darstellung einer Pflanze in Worten liest sich oft interessant. Schöner ist es aber, sie auch zu sehen, weshalb bereits manche Autoren des Altertums ihre Heilpflanzenbücher mit Bildern ausstatteten, etwa der griechische Pharmakologe Krateuas („Wurzelschneider").

Das Werk des Krateuas war eine Hauptquelle für die im 1. Jahrhundert in Rom erschienene „Materia medica" des Arztes Dioskurides. Ob der Urtext der „Materia medica" illustriert war, ist umstritten. Wohl aber enthält die älteste erhaltene Fassung, entstanden um das Jahr 500, zahlreiche sorgfältig gezeichnete Pflanzenbilder, von denen manche nach Bildern von Krateuas gestaltet waren. Für die Kopisten allerdings stellten solche Illustrationen ein Problem dar, denn längst nicht alle von ihnen konnten gut zeichnen oder malen. Schon Plinius hatte beklagt, dass die „Fahrlässigkeit der Kopisten" viel verdürbe. Auch im Mittelalter entstandene Kopien von Kräuterbüchern beschränkten sich oft auf Standard-Pflanzenbilder, auf denen die jeweils beschriebene Pflanze nicht zu erkennen ist. Anders im arabischen Kulturraum: Dort gab es naturgetreu illustrierte Pflanzenbücher, beispielsweise eine um 1225 erschienene Ausgabe der „Materia medica".

Techniken der Vervielfältigung

Die Erfindung des Buchdrucks förderte ab 1450 die Verbreitung von Kräuterbüchern. Man orientierte sich an arabischen Vorbildern und bemühte sich dementsprechend um eine genaue Wiedergabe der Pflanzen. So wurde für den Mainzer „Gart der Gesundheit" aus dem Jahr 1485 (siehe S. 68) der Utrechter Zeichner Erhard Reuwich verpflichtet, der einen Großteil der Bilder schuf. In der Regel legte zunächst der Zeichner seine Illustration direkt auf dem glatt gehobelten Holzstock an; dann schnitt ein Holzschneider die Konturen akkurat aus. Anschließend wurde Farbe auf dieses Model aufgetragen, sodass der Abdruck die erhaben stehengebliebenen Umrisse der Pflanze zeigte.

Ab dem 16. Jahrhundert erschienen zahlreiche hochqualitativ illustrierte Kräuterbücher. Der Arzt und Botaniker Otto Brunfels (siehe S. 69) ließ seine um 1530 gedruckten Werke mit Holzschnitten ausstatten, für die feine Pflanzenaquarelle von Hans Weiditz als Vorlagen dienten. Diese Holzschnitte waren nicht koloriert, aber es gab auch Kräuterbücher mit farbigen Bildern. Dafür wurden die Umrissholzschnitte von Illustratoren ausgemalt, jedes Bild in jedem Buchexemplar einzeln. Entsprechend hoch war der Preis solcher Bücher.

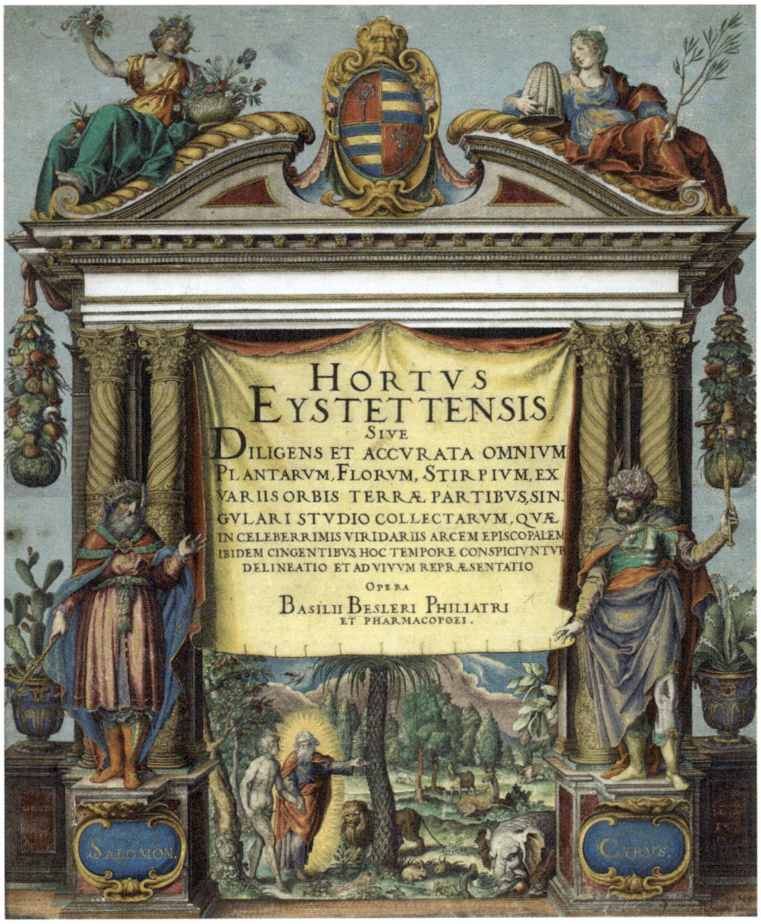

Das Titelblatt des „Hortus Eystettensis" weist darauf hin, dass das Buch nicht nur Bilder heimischer, sondern auch exotischer Pflanzen zeigt.

Eine deutliche Verbesserung der Qualität brachte Anfang des 17. Jahrhunderts der Kupferstich, der detaillertere Bilder ermöglichte als der Holzschnitt. Aus jener Zeit sind zahlreiche Pflanzenbücher erhalten, denn viele Botaniker drängte es, ihre Schätze in schönem Druck zu präsentieren. Ähnlich erging es Fürsten, die sich Botanische Gärten angelegt hatten. Johann Konrad von Gemmingen ließ 1613 von seinem Garten auf der Willibaldsburg in Eichstätt einen Prachtband anfertigen, den „Hortus Eystettensis". Die Ausführung vertrtraute er Basilius Besler an, der 349 heimische und mehr als 300 Gewächse aus fernen Landen abbildete.

Im 18. Jahrhundert brachte es die aufblühende Naturwissenschaft mit sich, dass Botaniker selbst Zeichnungen anfertigten, etwa Maria Sibylla Merian, die in Surinam Pflanzen und die sie aufsuchenden Insekten erforschte und zeichnete. Für ihr Werk „Metamorphosis Insectorum Surinamensium" (1705) engagierte sie die tüchtigsten Kupferstecher.

Pflanzenbilder als Sammelblätter

Eine weitere Frau, die sich um die Kunst der Illustration verdient machte, war Elizabeth Blackwell (um 1710–1758). Sie fertigte Hunderte von Zeichnungen der Pflanzen an, die sie im Heilkräutergarten der Londoner Apothekergesellschaft sah. Sie stach ihre Bilder selbst in Kupfer und veröffentlichte sie zunächst als Sammelblätter, später unter dem Titel „A Curious Herbal" in zwei Bänden. Der Nürnberger Christoph Jacob Trew übernahm diese Bilder, ergänzte sie um weitere 100 und brachte ab 1749 das „Herbarium Blackwellianum" in sechs Bänden zu je 100 Tafeln heraus. Etwa ein halbes Jahrhundert später ermöglichte dann die Lithografie die preisgünstige Herstellung guter Farbdrucke.

Manche der Illustrationen, die sich im folgenden Pflanzenteil finden, stammen aus den hier genannten Werken, manche aus anderen historischen Kräuterbüchern, doch alle begleitet von ausführlichen Informationen über den Gebrauch der Pflanzen in alten Zeiten sowie ihren Anwendungsmöglichkeiten heute, da wir viele ihrer Wirkstoffe kennen.

Alant

Inula helenium

Bereits in der Antike war der Korbblütler Alant unter der Bezeichnung *helenion* beziehungsweise *helenium* eine begehrte Heilpflanze. Der im 1. Jahrhundert in Rom tätige griechische Arzt Dioskurides verordnete sie gegen Husten, Magenschwäche und Krämpfe. Laut dem Gelehrten Plinius, der zur selben Zeit in Rom lebte, nahm Livia, Gattin des Augustus, täglich *helenium* zu sich – und wurde 88 Jahre alt. Wirksamer Teil der Pflanze ist der Wurzelstock. Man ließ Wurzelstücke mehrere Tage in Wein ziehen und überbrühte sie dann mit heißem Wasser. Dieses Getränk setzte man auch gegen Husten sowie gegen Verstopfung ein. Zudem nutzte man geriebene Alantwurzel als Gewürz, und kandierte Wurzel war als Leckerbissen beliebt.

Im Mittelalter galt Alant geradezu als Allheilmittel, und Alantwein fand sogar bei der Vertreibung von Dämonen Verwendung. Hildegard von Bingen (1098–1179) empfahl die Wurzel gegen Lungenleiden und Migräne. In der Volksheilkunde wendete man Alant, der im Lauf der Jahrhunderte auch die Namen Helenenkraut, Darmwurz und Brustalant erhielt, zur Behandlung von Harnwegsproblemen, Menstruationsbeschwerden, Wurmbefall, Hautleiden und – wie schon in der Antike – gegen Husten an.

Wertvoll: Helenin und Inulin

Heute weiß man, dass die ätherischen Öle der Wurzel Helenin enthalten und dass es diese Substanz ist, die den Husten lindert. Deshalb setzt man Helenin manchen Hustensäften zu. Darüber hinaus weist die Wurzel große Mengen Inulin auf. In der Nahrungs- und Ergänzungsmittelherstellung dient Inulin als Stärkeersatz, geeignet für Diabetiker. Es ist der Darmflora förderlich und hilft als Ballaststoff gegen leichte Verstopfung.

Aufgrund dieser Eigenschaften baut man Alant bis heute an. Im Herbst werden von den zwei- bis dreijährigen Pflanzen die Wurzelstöcke abgetrennt, zerkleinert und getrocknet. Auszüge daraus setzt man naturheilkundlichen Medikamenten zu. Die hohe Wirksamkeit der Substanzen erfordert Vorsicht bei der Anwendung. Wer gegen Korbblütler allergisch ist, darf keine Alantpräparate einnehmen, ebenso ist Schwangeren und Stillenden davon abzuraten. Bei hohen Dosierungen kann es zu Durchfall, Erbrechen und sogar Krämpfen kommen.

Indikationen
Atemwegserkrankungen wie Bronchitis und Husten. Leichte Verstopfung.

Inhaltsstoffe
Helenin, Inulin.

Anwendungsweise
- Tee: 1 TL zerkleinerte Wurzel mit 1 Tasse heißem Wasser übergießen, abseihen und den Tee langsam trinken.
- Würziger Alantwein: 4 EL zerkleinerte Alantwurzel in 1 l Wein geben und einige Wochen lang in einer dunklen Flasche ziehen lassen. Abseihen und täglich ein Schnapsgläschen davon trinken.
- Inulin als Fertigpulver (Apotheke) kann bei Diabetes und leichter Verstopfung nach Angaben auf der Packungsbeilage eingenommen werden.

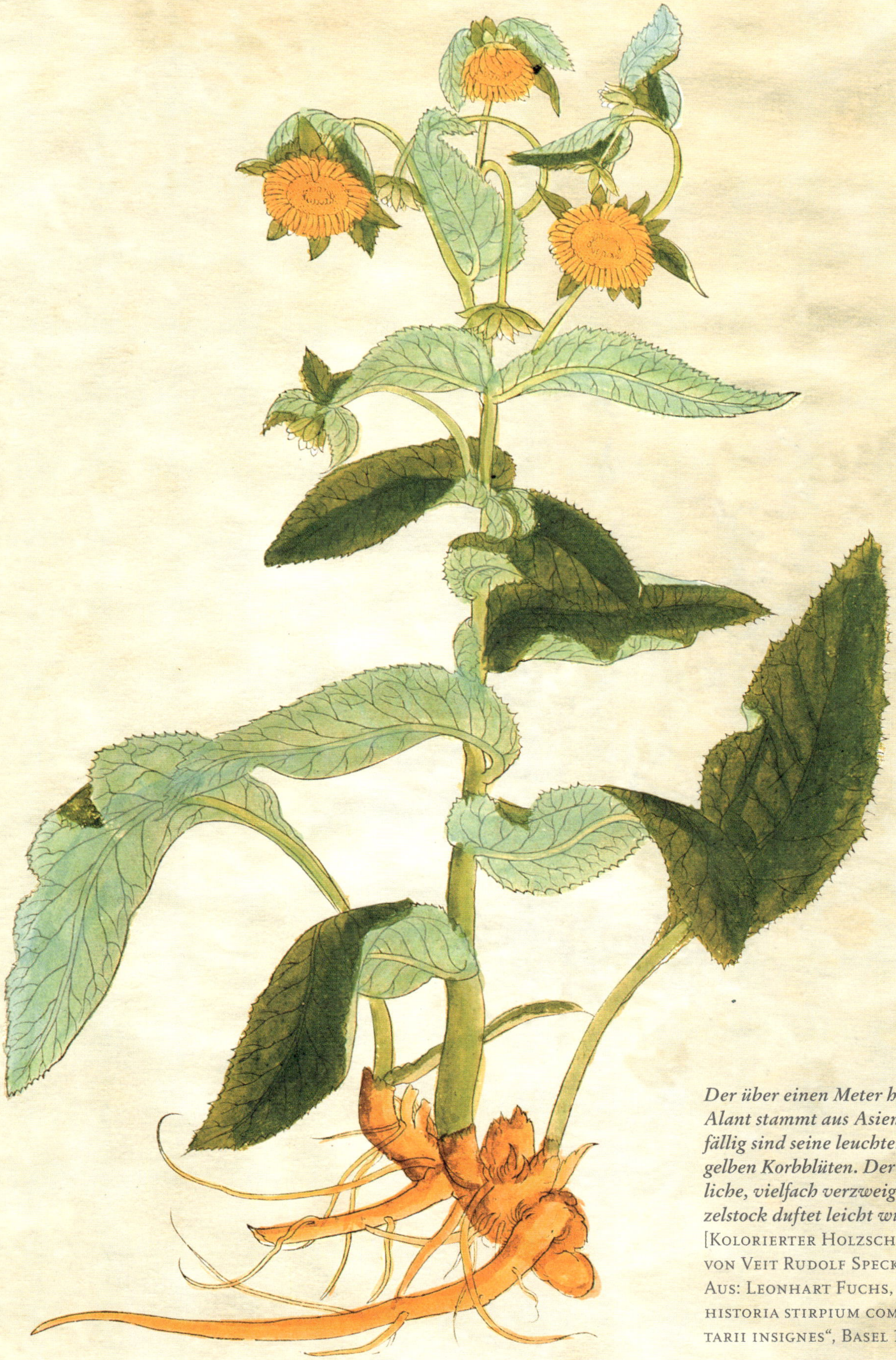

Der über einen Meter hohe Alant stammt aus Asien. Auffällig sind seine leuchtend gelben Korbblüten. Der bräunliche, vielfach verzweigte Wurzelstock duftet leicht würzig. [Kolorierter Holzschnitt von Veit Rudolf Specklin. Aus: Leonhart Fuchs, „De historia stirpium commentarii insignes“, Basel 1542]

Aloe, Echte

Aloe vera

Etwa 550 Aloe-Arten gibt es, doch nur eine davon wird medizinisch verwendet, die *Aloe vera* (lat. *vera* = wahr). Sie stammt aus dem Vorderen Orient, war aber in der Antike und im Mittelalter auch in Europa bekannt. Ihre dicken Blätter speichern Wasser für trockene Perioden. Diese wasserspeichernden Gewebe sind für die Gewinnung von Heilsubstanzen wichtig. Im ägyptischen „Papyrus Ebers" aus dem 16. Jahrhundert v. Chr. wird die Aloe „Pflanze der Ewigkeit" genannt, die Entzündungen und Schmerzen lindere, und Kleopatra soll sie zur Hautpflege genutzt haben. Heute ist die Aloe in warmen Regionen verbreitet, wo sie als Arznei- und Ziergewächs kultiviert wird, vor allem in den USA, in Mittel- und Südamerika sowie in Australien.

Pflanzenkundige der Antike wie der Arzt Pedanios Dioskurides und der Naturforscher Plinius empfahlen Aloe zur äußerlichen Anwendung bei Wunden, Akne, Sonnenbrand und Entzündungen in der Mundhöhle, zudem innerlich bei Magenproblemen. Hildegard von Bingen wiederum verordnete Aloe als Arznei zum Einnehmen gegen Gelbsucht, Migräne und Magenleiden sowie als Mundspülung gegen Karies.

Hautfreundliches Gel

Man weiß nicht genau, in welcher Form unsere Vorfahren das Speichergewebe der Aloe genutzt haben. Es gibt zwei Möglichkeiten: Entweder lässt man den Saft eines angeschnittenen Blattes heraustropfen, oder man schabt das wasserspeichernde Gewebe aus der Blattrinde heraus und gewinnt so ein Gel, eine zähe, salbenartige Masse. Die Saftgewinnung birgt, wie man heute weiß, das Risiko, dass einige in der Blattrinde enthaltene Substanzen mit heraustropfen, etwa Aloin, das abführend wirkt und im Verdacht steht, Krebs zu erregen und das Erbgut zu schädigen. Deshalb ist es riskant, Aloesaft gegen Verstopfung einzunehmen, obwohl solche Präparate in der Naturheilkunde immer noch zum Einsatz kommen.

Keine Gefahr besteht hingegen bei herausgeschältem Gel, wenn es von einer seriösen Pharma-/Kosmetikfirma stammt, sodass man sicher sein kann, dass nicht ganze Blätter (also mit Blattrinde) verarbeitet wurden. Das Gel enthält unter anderem Polysaccharide und Aminosäuren. Die hautpflegende, wundheilende und entzündungshemmende Substanz wird in Cremes, Seifen, Sonnenschutzlotionen, Shampoos und Rasiercremes verarbeitet.

Indikationen
Hautleiden, pflegebedürftige Haut, Wunden. Entzündungen der Mundschleimhaut und des Zahnfleischs. Unter Vorbehalt: Verstopfung.

Inhaltsstoffe
- Im Gel: Zucker, Polysaccharide, Vitamine, Aminosäuren.
- In der Blattrinde: Aloin, Aloeresin.

Anwendungsweise
Fertigpräparate in Form von Cremes, Salben, Seifen und schäumenden Wasch- und Pflegeprodukten.

Die Echte Aloe gehört zu den Liliengewächsen. Ihre etwa 50 Zentimeter langen graugrünen, am Rand gezähnten Blätter sind rosettig angeordnet und wachsen fast ohne Stamm empor. Im Sommer treibt die Pflanze einen bis einen Meter hohen Blütenstand, von dem gelbliche, röhrenförmige Blüten herabhängen.
[Handkolorierter Kupferstich. Aus: Friedrich Johann Justin Bertuch, „Bilderbuch für Kinder", Weimar 1798]

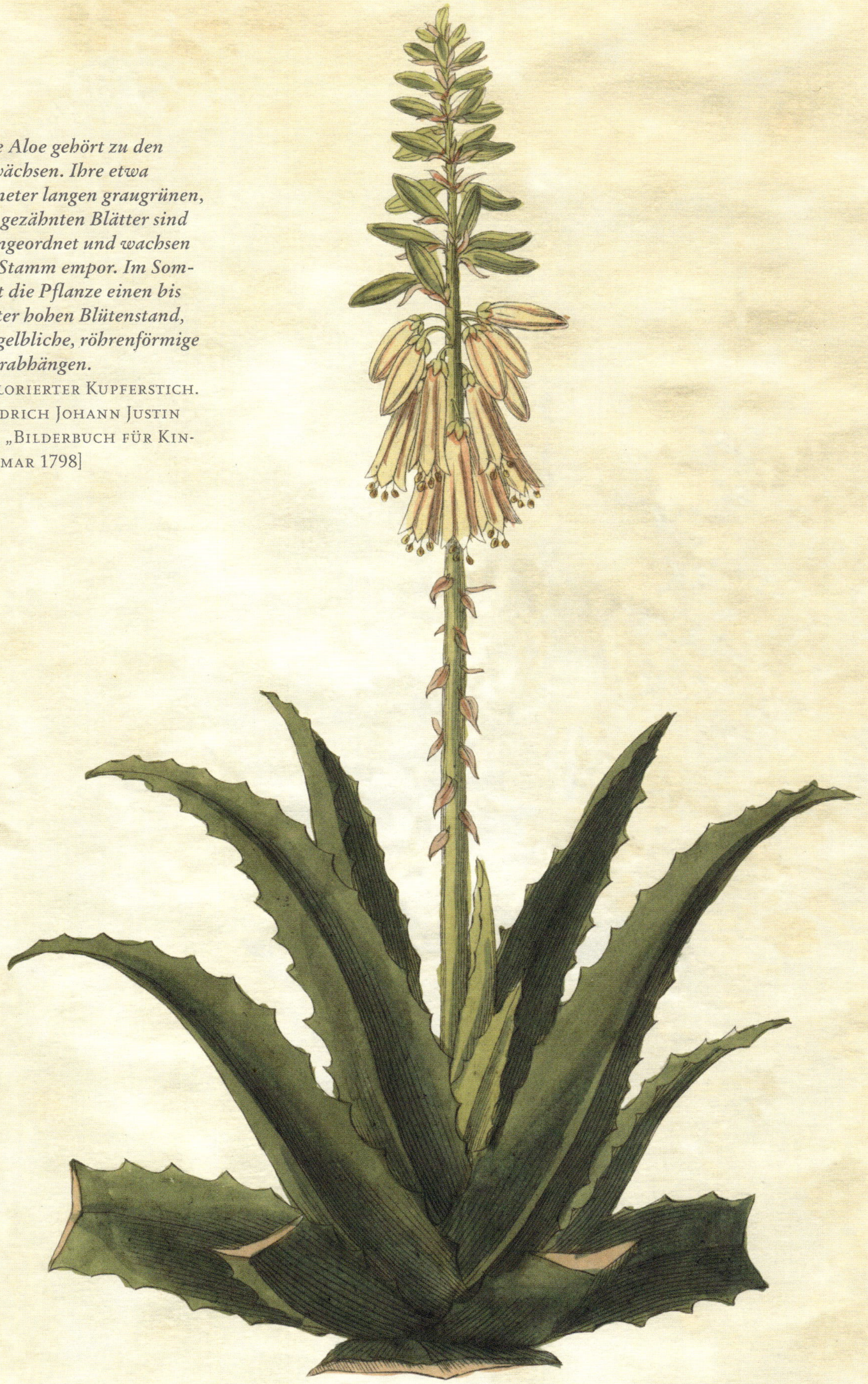

Andorn

Marrubium vulgare

Auf den ersten Blick könnte man den Andorn für eine Taubnessel halten. Allerdings sind die Blätter kleiner, rundlicher und auf der Oberseite stark gefurcht, während die Unterseite filzig behaart ist. Die Pflanze stammt aus dem Mittelmeerraum, kommt aber heute in ganz Zentraleuropa vereinzelt vor, zumeist verwildert in der Nähe von Ansiedlungen. Bei uns kennt man den Andorn auch unter den Namen Helfkraut, Weißer Dorant, Berghopfen oder Mariennessel.

Der Andorn zählt seit der Antike zu den wichtigsten Heilpflanzen. Plinius (23–79 n. Chr.) bezeichnete ihn in seiner „Naturalis historia" als „eines der vorzüglichsten Kräuter". Dem stand die Forschergruppe Klostermedizin an der Universität Würzburg nicht nach und kürte den Andorn im Jahr 2018 zur Arzneipflanze des Jahres.

Indikationen
Verdauungsstörungen, Appetitlosigkeit. Entzündungen, Geschwüre. Husten und verschleimte Bronchien.

Inhaltsstoffe
Ätherische Öle, Gerbstoffe, Bitterstoffe (Marrubiin und Marrubiinsäure).

Anwendungsweise
Tee: 2 TL getrockneten Andorn mit 100 ml heißem Wasser übergießen, 10 Minuten ziehen lassen und abseihen. Bis zu 3 Tassen täglich trinken. Der Tee lässt sich auch, stärker angesetzt, für Umschläge verwenden.

„Er duftet süß, schmeckt aber scharf"

Besonders reich ist der Andorn an ätherischen Ölen, Gerbstoffen und dem Bitterstoff Marrubiin. Viele wirksame Pflanzeninhaltsstoffe binden sich an unsere Bitterrezeptoren. Marrubiin zum Beispiel fördert die Gallenproduktion sowie die Magen- und Darmtätigkeit. Deshalb nutzt man Andornpräparate gegen Verdauungsstörungen und Appetitlosigkeit. Zudem deuten US-amerikanische Studien darauf hin, dass die Reizung der Bitterrezeptoren das Immunsystem anregt und so vor Infektionen schützen könnte.

In der Heilkunde verwendet man Andornkraut, also Blätter und Stängelteile. „Es duftet süß, schmeckt aber scharf", konstatierte der kräuterkundige Abt Walahfrid Strabo im 9. Jahrhundert. Er empfahl Andorn sogar gegen Vergiftungen durch Schwiegermütter – ein Rat, dessen Wirksamkeit bezweifelt werden darf. Recht hatte dagegen Hildegard von Bingen, die einen Weinauszug von Andorn, Fenchel und Dill gegen Husten einsetzte. In der Volksheilkunde stellte man oft eine Art Andornsirup aus frischen Andornblättern und Zucker her und nahm ihn gegen Husten, „Lungenpfeifen" und Würmer ein.

Heute bereitet man gegen Husten oder Verdauungsstörungen einen Tee aus getrocknetem Andornkraut. Desinfizierende Umschläge mit dem Tee sind ebenfalls ein sinnvolles Heilmittel. Es gibt auch fertige Andorntropfen zu kaufen; sie dienen als Medikament gegen verschleimte, verkrampfte oder entzündete Bronchien.

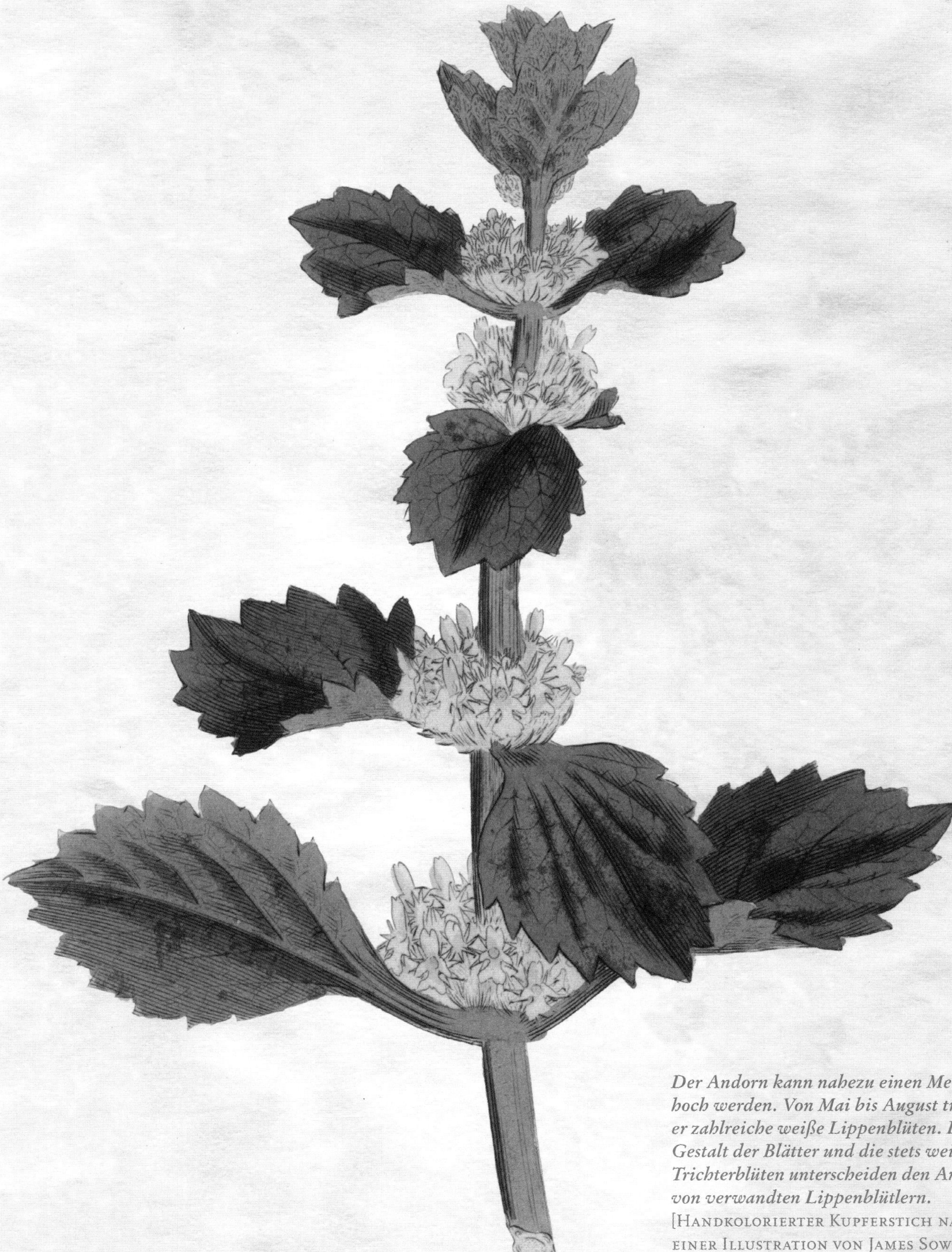

Der Andorn kann nahezu einen Meter hoch werden. Von Mai bis August trägt er zahlreiche weiße Lippenblüten. Die Gestalt der Blätter und die stets weißen Trichterblüten unterscheiden den Andorn von verwandten Lippenblütlern.
[Handkolorierter Kupferstich nach einer Illustration von James Sowerby. Aus: William Woodville und William Jackson Hooker, „Medical Botany“, London 1832]

Anis

Pimpinella anisum

Nur wenige von uns dürften jemals eine Anispflanze bewusst gesehen haben. Am ehesten begegnet man dem aus dem Nahen Osten stammenden Anis heute in Heilkräutergärten. Aber wer schon einmal an Anisspirituosen wie Ouzo, Pastis, Sambuca oder auch Absinth zumindest geschnuppert hat, wird sich stets an den süßlich-milden Duft erinnern. Anis wird in vielen Schnäpsen und Likören verwendet, daneben auch in Back- und Süßwaren, etwa den beliebten Anisplätzchen. Im Altertum würzte man Getränke und Speisen mit Anis, wie Ausgrabungen auf Santorin und Kreta belegen, und nutzte ihn auch in Duftölen. Im Mittelalter und später war es zeitweise Brauch, Anisgebäck in süßes Bier zu bröckeln, und vor allem in ländlichen Gebieten kredenzten Frauen ihren Männern anishaltige Getränke als Aphrodisiakum. Zwar enthält die ganze Pflanze Duft- und Aromastoffe, doch verwendet werden nur die etwa vier Millimeter langen braunen Früchte, die ab August reifen und wie Samen aussehen. Aus ihnen destilliert man das Anisöl, das für die Heilkunst wertvoll ist.

Anisöl aus den Früchten

In der Region um die Städte Erfurt und Magdeburg wurde Anis schon im Mittelalter angebaut, um das Öl zu gewinnen. Vor allem das darin enthaltene Anethol entfaltet die Heilwirkung. Diese Substanz löst Schleim und wird deshalb als Hustenmittel zu Salben verarbeitet, mit denen man Brust und Rücken einreibt. Vorsicht ist jedoch bei Babys und Kleinkindern geboten: Ätherische Öle, die in die Nähe des Mund- und Nasenbereichs gelangen, können Erstickungsanfälle auslösen.

Bei Magen- und Darmproblemen kann man den Bauch mit Anisölpräparaten einreiben oder Anistee trinken. Käuflicher Anistee enthält oft auch Fenchel und Kümmel. Er löst Krämpfe und Blähungen und wirkt zudem antibakteriell. Da die Wirkstoffe von Anistee teilweise über die Lungen ausgeschieden werden, beeinflussen sie auch die Atemorgane positiv. Stillende Mütter schätzen den Tee ebenfalls, denn die Inhaltsstoffe gehen in die Muttermilch über und bekämpfen so Blähungen beim Baby. Darüber hinaus regen sie die Milchbildung an.

Reines Anisöl darf man nicht zu sich nehmen, es löst Erbrechen aus. Auch wer eine Allergie gegen Anis hat oder unter Asthma leidet, sollte Anispräparate meiden.

Indikationen

Husten, Halsinfektionen. Verdauungsbeschwerden wie Blähungen und Koliken. Appetitlosigkeit. Mangelhafte Milchbildung bei stillenden Müttern.

Inhaltsstoffe

Ätherisches Öl: 90 % Anethol, Estragol.

Anwendungsweise

- Tee: Zerstoßene Anisfrüchte mit heißem Wasser überbrühen, 10 Minuten ziehen lassen und abseihen.
- Inhalat: Gegen Husten oder Halsinfektionen ein wenig Anisöl in heißes Wasser träufeln und einige Minuten lang die Dämpfe einatmen.

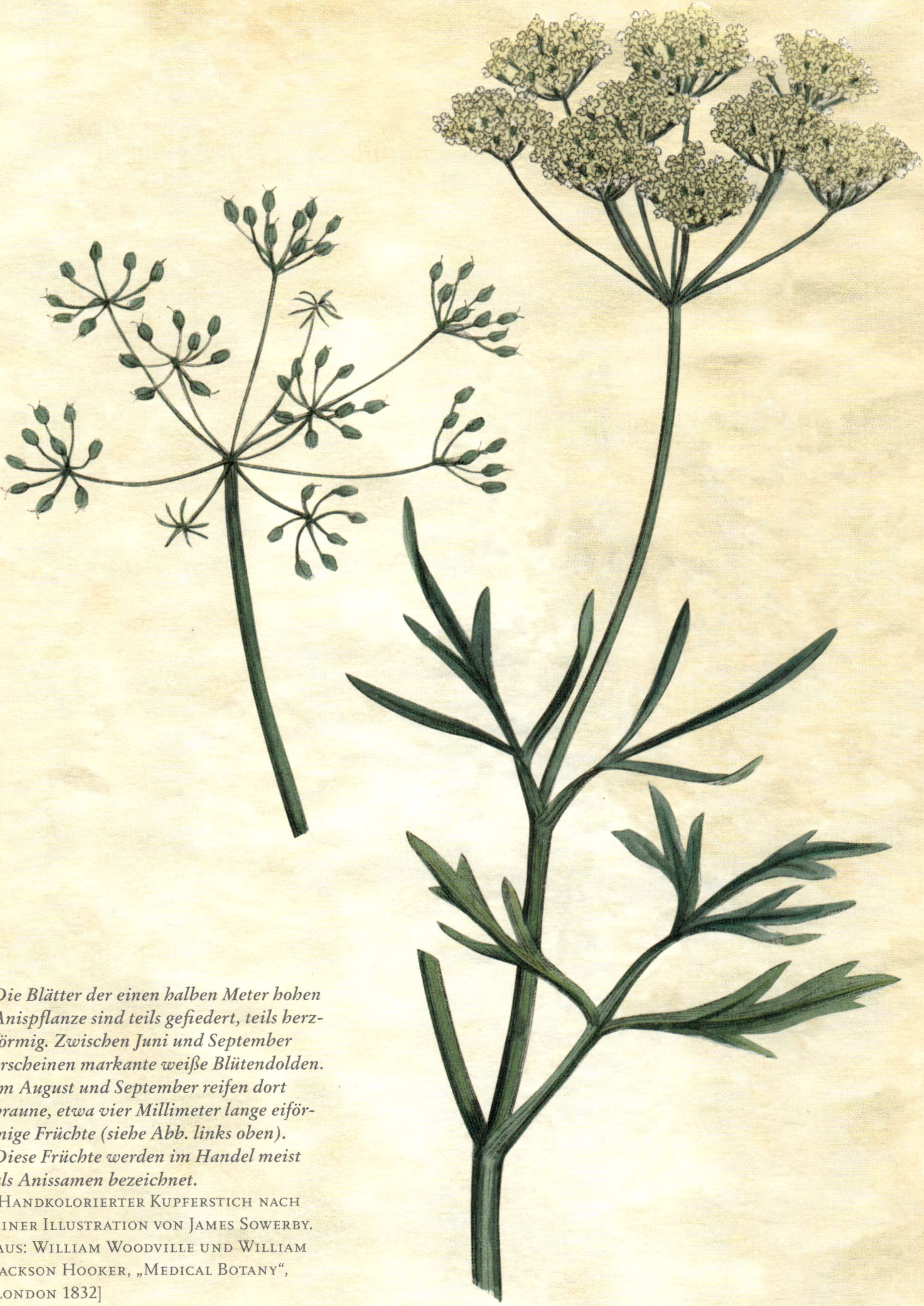

Die Blätter der einen halben Meter hohen Anispflanze sind teils gefiedert, teils herzförmig. Zwischen Juni und September erscheinen markante weiße Blütendolden. Im August und September reifen dort braune, etwa vier Millimeter lange eiförmige Früchte (siehe Abb. links oben). Diese Früchte werden im Handel meist als Anissamen bezeichnet.
[Handkolorierter Kupferstich nach einer Illustration von James Sowerby. Aus: William Woodville und William Jackson Hooker, „Medical Botany", London 1832]

Arnika, Echte

Arnica montana

Obwohl die Arnika in Mitteleuropa heimisch ist, sind Herkunft und Bedeutung dieses Namens unbekannt. Der Eintrag „Wolvisgelegena" in der „Physica" Hildegards von Bingen, der auf eine sehr alte Bezeichnung für die Pflanze zurückgeht und in „Wolfsbann" fortlebt, wurde oft als Arnika gedeutet; doch daran gibt es inzwischen Zweifel, zumal Hildegard als einzige Indikation den Liebeszauber angibt. Die erste einigermaßen zuverlässige Erwähnung taucht im 14. Jahrhundert auf, und etwa ab dem 18. Jahrhundert findet man die Arnika dann in zahlreichen Kräuterbüchern. Dort erscheint sie unter diversen Namen: neben Arnika vor allem Bergwohlverleih, aber auch Bergdotterblume, Blutblume, Färberblume, Kraftwurzel, Wundkraut und eben Wolfsbann. Man schrieb ihr Heilwirkungen gegen Prellungen, Blutergüsse und Venenentzündungen zu. Auch bediente man sich ihrer bei Problemen der Atem- oder Verdauungsorgane sowie bei Gicht, Rheuma und Herzbeschwerden. Nicht selten wurde sie als Anregungsmittel empfohlen – und bisweilen für Abtreibungen verwendet.

Indikationen
Prellungen, Blutergüsse, Verstauchungen, Quetschungen. Rheuma.

Inhaltsstoffe
Helenalin und Dihydrohelenalin. Bitterstoffe, Flavonoide, Triterpene, Terpenoide, Cumarin. Ätherisches Öl mit Thymol und Azulen.

Anwendungsweise
Arnika wendet man in Form von Salben, Tinkturen oder Ölen ausschließlich äußerlich an.

Beliebt bei Goethe und Kneipp

Ein Liebhaber dieser Heilpflanze war Goethe. Im Jahr 1823 wurde ihm während einer Krankheit Arnikatee verabreicht, was er den Anwesenden vom Krankenlager aus mit einem Vortrag über die Pflanze dankte, die er oft beim Bergwandern bewundert hatte. Auch Sebastian Kneipp lobte sie: „Arnika ist nicht mit Gold zu bezahlen – in vielen Fällen hilft sie rasch und schmerzlos."

In der Heilkunde werden die Blüten verwendet. Sie enthalten Stoffe wie Helenalin, das gegen Mikroben wirkt und die Bildung entzündungsauslösender Stoffe unterdrückt. Doch da Helenalin das Herz schädigen kann, ist von innerlicher Selbstmedikation mit Arnikatinkturen oder -tees dringend abzuraten. Bei äußerlicher Anwendung hingegen erweist sich Arnika als hilfreich. Salben oder Umschläge mit Arnikatinktur oder -tee setzt man bei Prellungen und Blutergüssen sowie bei rheumatischen Beschwerden ein. Dies allerdings nur bei unverletzter Haut und nur so lange, wie keine Hautreizung auftritt.

Heute steht die bei uns selten gewordene Echte Arnika unter Schutz. Deshalb wurde die aus Nordamerika stammende Wiesenarnika *(Arnica chamissonis)* zur Herstellung von Arnikapräparaten zugelassen. Doch neueren Untersuchungen zufolge fehlen der Wiesenarnika entzündungshemmende Stoffe, die nur in unserer heimischen Art vorkommen.

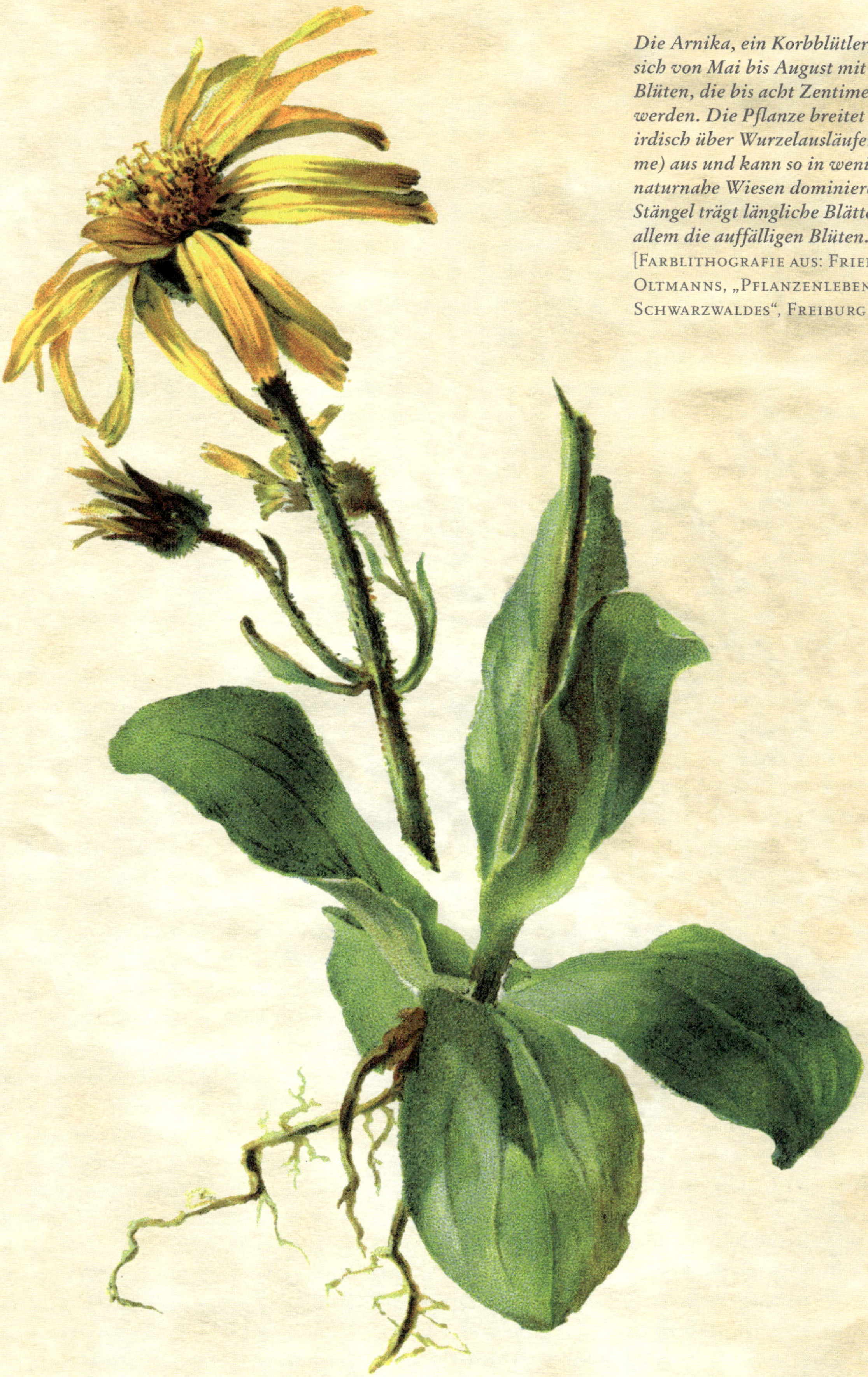

Die Arnika, ein Korbblütler, schmückt sich von Mai bis August mit gelben Blüten, die bis acht Zentimeter groß werden. Die Pflanze breitet sich unterirdisch über Wurzelausläufer (Rhizome) aus und kann so in wenigen Jahren naturnahe Wiesen dominieren. Der Stängel trägt längliche Blätter und vor allem die auffälligen Blüten.

[Farblithografie aus: Friedrich Oltmanns, „Pflanzenleben des Schwarzwaldes", Freiburg 1927]

Augentrost

Euphrasia officinalis

Hildegard von Bingen empfahl den Augentrost im 12. Jahrhundert unter der Bezeichnung „Frasica“ gegen Augenbeschwerden, Wunden und innere Geschwüre. Paracelsus wandte sie im 16. Jahrhundert gegen Gelbsucht an. Auch heute werden Augentrostextrakte und -tinkturen in Naturheilkunde und Homöopathie eingesetzt. Gegen Bindehautentzündung, Gerstenkorn sowie Augenermüdung und -reizung verwendet man Augentropfen mit Augentrost aus der Apotheke. Für Kompressen werden einige Tropfen Augentrosttinktur in warmes Wasser gegeben. Auf der Haut fördern Augentrostumschläge die Wundheilung. Der Extrakt lässt sich auch innerlich nutzen: gegen Heuschnupfen, Halsschmerzen und Husten. Kein Wunder, dass der Botaniker Carl von Linné (1707–1778) die Gattung *Euphrasia* (Wohlbefinden) nannte.

Positive Erfahrungswerte

Es gibt eine ganze Reihe nur schwer unterscheidbarer Augentrostarten, die in ganz Europa und in Teilen Asiens und Amerikas verbreitet sind. Sie alle werden gern von Bienen und Schwebfliegen besucht. Der Volksmund hat der Pflanze mehrere positive Namen gegeben, etwa Augustinuskraut, Wegleuchte oder Augendank. Weniger begeistert sind Bauern: Sie bezeichnen den Augentrost als Wiesenwolf oder Milchdieb. Denn er besitzt zwar Chlorophyll für die Photosynthese, zapft aber mit Saugorganen, die an den Wurzeln sitzen, das Wurzelgeflecht seiner Nachbarn an und entzieht ihnen auf diese Weise Nährstoffe. Da die anderen Pflanzen dann schlechter wachsen, kann Augentrost den Grasertrag einer Weide deutlich mindern, sodass dem Milchvieh weniger Futter zur Verfügung steht.

Zu den Inhaltsstoffen des Augentrosts zählen vor allem Flavonoide, etwa Luteolin und Quercetin. Diese Substanzen zeigen im Tierversuch entzündungsbekämpfende und antiallergische Eigenschaften, zudem hemmen sie Tumorzellen. Darüber hinaus enthält die Pflanze Iridoide, die gegen Bakterien und Schadpilze wirken. In Zellkulturen unterdrücken Flavonoide sogar die Vermehrung von Hepatitis-B-Viren. Zwar gibt es kaum wissenschaftliche Untersuchungen zur Wirksamkeit von Augentrostextrakten am Menschen, doch vielfach berichtete Erfahrungswerte bestätigen die Heilkraft der Pflanze als Augentherapeutikum.

Indikationen

Augenentzündungen und -reizungen, Entzündungen des Atemtrakts, oberflächliche Wunden.

Inhaltsstoffe

Flavonoide wie Luteolin und Quercetin. Iridoide wie Aucubin.

Anwendungsweise

Man nutzt die oberirdischen Teile, frisch oder getrocknet. Achtung: Selbst gesammelte Pflanzen können mit Mikroben verseucht sein. Deshalb sind Augentropfen, Tinkturen oder auch Globuli aus der Apotheke zu bevorzugen.

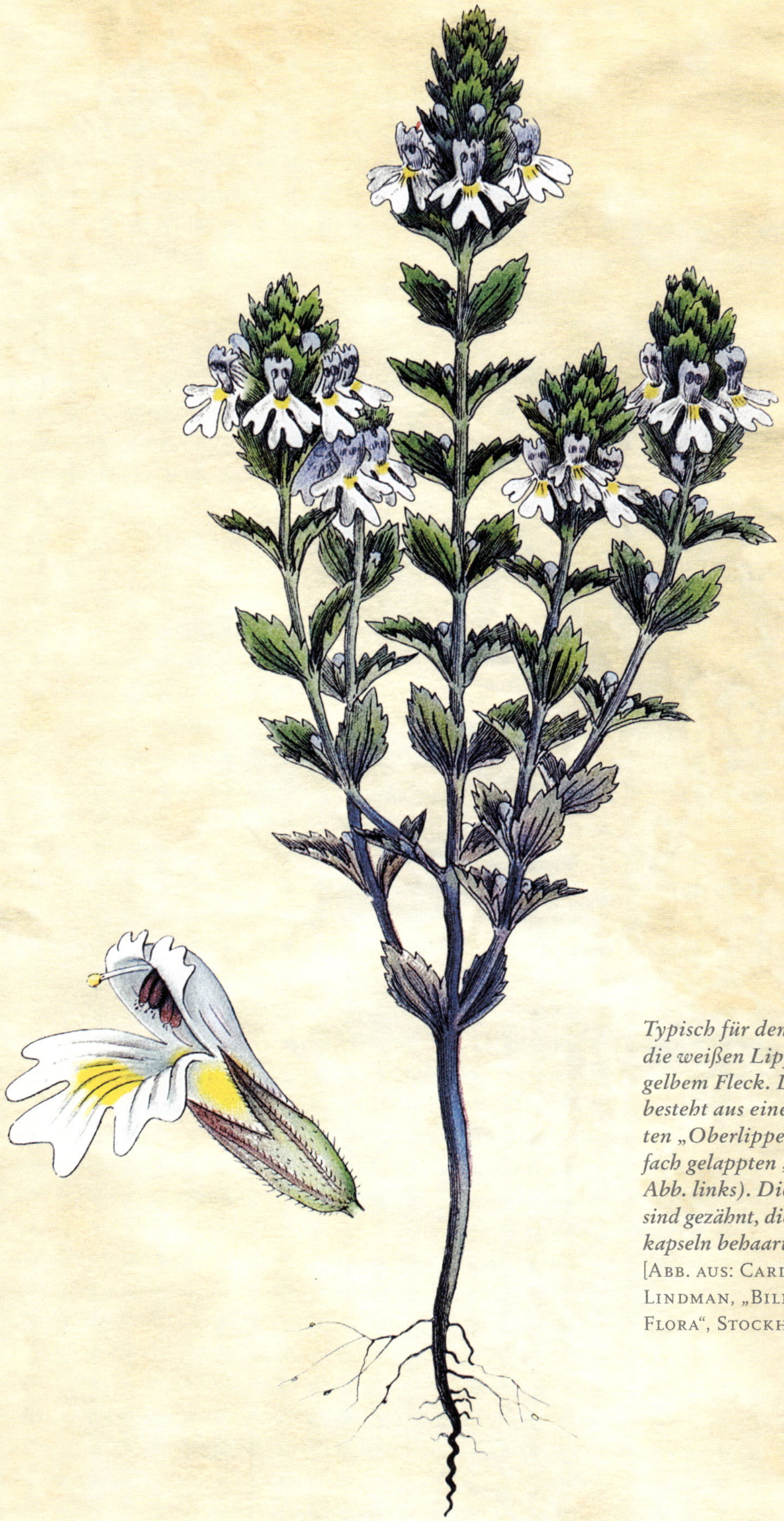

Typisch für den Augentrost sind die weißen Lippenblüten mit gelbem Fleck. Die Blütenkrone besteht aus einer zweifach gelappten „Oberlippe" und einer dreifach gelappten „Unterlippe" (siehe Abb. links). Die graugrünen Blätter sind gezähnt, die bräunlichen Samenkapseln behaart.

[Abb. aus: Carl Axel Magnus Lindman, „Bilder ur Nordens Flora", Stockholm 1901–1905]

Bachminze

Mentha aquatica

Die Bachminze, vielfach auch Wasserminze genannt, ist eine enge Verwandte der Pfefferminze und über weite Teile der Erde verbreitet. Sie wächst im Wasser wie an Land und lässt manchmal an Bachufern ganze Blütenfelder entstehen. Im Herbst bilden sich Samen, die sich dann mit dem Wasser verbreiten. Die glänzenden, am Rand fein gezähnten Blätter an langen Stielen duften beim Zerreiben stark nach Minze; diese Blätter werden in der Heilkunde verwendet. Einst zählte die Bachminze zu den heiligen Pflanzen der keltischen Druiden. Sie symbolisierte Glück und Wohlstand, zudem verabreichten die Druiden sie bei Verdauungsbeschwerden und Menstruationsproblemen. Auch mittelalterliche Kräuterkundige, unter ihnen Hildegard von Bingen, bedienten sich ihrer bei diesen Indikationen und darüber hinaus bei „Seitenstechen“ – wobei wir nicht wissen, welche Beschwerden damit gemeint waren. In Griechenland war die Pflanze vermutlich Bestandteil eines Tranks, der während des Kults zu Ehren der Fruchtbarkeitsgöttinnen Demeter und Persephone gereicht wurde. Auch legten sich die Griechen Kränze aus duftender Bachminze gegen Kopfschmerzen aufs Haupt. Diesen Brauch belebte Kräuterpfarrer Sebastian Kneipp im 19. Jahrhundert wieder.

Indikationen
Magen-Darm-Probleme, Appetitlosigkeit. Kopfschmerzen. Erkältung, Husten. Insektenstiche.

Inhaltsstoffe
Ätherisches Öl, Gerbstoffe, Flavonoide, Bitterstoffe.

Anwendungsweise
- Tee: 2 TL getrocknete und einige zerkleinerte frische Blätter mit 200 ml heißem Wasser übergießen und nach 10 Minuten abseihen. Gegen Insektenstiche deutlich mehr Blätter nehmen.
- Brei für Umschläge: Blätter zerdrücken und mit kaltem Wasser verrühren.

Bitterstoffe und ätherische Öle

Anders als die Pfefferminze enthält die Bachminze kein Menthol und ist daher milder. Dafür besitzt sie Bitterstoffe, welche die Verdauung fördern und Übelkeit bekämpfen. Nicht zuletzt finden sich in der Bachminze ätherische Öle, die Schmerzen lindern, Schleim lösen, Bakterien abtöten und angenehm duften. Ätherische Öle wirken überdies gegen Krämpfe und Schlafstörungen.

Bei Husten und Erkältung bereitet man einen Tee aus den Blättern der Bachminze. Man kann auch frische Blätter zerdrücken und daran schnuppern. Alternativ träufelt man einige Tropfen des ätherischen Öls – nach Herstelleranweisung und nicht bei Kleinkindern – auf ein Taschentuch und atmet es ein, um Schleim zu lösen und die Atemwege zu befreien. Bewährt hat sich zudem, ein paar Tropfen des Öls in heißes Wasser zu geben und den Dampf zu inhalieren.

Gegen Insektenstiche hilft ein Umschlag mit dem Tee, den man stärker ansetzt als zum Trinken. Auch ein Brei aus zerkleinerten Blättern kann die Hautreizung lindern.

Die Bachminze erreicht Wuchshöhen von 50 Zentimetern und mehr. Auffällig sind die Büschel kleiner violetter, rosafarbener oder manchmal auch weißlicher Lippenblüten, die sich im Sommer, etwa ab Juli, entwickeln.
[Illustration von Christiaan Sepp. Aus: Jan Kops und Herman Christiaan van Hall, „Flora Batava“, Amsterdam 1844]

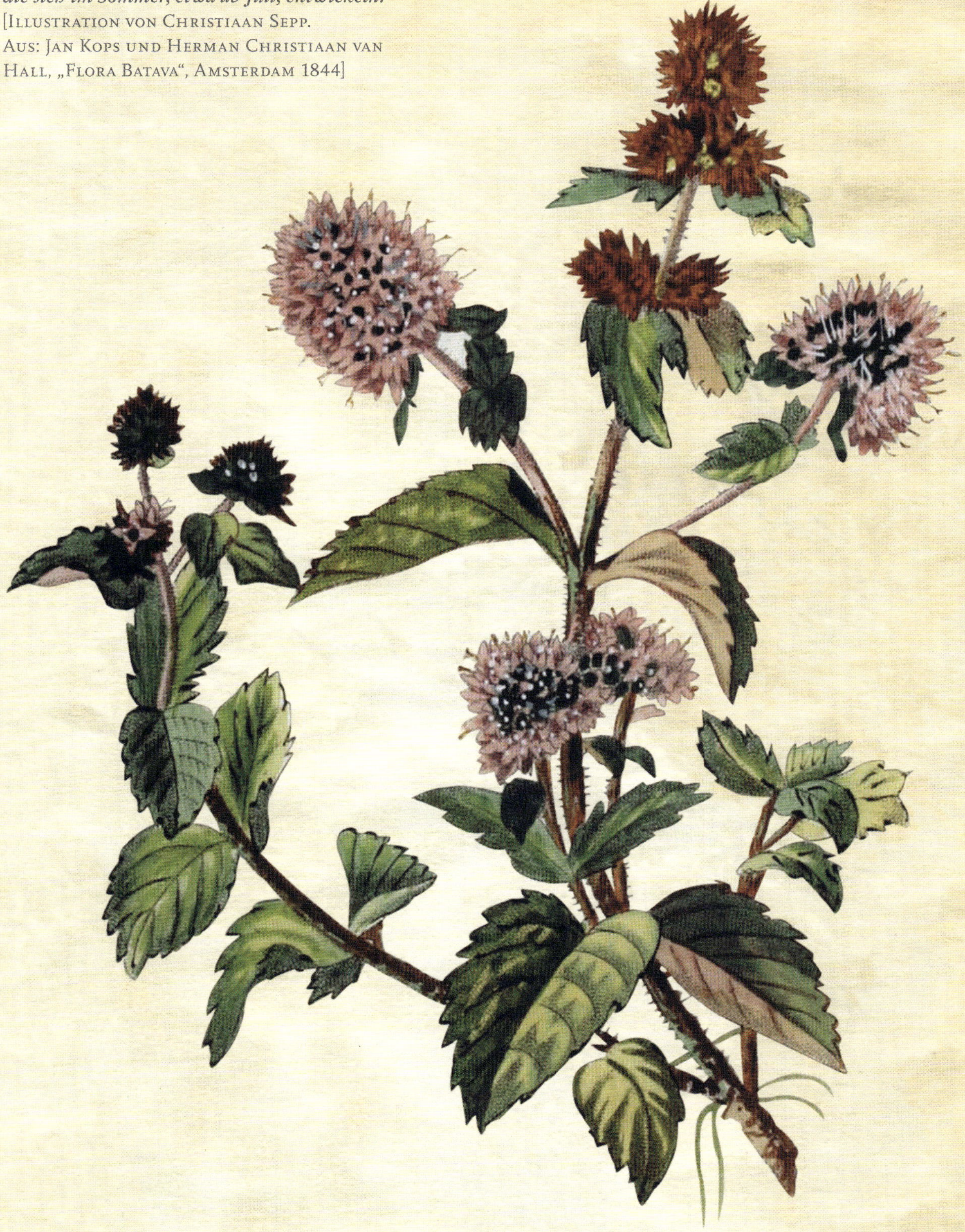

Baldrian, Echter

Valeriana officinalis

Bisweilen stößt man an Gräben und auf feuchten Wiesen auf die Baldrianpflanze. Man erkennt sie an den bis 20 Zentimeter langen gefiederten Laubblättern und den von Mai bis Juli erscheinenden hellrosa Blütenständen, die einen kräftigen süßlichen Duft verströmen. Geruchsträger ist vor allem die Isovaleriansäure im ätherischen Öl. Echter Baldrian und seine engen Verwandten der Gattung *Valeriana* sind seit alters her bei vielen Völkern beliebt. In Skandinavien diente die stark duftende Pflanze als Schutz vor bösen Geistern. Dafür hängte man ein Büschel Baldrian über die Tür. Ein Bräutigam wiederum sollte am Hochzeitstag Baldrianblätter bei sich tragen, damit ihm neidische Elfen nicht die Manneskraft wegzauberten.

Ein Kraut namens Phu

Im 1. Jahrhundert erwähnten die in Rom lebenden Pflanzenkundigen Plinius und Dioskurides ein Kraut namens Phu, womit die beiden vermutlich Baldrian meinten. Phu solle gegen „Seitenstechen“ helfen, eine Erkrankung, die auch bei Hildegard von Bingen vorkommt und die wir heute nicht identifizieren können. Im Mittelalter taucht dann in Kräuterbüchern die Bezeichnung *Valeriana* für den Baldrian auf; man weiß aber nicht, woher dieser Name stammt.

Heilkräftiger Pflanzenteil ist die Wurzel. Sie wird getrocknet und kann zu Tee oder Baldrianwein verarbeitet werden. Ursprünglich wurde das Mittel hauptsächlich gegen Verdauungsbeschwerden eingenommen. Weitere Heilanzeigen kamen vor allem im 16. Jahrhundert hinzu; so wurde Baldrianextrakt beispielsweise gegen Hautleiden eingesetzt. Auch die Schnäbel der Masken von Pestärzten, die mit aromatischen Düften eine Ansteckung verhindern sollten, enthielten vielfach Baldrian. Bald galt die Pflanze als regelrechtes Universalheilmittel.

Im 18. Jahrhundert geschah dann etwas in der Heilkunde Ungewöhnliches: Fast alle bisher gültigen Indikationen fielen weg, stattdessen wurde das Mittel fortan zur Beruhigung empfohlen. Dieser Zweck der Verwendung war zuletzt fast 1000 Jahre zuvor im „Lorscher Arzneibuch“ erwähnt worden. Auch heute wird Baldrian als entspannendes Mittel gegen Unruhe und Alltagsstress genommen. Man weiß, dass das Flavonoid Linarin sedierend wirkt und die Valerensäure die Muskeln entspannt, Krämpfe löst und das Zentralnervensystem dämpft.

Indikationen
Anspannung und innere Unruhe, Schlafstörungen. Nervös bedingte Herzprobleme. Krämpfe.

Inhaltsstoffe
Ätherisches Öl mit Bornylisovalerat, Bornylacetat und Isovaleriansäure. Valerensäure, Linarin, Actinidin.

Anwendungsweise
Tee: 2 TL Baldrianwurzel in eine Tasse mit heißem Wasser geben und 15 Minuten ziehen lassen. Es gibt auch ein großes Angebot an Fertigpräparaten.

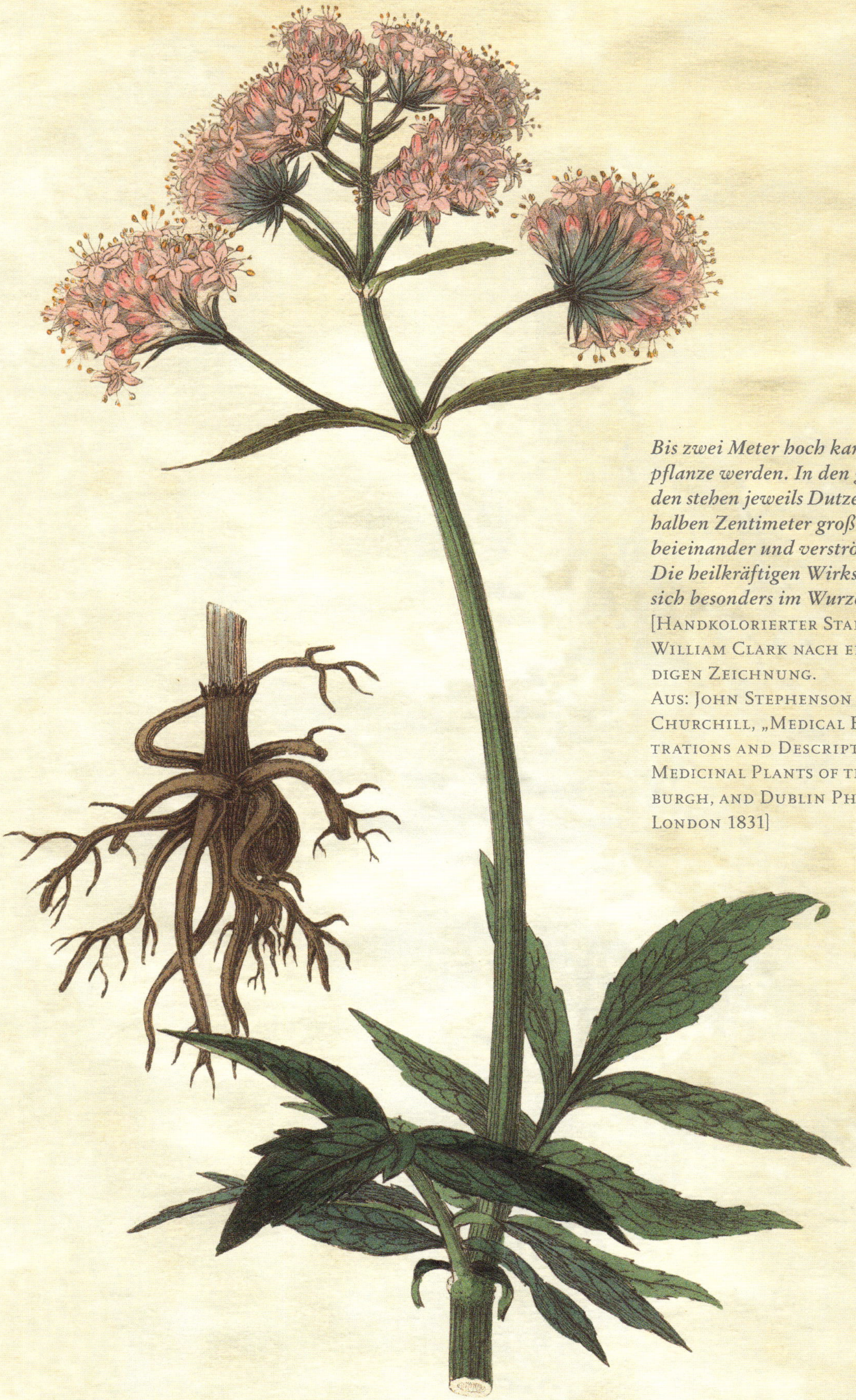

Bis zwei Meter hoch kann die Baldrianpflanze werden. In den großen Blütenständen stehen jeweils Dutzende der etwa einen halben Zentimeter großen Blüten dicht beieinander und verströmen ihren Duft. Die heilkräftigen Wirkstoffe konzentrieren sich besonders im Wurzelstock der Staude.
[Handkolorierter Stahlstich von William Clark nach einer eigenhändigen Zeichnung.
Aus: John Stephenson und James Morss Churchill, „Medical Botany, Or, Illustrations and Descriptions of the Medicinal Plants of the London, Edinburgh, and Dublin Pharmacopoeias“, London 1831]

Bärlauch

Allium ursinum

Beste Chancen, Bärlauch zu entdecken, hat man in Laubwäldern auf Kalkboden und in feuchten Auwäldern. Nimmt man einen starken Knoblauchduft wahr, so deutet das auf große Bestände dieser Waldpflanze hin. Aber Achtung! Mancherorts steht der Bärlauch auf der Roten Liste der gefährdeten Arten. Die in Rom tätigen Ärzte Dioskurides (1. Jh.) und Galen (2. Jh.) sahen das als *Allium ursinum* (lat. *allium* = Lauch, *ursus* = Bär) bekannte Gewächs als entgiftend an. Woher die Verbindung zum Bären stammt, ist unbekannt. Auch im Mittelalter bekämpfte man mit Bärlauch Vergiftungen, was ihm den Beinamen Bauerntheriak eintrug – Theriak bedeutet Gegengift. Kein Wunder, dass Karl der Große in seiner Verordnung „Capitulare de villis" bestimmte, auf seinen Landgütern sei „Waldknoblauch" anzupflanzen, nicht zu verwechseln mit dem echten Knoblauch *(Allium sativum)*. Noch Hieronymus Bock war im 16. Jahrhundert überzeugt, dass das Kraut „Gifft zu vertreiben krefftig" sei, und Leonhart Fuchs, ein weiterer „Vater der Botanik", schrieb zur gleichen Zeit: „Knoblauch gessen widersteet allem gifft / darumb jhn Galenus nent ein Theriack der bauren."

Allicin: Schutz gegen Fressfeinde

Bärlauch ist ein beliebtes Küchenkraut, aber dank der schwefelhaltigen Aminosäure Alliin vor allem eine wertvolle Heilpflanze. Wenn bei Verletzung des Krauts das Enzym Alliinase freigesetzt wird, wandelt es das Alliin in Allicin um, den eigentlichen Wirkstoff. Dieser Mechanismus, der eigentlich gegen Parasiten, Mikroorganismen und Fressfeinde gerichtet ist, gereicht uns wiederum zum Vorteil. Im Labor bewährten sich Extrakte gegen Staphylokokken, Streptokokken und das Kolibakterium, ebenso gegen Erreger von Typhus, Paratyphus und Cholera.

Üblicherweise nutzt man die Blätter der Pflanze, unter Umständen mit Stängeln. Während der Saison kann man Bärlauch auf dem Markt kaufen, und in der Apotheke gibt es Bärlauchpräparate in Form von Kapseln, Tropfen oder Säften. Bärlauch wird in der Pflanzenheilkunde vor allem gegen Magen-Darm-Störungen und Blähungen eingesetzt sowie als appetitanregendes Mittel. Die in kleinen Mengen enthaltenen Prostaglandine senken die Blutfettwerte, verringern die Blutgerinnung und sind an der Wundheilung beteiligt. Außerdem senkt Bärlauch den Blutdruck und kann der Atherosklerose und damit Herzinfarkt und Schlaganfall vorbeugen.

Indikationen
Verdauungsstörungen. Bluthochdruck. Herzinfarkt, Schlaganfall (vorbeugend).

Inhaltsstoffe
Schwefelhaltige Stoffe wie Allicin, Alliin, Methylcysteinsulfoxid (Methiin), Prostaglandine.

Anwendungsweise
- Bärlauchblätter als Salat verzehren.
- Für eine Tinktur Blätter einige Wochen in Weingeist ziehen lassen. Nach dem Abseihen in eine dunkle Flasche füllen. Mehrmals täglich 1 TL einnehmen.

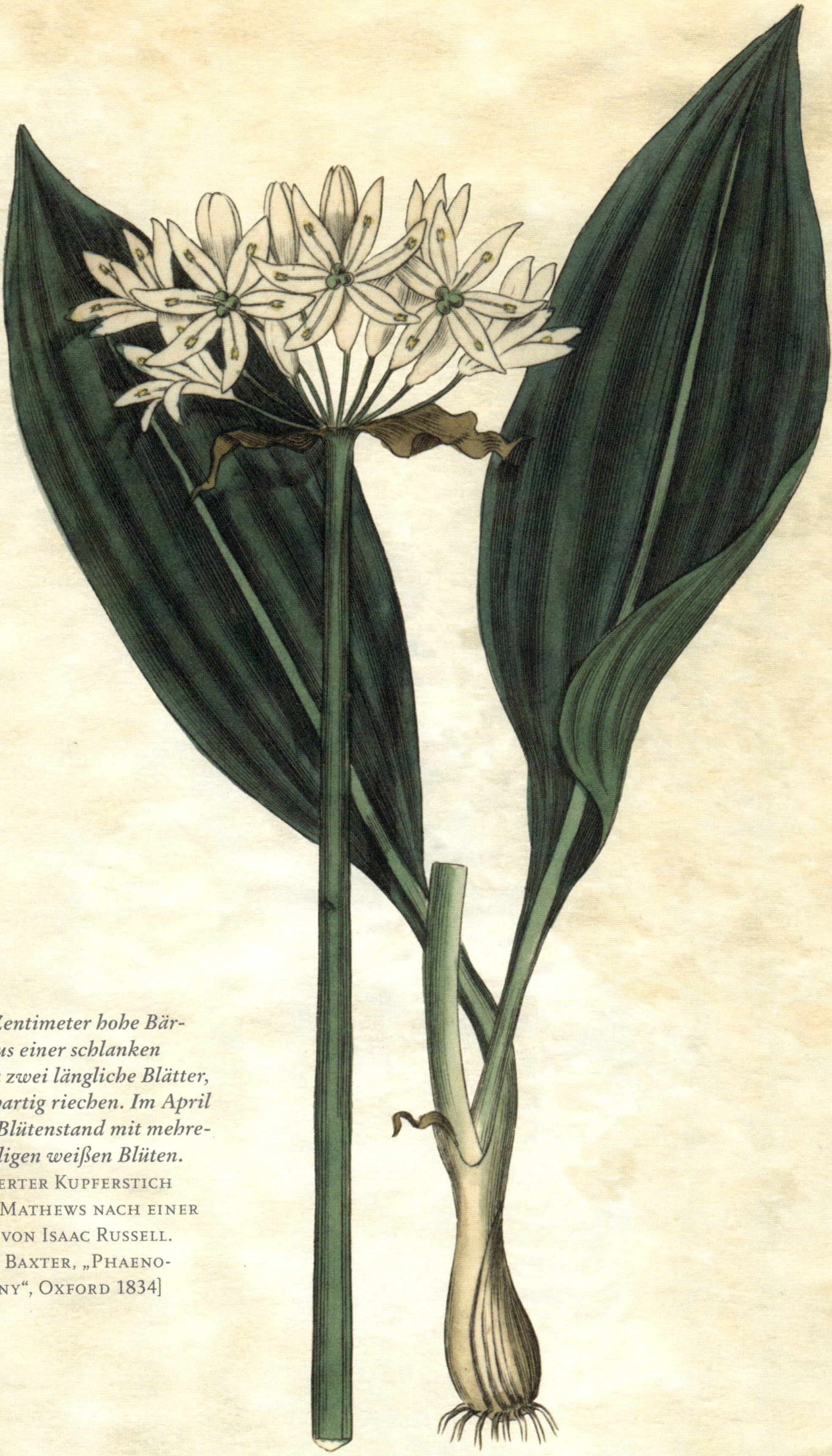

Der etwa 20 Zentimeter hohe Bärlauch treibt aus einer schlanken Zwiebel meist zwei längliche Blätter, die knoblauchartig riechen. Im April erscheint der Blütenstand mit mehreren sechsstrahligen weißen Blüten.
[Handkolorierter Kupferstich von Charles Mathews nach einer Illustration von Isaac Russell. Aus: William Baxter, „Phaenogamous Botany", Oxford 1834]

Basilikum

Ocimum basilicum

Aufgrund seines Duftes fiel das aus Indien stammende Basilikum den Menschen schon vor Jahrtausenden auf, und bald entdeckten sie seine heilenden Wirkungen. Erwähnungen in altägyptischen Schriften sowie Funde von Basilikumkränzen als Grabbeigaben belegen, dass die Pflanze in Ägypten angebaut wurde. Auch im „Corpus Hippocraticum", in dem das Wissen zahlreicher griechischer Ärzte niedergelegt ist, die in der Tradition des Hippokrates (etwa 460–370 v. Chr.) standen, werden Heilwirkungen des Basilikums genannt. Dazu gehören Linderung von Augenschmerzen, Verbesserung des Stuhlgangs und Stärkung der Manneskraft.

In Rom beschreibt der Arzt Dioskurides im 1. Jahrhundert in seinem Werk „Materia medica" den Nutzen des Krauts gegen Augenentzündungen, Husten, Gebärmutterprobleme, Verdauungsstörungen und sogar gegen Schlangenbisse und Skorpionstiche.

Rufschädigendes Missverständnis

Im Mittelalter brachte man Basilikum mit dem Unheil bringenden Fabelwesen Basilisk in Verbindung. Jahrhundertelang wurde das Kraut mit Trauer, Armut und Hass assoziiert. Dabei leitet sich der Name wohl von griechisch *basilikos* (königlich) ab. Erst im Spätmittelalter sah man das Kraut wieder mit anderen Augen, sogar christliche Legenden rankten sich nun darum. So sei Basilikum aus dem Gefäß gewachsen, in das Salome das Haupt Johannes des Täufers versenkt habe. Die zahlreichen Kräuterkundigen der Neuzeit, die sich auf Dioskurides beriefen, bestätigten die Heilwirkung gegen die von dem antiken Arzt erwähnten Leiden.

Je nach Sorte enthalten die ätherischen Öle in den Blättern unterschiedliche Mengen und Arten von Wirkstoffen. Hauptbestandteile sind aber stets Linalool sowie Estragol, das den typischen Duft erzeugt. Die Substanzen wirken krampflösend und harntreibend, lösen Schleim und bekämpfen Bakterien. Deshalb setzt man Basilikum in der Pflanzenheilkunde gegen Verdauungsstörungen und Harnwegsprobleme ein. Tee zum Gurgeln lindert Rachenentzündungen. Auch soll Basilikum bei Hautabschürfungen helfen. Da Estragol allerdings im Verdacht steht, Zellen zu schädigen und Krebs zu erzeugen, sollte man die Pflanze nicht über längere Zeit nutzen, insbesondere nicht das Basilikumöl. Die Verwendung des Krauts in der Küche ist dagegen unbedenklich.

Indikationen
Magen-Darm-Probleme, Entzündungen des Harntrakts oder im Rachenraum. Oberflächliche Hautschäden.

Inhaltsstoffe
Linalool, Estragol, Eugenol, Cineol, Ocimen. Gerbstoffe, Flavonoide.

Anwendungsweise
- Tee: 3 EL Blätter in 1 l heißes Wasser geben; nach 10 Minuten abseihen.
- Präparate mit Basilikumöl streng nach Gebrauchsanweisung anwenden.

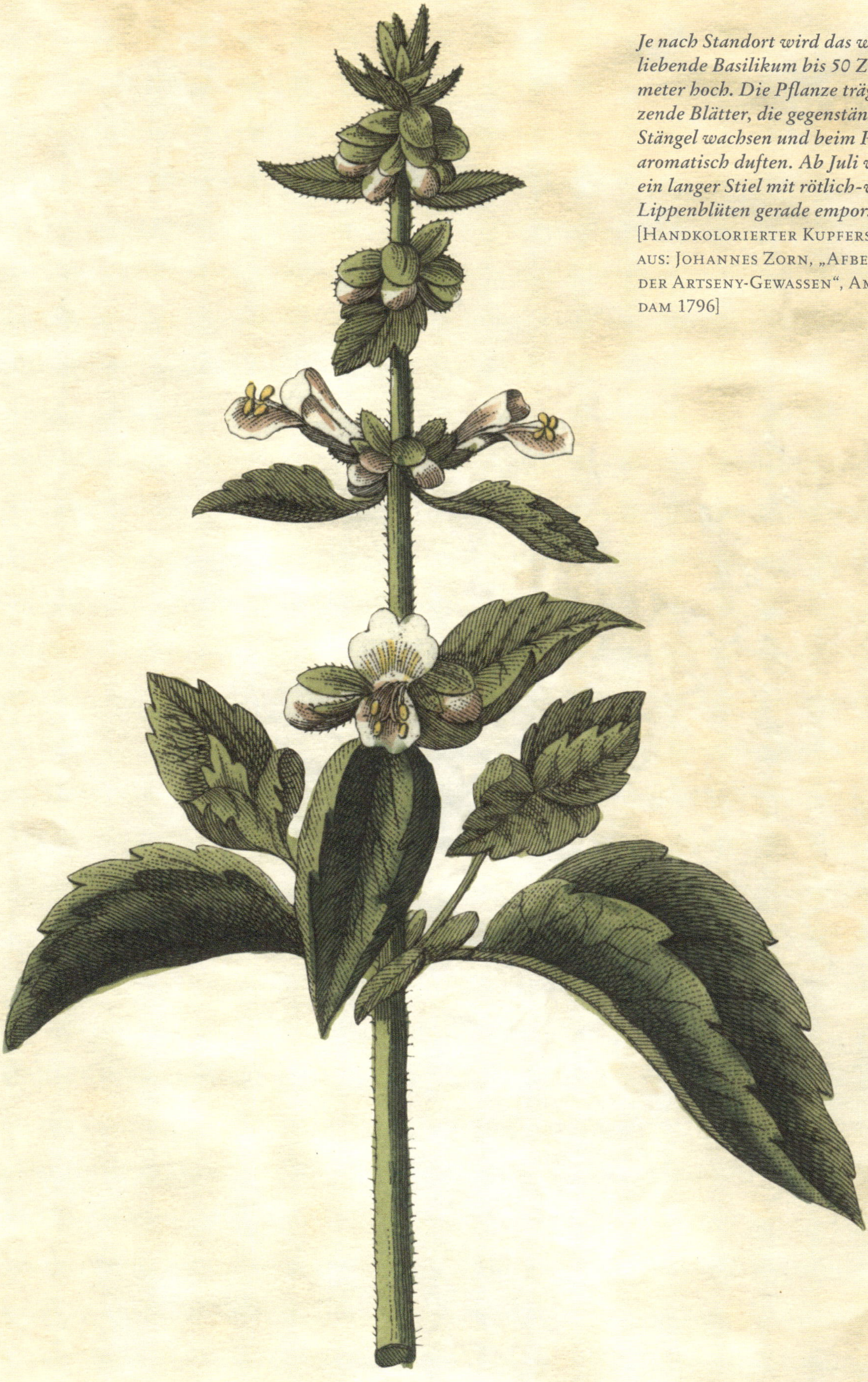

Je nach Standort wird das wärmeliebende Basilikum bis 50 Zentimeter hoch. Die Pflanze trägt glänzende Blätter, die gegenständig am Stängel wachsen und beim Pflücken aromatisch duften. Ab Juli wächst ein langer Stiel mit rötlich-weißen Lippenblüten gerade empor.
[Handkolorierter Kupferstich aus: Johannes Zorn, „Afbeelding der Artseny-Gewassen“, Amsterdam 1796]

Beifuß, Gemeiner

Artemisia vulgaris

Beifuß wächst auf vielen Brachflächen und an Wegrändern. Die Pflanze ist mit ihrer graugrünen Farbe nicht allzu auffällig und riecht zudem nur schwach aromatisch. Als Heilsubstanz nutzt man das Öl, das man per Wasserdampfdestillation aus Stängelspitzen und Blütenkörbchen gewinnt, manchmal verwendet man auch die Wurzel. In früheren Zeiten wurde die Heilkraft von Beifuß hochgeschätzt, unter anderem als Wurmmittel. Die Griechen verbanden die Pflanze mit der Jagdgöttin Artemis, der Beschützerin der Frauen, was sich in der Gattungsbezeichnung *Artemisia* widerspiegelt. Da Beifuß die Ausdauer stärken sowie gegen müde Beine und Füße wirken soll, wie der römische Gelehrte Plinius schreibt, legte man vor längeren Wanderungen etwas Kraut in die Schuhe. Das soll der Ursprung des Namens Beifuß sein.

Das Kraut der Frauen

Vor allem aber sah man Beifuß als Heilmittel für Frauen an. Das zeigen Volksnamen wie beispielsweise Jungfern-, Mutter- oder Weiberkraut. Im Mittelalter bezeichnete man den Beifuß als Mutter aller Kräuter *(Mater herbarum).* Das „Prüller Kräuterbuch" beschreibt im 12. Jahrhundert seine Anwendung in der Geburtshilfe: Man solle der Mutter nach der Entbindung das Kraut auf den Bauch legen.

Bis heute ist Beifuß als Öl oder Aufguss in der Naturheilkunde ein beliebtes Mittel zur Behandlung von Frauenleiden. Die Wirkstoffe im Öl helfen bei schmerzhafter Menstruation, regulieren den Monatszyklus und lindern Schmerzen. Sie gelten aber auch als wehenanregend, sodass Beifuß nicht in der frühen Schwangerschaft angewendet werden darf.

Die ebenfalls in der Pflanze enthaltenen Bitterstoffe fördern die Produktion von Magensäften und damit die Verdauung. Diese Bitterstoffe sind der Grund, weshalb man fette Speisen wie Gänsebraten oder deftige Suppen gern mit Beifuß würzt, frisch oder getrocknet. Doch man kann auch Plinius folgen und mit Beifußöl Beine und Füße einreiben, wenn diese müde und schwer werden. Das ist durchaus sinnvoll, denn das Öl enthält antibakteriell und durchblutungsfördernd wirkende Inhaltsstoffe. Doch Vorsicht: Da einige der Substanzen im Öl, beispielsweise Thujon, in größerer Menge giftig sind, sollte man das Öl innerlich nur in kleinen Dosen und auch nicht über längere Zeit hinweg verwenden.

Indikationen
Menstruationsprobleme, Wurmbefall. Durchblutungsstörungen, Verdauungsbeschwerden, Blasenkatarrh.

Inhaltsstoffe
- Pollen: Glykoproteine.
- Ätherisches Öl: Cineol, Campher. Thujon, Bitterstoffe, Hydroxycumarine.

Anwendungsweise
- Entspannungstee: 250 ml heißes Wasser über 1 TL Blätter gießen, 3 Minuten ziehen lassen und abseihen.

Der Beifuß kann eineinhalb Meter und höher werden. Die Blätter sind dunkelgrün, ihre Unterseite ist weiß behaart. An den Blütenständen sitzen zahlreiche weißlich-graue Blütenkörbchen, aus denen sich ab Juli gelbe Blüten hervorschieben. Diese sind recht klein, denn die Pflanze nutzt keine Insekten, sondern den Wind zur Bestäubung.
[Handkolorierter Kupferstich nach einer Illustration von James Sowerby.
Aus: William Woodville und William Jackson Hooker, „Medical Botany“, London 1832]

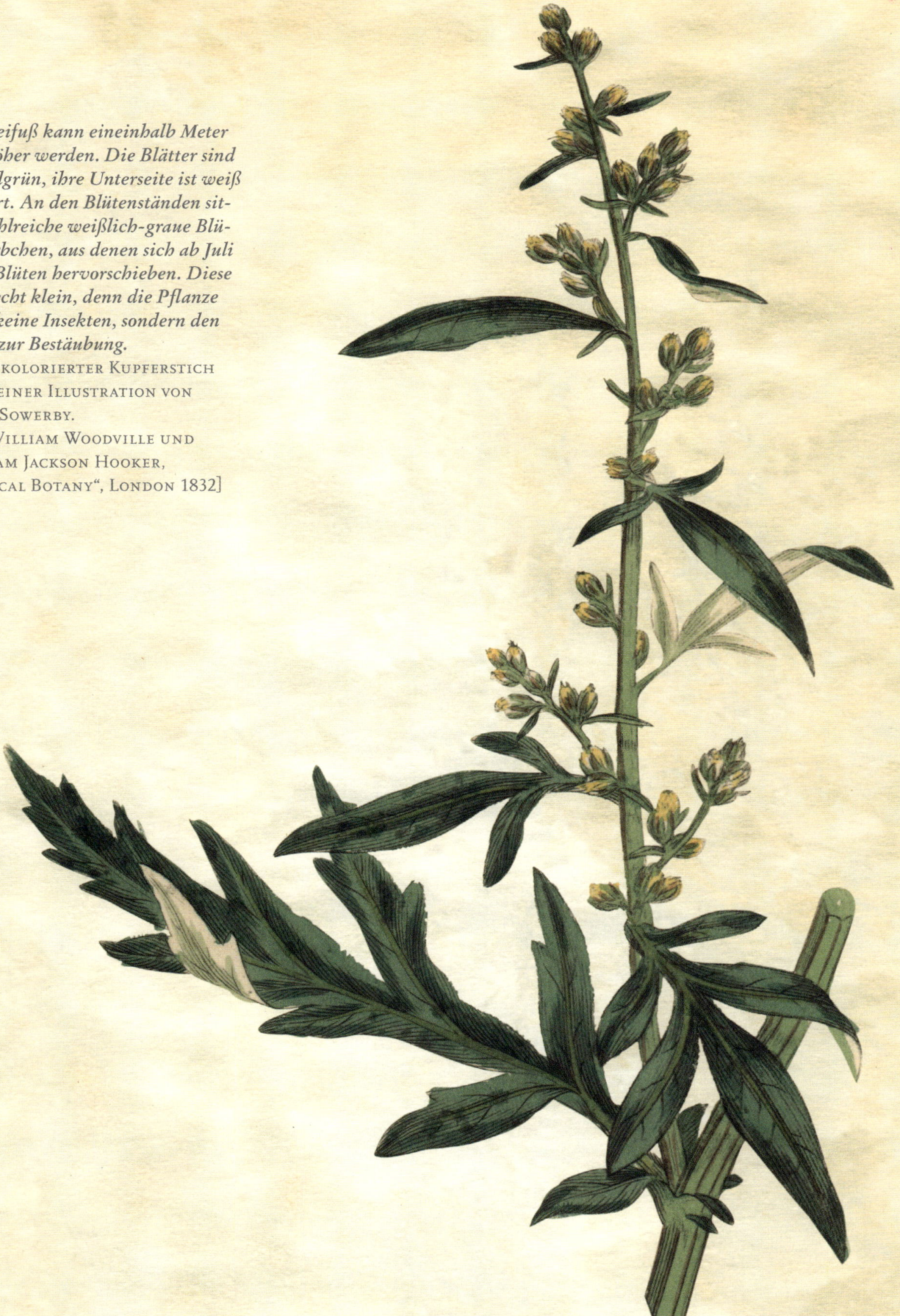

Beinwell, Echter

Symphytum officinale

Wer viel Sport treibt und sich dabei bisweilen verletzt, ist möglicherweise schon mit Wirkstoffen des Beinwells in Berührung gekommen. Denn die Pflanze trägt ihren Namen nicht ohne Grund. Extrakte aus der Wurzel – zum Teil auch aus Kraut oder Blättern – sind Bestandteil mancher Salben, die bei Brüchen, Verstauchungen, Prellungen, Muskelschmerzen, leichten Entzündungen und Arthroseschmerzen helfen. Der Gattungsname *Symphytum* leitet sich ab von griechisch *symphein*, was „zusammenwachsen" bedeutet und sich auf die Knochenheilung bezieht. In dieselbe Richtung weist der deutsche Name des Beinwells, da Knochen früher Bein oder Gebein hießen. Der im 1. Jahrhundert in Rom lebende griechische Arzt Pedanios Dioskurides verordnete Beinwell denn auch zur Heilung von Knochenbrüchen und Wunden.

Bei Hildegard ein ganzes Kapitel

Der Beinwell hat ein weites Verbreitungsgebiet von Mitteleuropa bis China, wobei er nährstoffreiche und feuchte Standorte bevorzugt. Im Mittelalter war der Beinwell eine geschätzte Arzneipflanze. Im „Lorscher Arzneibuch" (um 800) heißt er „Anagallicum" und soll in eine Latwerge eingerührt werden, einen Honig-Saft-Brei. Dies helfe gegen Schwindsucht, Lungengeschwüre und eitrigen Auswurf. Hildegard von Bingen widmet dem Beinwell, den sie mit dem schon in der römischen Antike üblichen Namen „Consolida major" bezeichnet, in ihrer „Physica" ein ganzes Kapitel; das Kraut könne Geschwüre und Wunden heilen. Und auch in neuzeitlichen Kräuterbüchern fehlt die Pflanze selten. Meist stellte man eine Salbe aus Beinwellwurzel und Schweineschmalz her.

Es gab auch Ratschläge zur inneren Anwendung, etwa gegen Atemwegsprobleme und Magen-Darm-Störungen. Doch die innere Anwendung verbietet sich, denn heute weiß man, dass die im Beinwell enthaltenen Alkaloide die Leber schädigen, eventuell sind sie sogar krebserregend. Durch die Haut allerdings dringen sie nicht, von Hautumschlägen geht also keine Gefahr aus. Zudem werden Handelspräparate heute aus gezüchteten alkaloidarmen Sorten hergestellt, wobei man auch mögliche Alkaloidreste entfernt. Die Heilwirkung bei äußerlicher Anwendung ist wissenschaftlich belegt. Sie beruht vermutlich vor allem auf dem Wirkstoff Allantoin.

Indikationen
Sportverletzungen. Muskel- und Gelenkschmerzen, Entzündungen.

Inhaltsstoffe
Allantoin, Pyrrolizidin-Alkaloide. Gerbstoffe, Schleimstoffe. Ätherisches Öl.

Anwendungsweise
Umschlag: In etwas heißes Wasser 3 bis 4 EL pulverisierte Beinwellwurzel einrühren und den Brei auf ein Tuch aufstreichen. Den Umschlag über Nacht einwirken lassen. Alternativ 100 g fein geschnittene Wurzel 10 Minuten in siedendem Wasser auskochen und einen Umschlag mit dem Absud tränken.

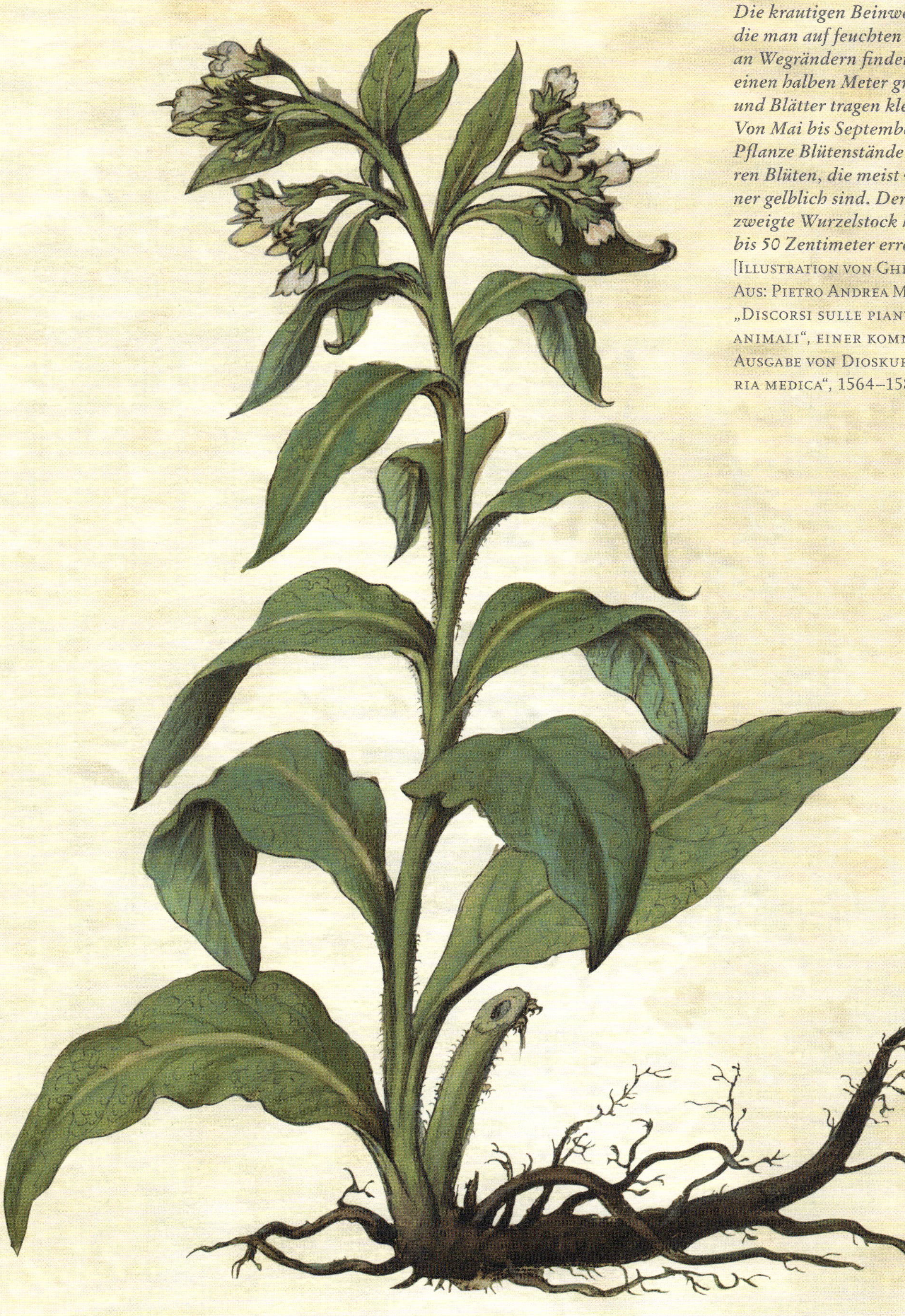

Die krautigen Beinwellpflanzen, die man auf feuchten Wiesen oder an Wegrändern findet, werden einen halben Meter groß. Stängel und Blätter tragen kleine Borsten. Von Mai bis September treibt die Pflanze Blütenstände aus mehreren Blüten, die meist violett, seltener gelblich sind. Der braune, verzweigte Wurzelstock kann Längen bis 50 Zentimeter erreichen. [Illustration von Gherardo Cibo. Aus: Pietro Andrea Mattioli, „Discorsi sulle piante e sugli animali", einer kommentierten Ausgabe von Dioskurides' „Materia medica", 1564–1584]

Bertram, Mehrjähriger

Anacyclus pyrethrum

Der Mehrjährige Bertram ist eine fast vergessene Heilpflanze, und in vielen neueren Kräuterbüchern fehlt er – es sei denn, sie beziehen sich ausdrücklich auf Hildegard von Bingen, die das Kraut sehr schätzte. Im Altertum scheint der Mehrjährige Bertram als Heilpflanze unbekannt gewesen zu sein, obwohl er in Südeuropa und Nordafrika heimisch ist. Dioskurides führt im 1. Jahrhundert zwar eine *Pyrethron* genannte Pflanze auf, aber er meinte vermutlich ein anderes Gewächs. Arabischen Heilkundigen hingegen war der Bertram bekannt. Vielleicht kam das Wissen um seinen Wert durch deren Schriften im 12. Jahrhundert zu der Benediktinerin Hildegard von Bingen, die voll des Lobes war: „Für einen gesunden Menschen ist er gut zu essen, weil er die Fäulnis in ihm mindert und das gute Blut in ihm vermehrt und einen klaren Verstand im Menschen bereitet. Aber auch den Kranken, der schon fast in seinem Körper gestorben ist, bringt er wieder zu Kräften, und im Menschen schickt er nichts unverdaut heraus, sondern bereitet ihm eine gute Verdauung." Hildegard empfahl Bertram sogar als täglich zu genießendes Gewürz.

Indikationen
Zahnschmerzen, Entzündungen im Mund. Verdauungsbeschwerden.

Inhaltsstoffe
Pellitorin, Inulin. Ätherisches Öl, Gerbstoffe.

Anwendungsweise
- Tee: 2 g pulverisierte Wurzel in 500 ml kaltem Wasser 1 bis 2 Stunden ziehen lassen. Aufkochen und abseihen.
- Tinktur aus dem Handel nach Anweisung auf ein wenig Zucker träufeln.

Heilkraft dank der robusten Pfahlwurzel

Die krautigen Teile dieser Pflanze wachsen nur wenige Zentimeter über dem Boden, dennoch treibt sie eine stabile Pfahlwurzel in die Erde. Diese Wurzel liefert die Heilsubstanzen. Manche Namen des Bertrams weisen auf Anwendungsmöglichkeiten hin, etwa Speichelwurzel und Zahnwurzel, denn die scharf schmeckende Wurzel oder ein Extrakt daraus wurden gegen Zahnschmerzen und Entzündungen im Rachenraum sowie zum Anregen des Speichelflusses verwendet. Auch innerlich schätzte man die Inhaltsstoffe – als Kräftigungsmittel, gegen rheumatische Schmerzen und nicht zuletzt als Aphrodisiakum.

Hierzulande gibt es eine einjährige Abart mit zitronengelben Blütenblättern, die ab Mitte des 16. Jahrhunderts besonders im Osten des heutigen Deutschlands und in Böhmen kultiviert wurde. Der nicht hier heimische Mehrjährige Bertram wird heute, da sich immer mehr Menschen für Hildegards Schriften interessieren, verstärkt in warmen Mittelmeergebieten angebaut und bei uns vor allem als Bertramwurzelpulver angeboten. Schließlich schrieb Hildegard: „Denn wenn ein Mensch ihn oft isst, vertreibt er von ihm die Krankheit und verhindert, dass er krank wird."

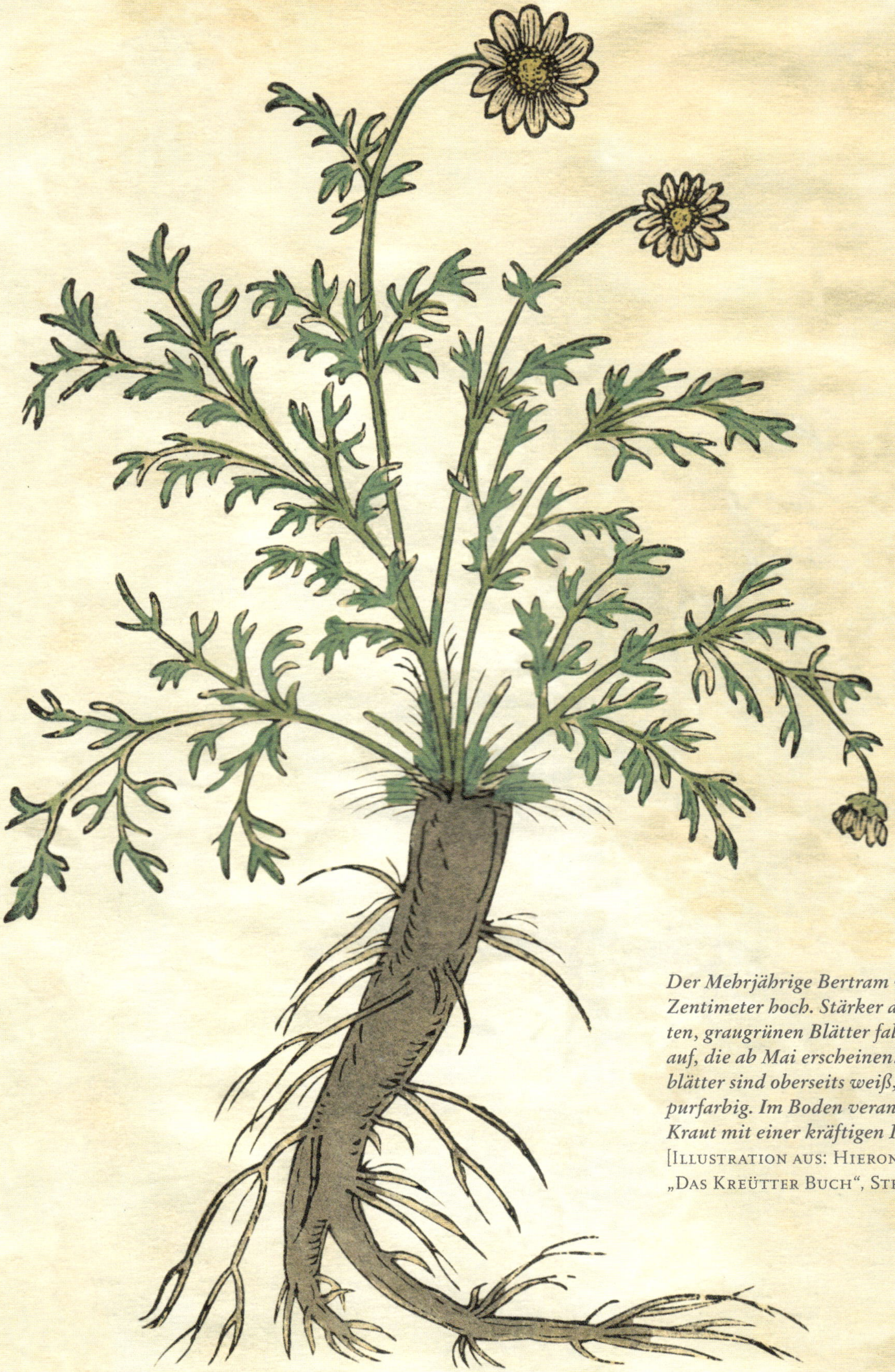

Der Mehrjährige Bertram wird nur fünf Zentimeter hoch. Stärker als die gefiederten, graugrünen Blätter fallen die Blüten auf, die ab Mai erscheinen. Die Blütenblätter sind oberseits weiß, unterseits purpurfarbig. Im Boden verankert sich das Kraut mit einer kräftigen Pfahlwurzel.
[Illustration aus: Hieronymus Bock, „Das Kreütter Buch“, Strassburg 1546]

Bibernelle, Kleine

Pimpinella saxifraga

Die Kleine Bibernelle zählt zu der umfangreichen Pflanzengruppe der Doldenblütler. Viele Doldenblütler bilden wirkkräftige Inhaltsstoffe und sind bekannt als Heil-, Gewürz- oder auch als Giftpflanzen, wie etwa der Schierling. Die heilenden Inhaltsstoffe der Bibernelle stecken besonders in der Wurzel, zu kleinen Teilen auch in den Samen. Meist nutzt man die scharf schmeckende Wurzel zur Bereitung eines Tees zum Trinken oder Gurgeln, mit dem man Schleim lösen und Entzündungen und Reizungen im Mund- und Rachenraum bekämpfen kann. Bibernelle wird deshalb heutzutage auch Hustensäften und Mundwässern zugefügt.

Die ebenfalls in der Wurzel enthaltenen Bitterstoffe reizen die Geschmacksnerven und stimulieren so die Ausschüttung von Verdauungssäften, was den Appetit steigert und leichte Verdauungsstörungen kuriert. Gerbstoffe wiederum wirken bakterizid und ziehen die Haut zusammen. Das hilft bei der Wundheilung.

„Esst Bibernell, dann sterbt ihr nicht so schnell“

Seltsamerweise scheint ein so nützliches Kraut im Altertum kaum verwendet worden zu sein, obwohl Dioskurides es im 1. Jahrhundert in seinem Werk „Materia medica“ aufführt. Im Mittelalter hingegen war die Bibernelle gut bekannt. Hildegard von Bingen setzte sie mit Kümmel, Pfeffer und Ei in einer Art Küchlein gegen Übelkeit ein. Andere sprachen der Wurzel Heilwirkung gegen Lungenentzündung und Vergiftungen zu, ja sogar gegen die Pest. „Esst Bibernell, dann sterbt ihr nicht so schnell“, hieß es im Spätmittelalter. Wegen ihrer harntreibenden Eigenschaften empfahl sie der Kräuterkundige Hieronymus Bock im 16. Jahrhundert als steinlösendes Mittel – das funktionierte aber wohl nur bei sehr kleinen Blasensteinen (Blasengrieß), die ausgespült werden konnten.

Zahlreiche Bibernellenrezepturen verzeichnet Jacobus Theodorus Tabernaemontanus (1523–1590) in seinem „Neuw vollkommentlich Kreuterbuch“. Der Arzt und Apotheker aus Bergzabern empfahl mit Zucker überzogene Wurzel, Bibernellenmet, -wein, -küchlein und -salz. Denn: „Unser Bibernell / sonderlich aber seine Wurtzel / gedörret und gepülvert / (…) bewahrt den Menschen vor allerhandt Gifft / unnd ist dem gantzen Leibe fast dienlich zu gebrauchen / dann sie erwärmet den Magen / die Leber / die Nieren unnd Blasen / unnd stärcket sie.“

Indikationen

Entzündungen, Katarrh der oberen Atemwege. Verdauungsstörungen.

Inhaltsstoffe

Ätherische Öle. Derivate der Kaffeesäure, Cumarine wie Pimpillin, Umbelliferon, Bergaptol. Gerbstoffe, Bitterstoffe, Polyacetylene.

Anwendungsweise

Tee: 2 TL fein geschnittene Wurzel in einer Tasse heißem Wasser 15 Minuten ziehen lassen. Täglich 3 bis 4 Tassen trinken oder damit gurgeln.

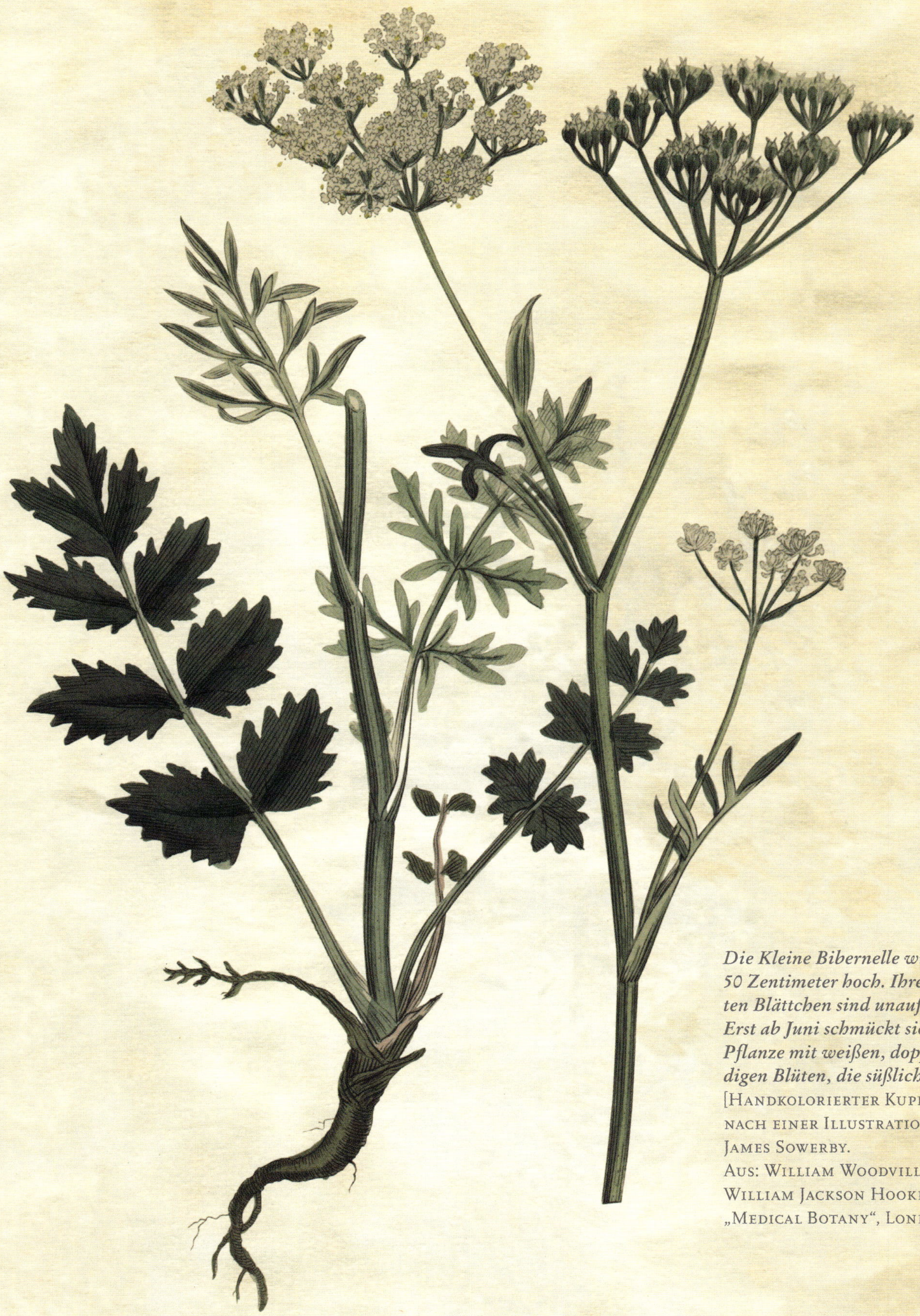

Die Kleine Bibernelle wird bis 50 Zentimeter hoch. Ihre gefiederten Blättchen sind unauffällig. Erst ab Juni schmückt sich die Pflanze mit weißen, doppeldoldigen Blüten, die süßlich duften.
[Handkolorierter Kupferstich nach einer Illustration von James Sowerby.
Aus: William Woodville und William Jackson Hooker, „Medical Botany", London 1832]

Bockshornklee, Griechischer

Trigonella foenum-graecum

Vermutlich stammt diese Heilpflanze aus dem Nahen Osten, denn dort war sie, wie Ausgrabungsfunde belegen, bereits vor über 6000 Jahren bekannt. Ihre Samen nutzte man zur Geburtseinleitung, berichtet der „Papyrus Ebers" aus dem 16. Jahrhundert v. Chr. Ebenso schätzte man die Samen als Gewürz oder geröstet und mit Honig gesüßt als Knabberei. In der Antike waren die frischen Triebe ein beliebtes Gemüse, und auch als Viehfutter und Bodenverbesserer diente der Bockshornklee. Vor allem aber schätzte man den Bockshornklee als Heilpflanze. Dioskurides etwa, der Grieche, der im Römischen Reich als Arzt tätig war, zählt im 1. Jahrhundert in seinem Werk „Materia medica" eine Reihe von Anwendungen der Bockshornkleesamen speziell bei Frauenleiden auf, etwa bei Entzündungen von Scheide oder Gebärmutter sowie in der Geburtshilfe, wie schon im „Papyrus Ebers" erwähnt. Zudem solle das Gewächs gegen innere Geschwulste, Schuppenflechte und schwere Verdauungsprobleme helfen.

Dank der Verbindungen unter den Klöstern gelangte die Pflanze nach Mitteleuropa, wo sie Feine Grete, Filigrazie, Ziegenhorn, Schöne Margreth oder Stundenklee hieß. Karl der Große nahm sie um 800 in die Anbauvorschrift für seine Landgüter, das „Capitulare de villis", auf, und auch im etwa gleichzeitigen „Lorscher Arzneibuch" findet man sie. Hildegard von Bingen empfiehlt Bockshornklee gegen Fieber und zur Steigerung des Appetits. Mit einem Brei aus zerstoßenen Samen könne man Hautleiden behandeln, was Pfarrer Kneipp im 19. Jahrhundert genauso sah.

Samen nach wie vor hochgeschätzt

Heute unterstützt man mit den Samen die Behandlung von Fieber und Verdauungsstörungen. Dass sie Magenentzündungen lindern, ist vermutlich das Werk der Schleimstoffe. Andere Substanzen senken die Blutzucker- und Blutfettwerte. Bei äußerlichen Entzündungen, etwa im Nagelbett, oder bei Verbrennungen kann ein aufgetragener Samenbrei die Heilung fördern.

Schwangere müssen den Bockshornklee meiden, regt er doch Kontraktionen der Gebärmutter an. Für Menschen, die Blutverdünner nehmen, ist die Pflanze ebenfalls ungeeignet, denn ihre Inhaltsstoffe können deren Wirkung beeinflussen. Bei Stillenden steigern die Samen zwar die Milchbildung, doch vor der Verwendung ist unbedingt der Arzt zu konsultieren.

Indikationen

Magenentzündungen, Atemwegsbeschwerden. Hohe Blutfett- und Blutzuckerwerte. Verbrennungen.

Inhaltsstoffe

Schleimstoffe, Steroidsaponine, Trigonellin, Proteine, Bitterstoffe, fette Öle, Lecithin, ätherisches Öl mit Sotolon.

Anwendungsweise

- Tee: 2 EL Samen in 2 Tassen kaltem Wasser 4 Stunden ziehen lassen; kurz aufkochen und abseihen.
- Brei für Umschläge: 50 g gemahlene Samen in 200 ml Wasser aufkochen.

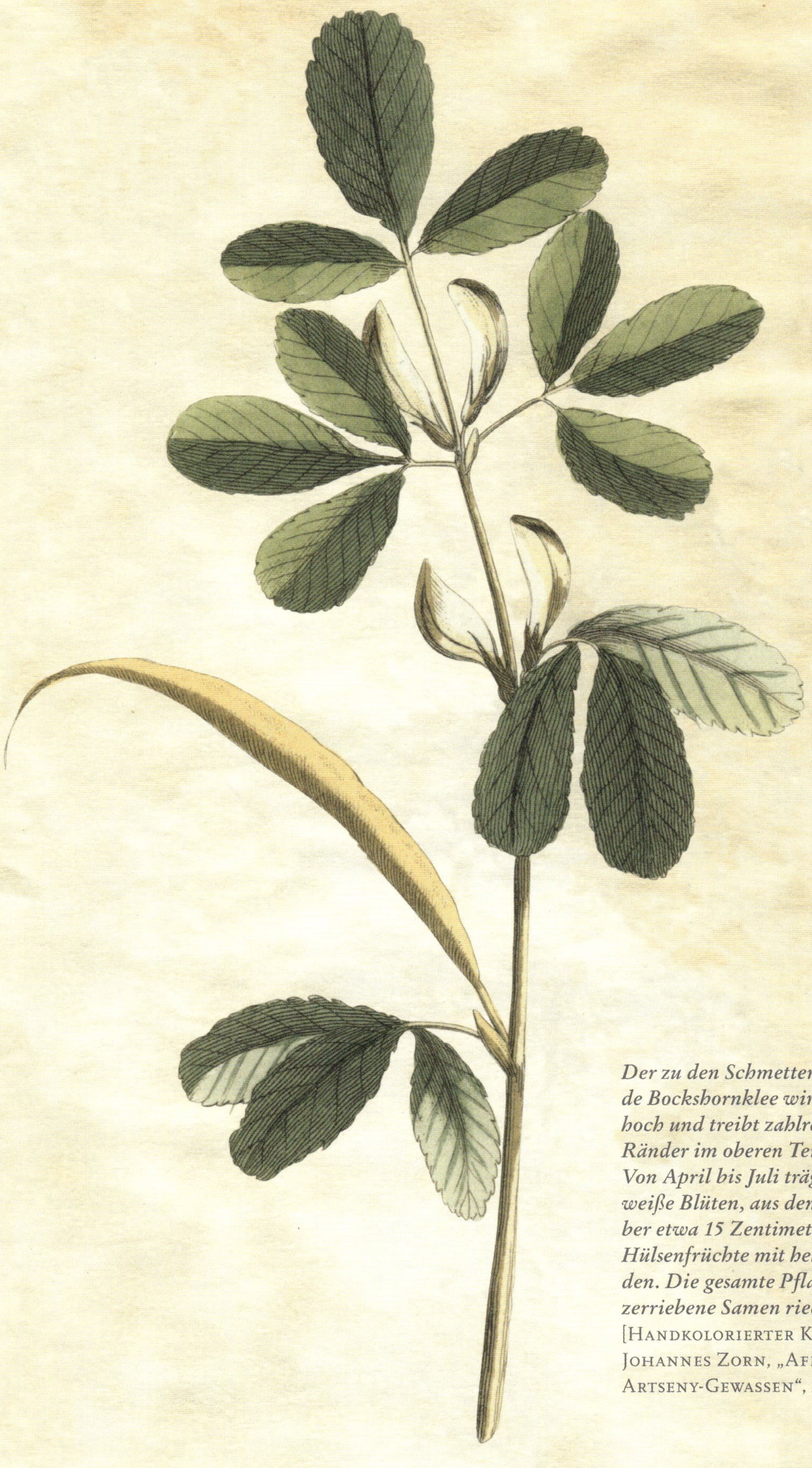

Der zu den Schmetterlingsblütlern zählende Bockshornklee wird bis 50 Zentimeter hoch und treibt zahlreiche Blätter, deren Ränder im oberen Teil leicht gesägt sind. Von April bis Juli trägt das Kraut gelblichweiße Blüten, aus denen sich bis September etwa 15 Zentimeter lange geschnäbelte Hülsenfrüchte mit hellbraunen Samen bilden. Die gesamte Pflanze und erst recht zerriebene Samen riechen unangenehm.
[Handkolorierter Kupferstich aus: Johannes Zorn, „Afbeeldingen der Artseny-Gewassen", Amsterdam 1796]

Brennnessel, Große

Urtica dioica

Noch im 19. Jahrhundert peitschten sich Arthritiskranke mit Brennnesseln, um ihre Schmerzen zu lindern. Das erzeugte zwar zahlreiche, zunächst schmerzende Blasen, sorgte aber auch für ein stundenlang anhaltendes Wärmegefühl, da es die Durchblutung förderte. Dies wiederum linderte die Entzündungen. Derart drakonische Maßnahmen sind heute nicht mehr nötig. Aus allen Pflanzenteilen lassen sich sanfte Anwendungsformen herstellen – Tees, Aufgüsse und Bäder. Die Brennnessel kommt so häufig vor, dass man sich gut selbst damit versorgen kann. Allerdings wächst das Stickstoff liebende Kraut oftmals auf Viehweiden, wo die Ausscheidungen der Tiere den Boden mit Stickstoff anreichern, oder in gut gedüngten Gärten. Auch an Straßenrändern und auf Brachflächen findet man sie. Deshalb sollte man die gepflückten Teile gründlich abwaschen. Natürlich pflückt man Brennnesseln tunlichst nicht mit bloßen Händen, sondern mit Handschuhen.

Indikationen
Nieren- und Blasenleiden, Entzündungen, Arthritis und Arthrose. Bluthochdruck, Stoffwechselstörungen. Vergrößerte Prostata.

Inhaltsstoffe
- Blätter: Flavonoide, Chlorogensäure, Kaffeoyläpfelsäure, Carotinoide, Eisen, Silizium, Kalium, Kalzium.
- Wurzel: Lignane, Lektine, Triterpene, Urtica-dioica-Agglutinin, Fettsäure, Beta-Sitosterol, Polysaccharide.
- Brennhaare: Acetylcholin, Histamin, Serotonin, Ameisensäure.
- Früchte: fettes Öl mit Linolsäure, Schleimbildner, Tocopherole.

Anwendungsweise
Blasentee: 3 EL frische/getrocknete Blätter in 500 ml heißem Wasser 10 Minuten ziehen lassen. Abseihen. Dreimal täglich trinken, dazu reichlich Wasser.

Ein uraltes Mittel

Man kann die Brennnessel auch als Gemüse verwenden, denn sie ist ein wertvolles Nahrungsmittel. Die Pflanze entwickelt ein wohlschmeckendes Aroma und ist reich an Vitamin C, Karotin, Eiweiß und Kalzium. Aber mindestens ebenso wichtig ist ihre Bedeutung für Heilzwecke. Dafür nutzt man am besten die jungen Spitzen, die relativ weit weg vom Boden sprießen. Auch die Früchte und die Wurzel enthalten wohltuende Substanzen.

Die Heilkräfte der Brennnessel sind mindestens seit der Antike bekannt. Der griechische Arzt Hippokrates empfahl die Pflanze schon vor 2500 Jahren zur „inneren Reinigung" und als harntreibendes Mittel. Fünfhundert Jahre später bediente sich in Rom Pedanios Dioskurides des Krauts gegen zahlreiche weitere Leiden, darunter Schmerzen in entzündeten Gelenken. Sogar gegen Haarausfall sollte die Brennnessel helfen.

Im Mittelalter und später hielt sich der gute Ruf der Brennnessel. Hildegard von Bingen und ebenso der im 16. Jahrhundert lebende Paracelsus empfahlen sie gegen Magenbeschwerden und selbst bei Vergesslichkeit. Das aus den winzigen Samen gepresste Öl war lange Zeit ein probates Mittel gegen Rheumatismus und

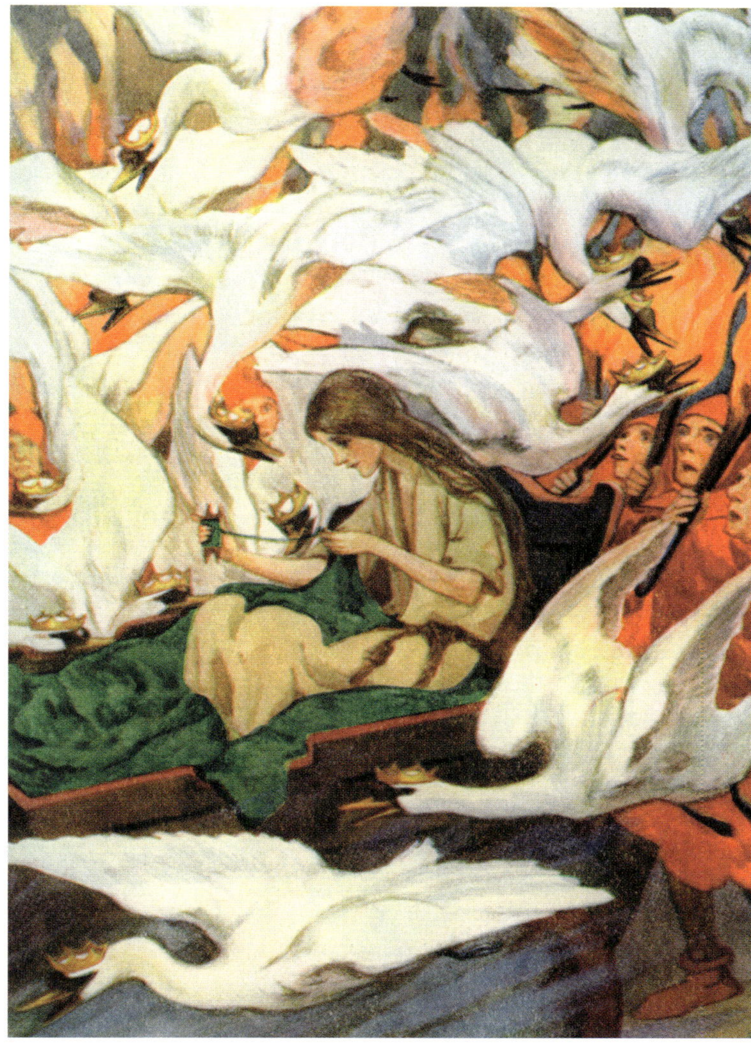

Die Zauberkraft der Hemden, die Elisa aus Brennnesselfasern webt, soll helfen, ihre in Schwäne verwandelten Brüder zu retten. [Illustration von Helen Strutton zu Hans Christian Andersens Märchen „Die wilden Schwäne“, 1838]

Hautausschläge sowie zur Blutreinigung. Gegen Haarausfall setzte man sie ebenfalls ein, wie schon Dioskurides empfohlen hatte. Albrecht Dürer lobte die Brennnessel um 1500 als „von Gott geschenkte Pflanze“ und porträtierte sie in der Hand eines zum Himmel emporstrebenden Engels. Weil die Brennnessel vor Blitzschlag bewahrte – so eine volkstümliche Vorstellung –, hieß sie mancherorts „Donnernessel“.

Bei einem Kraut mit solchen Fähigkeiten lag der Glaube an Zauberkräfte nah: In Hans Christian Andersens Märchen „Die wilden Schwäne“ verwandelt eine Hexe elf Prinzen in Schwäne. Deren Schwester Elisa könnte ihnen mit Hemden aus Brennnesselfasern helfen, aber das Weben dauert Jahre, und Elisa darf in der ganzen Zeit kein Wort sprechen. Weil sie stumm bleibt, soll sie als Hexe verbrannt werden. Doch auf dem Weg zum Scheiterhaufen gelingt es ihr, den Schwänen die inzwischen fertigen Brennnesselhemden überzuwerfen. Augenblicklich verwandeln sich die Schwäne zurück in Prinzen – und Elisa ist gerettet.

Gegen Gelenkschmerzen und zur Blutbildung

Der Mensch ist bekanntlich so jung wie seine Gelenke, von denen unser Körper immerhin mehr als einhundert aufweist. Aber Gelenke können auch Ursache von Krankheiten sein: Die Medizin kennt über zweihundert Gelenkerkrankungen. Wie Studien gezeigt haben, sind die entzündungshemmenden und schmerzlindernden Wirkstoffe der Brennnessel geeignet, manche dieser Leiden zu lindern. Sie sorgen dafür, dass die Gelenke nicht so stark schmerzen und sich daher besser bewegen lassen – was wiederum in vielen Fällen den Heilungsprozess unterstützt.

Auch bei Erschöpfung, Müdigkeit, stumpfem Haar, Haarausfall und brüchigen Nägeln kann die Brennnessel mit ihren vielen Mineralstoffen, nicht zuletzt Kieselsäure und

Eisen, helfen. Denn diese Beschwerden deuten oft auf einen Mangel an Mineralstoffen hin. Bei Erschöpfung und Müdigkeit beispielsweise könnte Eisenmangel vorliegen, bei Problemen mit Haaren und Nägeln könnte es ein Mangel an Kieselsäure sein.

Zu viele Mineralstoffe hingegen sind nicht gut für den Organismus. Wenn sie sich aus dem Urin abscheiden, können sie zur Bildung von Nieren- und Blasensteinen führen. Hier macht sich die Brennnessel mit ihrer harntreibenden Wirkung vor allem dann nützlich, wenn man sie vorbeugend nutzt. Denn große Harnmengen verdünnen die Mineralsalze, sodass sie nicht so leicht auskristallisieren können. Deshalb ist es sinnvoll, Nieren und Harnwege mehrmals täglich mit Brennnesseltee und reichlich Wasser „durchzuspülen". Dies kann der Steinbildung vorbeugen und mag möglicherweise sogar helfen, kleinere Steine oder sogenannten Grieß – winzige Nieren- oder Blasensteine – aufzulösen.

Brennnessel für den Mann

Bei vielen älteren Männern gehen Probleme beim Wasserlassen auf eine – zum Glück häufig gutartige – Vergrößerung der Prostata zurück. Die dadurch hervorgerufenen Beschwerden kann ein Tee aus der Brennnesselwurzel lindern. Dafür lässt man zwei Esslöffel fein gehackte Wurzel in einem halben Liter heißen Wassers 15 Minuten ziehen und trinkt dreimal täglich eine Tasse. Oder man kauft in der Apotheke Fertigpräparate mit Brennnesselextrakt. Allerdings ist bei solchen Beschwerden auf jeden Fall ein Besuch beim Urologen notwendig, um abklären zu lassen, dass auch wirklich kein Prostatakrebs vorliegt.

Brennnesselwirkstoffe sind jedoch nicht für jeden verträglich. Bei Verdauungsstörungen, etwa Sodbrennen, sollte man sie meiden. Auch wer als Folge von Herz- oder Nierenschwäche Ödeme hat, sollte auf Brennnesselpräparate grundsätzlich verzichten.

Moderne Erkenntnisse zur Wirkungsweise der Brennnessel

Dank ihrer Vielfalt an nützlichen Inhaltsstoffen hat die Brennnessel in der Heilpflanzenkunde nach wie vor einen hohen Stellenwert. Am auffälligsten sind Histamin, Serotonin, Ameisensäure und Acetylcholin in den Brennnesselhaaren: Diese Stoffe werden bei Berührung aus den abgebrochenen scharfen Spitzen der Brennhaare in die Haut injiziert, wo sie die bekannten Quaddeln mit Schmerzen und Hautrötungen hervorrufen. Andererseits regt das Acetylcholin die Durchblutung an und fördert die Nerventätigkeit, weshalb Brennnesselzubereitungen die Beschwerden bei Rheuma und Gelenkentzündungen lindern können. Verstärkt wird die Entzündungen hemmende Wirkung durch die Kaffeoyläpfelsäure: Diese mindert die Aktivität bestimmter Zellen, die beim Entzündungsprozess eine Rolle spielen.

Zu hoher Blutdruck beruht nicht selten auf Belastung durch Stress und falsche Ernährung sowie einem Mangel an Bewegung. In solchen Fällen kann eine Kur mit frischem Brennnesselsaft helfen. Neben den üblichen Wirkstoffen, Enzymen, Vitaminen und Mineralstoffen enthält dieser nämlich auch Chlorophyll (Blattgrün), das den Körper mit dem wichtigen Magnesium versorgt.

Die Wurzel der Brennnessel wiederum ist reich an Lignanen, die der Pflanze vermutlich als Abwehrstoffe dienen. Sie wirken gegen Bakterien und lindern ebenfalls Entzündungen.

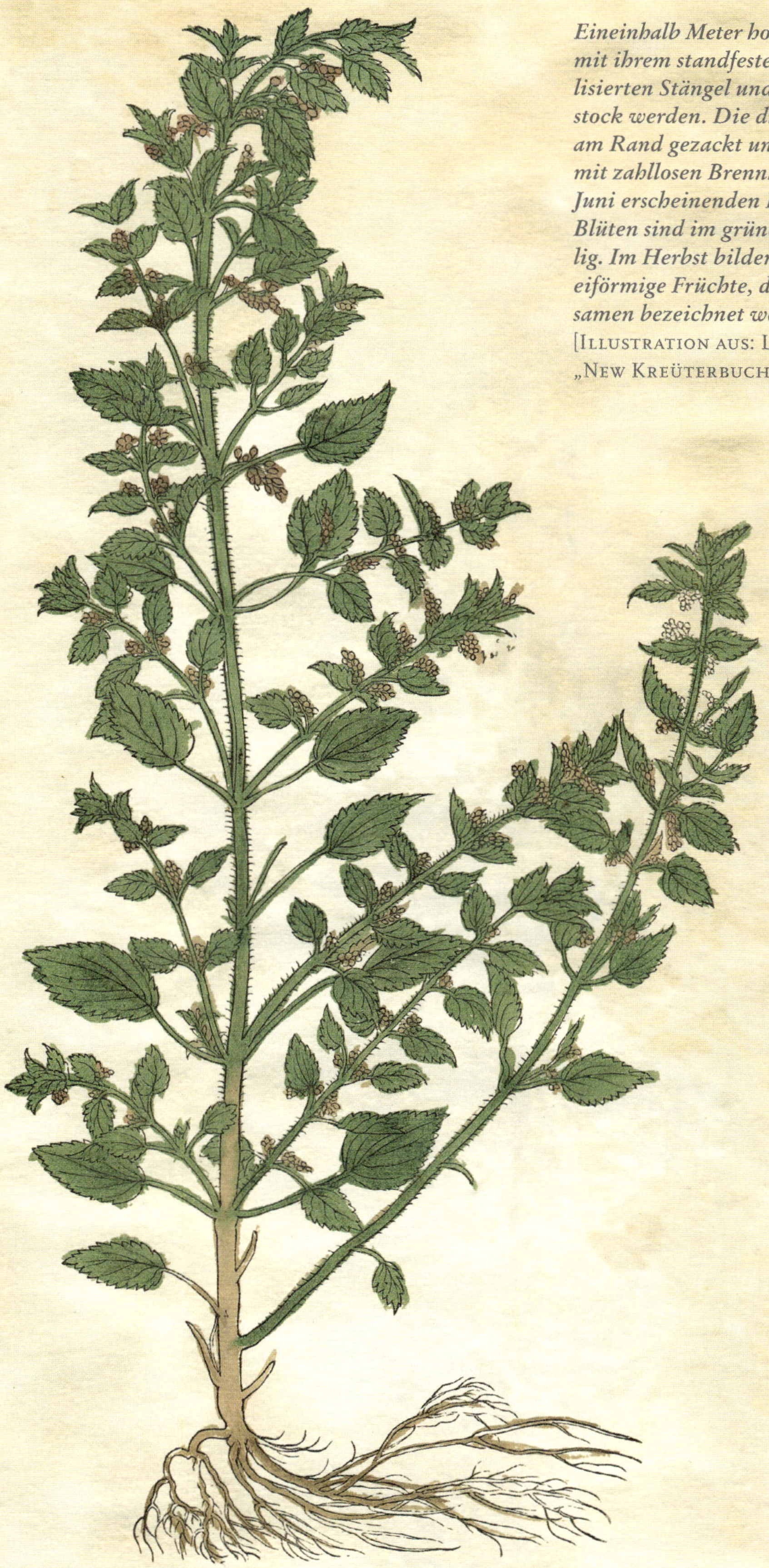

Eineinhalb Meter hoch kann die Brennnessel mit ihrem standfesten, durch Fasern stabilisierten Stängel und ihrem soliden Wurzelstock werden. Die dunkelgrünen Blätter sind am Rand gezackt und, wie auch der Stängel, mit zahllosen Brennhaaren besetzt. Die im Juni erscheinenden Rispen aus gelbgrünen Blüten sind im grünen Laub eher unauffällig. Im Herbst bilden sich kleine, länglich-eiförmige Früchte, die oft als Brennnesselsamen bezeichnet werden.

[Illustration aus: Leonhart Fuchs, „New Kreüterbuch", Basel 1563]

Brunnenkresse, Echte

Nasturtium officinale

Heute findet man die Brunnenkresse kaum in Brunnen, wohl aber wächst sie an und in fließenden Gewässern wie Bächen, Gräben und Quellen. Ihre Heimat ist vermutlich Eurasien und Afrika, doch mittlerweile kommt sie weltweit vor. In der Antike diente die Pflanze wegen ihres scharfen Geschmacks als Gewürz- und Gemüsepflanze. Die Bezeichnung *nasturcium,* unter der sie der römische Naturgelehrte Plinius kannte, soll sich von lateinisch *nasus torus* (gerümpfte Nase) ableiten, wegen der beim Kauen freiwerdenden Reizstoffe. Ursache der Schärfe sind Senfölglukoside, die bei Verletzung der Blätter freigesetzt werden und der Pflanze eigentlich zur Abwehr von Fressfeinden dienen.

Indikationen
Husten, Heiserkeit, Bronchitis. Verdauungsstörungen, Appetitlosigkeit.

Inhaltsstoffe
Bitterstoffe, Gerbstoffe, Raphanol, Vitamin C. Senfölglukoside, aus denen beim Kauen Phenylethyl-Isothiocyanat und Benzyl-Isothiocyanat entstehen.

Anwendungsweise
- Saft: Im Mörser eine Handvoll frisches Kraut zerdrücken und 2 Tassen kaltes Wasser zugießen. Dreimal täglich 1 EL.
- Salat: Zur vorbeugenden Ernährung kann man das Kraut in Wildkräutersalate, Suppen oder Quark geben.

Vitamin C im Winter

Die Heilwirkungen der Brunnenkresse erkannte man schon früh; Funde beim österreichischen Hallstatt deuten auf den Gebrauch in vorgeschichtlicher Zeit hin. Man holte sich die Pflanze einfach vom nächsten Bach. Besonders das frische Kraut ist reich an Wirkstoffen, darunter Vitamin C. Salate aus der auch im Winter verfügbaren Brunnenkresse konnten daher schlechtes Befinden kurieren, ohne dass man damals die Ursache – Vitamin-C-Mangel – kannte. Im Mittelalter gehörte diese Pflanze in jeden gut bestückten Klostergarten, und Karl der Große schrieb den Anbau von Brunnenkresse auf seinen Landgütern ausdrücklich vor. Auch Hildegard von Bingen setzte sie ein: gegen Verdauungsstörungen und zur Fiebersenkung.

Im 18. Jahrhundert entwickelte der Erfurter Christian Reichart eine Anbaumethode in Gewässeranlagen, den sogenannten Kresseklingen, die man noch heute im Kressepark Erfurt besichtigen kann. Allmählich jedoch geriet die Pflanze weitgehend in Vergessenheit.

Heute weiß man die Brunnenkresse wieder zu schätzen. In der Naturheilkunde wird sie vor allem wegen ihrer antibiotischen und harntreibenden Eigenschaften angewendet. Man nutzt sie zur Behandlung von Entzündungen der Atemwege, gegen Harnwegsinfektionen sowie Gicht und Rheuma. Die Bitterstoffe regen zudem die Gallenfunktion an.

Da die scharfen Wirkstoffe die Schleimhäute reizen, sollten alle, die an Geschwüren des Verdauungstrakts leiden, die Brunnenkresse meiden. Für Kinder, Schwangere und Stillende ist die Pflanze ebenfalls ungeeignet.

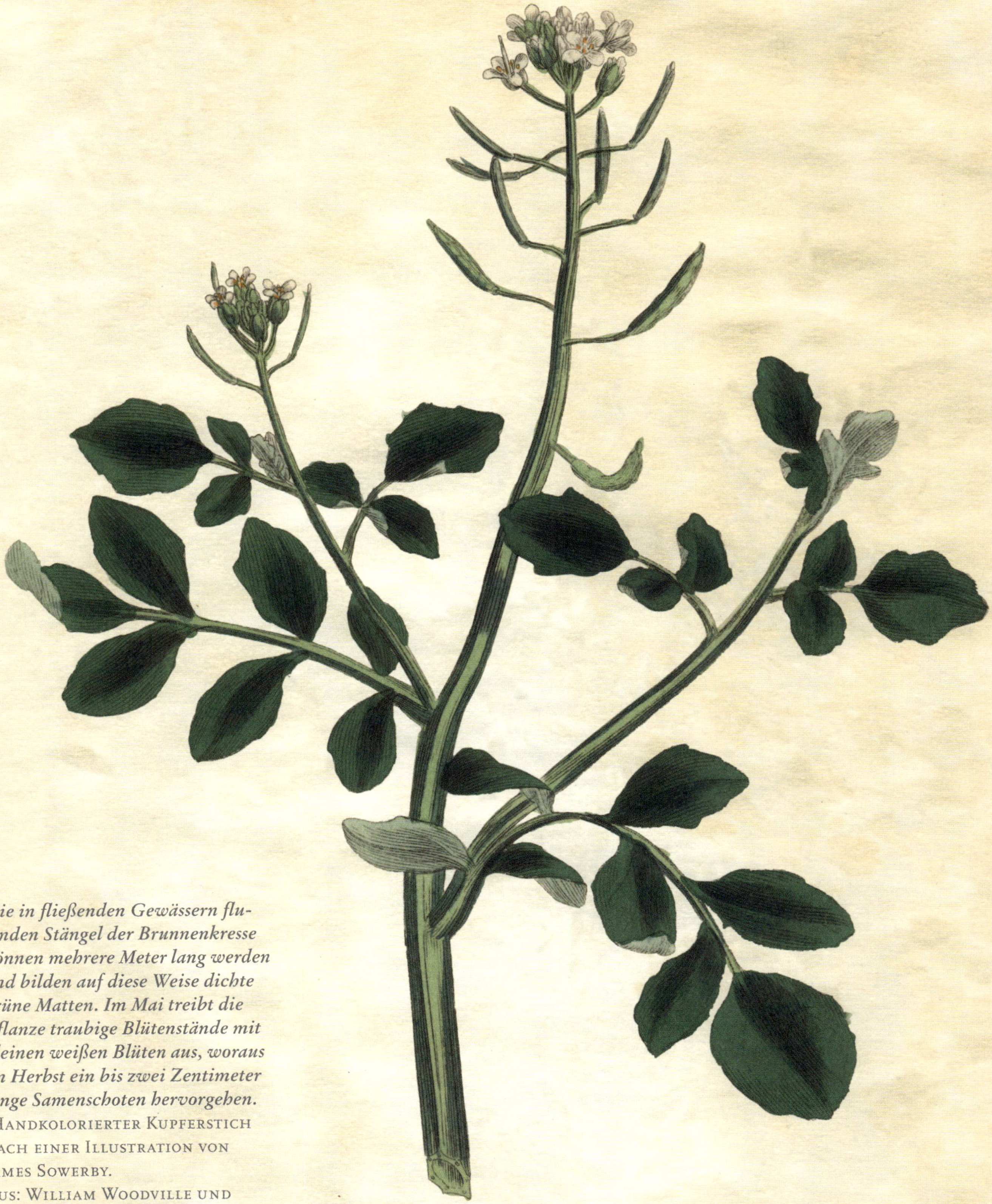

Die in fließenden Gewässern flutenden Stängel der Brunnenkresse können mehrere Meter lang werden und bilden auf diese Weise dichte grüne Matten. Im Mai treibt die Pflanze traubige Blütenstände mit kleinen weißen Blüten aus, woraus im Herbst ein bis zwei Zentimeter lange Samenschoten hervorgehen.
[Handkolorierter Kupferstich nach einer Illustration von James Sowerby.
Aus: William Woodville und William Jackson Hooker, „Medical Botany“, London 1832]

Dill

Anethum graveolens

Als Heilpflanze ist Dill heute weniger bekannt denn als Küchengewürz – zu Unrecht, denn seine Heilwirkungen sind bemerkenswert. Seine Heimat ist der östliche Mittelmeerraum, doch bereits vor 5000 Jahren gelangte er zu uns. Der vor 3500 Jahren verfasste „Papyrus Ebers", der zahlreiche Krankheiten und Heilmittel beschreibt, empfiehlt Dill gegen Kopfschmerzen und verhärtete Blutgefäße. Der Arzt Dioskurides setzte Dill in Rom gegen Verdauungsstörungen wie Bauchschmerzen, Blähungen und Erbrechen ein. Im Mittelalter gehörte die Pflanze in jeden Klostergarten, und Karl der Große verlangte die Kultur von Dill in der Anbauvorschrift für seine Land- und Krongüter. Hildegard von Bingen vermengte zur Behandlung von Lungenleiden Dill mit Liebstöckel und Brennnessel und kochte die Mischung in Wein. Ein Bündel aus frischem Dill und Fenchel oder Schafgarbe sollte, auf Stirn und Brust gelegt, Nasenbluten stillen.

Paracelsus kam im 16. Jahrhundert wieder auf die Erfahrungen von Dioskurides zurück und verordnete Dill gegen Blähungen und Brechreiz. Zudem sei die Pflanze, so Paracelsus, appetitanregend, steigere den Milchfluss und helfe bei Mundgeruch und Hämorrhoiden.

Indikationen
Verdauungsstörungen (Flatulenzen, Bauchkrämpfe, Brechgefühl), Appetitlosigkeit. Menstruationsbeschwerden, mangelhafte Milchbildung.

Inhaltsstoffe
Früchte: Ätherisches Öl (Carvon, Limonen, Dillapiol, Terpinene, Phellandren, Cumarin; eine Benzofuranverbindung, die den typischen Geruch erzeugt).

Anwendungsweise
- Bei Verdauungs- und Milchbildungsstörungen: Dillsamen in Wein oder Wasser kochen; schluckweise trinken.
- Bei schmerzhafter Menstruation: Sitzbad in warmem Wasser mit Dill.

Geheimtipp für Bräute

Heute kennt man mehr als 90 Wirkstoffe im Dill, darunter milchflusssteigernde sowie lindernde bei Menstruationsbeschwerden. So bewiesen iranische Forscher vor einigen Jahren, dass Dill bei Ratten die Bildung des weiblichen Sexualhormons Progesteron fördert, das die Menstruation positiv beeinflusst. Bereits im 16. Jahrhundert hatte der italienische Arzt und Pflanzenkundige Pietro Andrea Mattioli den Frauen empfohlen, bei Unterleibsschmerzen Dilldampfbäder zu nehmen. Zudem zeigte sich, dass auch Dioskurides und Paracelsus recht hatten: Die Früchte helfen gegen Bauchkrämpfe und Flatulenzen.

Eine Anwendung, die der Mediziner und Pharmaunternehmer Gerhard Madaus in seinem „Lehrbuch der biologischen Heilmittel" (1938) als alten Volksglauben zitiert, scheint allerdings heute fast vergessen zu sein. Nämlich dass Dill einer Braut mit folgender Beschwörungsformel die Vorherrschaft in der zukünftigen Ehe garantiere: „Ich habe Senf und Dille, Mann, wenn ich rede, schweigst du stille."

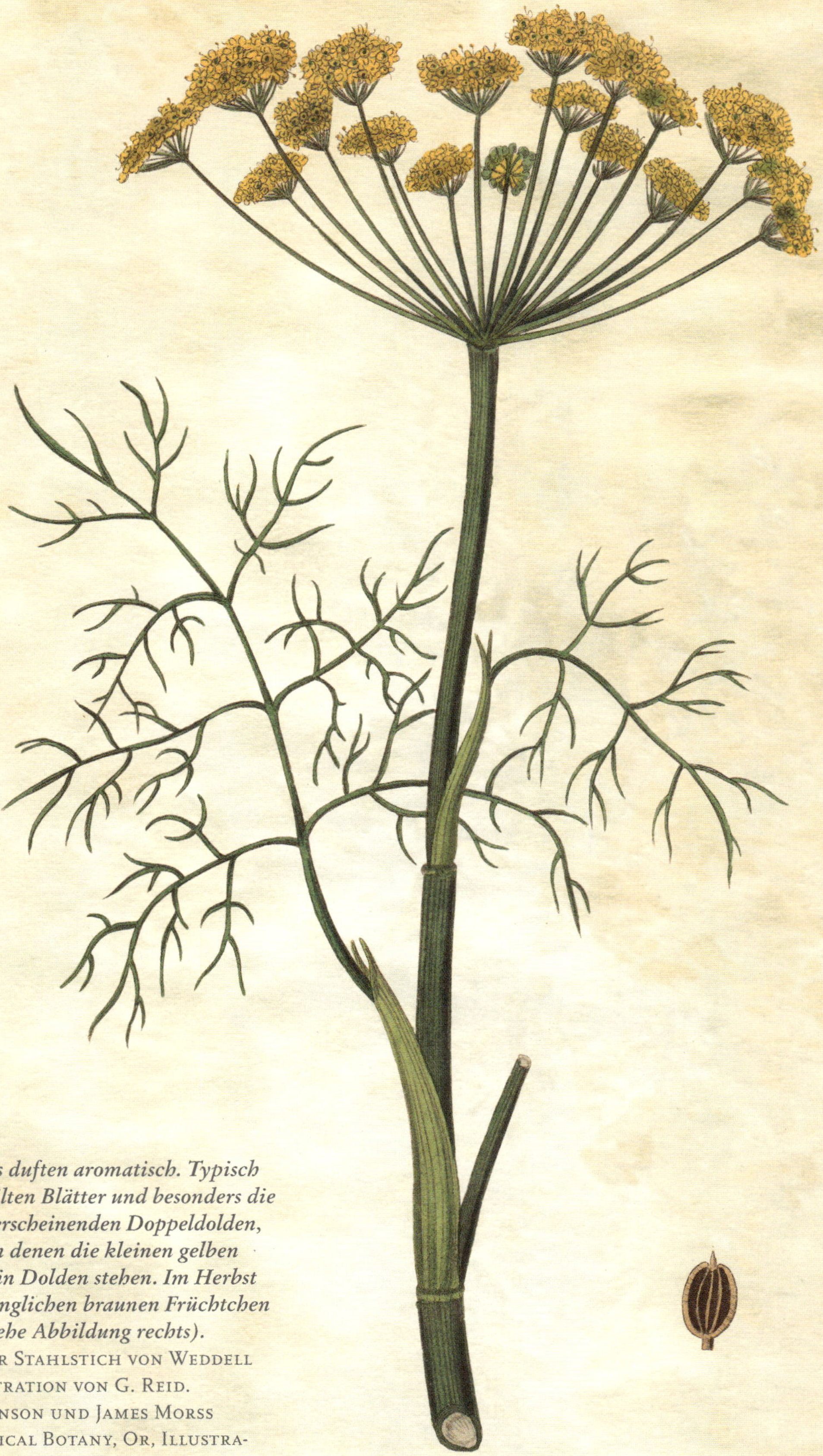

Alle Teile des Dills duften aromatisch. Typisch sind die fein zerteilten Blätter und besonders die im Mai oder Juni erscheinenden Doppeldolden, das sind Dolden, in denen die kleinen gelben Blüten wiederum in Dolden stehen. Im Herbst reifen daran die länglichen braunen Früchtchen mit den Samen (siehe Abbildung rechts).
[Handkolorierter Stahlstich von Weddell nach einer Illustration von G. Reid. Aus: John Stephenson und James Morss Churchill, „Medical Botany, Or, Illustrations and Descriptions of the Medicinal Plants of the London, Edinburgh, and Dublin Pharmacopoeias", London 1831]

Dost, Echter

Origanum vulgare

Viele von uns kennen den Dost nur unter seinem heute gebräuchlichen Namen Oregano. Das typische Pizzagewürz wächst nicht nur in seiner Heimat, dem Mittelmeerraum, sondern auch hierzulande, und zwar mindestens seit dem Mittelalter. Manchmal wird die Pflanze auch Wohlgemut, Dorst oder Wilder Majoran genannt; der Majoran ist tatsächlich ein enger Verwandter. Der Dost liebt warme Standorte auf kalkhaltigem Untergrund, etwa sonnige Hänge oder lichte Wälder. Im Zeitalter der Antike war man mit den heilenden Wirkungen dieses Krauts bestens vertraut. Der Grieche Hippokrates von Kos, der als Begründer der Medizin angesehen wird, setzte Dost gegen Zahnschmerzen, Darmbeschwerden und Hämorrhoiden ein.

Vertreibt Kummer und Sorgen

Im Mittelalter dichtete man dem Dost Abwehrkräfte gegen Dämonen und den Teufel an. Oft wurde er in Brautschuhe gelegt oder in den Brautstrauß eingebunden, um böse Mächte abzuwehren. Auch sollte sein Duft die Stimmung heben und Kummer vertreiben – daher der Name Wohlgemut. Das „Lorscher Arzneibuch“ vom Ende des 8. Jahrhunderts empfiehlt Dost gegen Fieber, Schlangenbisse und Verdauungsstörungen, und Hildegard von Bingen verabreichte ihn zusammen mit Kampfer und Blutwurz *(Potentilla erecta)* gegen „tägliches Fieber“, wobei wir nicht wissen, welche Krankheit sie meinte.

Die Heilsubstanzen stecken im ätherischen Öl der Pflanze, vor allem die Wirkstoffe Carvacrol und Thymol, die Bakterien abtöten, Krämpfe lösen und das Abhusten von Schleim unterstützen. Man kann das ganze Kraut zu Tee verarbeiten, der (innerlich angewendet) bei Husten, Magen- und Darmbeschwerden hilft, aber auch bei Hautproblemen (äußerlich, als Umschlag).

Das destillierte Öl bekommt man als Oreganoöl in der Apotheke. Man kann es zum Inhalieren oder als Massageöl gegen Arthritis, Rheuma und Kopfschmerzen verwenden. Gegen Hautleiden gibt es Salben, die Oreganoöl enthalten. Allerdings reizt das Öl die Haut und sollte nur nach Vorschrift genutzt werden. Schwangere und Stillende müssen Dost meiden, und vor allem darf er nicht bei Kleinkindern angewendet werden.

Indikationen

Magen-Darm-Beschwerden. Appetitlosigkeit. Katarrh, krampfartiger Husten. Hautprobleme. Rheuma, Arthritis, Spannungskopfschmerz.

Inhaltsstoffe

Gerbstoffe, Bitterstoffe. Im ätherischen Öl Phenolverbindungen wie Carvacrol, Thymol, Cymol, Limonen, Pinen.

Anwendungsweise

- Tee, innerlich: 1 bis 2 EL des vormittags geernteten Krauts der blühenden Pflanze mit 300 ml heißem Wasser übergießen, 10 Minuten ziehen lassen und abseihen. 2 bis 3 Tassen täglich.
- Tee, äußerlich: Umschläge mit dem Tee befeuchten und auflegen.
- Inhalat: 2 bis 3 Tropfen Oreganoöl in 1 l heißes Wasser träufeln.

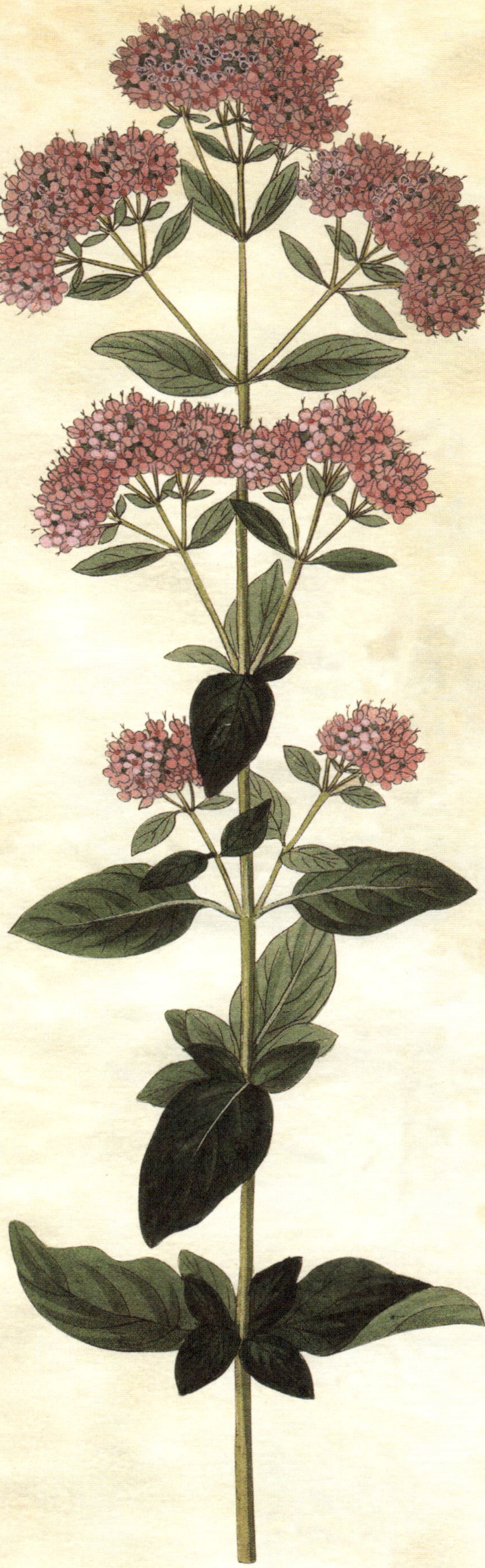

Der Dost ist eine mehrjährige, aromatisch duftende Pflanze, die im Durchschnitt 50 Zentimeter hoch wird. Mitunter wächst sie in dichten Beständen. Zwischen Juli und September trägt der Dost hellrote Blüten, die zahllose Insekten anlocken.
[Handkolorierter Kupferstich aus: Friedrich Gottlob Hayne, „Getreue Darstellung und Beschreibung der in der Arzneykunde gebräuchlichen Gewächse", Berlin 1822]

Eberraute

Artemisia abrotanum

Der kräuterkundige Benediktinerabt Walahfrid Strabo (808–848) von der Bodenseeinsel Reichenau lobte die Eberraute mit den Worten, sie besitze so viele Vorzüge wie Blätter. Tatsächlich trägt die Eberraute eine Unzahl feiner Blätter. Da diese einen aromatisch-anregenden Duft verströmen, legten sich Kirchgängerinnen gern einige Zweiglein ins Gebetbuch, um bei der Predigt nicht einzunicken. Zu Walahfrids Zeiten hatte die Eberraute bereits eine lange Geschichte als Heilkraut hinter sich. Früh war sie aus ihrer Heimat in Osteuropa und Westasien auch in den Mittelmeerraum gelangt. Schon Ärzte der Antike, etwa Hippokrates, verordneten Blätter und blühende Zweigspitzen der Pflanze gegen Lungenentzündung, Gallen- und Leberprobleme, gegen Atemnot, Krämpfe und Geschwüre, zur Entwässerung des Körpers und Wehenförderung sowie zum „Reinigen des Uterus".

Geradezu ein Allheilmittel

Eine so nützliche Pflanze wollte natürlich Karl der Große auf seinen Land- und Krongütern verfügbar wissen und nahm sie in seine Anbauanweisung „Capitulare de villis" auf. Auch Hildegard von Bingen zeigte sich beeindruckt: Ein Trank aus Eberraute und anderen Heilkräutern in Wein stärke den Magen und unterstütze die Verdauung. Und äußerlich angewendet helfe Eberrautensaft gegen Beulen und Hautgeschwüre.

Zählt man all die Leiden auf, die sich laut den Kräuterkundigen und Ärzten praktisch aller Zeiten mit der Eberraute bekämpfen lassen, so erscheint sie geradezu als Allheilmittel. Allerdings mit einer kritischen Eigenschaft: Sie sei auch ein Aphrodisiakum, was böse Folgen zeitigen könne. In England trug sie daher den volkstümlichen Namen „maiden's ruin", etwa: Jungfrauenverderb.

Heute wird die Eberraute in der Naturheilkunde gegen Husten, Erkältung, Fieber, Rückenschmerzen, Blasenschwäche sowie Menstruationsbeschwerden eingesetzt, doch vor allem als appetitanregendes und verdauungsförderndes Mittel. Verdauungsfreundliche Substanzen sind die in den Blättern enthaltenen Bitterstoffe, während die Inhaltsstoffe des ätherischen Öls nachweislich Bakterien bekämpfen und so Entzündungen hemmen. Doch so vielfältig die Heilkräfte auch sind, die sich in der Eberraute verbergen – die aphrodisierende Wirkung hat sich nicht bestätigt.

Indikationen
Verdauungsstörungen, Blasenschwäche, Schlafstörungen, Menstruationsbeschwerden. Erkältung, Krämpfe, Fieber. Oberflächliche Wunden.

Inhaltsstoffe
Bitterstoffe. Das Alkaloid Abrotanin. Im ätherischen Öl: Cineol, Thujon, Davanol, Davanon, Hydroxy-Davanon, Abrotin, Cumarin, Absinthin.

Anwendungsweise
Tee (zum Trinken oder als Umschlag): 2 TL frische oder getrocknete Eberrautenblätter mit 250 ml heißem Wasser aufbrühen und einige Minuten ziehen lassen. Nicht geeignet für Schwangere und Kinder.

Die Eberraute, die als Halbstrauch oder krautige Pflanze meist über einen Meter hoch wird, fällt durch ihre unzähligen fiederförmigen Blättchen und ihren Duft auf. Es gibt mehrere Sorten, die sich im Aroma unterscheiden: manche eher zitronig, andere kampferartig. Im Juli erscheinen an den bis 30 Zentimeter langen Blütenständen zahlreiche, nur wenige Millimeter große gelbe Blüten.

[Handkolorierter Kupferstich nach einer Illustration von James Sowerby. Aus: William Woodville und William Jackson Hooker, „Medical Botany", London 1832]

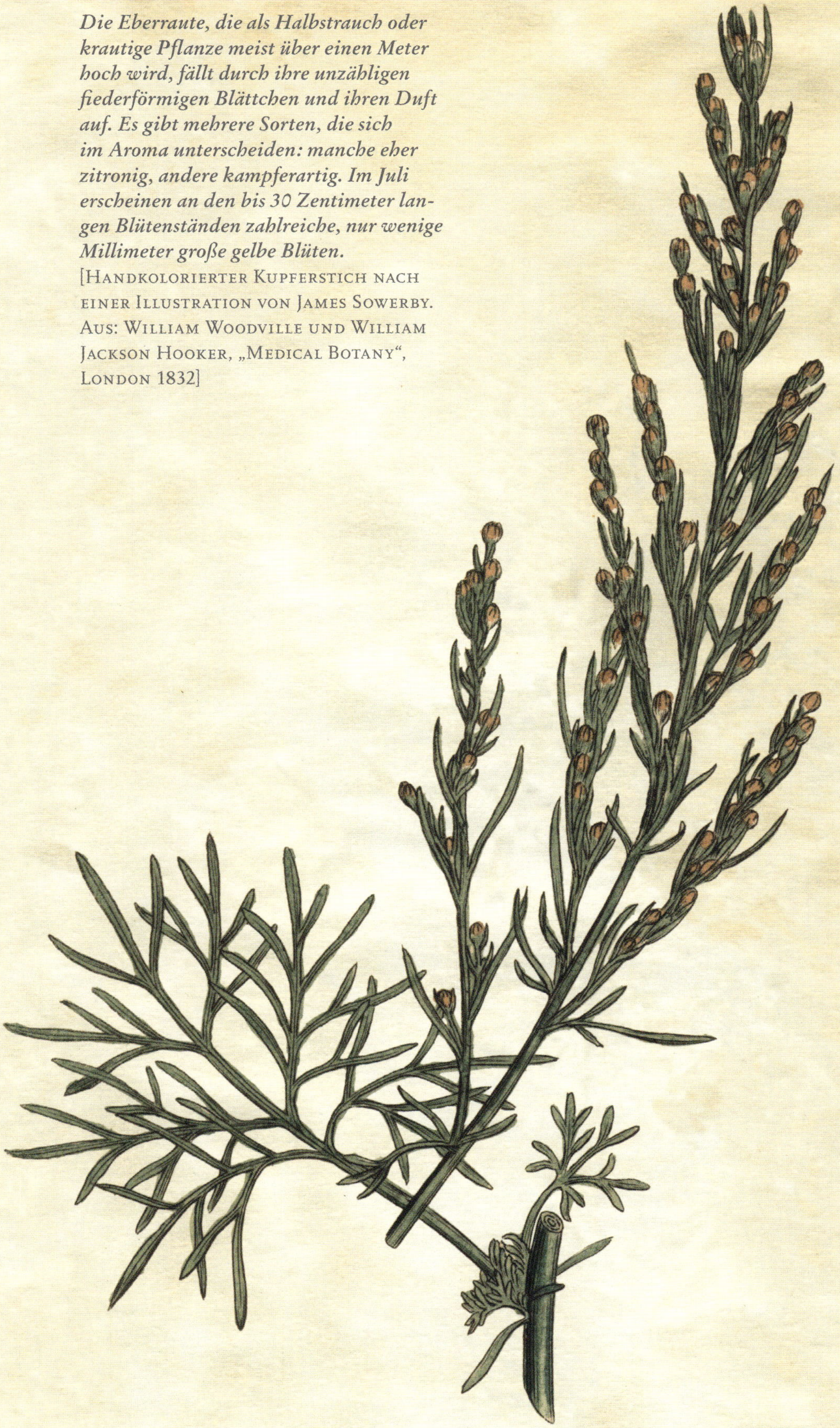

Eibisch, Echter

Althaea officinalis

Bisweilen trifft man auf die Spuren von Heilpflanzen, wo man es gar nicht vermutet. So assoziiert man die süßen, schaumigen Marshmallows üblicherweise mit amerikanischer oder englischer Tradition. In Wirklichkeit stammt die Süßigkeit ursprünglich aus Frankreich und wurde in früheren Zeiten aus den zuckerreichen Wurzeln des Eibischs hergestellt. Die Bezeichnung der Süßigkeit geht auf den englischen Namen der Pflanze zurück: *marsh mallow* heißt „Sumpfmalve" – der Eibisch gehört zur Familie der Malvengewächse. Heute stellt man die schaumige Leckerei aus Zucker, Gelatine und verschiedenen Aromastoffen her.

Die essbaren und wohlschmeckenden Eibischblätter und -blüten wurden einst gern in der Küche verwendet, etwa als Suppenkraut oder in Salaten, und in Notzeiten bekämpfte man den Hunger mit der nährstoffreichen Wurzel. Doch vermutlich noch viel älter ist die Anwendung als Heilpflanze. Jedenfalls fanden Forscher im Grab eines vor 60 000 Jahren verstorbenen Neandertalers Eibischreste. Vielleicht nutzte man die Pflanze damals schon zur Heilung von Wunden – eine Anwendung, die auch in der Antike bekannt war. Zumindest der griechische Arzt Hippokrates setzte den Eibisch auf diese Weise ein. Man maß der Pflanze außerdem eine Wirkung gegen Geschwülste, Gichtanfälle, Brüche und Schmerzen in den Eingeweiden zu. Ihr Gattungsname *Althaea* leitet sich vom altgriechischen Wort für „heilen" ab.

Indikationen
Reizhusten, Entzündungen im Mund- und Rachenbereich, Heiserkeit. Magenverstimmung. Brandwunden, Ekzeme. Trockene, rissige Haut.

Inhaltsstoffe
Schleimstoffe (Galacturonorhamnan, Arabinogalactan), Pektine, Glucane, Flavonoide. Stärke, Rohr- und Invertzucker.

Anwendungsweise
Tee zum Trinken, Gurgeln oder für Umschläge: 3 TL klein geschnittene Eibischwurzel, -blätter oder -blüten in eine Tasse mit kaltem Wasser einrühren und über Nacht ziehen lassen. Am folgenden Morgen abseihen, aufwärmen und anwenden.

Schützender Schleim

Die Wirkstoffe werden von mehreren Teilen der Pflanze geliefert: von Blüten, Blättern und vor allem von der fingerdicken Wurzel. Blätter und in noch höherem Maße die Wurzel enthalten Schleimstoffe; in der Wurzel können sie bis ein Viertel des Gewichts ausmachen. Chemisch gesehen handelt es sich um Polysaccharide, also Verwandte der Stärke. Isst man Eibisch, bilden die Schleimstoffe eine Schutzschicht über den Schleimhäuten von Mund, Rachen, Speiseröhre und Magen. Daher dämpfen sie Husten, der von gereizter oder entzündeter Schleimhaut verursacht wird, lindern leichte Entzündungen und helfen gegen Heiserkeit. Am besten wirken Eibischhustensaft, -honig oder -lutschtabletten mit Eibischwurzelextrakt. Bei geschädigter Haut sind Umschläge sinnvoll, die man mit Eibischtee tränkt.

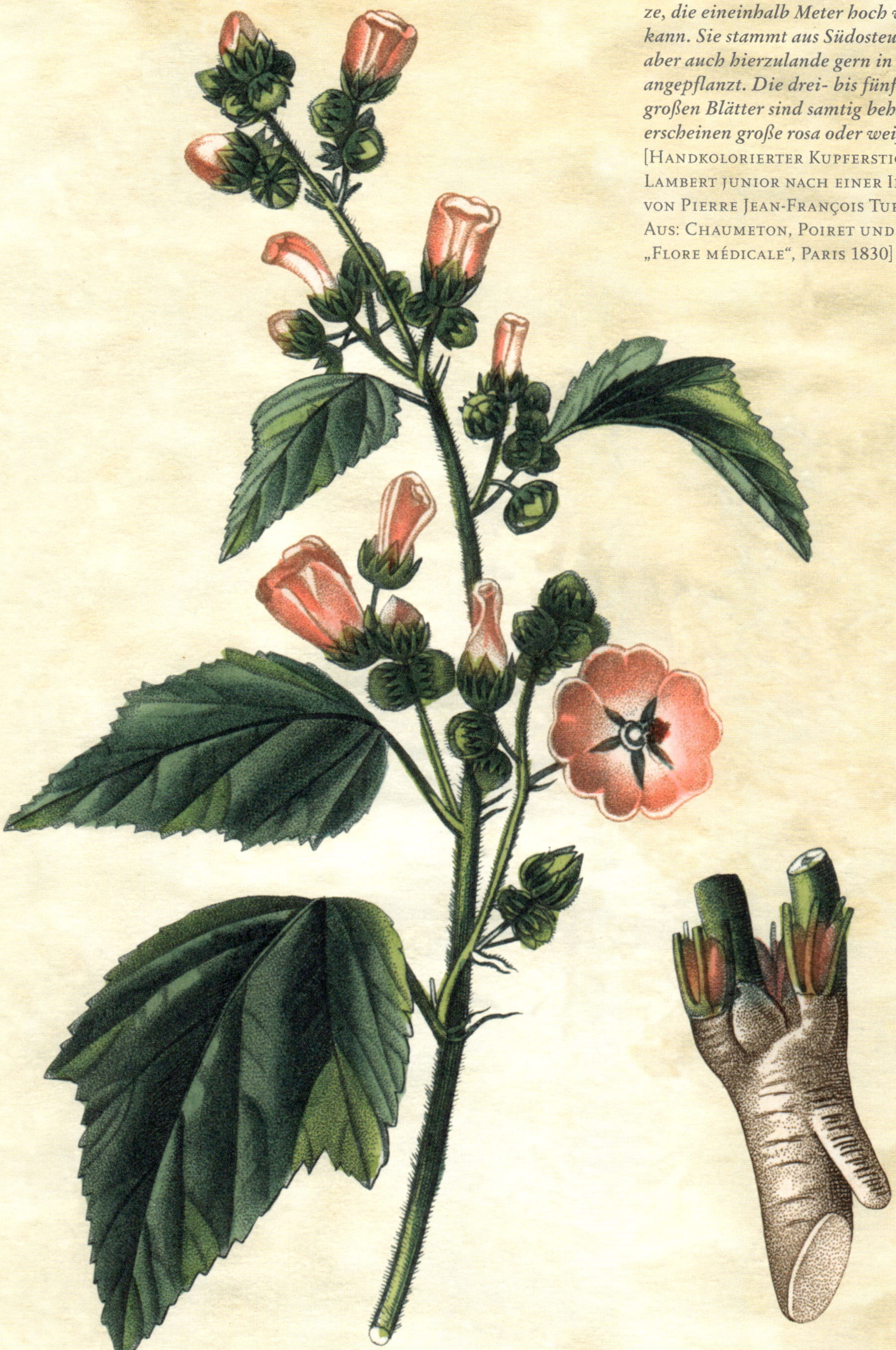

Der Echte Eibisch ist eine prächtige Pflanze, die eineinhalb Meter hoch werden kann. Sie stammt aus Südosteuropa, wird aber auch hierzulande gern in Gärten angepflanzt. Die drei- bis fünflappigen großen Blätter sind samtig behaart. Im Juli erscheinen große rosa oder weiße Blüten.
[Handkolorierter Kupferstich von Lambert junior nach einer Illustration von Pierre Jean-François Turpin.
Aus: Chaumeton, Poiret und Chamberet, „Flore médicale", Paris 1830]

Eisenkraut, Echtes

Verbena officinalis

Trotz des Namens enthält das Kraut kaum Eisen, es hilft also nicht gegen Eisenmangelkrankheiten. Aber die oft auch Verbene genannte Pflanze hat andere Heilkräfte – und eine interessante Vergangenheit. Im Altertum war sie bekannt für entzündungslindernde und wundheilende Wirkungen, in einer Zeit, in der man gegen Verletzungen nicht viel tun konnte. Kein Wunder, dass man dieser Pflanze göttliche Kraft zusprach. Plinius berichtet, dass in Rom auf dem Altar Jupiters immer ein Bündel Eisenkraut lag. Die keltischen Druiden schätzten die Verbene als Wunder- und Zauberkraut hoch ein. Auch war es in vielen alten Kulturen Mitteleuropas Brauch, mit den im unteren Teil verholzten Stängeln Altäre und Opfersteine zu reinigen.

„Ein fürtrefflich gut Haubtkraut"

Die tatsächlichen medizinischen Vorteile des Eisenkrauts, von denen man in der Antike wusste, gerieten keineswegs in Vergessenheit. Der „Macer floridus" aus dem 11. Jahrhundert, ein Standardwerk der Kräuterheilkunde von Odo Magdunensis (Odo von Meung), beschreibt seine Wirkung gegen faulige Wunden, Geschwüre und Entzündungen im Mund. Im 16. Jahrhundert war für den Arzt und Kräuterkundigen Tabernaemontanus die Heilwirkung bei Schmerzen im Kopfbereich wichtig: „Eisenkraut ist ein fürtrefflich gut Haubtkraut / wider alle Schmertzen und andere Gebrechen des Haubts."

Doch auch der Glaube an die geheimen Energien des Eisenkrauts blieb bis in die frühe Neuzeit lebendig. So lästerte Tabernaemontanus über die zu Mariae Himmelfahrt gebundenen Kräutersträuße und Gewürzbüschel: „Dieses Kraut aber wird noch heutiges Tages von unseren Abergläubischen alten Weibern / mehr zu der Zauberey dann zu der Artzeney in ihre Würtzwisch gesammlet."

Indikationen

Atemwegserkrankungen (Husten und Bronchitis) sowie Entzündungen der Nasennebenhöhlen. Menstruations- und Verdauungsbeschwerden. Hautwunden und -schäden.

Inhaltsstoffe

Iridoidglykoside (Verbenalin, Hastatosid), Verbascosid. Flavonoide, Bitterstoffe, Triterpene. Ätherisches Öl.

Anwendungsweise

- Tee aus getrocknetem Kraut: Dreimal täglich 1 TL in einer Tasse mit heißem Wasser 10 Minuten ziehen lassen.
- Sud aus getrocknetem Kraut: Dieselbe Zubereitung, aber für Umschläge deutlich mehr Kraut nehmen, um die geschädigten Hautpartien zu behandeln.

Auch heute nutzt die Naturheilkunde die antibakteriellen, schmerzstillenden und krampflösenden Substanzen im Eisenkraut gegen Husten, Entzündungen der Nasennebenhöhlen und Bronchitis. Bisweilen verwendet man es zur Linderung von Menstruations- und Verdauungsbeschwerden sowie zur Entwässerung. Neuere Untersuchungen zeigen sogar eine gewisse antivirale Wirksamkeit, etwa gegen Grippeviren Typ A. Schwangeren wird von der Verwendung des Krauts vorsorglich abgeraten.

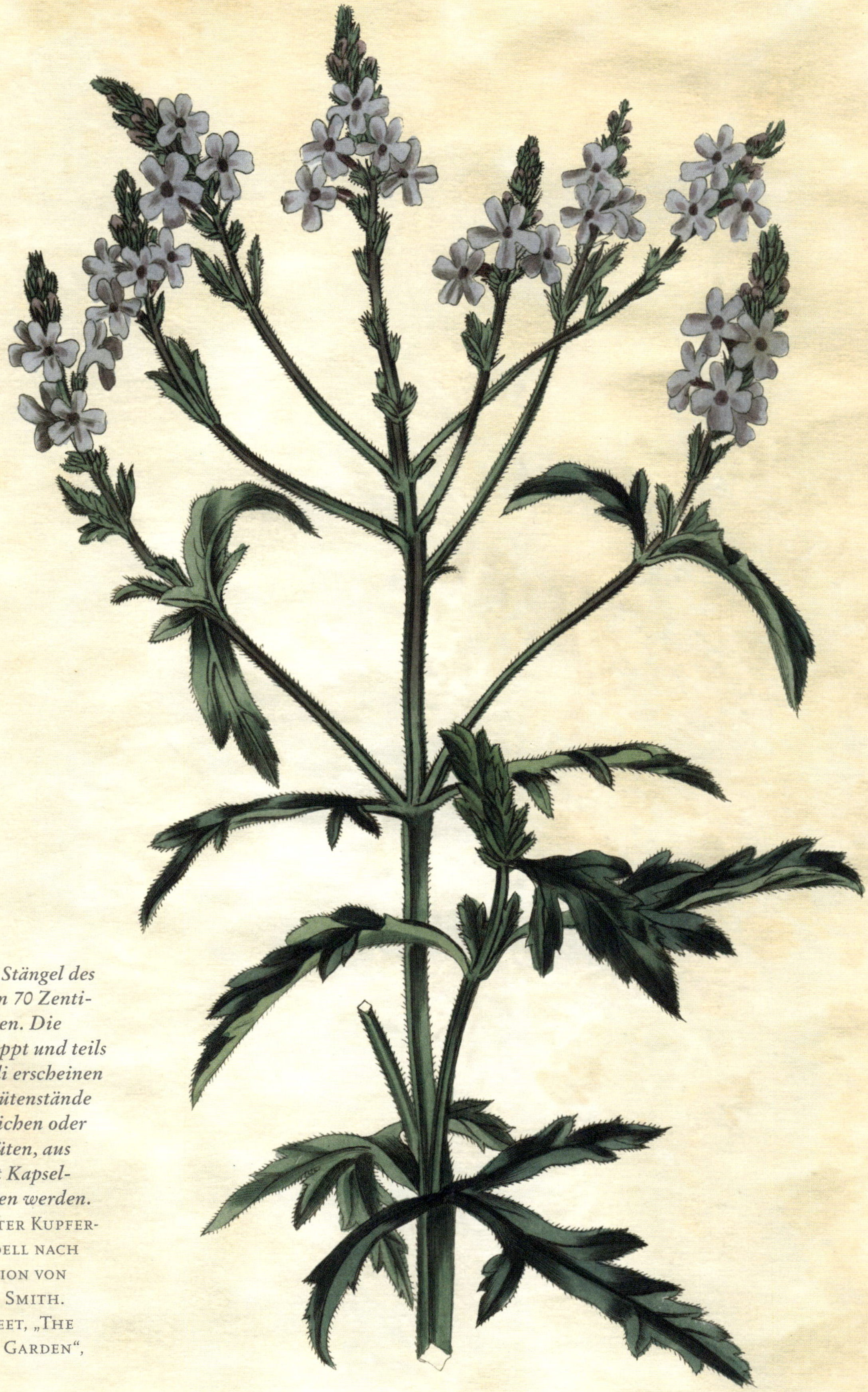

Der vierkantige Stängel des Eisenkrauts kann 70 Zentimeter lang werden. Die Blätter sind gelappt und teils gefiedert. Ab Juli erscheinen ährenförmige Blütenstände mit weißen, rötlichen oder zartvioletten Blüten, aus denen im Herbst Kapselfrüchte mit Samen werden.
[Handkolorierter Kupferstich von Weddell nach einer Illustration von Edward Dalton Smith. Aus: Robert Sweet, „The British Flower Garden“, London 1827]

Enzian, Gelber

Gentiana lutea

Auf den Etiketten von Enzianschnaps ist der blaue Enzian abgebildet, doch der Schnaps wird gar nicht aus blau blühenden Arten hergestellt, sondern aus der Wurzel des größeren und wirkstoffreicheren Gelben Enzians *Gentiana lutea.* Dieser kommt bei uns vor allem in den Alpen vor und steht unter Naturschutz, weshalb die heute genutzten Wirkstoffe aus angebauten Pflanzen stammen. In der Antike wusste man bereits: Was bitter schmeckt und nicht ausgesprochen giftig ist, könnte heilen. So setzte man damals die Wurzel des Gelben Enzians gegen Fieber, Magen- und Darmprobleme sowie gegen Gicht ein. Eintausend Jahre später hat Hildegard von Bingen in ihrer „Physica" einige Enzianrezepturen parat. So solle man etwas Wurzel in erhitztem Wein gegen „Fieber im Magen" trinken. Und wer „Herzschmerzen hat, wie wenn sein Herz kaum noch an seiner Stelle bliebe", solle eine Brühe mit zerstoßener Enzianwurzel zu sich nehmen.

Kaum ein Kräuterkundiger ließ den Gelben Enzian in seinen Werken aus. So schreibt der Arzt und Botaniker Leonhart Fuchs in seinem „New Kreüterbuch" von 1543, die Enzianwurzel sei heilsam bei Magenproblemen, „Seitenstechen" und Brüchen. Äußerlich angewendet helfe sie bei Wunden – was die Erfahrung gezeigt haben muss, denn von der bakterientötenden Kraft der Enzianwurzel konnte Fuchs nichts wissen. Im 19. Jahrhundert setzte Pfarrer Kneipp sie zur Magen- und Nervenstärkung ein.

Bitterster Wirkstoff der Natur

Die Enzianwurzel birgt eine Vielfalt an stark wirkenden Substanzen. Amarogentin zum Beispiel ist als bitterster Naturstoff noch bei einer Verdünnung von 1 zu 58 Millionen deutlich wahrnehmbar. Das entspricht der Menge eines Teelöffels davon in 60 000 Badewannenfüllungen Wasser. Solche Bitterstoffe reizen die Geschmacksnerven, sodass vermehrt Speichel gebildet wird. Magen und Zwölffingerdarm werden angeregt, das Verdauungshormon Gastrin ins Blut abzugeben, was die Ausschüttung von Magensaft und Galle steigert. Daher wirkt Enzian gegen Appetitlosigkeit, Völlegefühl und Blähungen. Er soll auch den Körper allgemein kräftigen und den Kreislauf in Schwung bringen, weshalb Bluthochdruckpatienten auf Enzianzubereitungen verzichten müssen, ebenso Schwangere – vor allem auf den Schnaps.

Indikationen
Appetitlosigkeit, Verdauungsprobleme, allgemeine Schwäche.

Inhaltsstoffe
Bitterstoffe (Gentiopikrin, Swertimarin, Swerosid, Amarogentin). Gelbe Farbstoffe (Xanthone). Gentisin, Saccharose, Trisaccharide, Polysaccharide. Phytosteroide. Wenig ätherisches Öl. Gerbstoffe, Schleimstoffe.

Anwendungsweise
- Wurzeltrank: 1 TL getrocknete und zerschnittene Wurzel in 250 ml heißes Wasser geben. 10 Minuten ziehen lassen, abseihen und vor den Mahlzeiten 1 Tasse trinken.
- Enzianschnaps: 30 g Enzianwurzel in 1 l Wodka 3 Wochen ziehen lassen.

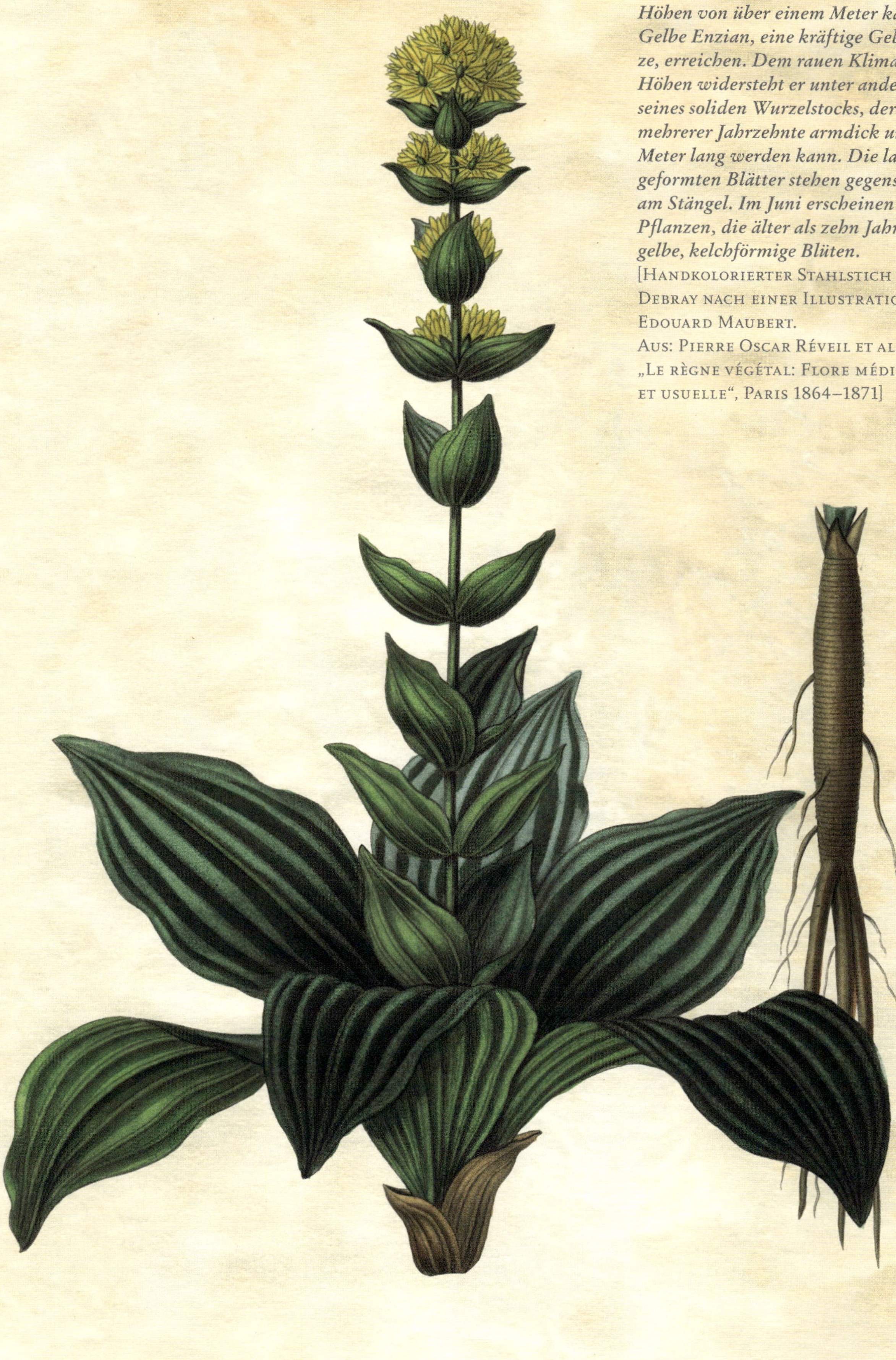

Höhen von über einem Meter kann der Gelbe Enzian, eine kräftige Gebirgspflanze, erreichen. Dem rauen Klima in den Höhen widersteht er unter anderem dank seines soliden Wurzelstocks, der im Lauf mehrerer Jahrzehnte armdick und einige Meter lang werden kann. Die lanzettlich geformten Blätter stehen gegenständig am Stängel. Im Juni erscheinen bei den Pflanzen, die älter als zehn Jahre sind, gelbe, kelchförmige Blüten.
[Handkolorierter Stahlstich von Debray nach einer Illustration von Edouard Maubert.
Aus: Pierre Oscar Réveil et al., „Le règne végétal: Flore médicale et usuelle", Paris 1864–1871]

Fenchel

Foeniculum vulgare

Fenchel ist eines der vielen Gewächse, die sowohl als Gemüse wie auch als Heilpflanzen genutzt und kultiviert werden. Heilkräftig sind vor allem die Früchte, die meist Fenchelsamen genannt werden. Als Gemüse wird die fleischige Knolle des Gemüsefenchels verarbeitet, einer Unterart von *Foeniculum vulgare.* Schon vor Jahrtausenden schätzte man die im Mittelmeergebiet und Vorderasien beheimatete Pflanze. Hippokrates, „der erste Arzt“, empfahl sie ebenso wie der in römischen Diensten stehende Arzt Dioskurides, der Kraut und Samen bei Problemen mit Blase und Nieren sowie gegen Husten und bei Müttern zur Steigerung der Milchbildung einsetzte.

Geschätzt von allen Kräuterkundigen

Zu uns kam der Fenchel wohl um 800. Erstmals verzeichnet findet man ihn um 840, und zwar im „Hortulus“ des pflanzenkundigen Abtes Walahfrid Strabo. In Wein oder Milch getrunken, solle er die Verdauung verbessern, Blähungen lösen und Husten lindern. In der „Physica“ Hildegards von Bingen nimmt der Fenchel ein langes Kapitel ein. Die Äbtissin empfiehlt diverse Fenchelzubereitungen gegen Verschleimung, Schlafstörungen, Augenprobleme, Katarrh und Verdauungsbeschwerden, ja sogar gegen Melancholie, Hodenschwellung und schwere Geburten. Hieronymus Bock empfiehlt im 16. Jahrhundert gekochten Fenchelsamen gegen Sodbrennen. Tabernaemontanus, der sich als Bocks Schüler sah, widmet der Pflanze in seinem „Neuw vollkommentlich Kreuterbuch“ immerhin 13 Seiten.

Heute ist vor allem Fencheltee, bereitet aus den Samen beziehungsweise Früchten der Pflanze, ein verbreitetes Heilmittel. Meist verwendet man ihn gegen Verdauungsstörungen, etwa bei Säuglingen, die von Muttermilch auf andere Nahrung umgestellt werden, was nicht immer problemlos verläuft. In höherer Konzentration wirkt das ätherische Öl bei Erkrankungen der Atemwege krampf- und schleimlösend. Achtung: Für Babys und Kleinkinder ist ätherisches Öl gefährlich, ebenso selbst angesetzter Fenchelhonig, denn bei dem noch unausgereiften Immunsystem der Kleinen stellen die Bakterien im Honig ein Risiko dar. Am sichersten ist Fenchelhonig aus der Apotheke.

Indikationen

Verdauungsstörungen, Appetitlosigkeit. Innere Unruhe. Infektionen der Atemwege mit festsitzendem Schleim.

Inhaltsstoffe

- Im ätherischen Öl der Samen, manchmal auch im Kraut: Anethol, Fenchol, Alpha-Pinen, Camphen, Pinen, Limonen.
- In der Wurzel: Dillapiol, Myrcen, Pinen, Phellandrene, Terpinene.

Anwendungsweise

- Tee: 1 EL getrocknete Fenchelsamen zerstoßen; in 200 ml Wasser 15 Minuten ziehen lassen. Zwei- bis dreimal täglich zwischen den Mahlzeiten trinken.
- Fenchelhonig (nicht für Kleinkinder): 20 g zerstoßene Fenchelsamen in 200 g Honig einrühren. 1 Woche stehen lassen. Dann erwärmt durch ein Sieb geben. Mehrmals täglich 1 EL nehmen.

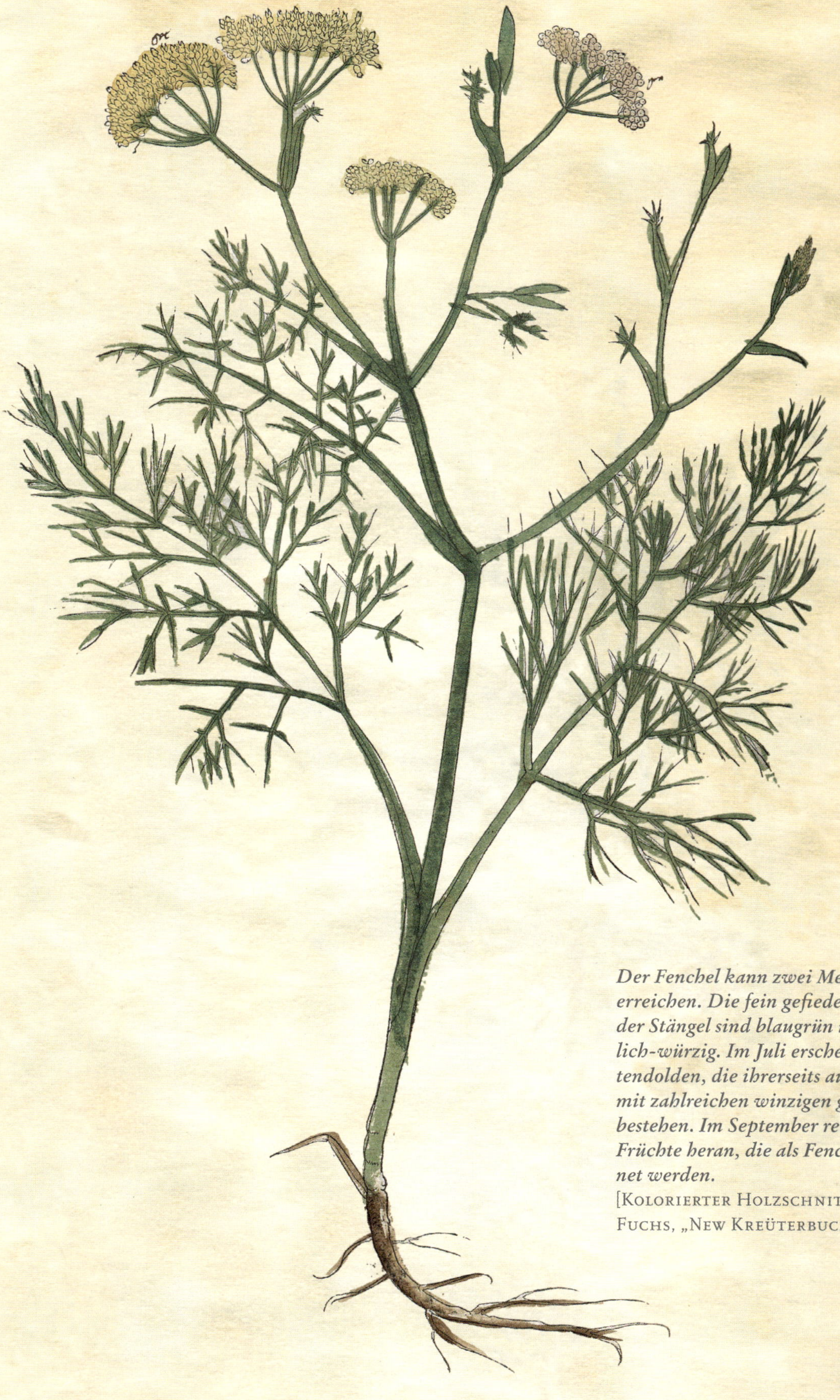

Der Fenchel kann zwei Meter Wuchshöhe erreichen. Die fein gefiederten Blätter und der Stängel sind blaugrün und duften süßlich-würzig. Im Juli erscheinen flache Blütendolden, die ihrerseits aus kleinen Dolden mit zahlreichen winzigen gelben Blüten bestehen. Im September reifen braungrüne Früchte heran, die als Fenchelsamen bezeichnet werden.

[Kolorierter Holzschnitt aus: Leonhart Fuchs, „New Kreüterbuch“, Basel 1563]

Fichte, Gemeine

Picea abies

Sicher ist die Fichte unser wichtigster Holzlieferant, doch ihre Vorzüge als Heilpflanze darf man ebenfalls nicht verachten. Schon die Ärzte der Antike sahen die Fichte als heilenden Baum an. Dioskurides, der im Römischen Reich als Truppenarzt wirkte, riet, zerstoßene Fichtenrinde auf wunde Haut zu legen. Gegen Zahnschmerzen empfahl er Mundspülungen aus zerstoßenem und in Essig gekochtem Kienholz (Fichtenholzkohle); dieselben Beschwerden bekämpfte im 2. Jahrhundert n. Chr. in Rom der Arzt Galen mit einer lauwarmen Lösung aus in Essig gekochten Fichtennadeln. Zur Linderung von Geschwülsten fand Galen zerstoßene und als Brei auf die Haut gelegte Fichtennadeln hilfreich.

INDIKATIONEN
Husten und andere Infektionen der Atemwege. Muskelverspannungen.

INHALTSSTOFFE
Im ätherischen Öl: Limonen, Borneol, Bornylacetat. Monoterpene (Pinen, Myrcen, Santen).

ANWENDUNGSWEISE
- Fichtennadelsirup: Ein hohes Glas mit abwechselnden Lagen zerkleinerter Nadeln und Zucker befüllen. 3 Wochen verschlossen stehen lassen. So bekommt man einen Sirup, aus dem sich Getränke zubereiten lassen.
- Tee: 1 TL zerkleinerte junge Nadeln in einer Tasse mit heißem Wasser 5 Minuten ziehen lassen. 3 Tassen täglich.

Ein nach Wald duftendes Öl

Bis ins 20. Jahrhundert hinein war es Brauch, Fichtennadeln und oft auch die harzreichen Zapfen in Wasser auszukochen, um einen frischen Sud als belebenden Badewasserzusatz zu erhalten. Heute nutzt man in der Regel die breite Palette an Fichtennadelprodukten, die in Drogerien und Apotheken angeboten werden.

Alle Teile des Baums liefern heilende Substanzen. So wird Terpentinöl aus dem Balsam destilliert, das sind die im Holz enthaltenen harzigen oder ätherischen Sekrete. Man verwendet dieses Öl als Einreibung gegen Rheuma und zur Steigerung der Durchblutung – allerdings ist Vorsicht geboten, denn Terpentinöl reizt die Haut.

Heil- und Wellnessprodukte stellt man vor allem aus den jungen, zarten Nadeln und Zweigspitzen her, denen man per Wasserdampfdestillation Fichtennadelöl entzieht. Zur Bekämpfung von Atemwegsleiden gibt man dieses duftende Öl tröpfchenweise in heißes Wasser und inhaliert die Dämpfe. Dadurch öffnet sich die verstopfte Nase, und eine Nasennebenhöhlenentzündung kann sich bessern. Zum Einreiben verdünnt man das Fichtennadelöl mit anderen Pflanzenölen, weil es – wie das Terpentinöl aus dem Balsam – die Haut reizt. Die Ölmischung hilft, Muskelverspannungen zu lösen.

Für ein wohltuendes Bad träufelt man das Fichtennadelöl ins Wasser. Gibt man das Öl auf ein Blatt Filterpapier und hängt dieses auf, verströmt es einen aromatischen Waldduft. Zudem lässt sich aus den zarten Nadeln ein Tee bereiten, der gegen Husten hilft. Honig, in den warmen (nicht heißen) Tee gegeben, verbessert Wirkung und Geschmack.

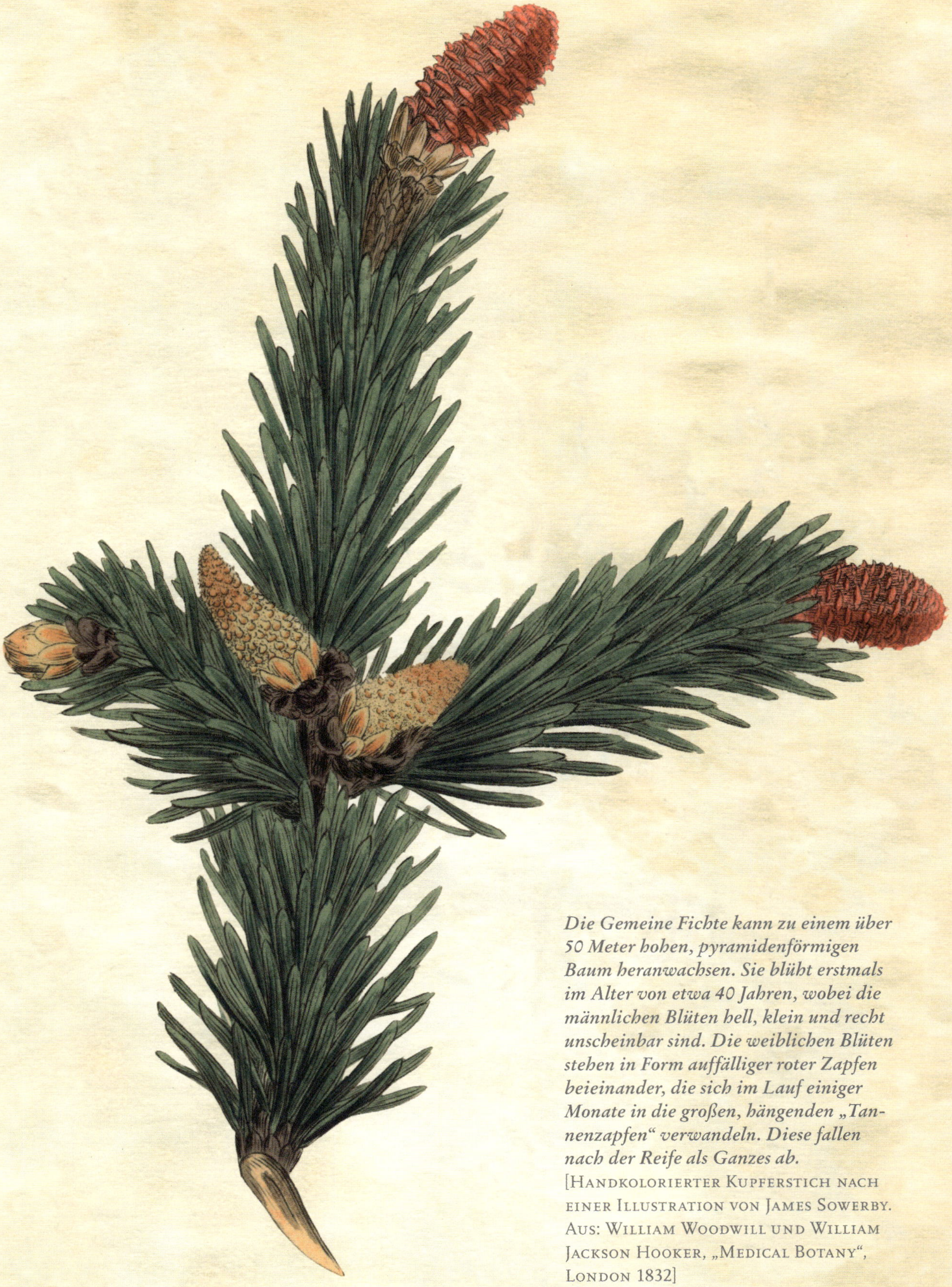

Die Gemeine Fichte kann zu einem über 50 Meter hohen, pyramidenförmigen Baum heranwachsen. Sie blüht erstmals im Alter von etwa 40 Jahren, wobei die männlichen Blüten hell, klein und recht unscheinbar sind. Die weiblichen Blüten stehen in Form auffälliger roter Zapfen beieinander, die sich im Lauf einiger Monate in die großen, hängenden „Tannenzapfen" verwandeln. Diese fallen nach der Reife als Ganzes ab.
[Handkolorierter Kupferstich nach einer Illustration von James Sowerby. Aus: William Woodwill und William Jackson Hooker, „Medical Botany", London 1832]

Fingerhut, Roter

Digitalis purpurea

Der Rote Fingerhut war den Ärzten und Botanikern des Altertums zwar als Pflanze bekannt, aber nicht als Arzneipflanze. Erst nach dem Mittelalter taucht er in Kräuterbüchern Mitteleuropas auf. Der Botaniker Leonhart Fuchs schreibt in seinem „New Kreüterbuch", dass er den Fingerhut als „schön lustig kraut" nicht übergehen wolle, obwohl er „noch in keinem brauch ist bey den ärtzten / so vil und mir bewüßt". Doch offenbar wusste er, dass der Fingerhut in der Volksheilkunde mit einigem Erfolg genutzt wurde. Denn er schreibt: „... die Fingerhütkreüter gesotten und getruncken (...) seubern und reynigen / nemen hinweg die verstopffung der leber unnd anderer inwendiger glider."

Die Rezeptur einer Kräuterfrau

In England war der Rote Fingerhut ebenfalls in Gebrauch, und zwar als Brechmittel, später auch als Heilmittel, unter anderem gegen Wassersucht (Ödeme). Ärzten wurde er durch den Mediziner William Withering bekannt. Ihm war zu Ohren gekommen, dass eine kräuterkundige Frau erfolgreich die Wassersucht behandelte, und 1775 veröffentlichte er seine Erkenntnis, dass der wirksame Arzneistoff unter den Kräutern in der Rezeptur dieser Frau die Blätter des Fingerhuts waren. Zehn Jahre später erschien sein Buch auf Deutsch als „Bericht über den Fingerhut".

Über mehrere Jahre erforschte Withering die Wirkung des Roten Fingerhuts auf die Formen der Wassersucht. Er erkannte aber nicht, dass die Substanzen der Pflanze das Herz beeinflussen und Wassereinlagerungen die Folge von Herzproblemen sein können. Withering vermutete die Nieren als Zielorgan der Wirkstoffe.

Erst Mitte des 19. Jahrhunderts wurde die Herzwirkung des Fingerhuts entdeckt, und in den darauf folgenden Jahren gelang es, die entsprechenden Inhaltsstoffe zu isolieren: Steroide wie Digitoxin und Gitoxin, die in der Pflanze an Zucker gebunden sind. Sie regen den Herzmuskel zu intensiverer Tätigkeit an, steigern damit die Pumpleistung und senken die Herzfrequenz.

INDIKATIONEN
Herzprobleme, Wassereinlagerungen im Gewebe (Ödeme).

INHALTSSTOFFE
Steroidglykoside als Ausgangsstoffe für Digitoxin und Gitoxin. Digitonin. Pregnanglykoside. Anthrachinone.

ANWENDUNGSWEISE
Keine Selbstmedikation, die Pflanze ist extrem giftig! Die Wirkstoffe sind in Medikamenten gegen Herzschwäche und Herzrhythmusstörungen enthalten (Digitalis-Glykoside).

Da der Rote Fingerhut sehr giftig ist, darf er nie zur Selbstmedikation verwendet werden. Schon zwei verzehrte Blätter können zum Tod führen. Vergiftungen äußern sich in Übelkeit, Herzrhythmusstörungen bis zum Herzrasen, Atemnot und eventuell Herzstillstand.

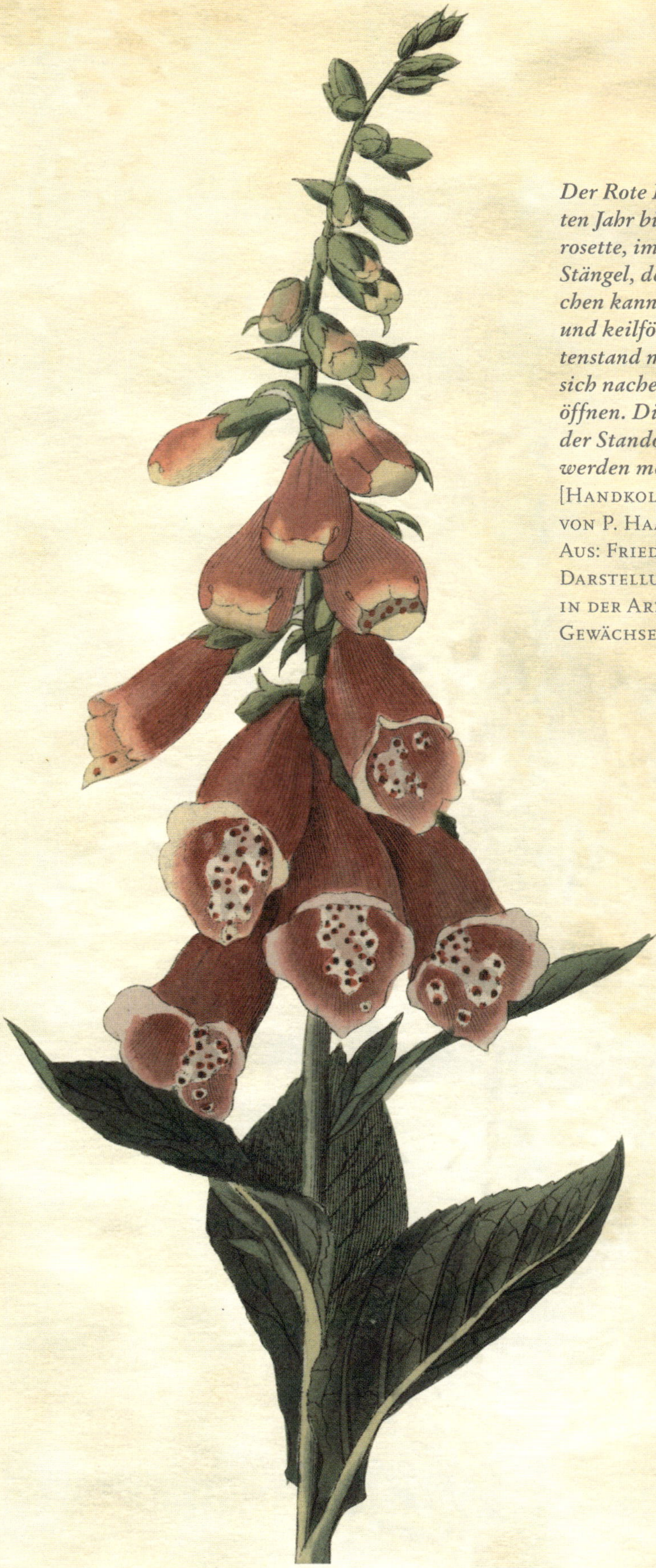

Der Rote Fingerhut ist zweijährig. Im ersten Jahr bildet er nur eine bodennahe Blattrosette, im zweiten treibt er dann einen Stängel, der eineinhalb Meter Höhe erreichen kann. Die langen Blätter sind gestielt und keilförmig. Ab Juni erscheint der Blütenstand mit fingerhutförmigen Blüten, die sich nacheinander von unten nach oben öffnen. Die Blüten drehen sich, wo immer der Standort es erlaubt, zur Sonne und werden meist von Hummeln bestäubt.

[Handkolorierter Kupferstich von P. Haas.
Aus: Friedrich Gottlob Hayne, „Getreue Darstellung und Beschreibung der in der Arzneykunde gebräuchlichen Gewächse“, Berlin 1822]

Frauenmantel, Gemeiner

Alchemilla vulgaris

Vermutlich erinnerten die weichen, faltigen Blätter dieses Gewächses die Menschen früherer Zeiten an den Mantel Marias auf mittelalterlichen Darstellungen, sodass die Pflanze Namen wie Liebfrauenmantel, Mutterkraut oder Allerfrauenheil erhielt. Als Heilpflanze wird der Frauenmantel erst seit dem Mittelalter erwähnt. Zwar kannte man ihn möglicherweise schon in der Antike, doch oftmals ist es schwierig, die dort beschriebenen Pflanzen klar zu identifizieren. Der Frauenmantel wächst in der Regel in höheren Regionen. Einige der alpinen Formen tragen stark behaarte Blätter; sie werden deshalb im Volksmund Silbermantel genannt. Die von den Blatträndern abgeschiedenen Wassertröpfchen sollen zu der Bezeichnung Sinau für den Frauenmantel geführt haben, wobei der Ursprung dieses Wortes heute nicht mehr klar ist.

Gegen Frauenleiden und zur Wundheilung

Die wohl erste Erwähnung des Sinau stammt aus dem „Buch von den gebrannten Wässern" vom Ende des 14. Jahrhunderts, das einem Gabriel von Lebenstein zugeschrieben wird. Eine bildliche Darstellung erschien 1485 im „Gart der Gesundheit", einem der ersten gedruckten Kräuterbücher in deutscher Sprache. Hier wird die Pflanze „Alchemilla sinauwe" genannt. Der Gattungsname *Alchemilla* ist wohl von Alchemie abgeleitet. Alchemisten sollen auf der Suche nach Gold die abgeschiedenen Tröpfchen gesammelt haben, die im Sonnenlicht oft golden glänzen.

Der Botaniker Leonhart Fuchs empfiehlt 1543 den Sinau gegen Wunden und Brüche: „Synaw ist der rechten wundtkreüter eins / dann es zu heylung allerley wunden / brüch im unn ausserhalb des leibs seer nützlich ist."

In der Volksheilkunde werden alle Teile der Pflanze verwendet, außer der Wurzel. Vor allem sei das Kraut gegen Frauenleiden wirksam, etwa Menstruationskrämpfe und Wechseljahresbeschwerden. Früher wurde es auch bei der Geburtshilfe und zur Steigerung des Milchflusses eingesetzt. Für viele dieser Wirkungen gibt es keine ausreichenden wissenschaftlichen Belege – wohl aber ist die verbesserte Wundheilung nachgewiesen. Denn der Frauenmantel enthält vor allem Gerbstoffe. Sie wirken auf Schleimhäute zusammenziehend, dämpfen Nervensignale in der Haut und lindern so Schmerzen und Juckreiz. Innerlich helfen die Gerbstoffe gegen Durchfall.

Indikationen
Leichter Durchfall. Oberflächliche Wunden. Katarrh der oberen Atemwege. Menstruationsbeschwerden.

Inhaltsstoffe
Gerbstoffe (Ellagitannine, Pedunculagin, Laevigatin). Galltannine. Flavonoide.

Anwendungsweise
- Tee, innerlich: 1 bis 2 TL geschnittenes frisches oder getrocknetes Kraut in 1 Tasse kochendes Wasser einrühren und 15 Minuten ziehen lassen. Den Tee zwischen den Mahlzeiten trinken.
- Tee, äußerlich: Gegen Halsschmerzen mit diesem Tee gurgeln.

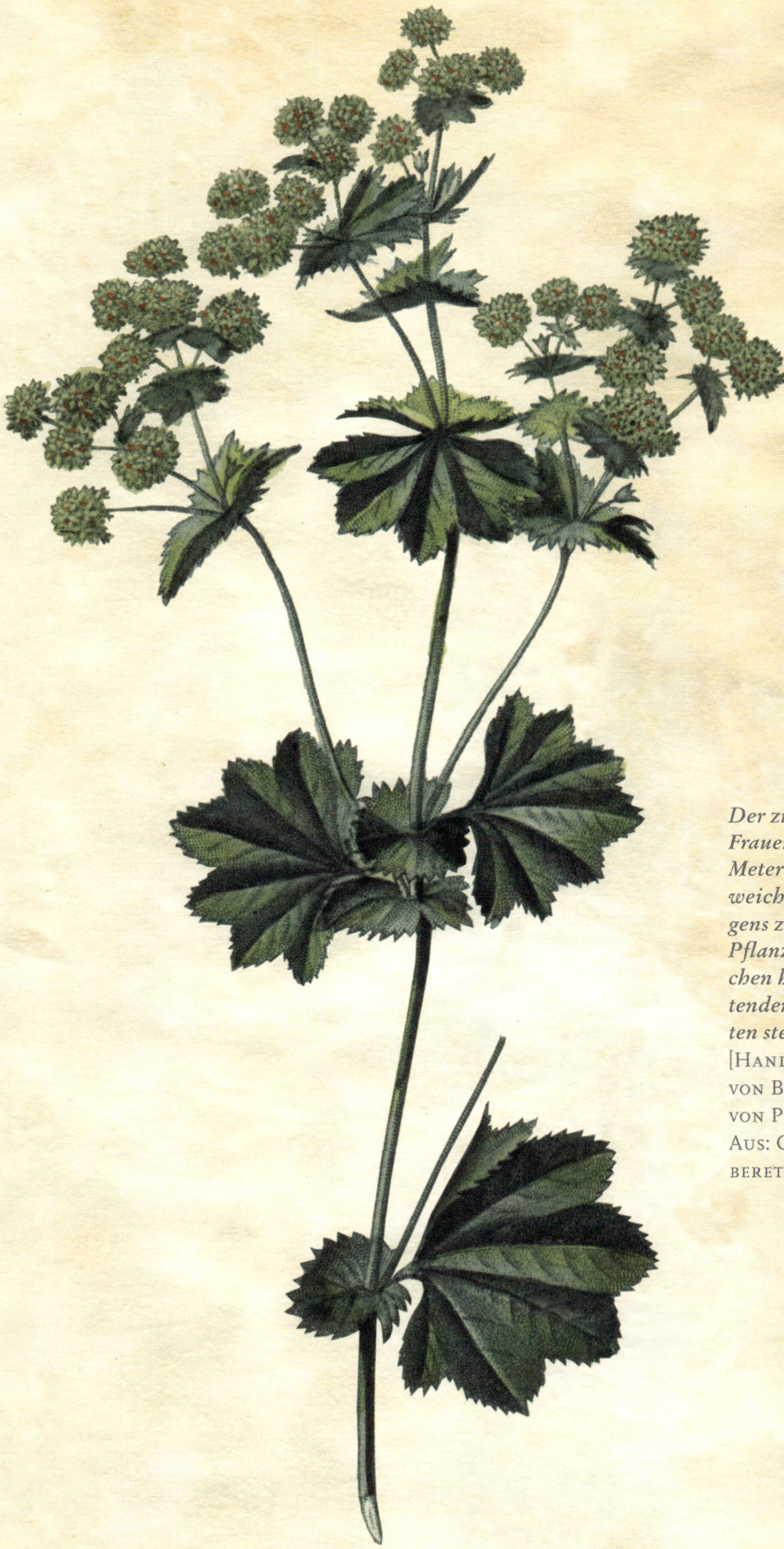

Der zu den Rosengewächsen zählende Frauenmantel kann über einen halben Meter hoch werden. Auffällig sind die weichen Blätter, an deren Rand morgens zahlreiche, in der Nacht von der Pflanze ausgeschiedene Wassertröpfchen hängen. Die sich im Mai entfaltenden gelblichen oder grünlichen Blüten stehen in kleinen Blütenständen.
[Handkolorierter Kupferstich von Bigant nach einer Zeichnung von Pierre Jean-François Turpin. Aus: Chaumeton, Poiret und Chamberet, „Flore médicale", Paris 1830]

Galgant, Echter

Alpinia officinarum

Galgant ist ein weiter Begriff. Die Bezeichnung wird für vier recht unterschiedliche Pflanzen aus der Familie der Ingwergewächse verwendet, die alle scharf schmecken. Im Mittelalter unterschied man nicht immer zwischen diesen Arten. Die Heimat des Echten Galgants liegt im tropischen Südchina auf der Insel Hainan. In Südostasien dient seine Wurzel seit Jahrhunderten als Heilmittel gegen Magen-Darm-Probleme, außerdem als Gewürz, etwa in der Curry-Mischung. Die Wurzel riecht vollmundig-aromatisch und schmeckt bitter und schwach brennend, ähnlich wie der mit dem Galgant verwandte Ingwer.

In den Werken von Kräuterkundigen der Antike taucht der Galgant nicht auf, denn er gelangte wohl erst im 10. Jahrhundert nach Mitteleuropa. Ärzte der arabischen Welt wie der persische Arzt und Gelehrte Avicenna (980–1037) schwärmten von der Heilkraft der Galgantwurzel. Über die arabische Medizin lernte die Benediktinerin Hildegard von Bingen wahrscheinlich den Galgant kennen, denn sie unterhielt Kontakte zu der von Benediktinern gegründeten Medizinschule von Salerno, wo arabische Quellen genutzt wurden. In ihrer „Physica" führt sie eine ganze Reihe von Leiden an, die man mit Galgantwurzel behandeln könne, etwa Verschleimung, Mundgeruch, Magen-Darm-Krankheiten, Gicht und besonders Herzleiden: „Wer am Herzen Beschwerden hat und herzbedingt ohnmächtig wird, der soll alsbald Galgant essen, und es wird ihm besser gehen."

Eine Wurzel gegen viele Leiden

Fortan war der Galgant Bestandteil der europäischen Naturheilkunde. In seinem „New Kreüterbuch" von 1543 schreibt der Botaniker Leonhart Fuchs, die Pflanze helfe bei kleinen Blasensteinen: „Die wurtzel treibt den harn / ist auch gut denen so das grieß haben."

Heute wird Galgantwurzel in der Naturheilkunde vor allem wegen ihrer verdauungsfördernden und appetitanregenden Wirkung eingesetzt. Zudem lindern die scharfen Inhaltsstoffe Entzündungen und Krämpfe, und nicht zuletzt hemmen sie Bakterien und Pilze. Des Weiteren soll die Wurzel Leiden infolge psychischer Belastung bessern, darunter anhaltende Nervosität sowie Verdauungsbeschwerden und Kopfschmerzen ohne erkennbare organische Ursache.

Indikationen

Verdauungsstörungen, Völlegefühl, Übelkeit, Blähungen, Krämpfe. Appetitlosigkeit. Psychovegetative Störungen (z. B. Magen-Darm-Probleme oder Kopfschmerzen).

Inhaltsstoffe

Ätherisches Öl mit darin enthaltenen Gingerolen (Scharfstoffen), Galangol, Cineol. Gerbstoffe, Flavonoide.

Anwendungsweise

- Tee für die Verdauung: 1 TL getrocknete Galgantwurzel in 250 ml heißem Wasser 10 Minuten ziehen lassen.
- Galgantwein gegen Rheuma: 1 TL Galgantwurzel in 250 ml Wein 10 Minuten kochen. Abseihen und täglich 1 bis 3 Gläschen trinken.

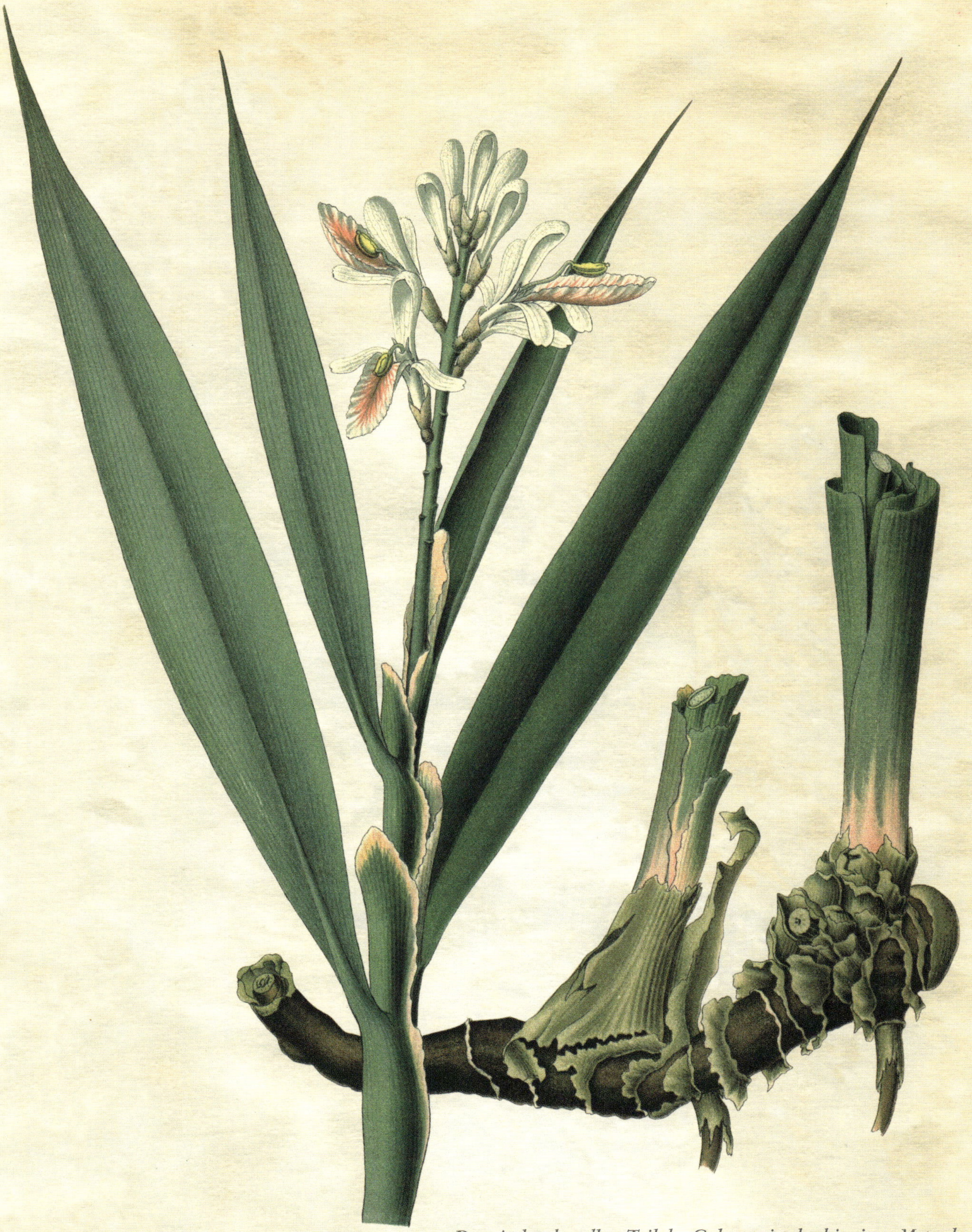

Der eindrucksvollste Teil des Galgants ist der bis einen Meter lange Wurzelstock. Er treibt bis eineinhalb Meter hohe Stängel, an denen schmale, glattrandige, bis 20 Zentimeter lange Blätter wachsen. Ab April entstehen traubige Blütenstände aus weiß-rötlichen Blüten.
[Abb. aus: Gustav Pabst, „Köhler's Medizinal-Pflanzen", Gera um 1890]

Gundermann

Glechoma hederacea

Den Gundermann nimmt man an Wegrändern und Hecken vor allem ab April wahr, wenn er seine blauvioletten Blüten entfaltet. Der Lippenblütler trägt noch viele andere Namen, insbesondere Gundelrebe, aber auch Blauhuder, Gundelrieme, Soldatenpetersilie, Silberkraut oder Erdefeu. Dieses Kraut war immer ein wichtiger Bestandteil der Volkskultur. Germanische Völker betrachteten es als Heilpflanze, aber auch als Zauberkraut, das gegen böse Mächte schützte. Im Mittelalter sollte ein Gundermannkranz, auf dem Kopf getragen, die Fähigkeit verleihen, vor Beginn der Walpurgisnacht unter den Mitmenschen Hexen zu erkennen.

Auf heilkundlichem Volkswissen basierende Kenntnisse

Vermutlich fußten auch die Kenntnisse, die Hildegard von Bingen von dieser Pflanze hatte, auf heilkundlichem Volkswissen. Hildegard rät vor allem bei Lungenproblemen und Brustschmerzen zu Gundermannkraut: „Wer in der oder um die Brust Schmerzen hat, als ob er innerlich Geschwüre hätte, soll im Bad gekochten heißen Gundermann auf seine Brust auflegen, und es wird ihm besser gehen.“ Auch spätere Heilkundige, wie etwa Leonhart Fuchs und Tabernaemontanus im 16. Jahrhundert, nutzten das Kraut gegen Brustbeschwerden, allerdings innerlich als Tee. Den Tee empfahlen sie zudem gegen Nierenprobleme, Leberkrankheiten, Pest, Schwindsucht und Würmer. Des Weiteren schätzten beide Kräuterkundige die Kraft dieses Gewächses, die Wundheilung zu fördern.

Tatsächlich wirken die Inhaltsstoffe des Krauts auf vielfältige Art. Manche hemmen Entzündungen und bekämpfen Keime. Die Bitterstoffe regen den Appetit an und helfen bei Verdauungsproblemen. Die Gerbstoffe unterstützen durch ihre zusammenziehende und antibiotische Wirkung die Wundheilung. Auch zur Behandlung von Blasenentzündungen, Magen- und Darmbeschwerden sowie von schleimigem Husten nutzt die Naturheilkunde das Kraut bis heute. Äußerlich unterstützt seine Wirkstoffmixtur sogar die Heilung von eitrigen Geschwüren: Vom althochdeutschen Wort *gund* für „Eiter“ könnte der Name Gundermann abgeleitet sein.

Indikationen
Husten, Bronchitis, Verdauungsstörungen. Nieren- und Blasenprobleme. Eiternde Wunden.

Inhaltsstoffe
Flavonoide (Cosmosyn, Hyperosid), Triterpenoide (Ursolsäure, Nonacosan), Sesquiterpene (Glechomafuran). Ätherische Öle, die z. B. Pulegon, Menthol und Limonen enthalten. Gerbstoffe, Bitterstoffe, Lektine, Saponine.

Anwendungsweise
- Tee: 2 TL Blätter in 250 ml heißes Wasser geben. 5 Minuten ziehen lassen. Abseihen. Dreimal täglich trinken.
- Wundauflage: An sauberen Stellen Blätter sammeln und einige Handvoll in reichlich Wasser kurz aufkochen. Abseihen und die warmen Blätter auf die Wunde legen. Zweimal täglich.

Meist bleibt der wintergrüne, ausdauernde Gundermann nah am Boden, wobei die Pflanze bis zwei Meter lange wurzelnde Ausläufer treibt. Die Blätter sind nieren- oder herzförmig und grob gekerbt. Die kleinen blauvioletten Lippenblüten entfalten sich an aufrecht stehenden Trieben.
[Handkolorierter Kupferstich von Charles Mathews nach einer Zeichnung von Isaac Russell.
Aus: William Baxter, „British Phaenogamous Botany“, Oxford 1835]

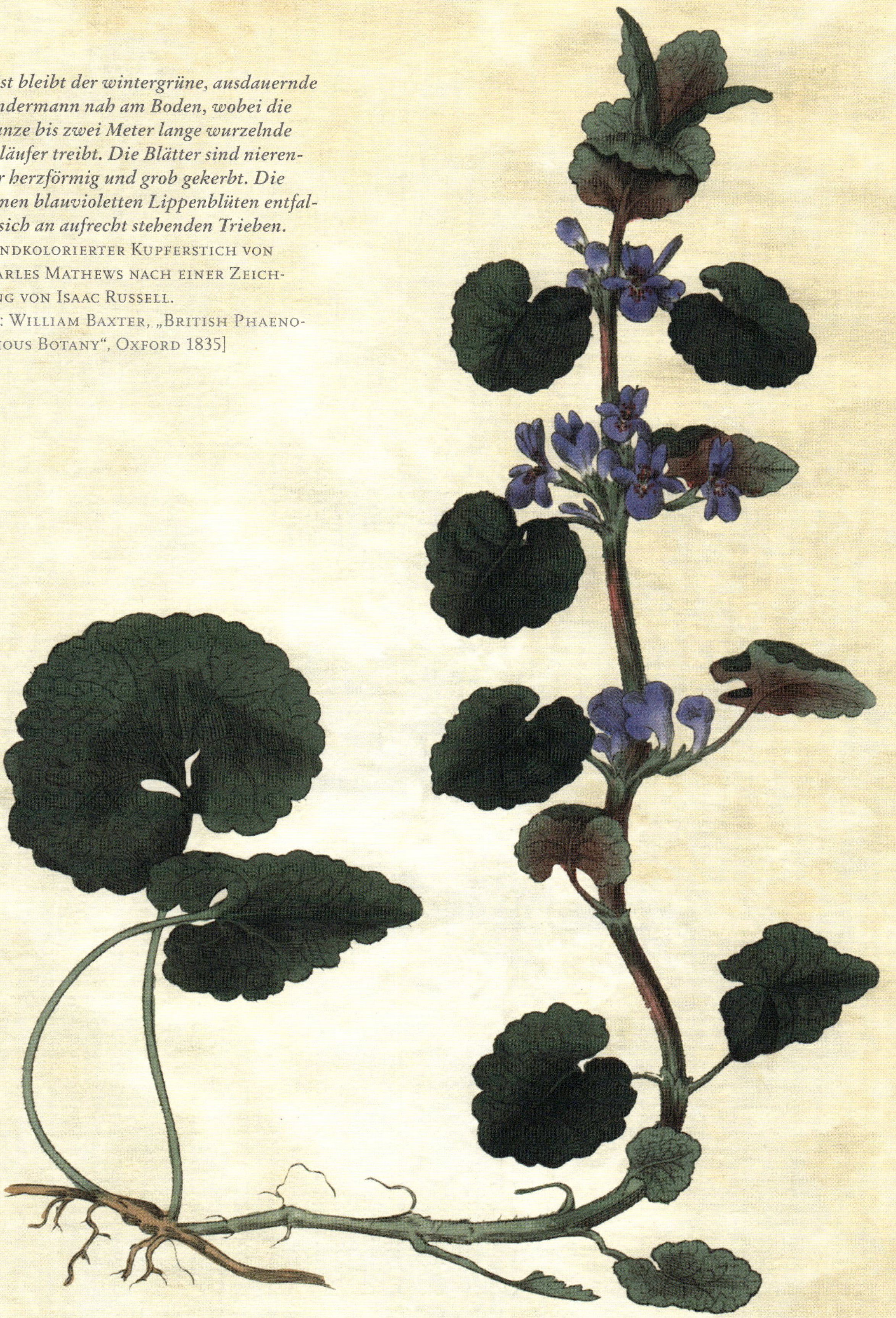

Hängebirke

Betula pendula

Viele von uns schätzen die Birke wegen ihres frischen hellgrünen Laubs im Frühjahr und wegen ihrer prächtigen weißen Rinde. Die bei uns vorkommende Art, die Hängebirke, ist als Heilpflanze wenig bekannt – allenfalls denkt man an Birkenhaarwasser. Die antiken Autoren konnten der Birke nicht viel abgewinnen. Sie erwähnen sie zwar, beschreiben aber keine medizinischen Anwendungen. Der erste etwas ausführlichere heilkundliche Hinweis auf die Birke findet sich in der „Physica" Hildegards von Bingen, verfasst im 12. Jahrhundert. Die Benediktinerin empfiehlt, auf Hautschwellungen erwärmte Birkenblütenkätzchen oder -sprossen zu binden.

Medizinischer Nutzen des Birkensafts

Als man im Spätmittelalter den medizinischen Nutzen des Safts erkannte, der im Frühjahr aus der Birke austritt oder durch Anbohren gewonnen wird, hatten Holzfäller ihren Durst nach altem Brauch schon seit Langem mit dem leicht süßlich schmeckenden Birkenwasser gelöscht. Im „Neuw vollkommentlich Kreuterbuch" (1588) des Tabernaemontanus liest man, dass sich Birkenwasser zum Lindern von Hautleiden eigne und, in die Kopfhaut einmassiert, den Haarwuchs fördere – wofür man Birkenwasser noch heute verwendet. Aber vor allem sei die durchspülende Wirkung wichtig: „Im Anfang des Lentzen reist man die Rinden mit einem Messer auff / so fleusst ein süsses Wasser darauss / das man Birkenwasser nennet / (...) welches gut sein soll den Stein / der Nieren und Blasen zu brechen und auszutreiben."

Für dieselbe Indikation nutzt die heutige Naturheilkunde das Birkenlaub. Zusammen mit anderen Kräutern als Nieren- und Blasentee getrunken, zeigt es tatsächlich harntreibende Wirkung, wohl aufgrund der enthaltenen Flavonoide. In Frühjahrskuren wird ein solcher durchspülender Tee gegen Gicht oder Rheuma verabreicht.

Äußerlich können Birkenblätter ebenfalls Erleichterung bringen: Umschläge oder Waschungen mit einem Absud aus aufgekochten Blättern sollen die Bekämpfung schlecht heilender Hauterkrankungen unterstützen. Da man zudem festgestellt hat, dass Birkenwasser eine leicht antibakterielle und sogar schmerzstillende Wirkung hat, wird es zum Trinken in kleinen Mengen empfohlen, durchaus pur ohne Verdünnung mit Wasser.

Indikationen

Harnwegsinfekte, Nierengrieß. Gicht, Rheuma. Hautleiden, Haarprobleme.

Inhaltsstoffe

- Blätter: Flavonoide, Chlorogensäure, Triterpene. Ätherisches Öl.
- Rinde: Betulin und andere Terpene.
- Saft: Aminosäuren, Betulin, Vitamine.

Anwendungsweise

- Tee: 1 TL zerkleinerte frische Blätter in einer Tasse mit heißem Wasser 15 Minuten ziehen lassen. Abseihen.
- Absud: Eine Handvoll Birkenblätter mit 1 Tasse Wasser aufkochen, abgießen und die Flüssigkeit verwenden.

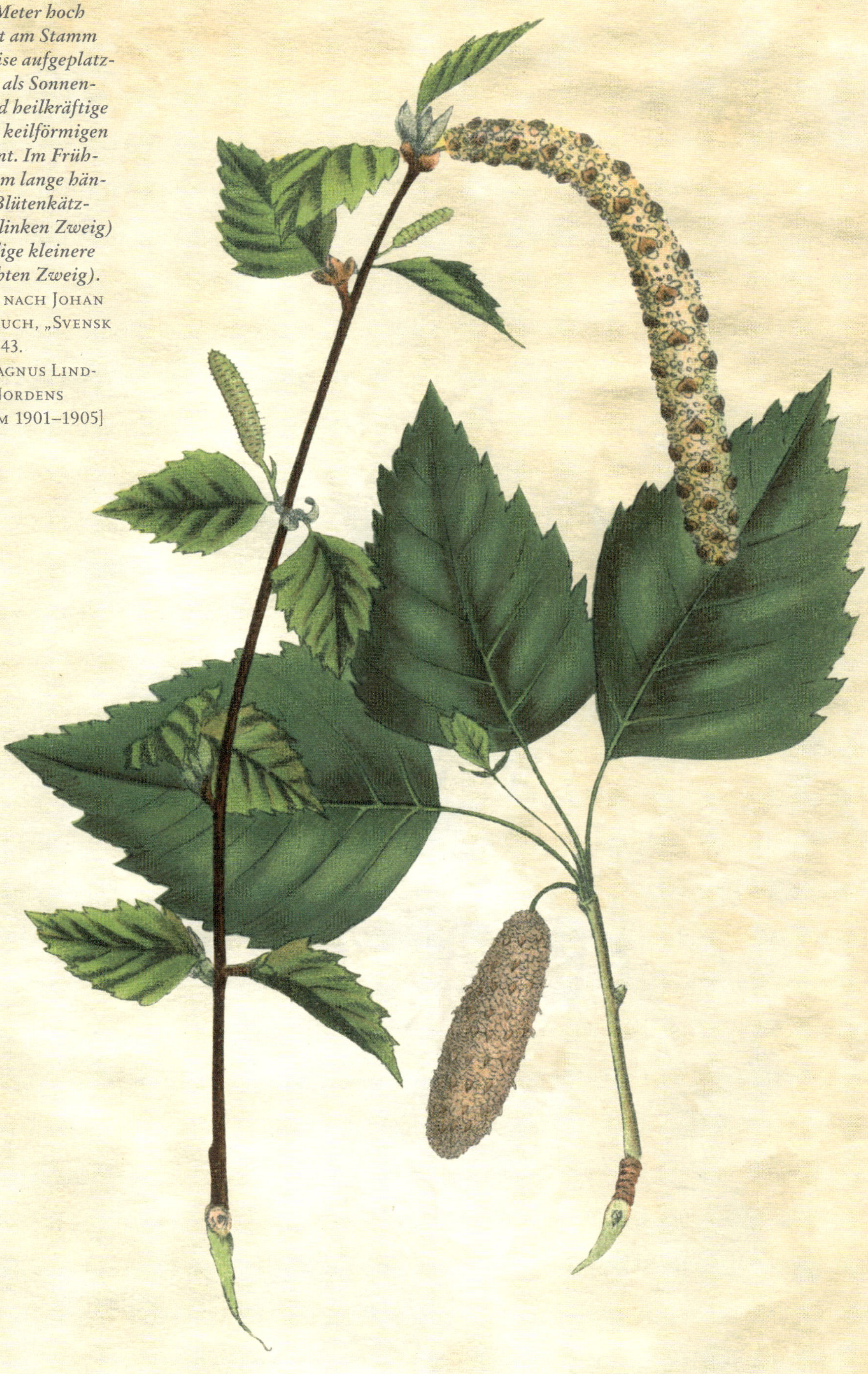

Die Birke, die 30 Meter hoch werden kann, trägt am Stamm eine weiße, teilweise aufgeplatzte Rinde, die wohl als Sonnenschutz fungiert und heilkräftige Stoffe enthält. Die keilförmigen Blätter sind gezähnt. Im Frühling treibt der Baum lange hängende männliche Blütenkätzchen (zu sehen am linken Zweig) und eher unauffällige kleinere weibliche (am rechten Zweig).
[Farblithografie nach Johan Wilhelm Palmstruch, „Svensk botanik", 1802–1843.
Aus: Carl Axel Magnus Lindman, „Bilder ur Nordens Flora", Stockholm 1901–1905]

Heidelbeere

Vaccinium myrtillus

Weil sich diese Pflanze durch Wurzelausläufer ausbreitet, kann sie in lichten Nadel- oder Laubwäldern umfangreiche Bestände bilden. Früchte, die man selbst gesammelt hat, sollte man vor dem Verzehr gründlich waschen; es könnten Eier des Fuchsbandwurms anhaften. Da das Fruchtfleisch unserer heimischen Art die Zähne vorübergehend blau anfärbt, nennt man sie auch Blaubeere. Kulturheidelbeeren aus dem Supermarkt dagegen färben mit ihrem hellen Fruchtfleisch kaum. Heimische oder gezüchtete Kulturbeere – es ist auf jeden Fall sinnvoll, Heidelbeeren häufig zu verzehren. Die Früchte schmecken nicht nur gut, sie fördern auch die Gesundheit. Meist dienen die getrockneten Beeren als Heilmittel, früher nutzte man auch die Blätter.

In der Antike soll der Arzt Dioskurides die Heidelbeere sehr geschätzt haben. Im Mittelalter war Hildegard von Bingen davon nicht überzeugt: „Die Frucht schadet dem, der sie isst, indem sie in ihm die Gicht hervorruft", schreibt sie in ihrer Mitte des 12. Jahrhunderts entstandenen „Physica". Auch das Kraut tauge nicht für Arzneien. Tabernaemontanus, Botaniker, Apotheker und Leibarzt des Kurfürsten Johann Casimir in Heidelberg, sieht das etwa 400 Jahre später im „Neuw Kreuterbuch" ganz anders: „Von diesen Blättern mit Rosenöl ein Pflaster gemacht / ist nutz zur Geschwulst an heimlichen Orten. Der Safft der Blätter im Mund gehalten / ist gut für die Fäule. (…) Die roten Heidelbeer gedörret und gepulvert und eingenommen / ist gut wider den Stein / soll kräftig die Ruhr und den Bauchfluß stellen."

Gerbstoffe und Anthocyane

Die Volksheilkunde setzt getrocknete Heidelbeeren seit Langem als leichtes Mittel gegen Durchfall ein; heute weiß man, dass diese Wirkung den enthaltenen Gerbstoffen zu verdanken ist. Frische Früchte allerdings, in größeren Mengen gegessen, können abführend wirken.

Auch viele andere Inhaltsstoffe kennt man inzwischen, zum Beispiel bakterizide Substanzen, weshalb Heidelbeertee oder verdünnter Saft gute Mittel gegen Entzündungen in Mund- und Rachenraum sind. Die aus der Pflanze gewonnenen Anthocyane – Pflanzenfarbstoffe – nutzt man bei zu hoher Durchlässigkeit der feinen Blutgefäße, etwa in der Augennetzhaut infolge einer Diabeteserkrankung. Auch bei Krampfadern sollen Anthocyane die Besserung unterstützen.

Indikationen

Leichte Entzündungen in Mund- und Rachenraum. Durchfall. Zu hohe Durchlässigkeit der Kapillaren, Krampfadern.

Inhaltsstoffe

- Früchte: Anthocyane, Catechin-Gerbstoffe, Flavonoide, Vitamine.
- Blätter: Catechin- und Proanthocyanidin-Gerbstoffe, Flavonoide. Chrom. Chinolizidin-Alkaloide.

Anwendungsweise

Beerensaft: 10 g getrocknete Beeren zerdrücken, in 200 ml kaltes Wasser geben und aufkochen. 10 Minuten ziehen lassen, noch heiß abseihen.

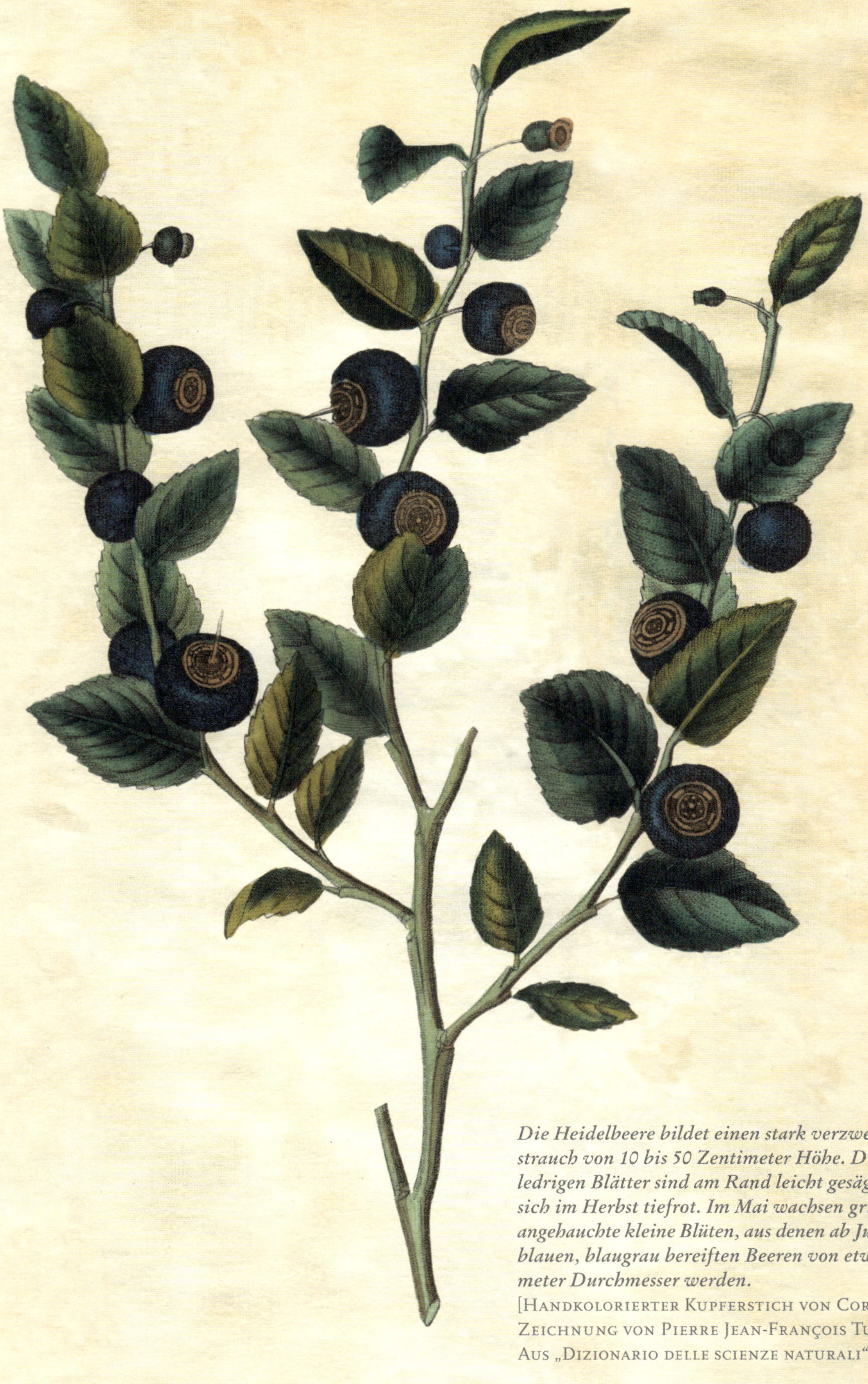

Die Heidelbeere bildet einen stark verzweigten Zwergstrauch von 10 bis 50 Zentimeter Höhe. Die eiförmigen ledrigen Blätter sind am Rand leicht gesägt und färben sich im Herbst tiefrot. Im Mai wachsen grünliche, rötlich angehauchte kleine Blüten, aus denen ab Juli die schwarzblauen, blaugrau bereiften Beeren von etwa einem Zentimeter Durchmesser werden.

[Handkolorierter Kupferstich von Corsi nach einer Zeichnung von Pierre Jean-François Turpin. Aus „Dizionario delle scienze naturali", Florenz 1837]

Holunder, Schwarzer

Sambucus nigra

Einst gehörte zu jedem achtbaren Anwesen ein Holunderstrauch, schon bei den Germanen. Sie sahen den „Hollerbusch“ als Heimstatt der Göttin Holla – die im Märchen als Frau Holle erscheint – und glaubten, diese schütze Haus und Hof vor Unglück. Verdorre der Busch, zeige das den baldigen Tod eines Hausbewohners an. Dabei ist der Holunder sehr robust und kann über hundert Jahre alt werden. So überrascht es nicht, dass der Holunder mehr Bezeichnungen hat als jedes andere unserer Gehölze – mehr als hundert. Vielfach deuten sie auf die Verwendung hin: Büchsenholz, Markbaum, Teebusch oder Tutenholz (für Flöten). In Norddeutschland nennt man den Strauch auch Schwarzer Flieder und seine Früchte Fliederbeeren.

Heilkraft in Beeren, Blättern und Rinde

Dioskurides beschreibt die Beeren des Holunders im 1. Jahrhundert als Mittel gegen Verstopfung. Hildegard von Bingen empfiehlt die Blätter als Bestandteil eines Dampfbads gegen Gelbsucht, äußert sich aber abwertend über die Beeren: Sie taugten wenig zum Nutzen des Menschen. Die um 1150 an der Medizinschule von Salerno erarbeitete Arzneikunde „Circa instans“ sieht die Pflanze positiv. Die mittlere Rindenschicht helfe gegen das „alltägige Fieber“. Holunderbeersaft mit Honig töte Darmwürmer und reinige, ins Ohr geträufelt, dieses von Eiter.

In der Pflanzenheilkunde ist ein heißer Tee aus den Holunderblüten ein traditionelles Mittel gegen fiebrige Erkältungen, Schnupfen und Husten. Er löst Schleim und wirkt schweißtreibend. Auch der Saft aus den reifen Beeren ist ein wertvolles Getränk. Er bekämpft Erkältungen und regt die Harnbildung an. Das hilft gegen Harnwegsinfekte, weil die Keime mit dem Urin ausgeschwemmt werden. Allerdings muss der Saft vor Gebrauch erhitzt werden, da die Samen reifer Beeren das schwach giftige Sambunigrin enthalten, das sich durch Erhitzen zersetzt. Nimmt man die Beeren oder den Saft roh zu sich, können Bauchschmerzen, Übelkeit und Durchfall die Folge sein. Vermutlich aus diesem Grund hatte Dioskurides die Beeren gegen Verstopfung empfohlen – eine radikale Therapie.

Holunderbeersaft ist reich an Vitaminen, besonders an Vitamin C. Entgegen landläufiger Meinung bleibt ein Großteil des Vitamins C beim kurzen Erwärmen erhalten.

Indikationen

Erkältungen, Husten, Schnupfen. Harnwegsinfektionen. Leichtes Fieber, geschwächte Abwehrkräfte.

Inhaltsstoffe

- Blüten: Flavonoide, Kaffeesäure, Ferulasäure, Amyrin. Schleimstoffe. Etwas ätherisches Öl.
- Reife Früchte: Lektine, Fruchtsäuren. Vitamin C, B-Vitamine. Sambunigrin.

Anwendungsweise

- Tee: 5 g Holunderblüten 10 Minuten mit 150 ml heißem Wasser verrühren.
- Saft: 500 g reife Beeren in 125 ml Wasser kurz erhitzen und durch ein Sieb passieren. 100 g Zucker und eine Prise Zimt zum Saft geben und aufkochen.

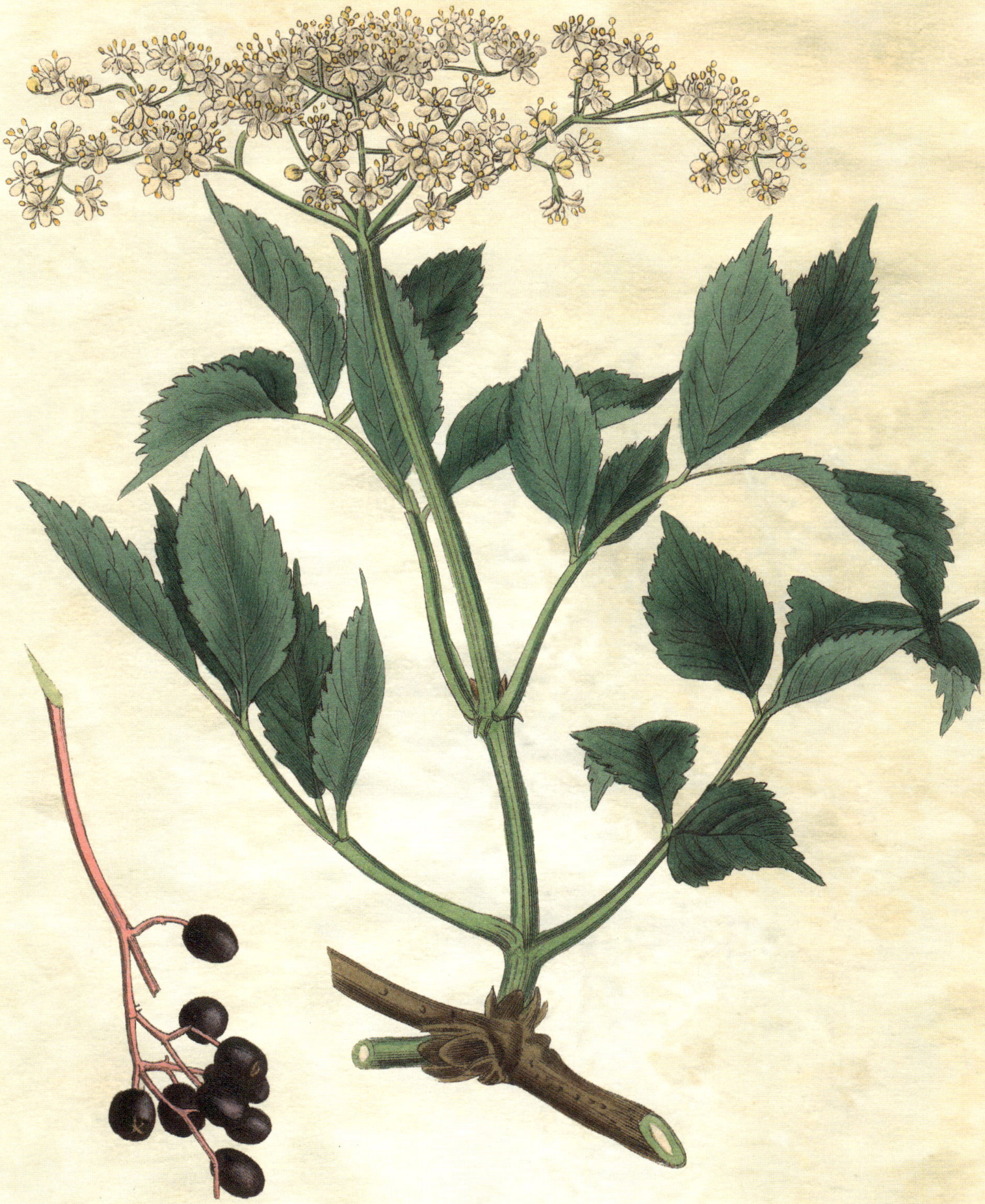

Wenn man ihn lässt, wird der Holunder richtig groß: Über sieben Meter Höhe und eine ähnliche Breite sind nicht selten. Im Juni treibt er bis 30 Zentimeter breite Schirmrispen aus kleinen weißen Blüten. Etwa ab August erscheinen zahlreiche Früchte, die von grün über rot schließlich schwarz werden.
[Zeichnung und handkolorierter Stahlstich von Weddell.
Aus: John Stephenson und James Morss Churchill, „Medical Botany“, London 1831]

Hopfen, Echter

Humulus lupulus

Bei dem Wort Hopfen werden die meisten von uns zuerst an Bier denken – „Hopfen und Malz, Gott erhalt's". Tatsächlich verdankt Bier sein Aroma im Wesentlichen den Bitterstoffen im Hopfen. Dabei war die Geschmacksverbesserung anfangs nicht der Grund für die Verwendung des Hopfens bei der Bierbrauerei. Vielmehr hatte man herausgefunden, dass ein Zusatz von Hopfenzapfen das Bier haltbarer macht. Deshalb setzte man dem Bier seit dem Frühmittelalter neben anderen Stoffen bisweilen Hopfen zu. Ein großflächiger Anbau in „Hopfengärten" ist bei uns ab dem 8. Jahrhundert belegt, möglicherweise eingeführt durch bierbrauende Mönche.

Der Hopfen ist zweihäusig, das heißt es gibt männliche und weibliche Pflanzen. Kultiviert werden nur weibliche, denn sie bilden die begehrten Zapfen mit dem wirkstoffreichen Harz. Man setzt die Pflanzen so, dass sie sich an Stangen bis acht Meter hoch emporwinden können, und pflückt im Spätsommer die Zapfen. Der weitaus größte Teil der Ernte geht an die Brauereien, nur ein geringer Teil wird zu Heilmitteln verarbeitet.

INDIKATIONEN
Innere Unruhe, Schlafstörungen, Reizblase. Entzündungen. Appetitlosigkeit, Verdauungsstörungen.

INHALTSSTOFFE
- Harz: Humulone, Lupulone, Chalkone, Flavonoide wie Hopein. Gerbstoffe. Nach der Verarbeitung Isohumulone.
- Öl: über 200 Wirkstoffe, darunter Myrcen und Humulen.

ANWENDUNGSWEISE
Tee: 2 TL zerkleinerte Zapfen mit 1 Tasse heißem Wasser übergießen und nach 10 Minuten abseihen. Als Einschlafhilfe 1/2 Stunde vor dem Zubettgehen trinken.

Reichlich vertreten in Kräuterbüchern

Ärzte der islamischen Welt hatten sich schon länger mit dem Hopfen befasst, als Hildegard von Bingen ihn im 12. Jahrhundert erstmals in Mitteleuropa als Heilpflanze erwähnte. Ab dem 16. Jahrhundert nennen Kräuterbücher eine steigende Fülle von medizinischen Anwendungen, vor allem gegen Leiden an Leber und Milz, etwa Gelbsucht.

Die harntreibende und entzündungshemmende Wirkung des Hopfens wird in diesen Büchern ebenfalls verzeichnet, und auch bei Hautproblemen soll die Pflanze helfen. Im späten 18. Jahrhundert ist dann von den beruhigenden und schlaffördernden Eigenschaften die Rede, die man heute vornehmlich nutzt. Man nimmt Hopfenpräparate meist gegen nervöse Unruhe sowie bei einer Reizblase ein. Oft wird die Pflanze dabei mit Baldrianwurzel kombiniert und dann als Einschlafhilfe und auch gegen Stresssymptome angeboten.

Das in den Hopfenzapfen enthaltene Hopein ähnelt in seiner Wirkung dem weiblichen Sexualhormon Östrogen und kann bei Östrogenmangel medizinisch genutzt werden. Die bittersten Wirkstoffe, die Isohumulone, entstehen erst bei der Verarbeitung. Sie stimulieren die Verdauungssäfte, helfen bei Magen-Darm-Beschwerden und steigern den Appetit.

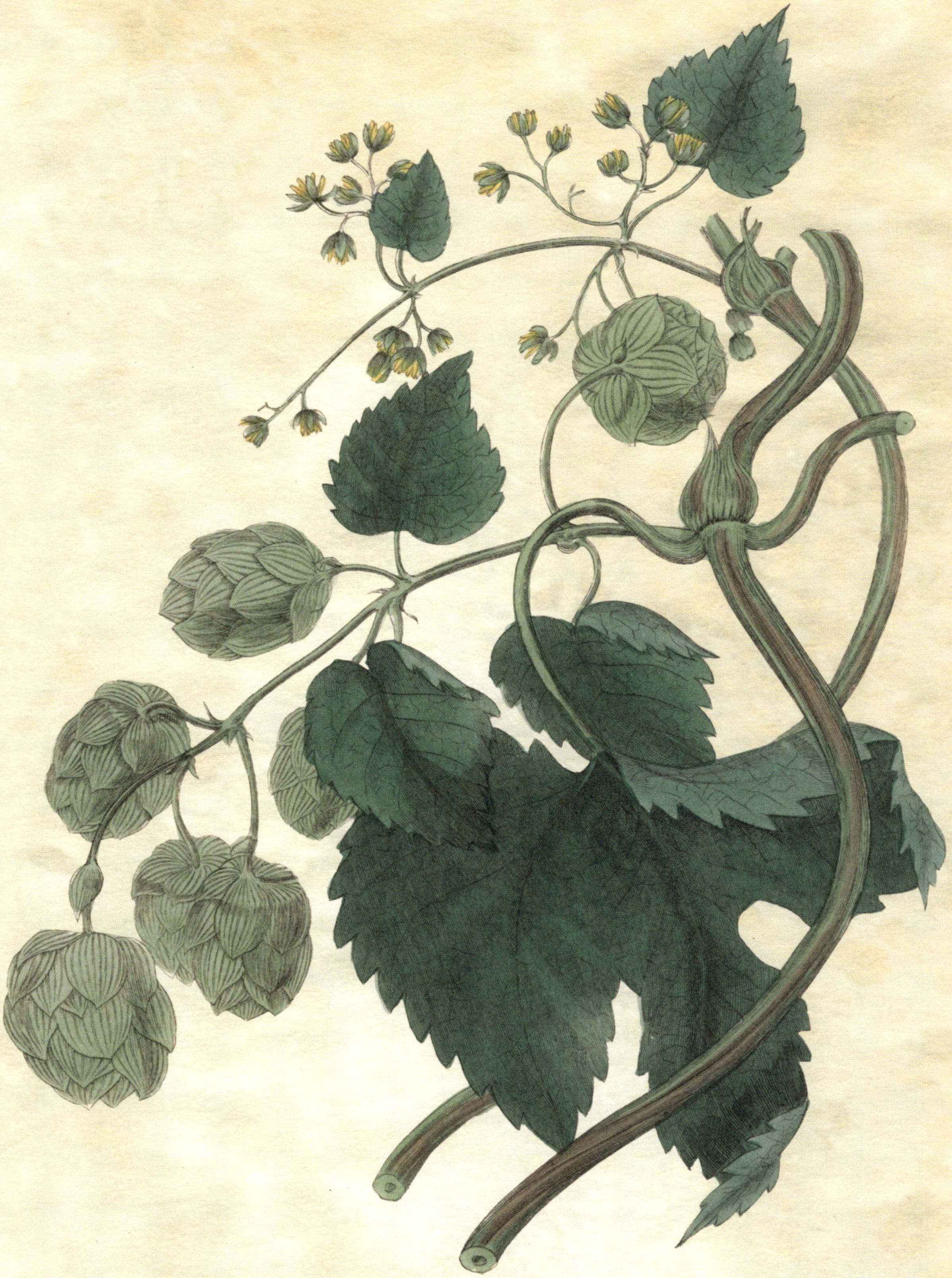

Der Hopfen treibt aus einem verzweigten Wurzelwerk zahlreiche feste Stängel, die pro Tag etwa zehn Zentimeter wachsen und an anderen Pflanzen emporranken. Bisweilen überwuchern sie sie sogar. Die männlichen Pflanzen treiben kleine Rispenblüten, die weiblichen bilden die Hopfenzapfen mit zahlreichen kleinen Drüsenhaaren, die wirkstoffreiches Hopfenharz enthalten.
[Handkolorierter Kupferstich von Charles Mathews nach einer eigenhändigen Zeichnung.
Aus: William Baxter, „British Phaenogamous Botany“, Oxford 1839]

Huflattich

Tussilago farfara

Besonders auffällig ist der in ganz Europa verbreitete Huflattich im Vorfrühling. Dann nämlich leuchten seine gelben Korbblüten unübersehbar am Wegesrand. Erst nach dem Verblühen erscheinen die bis 20 Zentimeter großen, an einen Hufabdruck erinnernden Blätter, denen die Pflanze ihren Namen verdankt – oder zumindest einen ihrer vielen Namen, denn man kennt dieses Gewächs ebenso unter Bezeichnungen wie Eselslattich, Kuhfladen, Rosshuf, Ackerlatsche, Ladderblätter, Lehmblümel und Fohlenfuß. Oder auch, mit etwas derbem Humor, als Wanderers Toilettenpapier, wegen der offenbar brauchbaren filzigen Unterseite der Blätter.

Der Huflattich ist ein seit der Antike bekanntes Heilkraut. Der Gattungsname *Tussilago*, der vermutlich erstmals in der „Naturalis historia“ des römischen Gelehrten Plinius erscheint, leitet sich ab von lateinisch *tussis* = Husten und *agere* = vertreiben. Plinius' Zeitgenosse Dioskurides schreibt in seiner Heilkunde „Materia medica“, die Blätter des Huflattichs, „zur Räucherung angezündet“, helfen denen, die „von trockenem Husten (…) belästigt worden“. Auch der im 2. Jahrhundert lebende Galen, einer der berühmtesten Ärzte des Altertums, empfahl das Einatmen des Rauchs der brennenden getrockneten Blätter gegen hartnäckigen Husten.

INDIKATIONEN
Leichte Entzündungen in Mund oder Rachen. Husten, Heiserkeit.

INHALTSSTOFFE
Sequiterpene, Schleimstoffe. Bitterstoffe, Pyrrolizidin-Alkaloide.

ANWENDUNGSWEISE
Tee: Nur auf Alkaloidfreiheit geprüftes Kraut verwenden. 2 g geschnittene Blätter mit 150 ml heißem Wasser übergießen und nach 10 Minuten abseihen.

Nachlassende Nutzung

Hildegard von Bingen erwähnt in ihrer „Physica“ einen Großen und einen Kleinen Huflattich, aber es ist nicht klar, welches Kraut sie damit tatsächlich meinte. Der „Gart der Gesundheit“ von 1485 empfiehlt Huflattichblätter gegen „nässende Verletzungen“. In den meisten späteren Kräuterbüchern aber fehlt der Huflattich, obwohl er in der Naturheilkunde durchaus genutzt wurde: gegen Katarrhe der Luftwege, Heiserkeit und Husten, außerdem gegen leichte Entzündungen der Mund- und Rachenschleimhäute.

Seit den 1990er-Jahren hat die Verwendung dieses Krauts stark nachgelassen, da man im Huflattich leberschädigende Pyrrolizidin-Alkaloide gefunden hat. Heute gibt es zwar Sorten, bei denen es gelungen ist, die Alkaloide größtenteils herauszuzüchten. Dennoch sollte man Huflattichpräparate höchstens 14 Tage lang einnehmen und keinesfalls selbst gesammelte Blätter verwenden. Schwangeren oder stillenden Frauen sowie Kindern ist von diesem Mittel generell abzuraten.

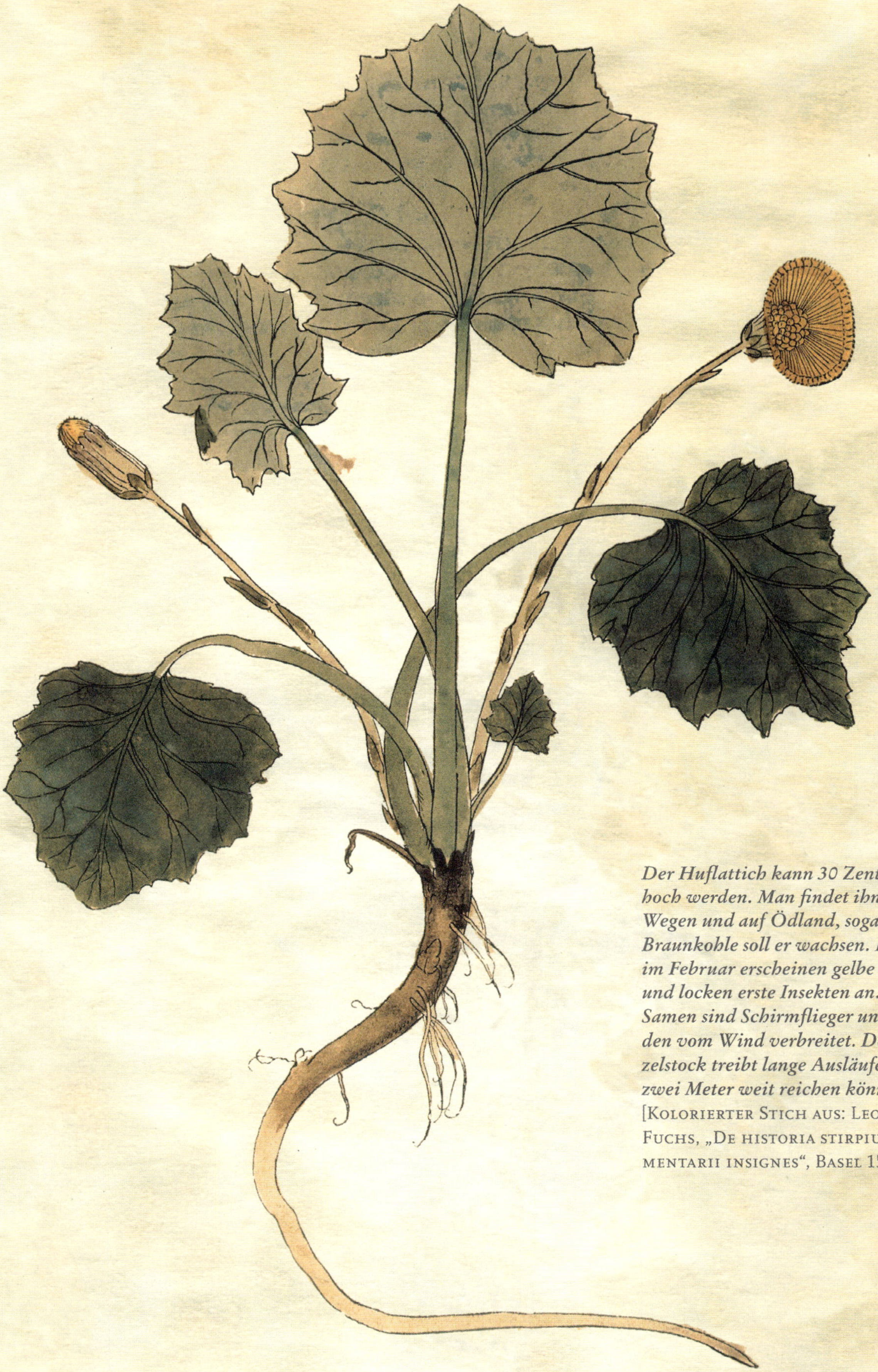

Der Huflattich kann 30 Zentimeter hoch werden. Man findet ihn an Wegen und auf Ödland, sogar auf Braunkohle soll er wachsen. Bereits im Februar erscheinen gelbe Blüten und locken erste Insekten an. Die Samen sind Schirmflieger und werden vom Wind verbreitet. Der Wurzelstock treibt lange Ausläufer, die zwei Meter weit reichen können.
[Kolorierter Stich aus: Leonhart Fuchs, „De historia stirpium commentarii insignes", Basel 1542]

Hundsrose

Rosa canina

Die rosa blühende *Rosa canina* ist die häufigste der in Mitteleuropa heimischen Wildrosen. Vielfach wird sie als Heckenrose bezeichnet, doch die eigentliche Heckenrose heißt *Rosa corymbifera* und blüht weißlich. Im Herbst zeigen sich bei beiden Arten rote oder orangerote essbare Früchte, die Hagebutten, deren Name sich aus *hag* = Hecke und *butte* = Verdickung zusammensetzt. Die Hundsrose ist bemerkenswert langlebig. Davon zeugt der „Tausendjährige Rosenstock“ am Chor des Doms zu Hildesheim. Im Bombenhagel des Zweiten Weltkriegs verbrannte der Rosenstock und lag unter Trümmern, doch schon zwei Monate später brachte er neue Triebe hervor.

Indikationen

Frühjahrsmüdigkeit, Erkältung, Reizungen im Mund- und Rachenraum. Gelenkbeschwerden.

Inhaltsstoffe

- Hagebuttenschalen: Vitamine (u. a. C, A, B), Carotinoide, Pektine. Fruchtsäuren, Gerbstoffe.
- Hagebuttenkerne: Öl.
- Blütenblätter: Flavonoide, Gerbstoffe. Vitamin C. Ätherisches Öl.

Anwendungsweise

- Rosenzucker: 20 g frische Rosenblätter mit 70 g Zucker zerstampfen und in einem Schraubglas warmstellen. Täglich 1 TL im Mund zergehen lassen.
- Tee: 2 TL frische oder getrocknete Hagebuttenschale in einer Tasse mit heißem Wasser 10 Minuten ziehen lassen. Täglich bis 4 Tassen trinken.

Hagebutten und Rosenblätter

Vermutlich nutzten schon unsere Vorfahren vor Jahrtausenden die Pflanze. Auch die großen Heilkundigen des Altertums kannten die Heilkraft der Hundsrose. Plinius berichtet, die Wurzel der Rose habe einen Soldaten von Tollwut geheilt – daher könnte der Name Hundsrose stammen, der auch bei Aristoteles auftaucht. Dioskurides setzte Hagebutten gegen Darmprobleme ein, ebenso Hildegard von Bingen (1098–1179), die zudem gekochte Hagebutten gegen Magenleiden verordnete. Die um 1150 an der Medizinschule von Salerno verfasste Arzneimittelkunde „Circa instans“ verzeichnet insbesondere Rosenblätterrezepturen, etwa Honigwein zur Stärkung und Rosenzucker gegen Blutstuhl und Verdauungsstörungen, Ohnmacht und „Herzerstickung“.

Heute werden die Blütenblätter kaum medizinisch verwendet, können aber als Tee oder Rosenzucker Halsschmerzen lindern, denn das darin enthaltene ätherische Öl wirkt entzündungshemmend. Viel häufiger nutzt man die Hagebutten. Ihr Öl, aus den Kernen extrahiert, hilft bei schuppiger, trockener Haut. Hagebuttenpräparate unterstützen zudem den Heilungsprozess bei Arthritis und Arthrose und bekämpfen den Schmerz.

Nicht zuletzt nimmt man Hagebuttenschalen, zu Tee verarbeitet, dank ihres Gehalts an Vitaminen (besonders Vitamin C) und Lektinen gegen Verdauungsstörungen, Erkältung und Bronchitis ein. Gegen Durchfall helfen vor allem die enthaltenen Gerbstoffe, und die Pektine wirken harntreibend und können Harnwegsprobleme lindern.

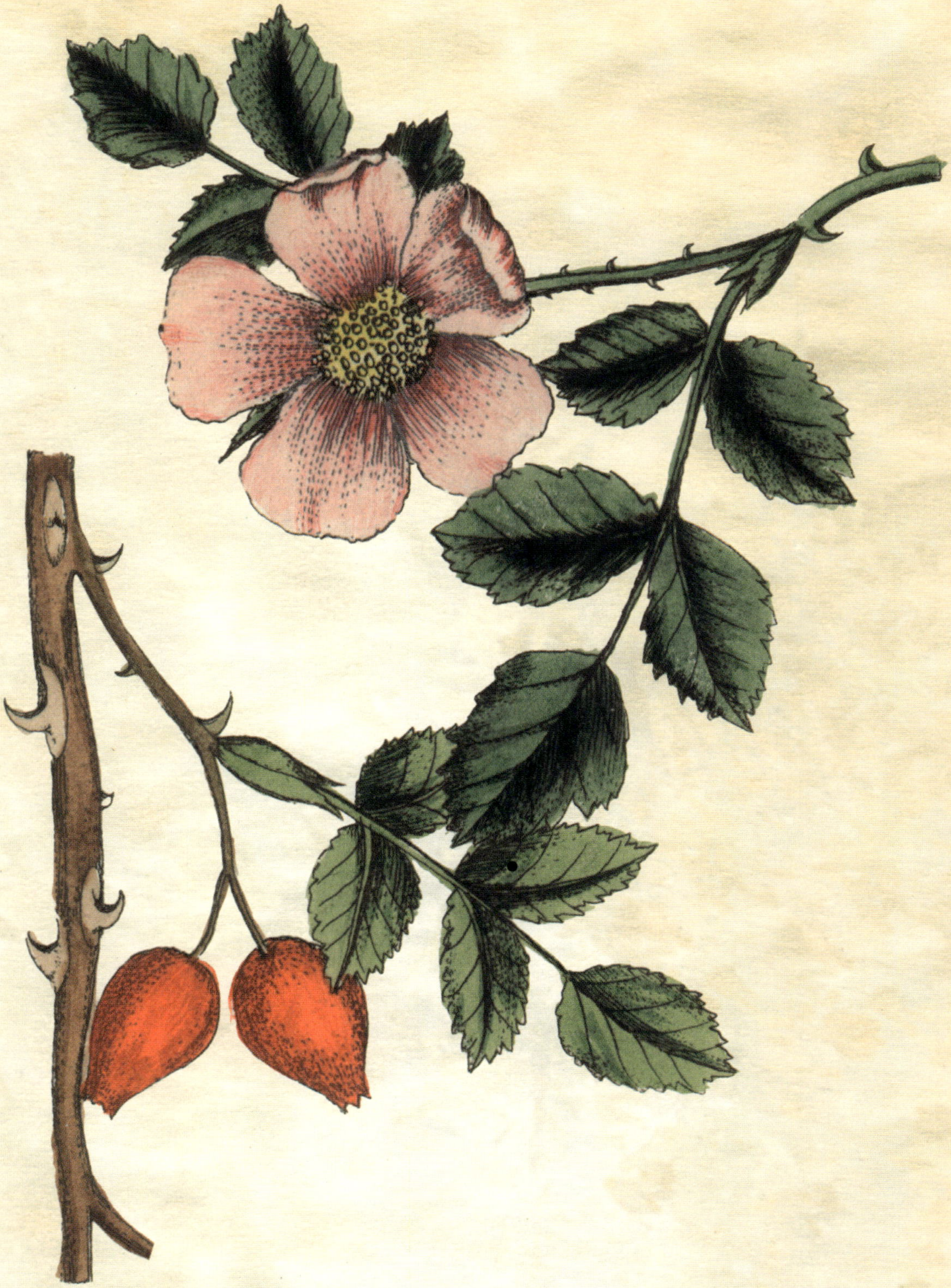

Die Hundsrose ist ein Strauch, der fünf Meter Höhe erreichen kann. Die Äste tragen gekrümmte spitze Stacheln, die meist als Dornen bezeichnet werden. Die gefiederten Blätter sind am Rand gezähnt. Ab Juni erscheinen prächtige rosafarbene Blüten, aus denen sich im Herbst die länglichen roten Hagebutten entwickeln. Bei den Hagebutten handelt es sich um Sammelnussfrüchte, das heißt, die „Kerne“ sind eigentlich kleine Nüsse.

[Handkolorierter Stich des Autors nach einer eigenhändigen Zeichnung. Aus: Pierre Bulliard, „Flora Parisiensis“, Paris 1776]

Ingwer

Zingiber officinale

Längst nicht jede bereits im Altertum bekannte Heilpflanze stammt aus unserer heimischen Natur. Schon damals gab es weiträumige Handelsverbindungen, zum Beispiel als Folge der Feldzüge Alexanders des Großen (356–323 v. Chr.) Dieser lernte in Indien den Ingwer kennen, dessen Wurzelstock in Fernost seit Jahrtausenden als Heilmittel und Gewürz geschätzt wird, und brachte ihn nach Europa. Bald sprachen sich die guten Eigenschaften dieser Pflanze herum. Dioskurides schrieb, Ingwerwurzeln „haben erwärmende, die Verdauung befördernde Kraft, regen den Bauch milde an und sind gut für den Magen" und helfen gegen „Verdunkelung der Augen".

Im Mittelalter kam der Ingwer durch arabische Händler und vermutlich über Verbindungen der Klöster untereinander nach Mitteleuropa. Hildegard von Bingen führt in ihren Werken mehrere Rezepturen auf. Ingwer sei wirksam gegen Gicht, Verstopfung, Blähungen, Magendrücken und Übelkeit und sei überdies appetitanregend. Zudem nutzte Hildegard die Ingwerwurzel in Heilmitteln gegen Augenentzündung und Hautausschlag.

Indikationen
Verdauungsbeschwerden, Übelkeit. Schmerzen bei Arthrose, Rheuma und Menstruation. Schlechte Durchblutung.

Inhaltsstoffe
Gingerol, 6-Shogaol, Zingiberen, Zingiberol, Diarylheptanoide, Borneol, Beta-Eudesmol. Vitamin C, Mineralstoffe.

Anwendungsweise
Tee: 1 g geriebene Ingwerwurzel in einer Tasse mit heißem Wasser 10 Minuten ziehen lassen. Dreimal täglich vor den Mahlzeiten, bei Reiseübelkeit eine Stunde vor Reiseantritt trinken.

Gingerol und 6-Shogaol

Heute setzt man Ingwer vor allem gegen Verdauungsbeschwerden ein, etwa Blähungen, diffuse Oberbauchschmerzen oder Magendrücken. Auch helfen Ingwerpräparate gegen Übelkeit und zur Vorbeugung von Reisekrankheit, mildern nach Meinung mancher Ärzte sogar den Brechreiz nach einer Chemotherapie ab. Diese Wirkungen schreibt man hauptsächlich dem Inhaltsstoff Gingerol zu, der zudem als schmerzlindernd, krampflösend – beispielsweise bei Menstruationsschmerzen – und entzündungshemmend bekannt ist.

Das ebenfalls enthaltene 6-Shogaol wird als Mittel gegen Tumoren des Verdauungstrakts, der Prostata und der weiblichen Brust erforscht, denn es setzt den bei Krebszellen ausgeschalteten Zelltod-Mechanismus, die Apoptose, wieder in Gang. Bei Rheuma und Arthrose sollen hochdosierte Ingwerpräparate Schmerzen lindern. Nicht zuletzt fördert Ingwer die Durchblutung und senkt die Blutfettwerte. Doch Vorsicht: Vor der Einnahme solcher Mittel ist der Arzt zu befragen, denn Kreuzreaktionen mit anderen Arzneien sind keineswegs auszuschließen. Auch der Einsatz von Ingwer gegen Schwangerschaftsübelkeit muss mit dem Arzt abgesprochen werden. Eine wehenauslösende Wirkung ist möglich.

Die Ingwerpflanze stammt aus Fernost, wird aber heute in vielen warmen Ländern angebaut. Sie bildet einen langgestreckten Wurzelstock, aus dem kräftige Stängel bis in eineinhalb Meter Höhe emporsprießen. Die Blätter sind lang und schmal. Aus einem etwa 25 Zentimeter langen Schaft schauen gelbe bis rote Blüten hervor.
[Abbildung aus: G. Pabst, „Köhler's Medizinal-Pflanzen", Gera um 1890]

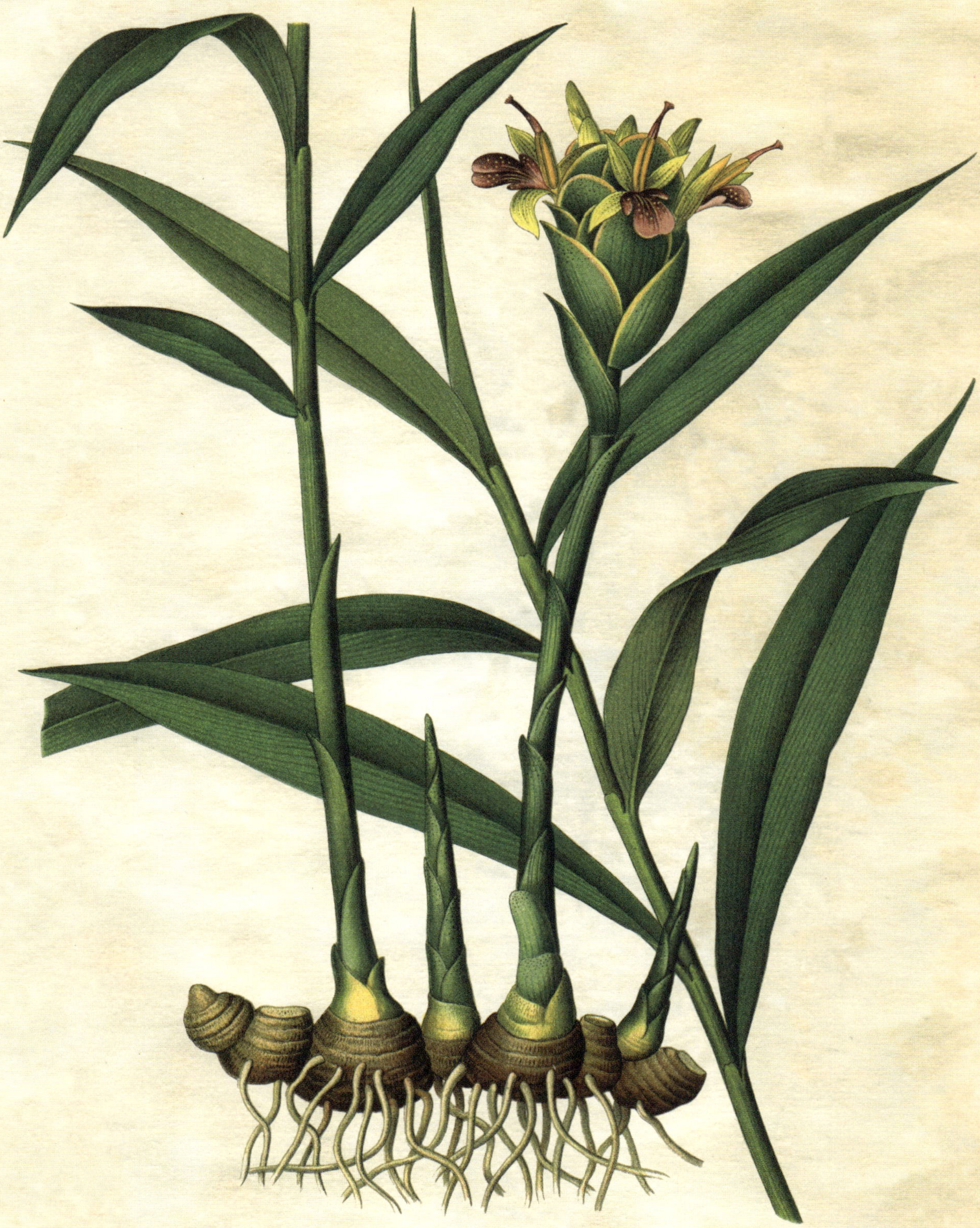

Johanniskraut, Echtes

Hypericum perforatum

Viele Heilpflanzen tragen Namen mit religiösem Bezug, und das gilt auch für das Johanniskraut. Es ist nach Johannes dem Täufer benannt, denn es blüht um dessen Namenstag herum, den 24. Juni. Die rötlich-dunklen Pünktchen auf den Blütenblättern führten zu weiteren Namen wie Jesuswundenblut oder Herrgottsblut. So kann man gut nachvollziehen, dass das Kraut im Mittelalter gegen Zauberei, Verstimmungen und „Liebeswahnsinn“ eingesetzt wurde. Vielleicht spielte es sogar bei Exorzismen eine Rolle; darauf deutet der lateinische Beiname *fuga daemonum* (Teufelsflucht) hin.

Pflanzenbücher verzeichnen das Johanniskraut vielfach als Tüpfel-Johanniskraut. Das bezieht sich auf die Pünktchen auf den Blütenblättern, aber auch auf die Laubblätter, denn diese zeigen im Gegenlicht viele durchscheinende Punkte; dort sitzen Öldrüsen. Auf diese scheinbaren Löcher bezieht sich ein weiterer Name des Krauts: Durchstochenes Johanniskraut. Die lateinische Bezeichnung *perforatum* bedeutet denn auch „durchlöchert“.

Bei etwa 380 Johanniskrautarten bezweifeln Experten, dass die von antiken Autoren genannten und gegen Ischias, Brandwunden und Harnwegsbeschwerden eingesetzten Mittel aus dem Echten Johanniskraut stammten, das wir heute als Heilpflanze nutzen. Im Mittelalter sprach man generell von „Hypericum“, so auch das „Lorscher Arzneibuch“ vom Ende des 8. Jahrhunderts, in dem die Bekämpfung der Melancholie (Depressionen) mittels Hypericum vermutlich zum ersten Mal erwähnt wird. Im 13. Jahrhundert heißt es dann bei dem bedeutenden Universalgelehrten Albertus Magnus: „Stärkt das Herz, reinigt Leber und Nieren, heilt Geschwüre und vor allem Karbunkel, und vertreibt Gifte.“

Indikationen
Depressive Verstimmungen, nervöse Unruhe. Verdauungsstörungen. Kleine Wunden, Hautleiden, Blutergüsse, Verstauchungen. Rheumatische Leiden.

Inhaltsstoffe
Hypericin, Hyperforin, Flavonoide, Biflavone. Gerbstoffe, Spathulenol.

Anwendungsweise
• Tee: 1 bis 2 TL Trockenkraut in eine Tasse mit heißem Wasser einrühren, 10 Minuten ziehen lassen und abseihen. Je 1 bis 2 Tassen morgens und abends.
• Öl zum Einreiben oder für Umschläge: In einem Schraubglas 50 g frische zerdrückte Blüten und 200 g Olivenöl verrühren. Nach 5 Tagen das Glas verschließen und 5 bis 6 Wochen dem Sonnenlicht aussetzen, bis das Öl rot ist („Rotöl“). Abseihen.

Signaturenlehre und moderne Präparate

Besonders interessant ist, dass man dem Kraut im Mittelalter aufgrund der damals herrschenden Signaturenlehre spezielle Wirkungen zuschrieb. Diese Lehre postuliert, dass das Aussehen einer Pflanze auf ihre Heilwirkung hindeute. Beim Johanniskraut verstand man die Punktierung der Blüten und Blätter als Hinweis auf seine Wirksamkeit gegen

Hautleiden und besonders Stichwunden. Zwar spielt die Signaturenlehre heute keine Rolle mehr, doch viele der früher mit Johanniskraut bekämpften Beschwerden behandelt man nach wie vor mit dieser Pflanze. Zahlreiche Präparate sind auf dem Markt, meist Extrakte in Kapselform oder Trockenkräuter zur Teebereitung. Der Tee hebt die Stimmung, mildert nervöse Unruhe und wirkt gegen Verdauungsstörungen sowie Magen-Darm-Entzündungen.

Bei Hautproblemen setzt man einen Auszug der frischen Blüten mit Sonnenblumen- oder anderen Speiseölen ein, der in Apotheken als „Rotöl" angeboten wird. Rotöl wirkt, äußerlich angewendet, schmerzlindernd, keimtötend und entzündungshemmend. Es empfiehlt sich bei kleinen Wunden, Hautleiden und Muskelschmerzen unterschiedlicher Ursache.

Neben- und Wechselwirkungen

Wie alle Arzneimittel haben auch Johanniskrautpräparate Nebenwirkungen und können mit anderen Medikamenten wechselwirken. Deshalb sind hochdosierte Zubereitungen apothekenpflichtig, und man sollte vor der Anwendung unbedingt den Arzt konsultieren. Bereits bekannt sind unter anderem Wechselwirkungen mit Antidepressiva, antiviralen Arzneimitteln, Herzmedikamenten, Immunsuppressiva sowie Blutgerinnungshemmern, vermutlich auch mit hormonellen Verhütungsmitteln.

Vielen Blumen wurde und wird eine spirituelle Bedeutung beigemessen. Hier sind es der Stern von Bethlehem und das Johanniskraut als Allegorien für Licht und Gold. [Farblithografie nach einer Illustration des Autors. Aus: Walter Crane, „A Floral Fantasy in an Old English Garden", London 1899]

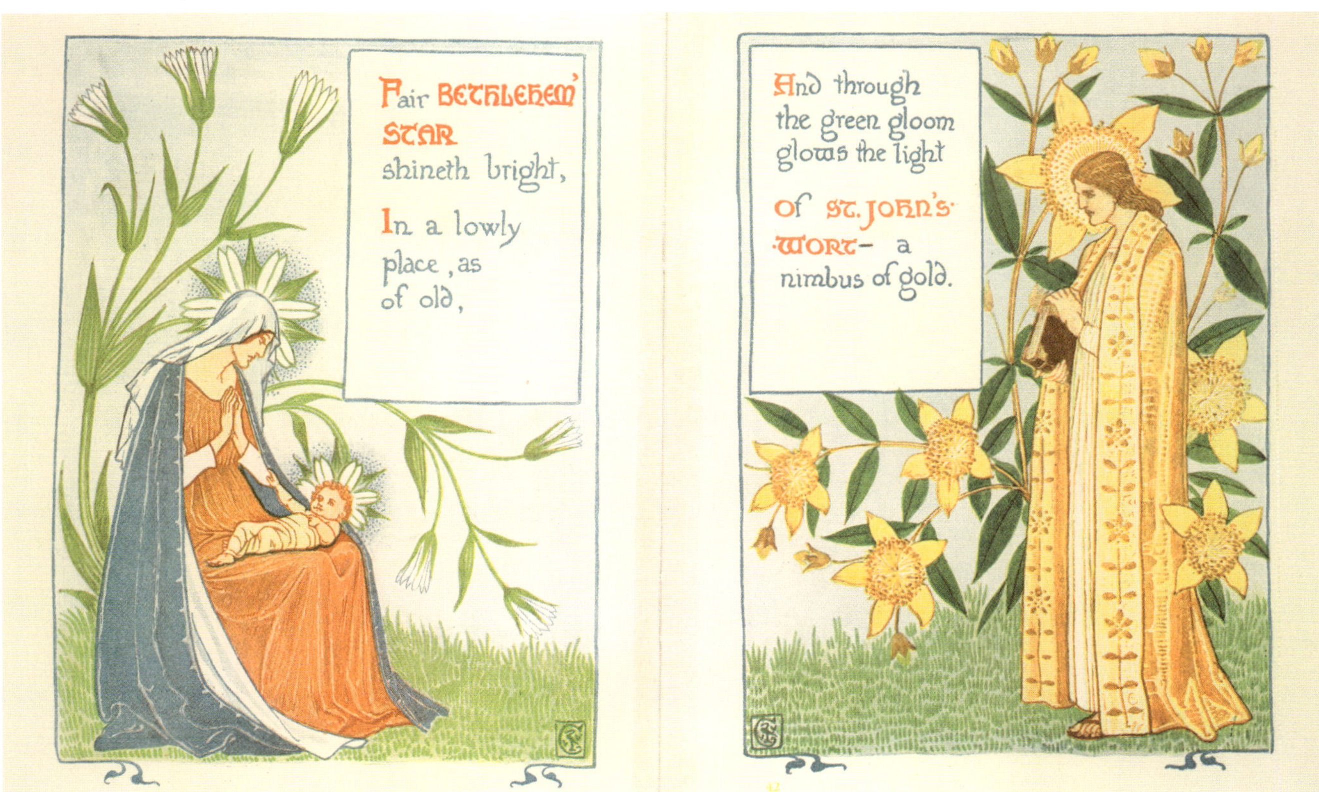
Fair BETHLEHEM' STAR shineth bright,
In a lowly place, as of old,
And through the green gloom glows the light
of ST. JOHN'S WORT – a nimbus of gold.

Niedrig dosierte Johanniskrautpräparate, etwa Tees, sind in der Regel unproblematisch. Nur Schwangere sollten auch Tees sicherheitshalber meiden – immerhin nutzte die Volksmedizin Johanniskraut früher als Abtreibungsmittel. Auch bei Stillenden, Kindern und Jugendlichen weiß man nicht, ob Johanniskraut sicher angewendet werden kann.

Johanniskraut und die Wissenschaft

Das Johanniskraut ist eine der am besten untersuchten Heilpflanzen. Man kennt viele der Inhaltsstoffe und deren Eigenschaften. Die roten Hypericine („Johannisblut") hemmen Viren, Hyperforin tötet Bakterien und Flavonoide bekämpfen Entzündungen. Spathulenol im ätherischen Öl könnte eine Chemotherapie gegen Tumorzellen unterstützen, weil es ein Protein hemmt, das Chemotherapeutika aus Krebszellen ausschleust, bevor sie wirken können.

Dennoch gibt es immer noch viele offene Fragen, nicht zuletzt zu den genauen Wirkmechanismen der Inhaltsstoffe. Übersichtsstudien des Cochrane-Netzwerks, das medizinische Studien prüft und bewertet, ergaben in Hinblick auf Johanniskraut unterschiedliche Resultate. So scheint die Pflanze gegen die echte Depression, eine psychische Krankheit, wirkungslos; wohl aber lindert sie leichtere depressive Verstimmungen. Möglicherweise verstärken einige Inhaltsstoffe die Ausschüttung des Schlafhormons Melatonin und tragen zu besserem, erholsamerem Schlaf bei. Zudem ist bekannt, dass Hypericin die Lichtempfindlichkeit von Zellen steigert. Dies könnte ebenfalls eine Stimmungsaufhellung bewirken.

Weitere Studien zeigen, dass Johanniskrautpräparate, innerlich angewendet, einige positiv wirkende Botenstoffe der Nerven (Neurotransmitter) beeinflussen, etwa Serotonin, Dopamin und L-GABA. Diese Neurotransmitter werden unter einer Johanniskrauttherapie langsamer abgebaut, bleiben also länger aktiv.

Melancholie – die „Schwarzgalligkeit"

Was wir heute Depression oder depressive Verstimmung nennen, hieß früher Melancholie. Schwermut und Hoffnungslosigkeit – vor allem diese Symptome, schrieb der um das Jahr 100 lebende Arzt Rufus von Ephesos, seien typisch für das Krankheitsbild.

Die Bezeichnung Melancholie bedeutet, aus dem Griechischen übersetzt, „schwarze Galle". Nach der aus der Antike stammenden Viersäftelehre sollten Krankheiten auf ein Ungleichgewicht der Körpersäfte Schleim, Blut sowie gelbe und schwarze Galle zurückgehen. Ein Mensch, „in dem die schwarze Galle zunimmt, hat ein bitteres Gemüt und ist immer traurig", so Hildegard von Bingen im 12. Jahrhundert. Die Äbtissin setzt dagegen Raute, Fenchel, Schlüsselblume und Balsam ein, während das fast 400 Jahre ältere „Lorscher Arzneibuch" bereits das Johanniskraut zur Behandlung der Melancholie erwähnt.

Die Untersuchung der zahlreichen Inhaltsstoffe des Johanniskrauts ist keineswegs abgeschlossen. Man hofft, dass einige der Substanzen – eventuell chemisch verändert – gegen manche Krebsleiden wirken könnten. So reichert sich das rote Hypericin in gewissen Tumorzellen an und macht sie lichtempfindlich. Darauf gründet sich die Hoffnung, dass man diese Zellen mittels Bestrahlung mit einer bestimmten Art von Licht abtöten könnte.

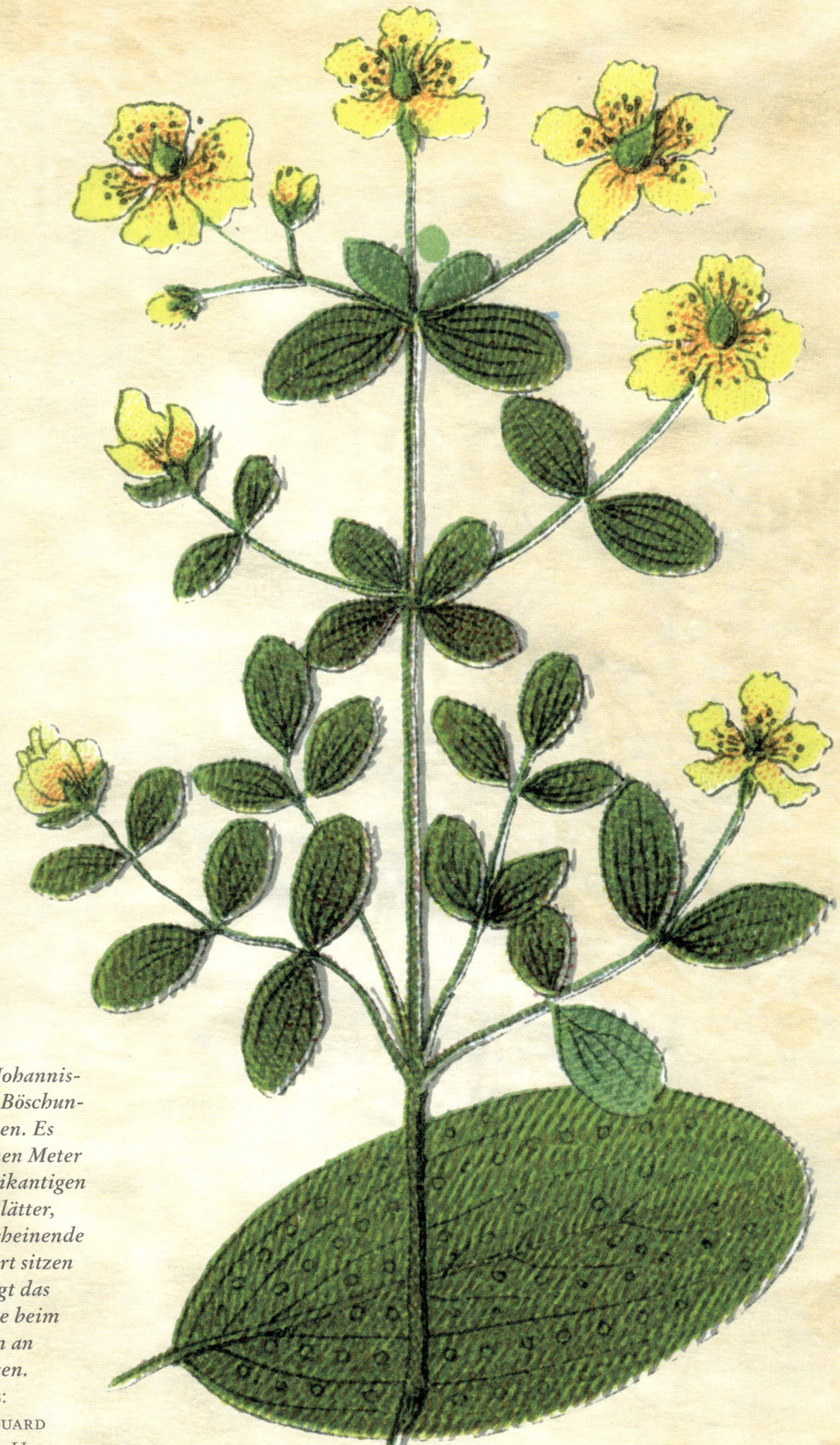

Meist findet man das Johannis-kraut an Wegrändern, Böschungen oder auf Magerrasen. Es wächst buschig bis einen Meter hoch. Die harten, zweikantigen Stängel tragen ovale Blätter, die zahlreiche durchscheinende Pünktchen zeigen. Dort sitzen Öldrüsen. Im Juni trägt das Kraut gelbe Blüten, die beim Zerreiben rote Flecken an den Fingern hinterlassen.
[Farblithografie aus: Adolf Oertel und Eduard Bauer, „Oertel-Bauers Heilpflanzen-Taschenbuch“, Halle/Saale und Bonn 1908]

Kamille, Echte

Matricaria chamomilla

Die aus Westasien oder dem Nahen Osten stammende Echte Kamille ist heute weltweit verbreitet. Man findet sie auf Brachflächen und an sonnigen Wegrändern. Beim Sammeln muss man die Echte Kamille von äußerlich ähnlich aussehenden Arten unterscheiden. Ein Längsschnitt durch die Blüte schafft Klarheit: Nur bei der Echten Kamille ist der Blütenboden hohl. Ob sich allerdings das Sammeln lohnt, ist eine andere Frage, denn Kamille wird in so großen Mengen angebaut, dass Apotheken und Drogerien eine Vielzahl preisgünstiger und guter Präparate anbieten können.

Dioskurides schreibt der Kamille im 1. Jahrhundert harntreibende Wirkung zu, zudem helfe sie bei der Geburt und lindere Blähungen. Auch der „Macer floridus" im 11. Jahrhundert und die um 1435 entstandene „Leipziger Drogenkunde" loben sie. Ebenfalls im 15. Jahrhundert betont Nikolaus Frauenlob von Hirschberg, Autor einer medizinischen Textsammlung, ihre Wirksamkeit gegen Hautunreinheiten: „Wer ain rains antlicz haben wil Man sal Gamillen zestössen vnd mit sambt dem safft wol mit hönig mischen vnd das antlicz damit bestreichen."

Indikationen
Magenkrämpfe, Blähungen, Infektionen im Genital-und Analbereich. Husten, Schnupfen, Zahnschmerzen. Bakterielle Hautinfektionen.

Inhaltsstoffe
Das bei der Aufbereitung entstehende Chamazulen. Im ätherischen Öl u. a. Bisabolol, Bisabololoxide, Farnesen, Matricin, Spathulenol, Flavonoide, Fruchtsäuren, Hydroxycumarine.

Anwendungsweise
- Tee: 1 EL Kamillenblüten in 150 ml heißem Wasser 5 bis 8 Minuten ziehen lassen und abseihen.
- Inhalat: Nach Vorschrift auf der Verpackung Kamillenöl in heißes Wasser träufeln und die Dämpfe einatmen.

Superwirkstoff Chamazulen

Die Heilsubstanzen werden durch Destillation mit heißem Wasserdampf aus den Blüten gewonnen. Dabei erhält man Kamillenöl, aus dem bisher mehr als 30 Substanzen isoliert wurden. Das in Lösung tiefblaue Chamazulen, das bei Verarbeitung aus der Muttersubstanz Matricin entsteht, wirkt ebenso wie Matricin selbst und Alpha-Bisabolol entzündungshemmend. Das Flavonoid Apigenin löst Krämpfe. Da all diese Stoffe die Vermehrung von Bakterien und Pilzen eindämmen, können sie in Cremes und Umschlägen bei Hautleiden helfen, wie schon Nikolaus Frauenlob von Hirschberg wusste.

Kamillentee löst Magenkrämpfe, beseitigt Völlegefühl und mindert Blähungen. Gurgeln mit Kamillenwasser oder stark verdünntem Kamillenöl hilft gegen Entzündungen im Rachen und lindert Husten und Zahnschmerzen. Sitzbäder in Kamillenextrakt helfen bei Genital- und Analinfektionen sowie bei Menstruationsbeschwerden. Zur Behandlung am Auge darf Kamille nicht eingesetzt werden, da es leicht zu allergisch bedingten Schwellungen und Entzündungen kommen kann.

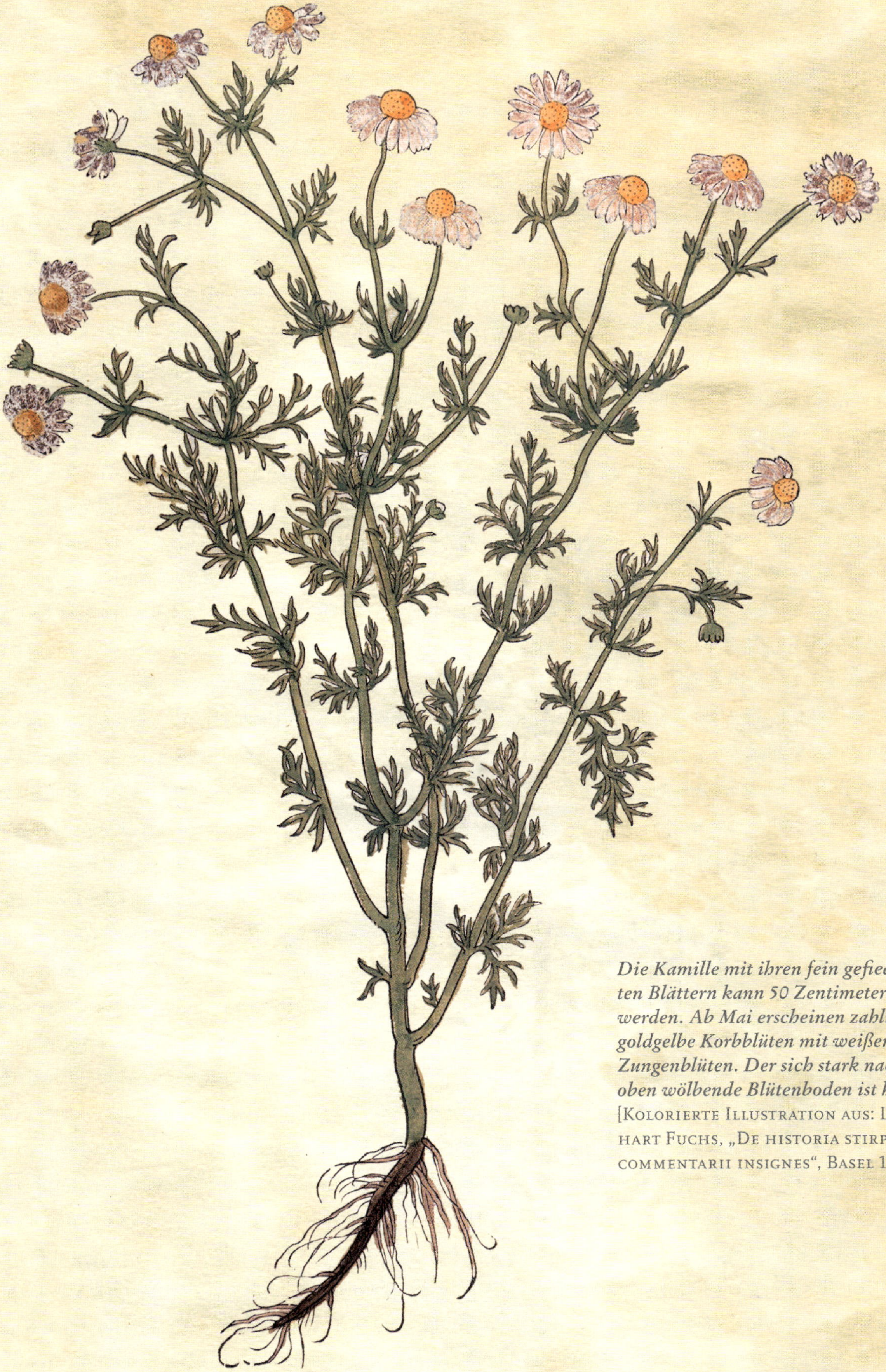

Die Kamille mit ihren fein gefiederten Blättern kann 50 Zentimeter hoch werden. Ab Mai erscheinen zahlreiche goldgelbe Korbblüten mit weißen Zungenblüten. Der sich stark nach oben wölbende Blütenboden ist hohl.
[Kolorierte Illustration aus: Leonhart Fuchs, „De historia stirpium commentarii insignes", Basel 1542]

Knoblauch

Allium sativum

Nachdem der griechische Geschichtsschreiber Herodot um 450 v. Chr. die Pyramiden besucht hatte, schrieb er: „Da gibt es eine Inschrift an der Pyramide in ägyptischen Schriftzeichen. Sie berichten über die Menge der Rettiche, des Lauchs und des Knoblauchs, die von den Bauarbeitern verzehrt wurden." Man setzte sie ein, um Krankheiten, gar Seuchen unter den Bauarbeitern zu verhindern, die deren Arbeitskraft schwächen würden. Schon damals wusste man also um die gesund erhaltende Kraft der Knolle – die übrigens eigentlich eine Zwiebel ist. Für eine solche Prophylaxe würde man heute über 30 Millionen Euro aufwenden müssen!

Auch Dioskurides lobte den Knoblauch. Er treibe den Bandwurm aus, töte Flöhe und Läuse und bringe Linderung bei Husten. Mit Honig zu einer Paste angerührt vertreibe er Hautflechten und -flecken. Im Mittelalter wurde der Knoblauch geradezu zur „Wunderknolle": Karl der Große befahl den Anbau auf seinen Landgütern, Hildegard von Bingen verordnete rohen Knoblauch gegen Appetitlosigkeit und Verdauungsstörungen. Später, im 16. Jahrhundert, sah Paracelsus darin ein Mittel gegen die Pest.

Indikationen
Verdauungsstörungen, Infekte der Harnwege. Erhöhte Cholesterinwerte. Katarrhe der oberen Atemwege. Pickel und Warzen.

Inhaltsstoffe
Fructane (Speicherkohlenhydrate), Alliin, Alliinase, Methylalliin. Nach Verarbeitung Lauchöle (Allicin, Ajoen, Diallylsulfid, Vinyldithiine).

Anwendungsweise
- Vorbeugender Verzehr: Täglich 4 bis 5 g Knoblauch essen, roh oder gekocht.
- Saft: Zehen auspressen und dreimal täglich 25 Tropfen einnehmen.

Schützende Wirkung von Schwefel

Um Knoblauch rankt sich so mancher Aberglaube, nicht zuletzt, dass er Vampire vertreiben könne. Das mag fraglich sein, aber seine medizinische Wirkung ist nachgewiesen. Vor allem enthält er Substanzen, die im Molekül das Element Schwefel enthalten. Zu den wichtigsten dieser Substanzen zählt das Alliin. Beim Zerkleinern der Zwiebel kommt es in Kontakt mit dem ebenfalls enthaltenen Enzym Alliinase und wandelt dieses in Allicin um, das dann in weitere Schwefelverbindungen zerfällt.

Dieser Vorgang dient der Pflanze als Schutz gegen Bakterien, Pilze und Fressfeinde. Daher wirken Allicin und seine Folgeprodukte bakterizid, hemmen Pilze und helfen sogar bei manchen Virusinfektionen, die oft mit Sekundärinfektionen durch Bakterien einhergehen. So lindert Knoblauch Magen-Darm-Probleme und Harnwegsinfekte und bekämpft Infektionen der Atemwege. Pickel und Warzen kann man mit Knoblauchscheiben behandeln. Knoblauch verbessert die Cholesterinwerte und senkt den Blutdruck leicht. Aber nicht jeder verträgt ihn: Manche reagieren mit Übelkeit, andere mögen den Geruch nicht, den Atem und Haut nach Knoblauchgenuss abgeben.

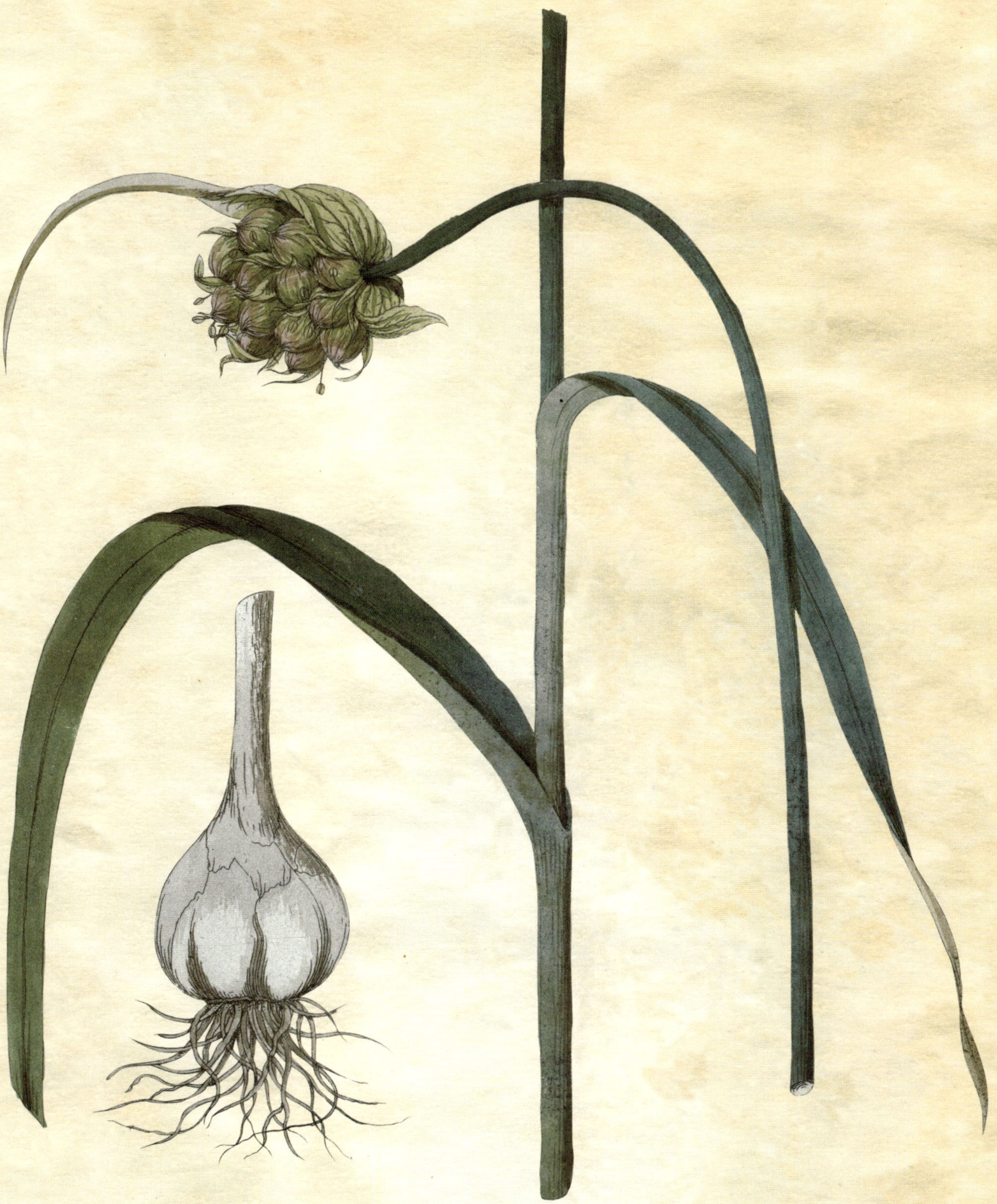

Der Knoblauch wächst aus einer etwa sieben Zentimeter dicken Zwiebel heraus. Diese setzt sich aus bis zu 20 Teilen zusammen, den „Zehen“, die von einer weißlichen oder violetten Blatthülle umgeben sind. Im Juni erscheinen an dem bis einen Meter langen Stängel halbkugelige Blütenstände mit weißlichen oder rötlichen kleinen Blüten.
[Kolorierter Kupferstich aus: Johann Simon Kerner, „Abbildung aller oekonomischen Pflanzen“, Stuttgart 1788]

Königskerze, Kleinblütige

Verbascum thapsus

Einst nutzte man die Königskerze, mit Teer bestrichen, als Fackel. Sie wurde aber auch naturbelassen als hellgelb leuchtende „Fackel" bei Prozessionen zu Ehren der Jungfrau Maria mitgeführt. Von solchen Bräuchen mag sich der Name Königskerze herleiten, ebenso andere volkstümliche Namen wie Fackelkraut, Wetterkerze, Brennkraut oder Marienkerze. Bezeichnungen wie Wollkraut oder Wollblume spielen dagegen auf die starke Behaarung nahezu sämtlicher Pflanzenteile an. Oben am Stängel entwickelt sich ein bis 30 Zentimeter langer ährenartiger Blütenstand, aus dem sich ab Juli aus behaarten Knospen unzählige leuchtend gelbe Blüten entfalten. Diese blühen von unten nach oben nacheinander auf und werden etwa zwei Zentimeter groß. Nektar bieten sie wenig, dafür stellen sich zahlreiche Pollen sammelnde Insekten ein.

Seit alters her ist die Königskerze für ihre Heilkräfte bekannt. Der Arzt Dioskurides etwa nutzte ihre Wurzel im 1. Jahrhundert n. Chr. gekocht gegen Durchfall, Krämpfe, Brüche, Quetschungen und chronischen Husten. Den Absud aus dieser Abkochung empfahl er als Mundspülwasser gegen Zahnschmerzen. Im Mittelalter behandelte Hildegard von Bingen mit dem bei ihr „Wullena" genannten Kraut, zusammen mit Fleisch oder Fisch gekocht, sowohl Herzkranke als auch Depressive: „… der esse das oft, und es stärkt sein Herz und macht ihn fröhlich." Bei Heiserkeit und Schmerzen in der Brust wiederum helfe ein Extrakt aus Königskerze und Fenchel.

Eine Verwendung beim Fischfang fanden früher die Samen der Königskerze: Man streute sie ins Wasser, woraufhin die in den Samen enthaltenen Saponine die Fische betäubten, sodass sie sich leichter fangen ließen.

Indikationen
Katarrhe, Halsschmerzen, Reizhusten. Störungen im Magen-Darm-Bereich.

Inhaltsstoffe
Schleimstoffe, Saponine (Verbascosaponin), Iridoide (Aucubin, Catalpol), Flavonoide. Ätherisches Öl, Zucker.

Anwendungsweise
Tee: 2 g getrocknete Blüten in eine Tasse mit heißem Wasser geben. Nach 15 Minuten abseihen. 2 bis 3 Tassen täglich. Alternativ die Blüten 2 Stunden in kaltem Wasser quellen lassen, abseihen und kurz aufkochen.

Ein gutes Hustenmittel

Heute nutzt man als Heilmittel nicht mehr die Wurzel, sondern die Blüten, klein geschnitten und meist als Tee zubereitet. Sie enthalten Schleimstoffe, die Katarrhe, Halsschmerzen und Reizhusten lindern, weil sie sich als Schutzfilm über die Schleimhäute legen. Auswurffördernde Saponine wiederum helfen beim Lösen und Abhusten des in den Bronchien sitzenden Schleims. Flavonoide hingegen wirken bakterizid, leicht antiviral und entzündungshemmend. Äußerlich angewendet, unterstützen sie die Heilung von Hautwunden. Diese Mixtur hilfreicher Substanzen lindert auch Magenprobleme und Verdauungsstörungen.

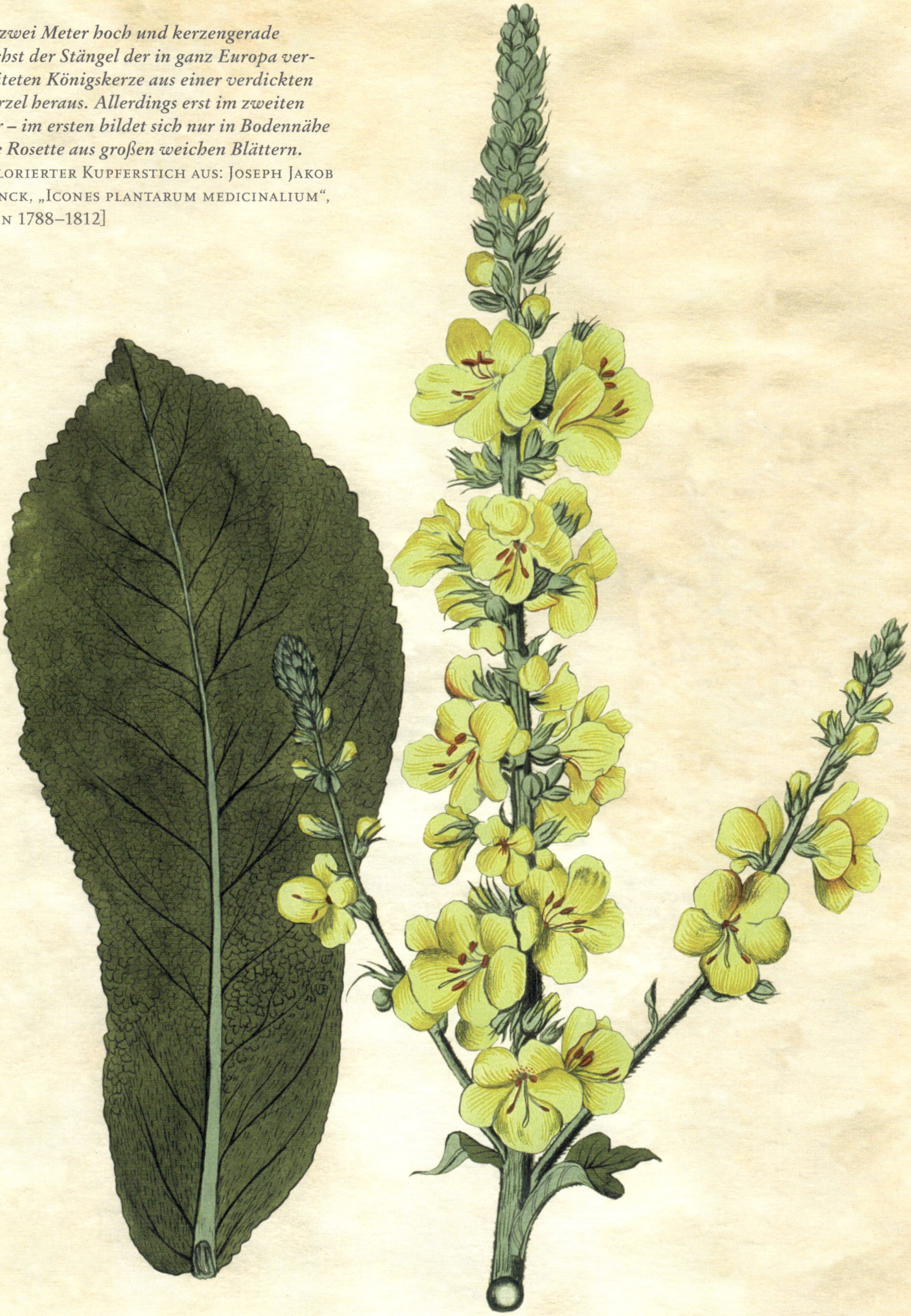

Bis zwei Meter hoch und kerzengerade wächst der Stängel der in ganz Europa verbreiteten Königskerze aus einer verdickten Wurzel heraus. Allerdings erst im zweiten Jahr – im ersten bildet sich nur in Bodennähe eine Rosette aus großen weichen Blättern.
[Kolorierter Kupferstich aus: Joseph Jakob Plenck, „Icones plantarum medicinalium", Wien 1788–1812]

Kümmel, Echter

Carum carvi

Der Echte Kümmel ist ein recht alltägliches Gewürz, das sich in fast jeder Küche findet. Und das bereits seit Jahrtausenden, wie Funde in Ausgrabungen steinzeitlicher Siedlungen zeigen. Doch die Pflanze hat auch erstaunliche Heilwirkungen, was insbesondere für die Samen gilt. Diese Vorzüge kannten schon die Heilkundigen der Antike, als man Kümmel in großen Mengen anbaute, allerdings vornehmlich für den Gebrauch als Küchengewürz. Im 1. Jahrhundert empfiehlt Dioskurides die Samen als hilfreich bei Verdauungsbeschwerden. Karl der Große schrieb im „Capitulare de villis" den Kümmelanbau für seine Landgüter vor. Im Mittelalter war es üblich, nach beendigtem Festmahl zur Unterstützung der Verdauung und zur Verbesserung des Mundgeruchs kandierte Kümmelsamen zu reichen.

Ätherisches Öl in den Samen

Hildegard von Bingen setzte die Kräfte, die in den Kümmelsamen stecken, bei Blähungen sowie gegen Unwohlsein nach zu reichlichem Essen und überhaupt zur besseren Verdauung ein: „Ein Mensch, der gekochten oder gebratenen Käse essen will, streue Kümmel darauf, damit er nicht davon Schmerzen leidet, und so esse er", schreibt sie. Spätere Kräuterkundige sprechen der Pflanze zudem Wirkungen bei Harnsteinen und Menstruationskrämpfen zu, doch es sind vor allem die verdauungsfördernden Eigenschaften des Kümmels, die man bis heute außerordentlich schätzt.

Die Wirkung geht von den Inhaltsstoffen des ätherischen Öls in den Samen aus. Meist wird aus den Kümmelsamen Tee bereitet. Er löst Krämpfe, mindert Völlegefühl, hilft gegen Blähungen und lindert nervös bedingte Herz- oder Magenprobleme. Bei Müttern soll Kümmel die Milchbildung stimulieren. Säuglingen und Kleinkindern reibt man den Unterleib mit verdünntem Kümmelöl ein, um Blähungen zu lindern. Aber Vorsicht! Kommt Kümmelöl – selbst in verdünnter Form – in die Nähe des Kindergesichts, kann dies zu schwerer Atemnot führen. Bei Erwachsenen hingegen hilft Kümmelöl, mit anderen Ölen vermischt, gegen bakteriell verursachte Hautleiden, denn die Inhaltsstoffe wirken bakterizid. Auch Einreibungen gegen rheumatische Schmerzen sind sinnvoll.

Indikationen

Nervöse Magen-Darm-Beschwerden. Krämpfe. Blähungen bei Säuglingen. Bakteriell bedingte Hautinfektionen, rheumatische Schmerzen.

Inhaltsstoffe

Ätherisches Öl (D-Carvon, Limonen, Phellandren), Flavonoide, Phenolcarbonsäuren, in Spuren Furocumarine. Fettes Öl, Eiweiße, Zuckerstoffe.

Anwendungsweise

- Tee: 1 g Kümmelsamen im Mörser zerstoßen, mit 250 ml heißem Wasser übergießen und 3 Minuten ziehen lassen. 1 Tasse vor den Mahlzeiten.
- Kümmelzucker: Ein- bis zweimal am Tag 6 bis 9 Tropfen Kümmelöl auf 1 TL Zucker geben und einnehmen.

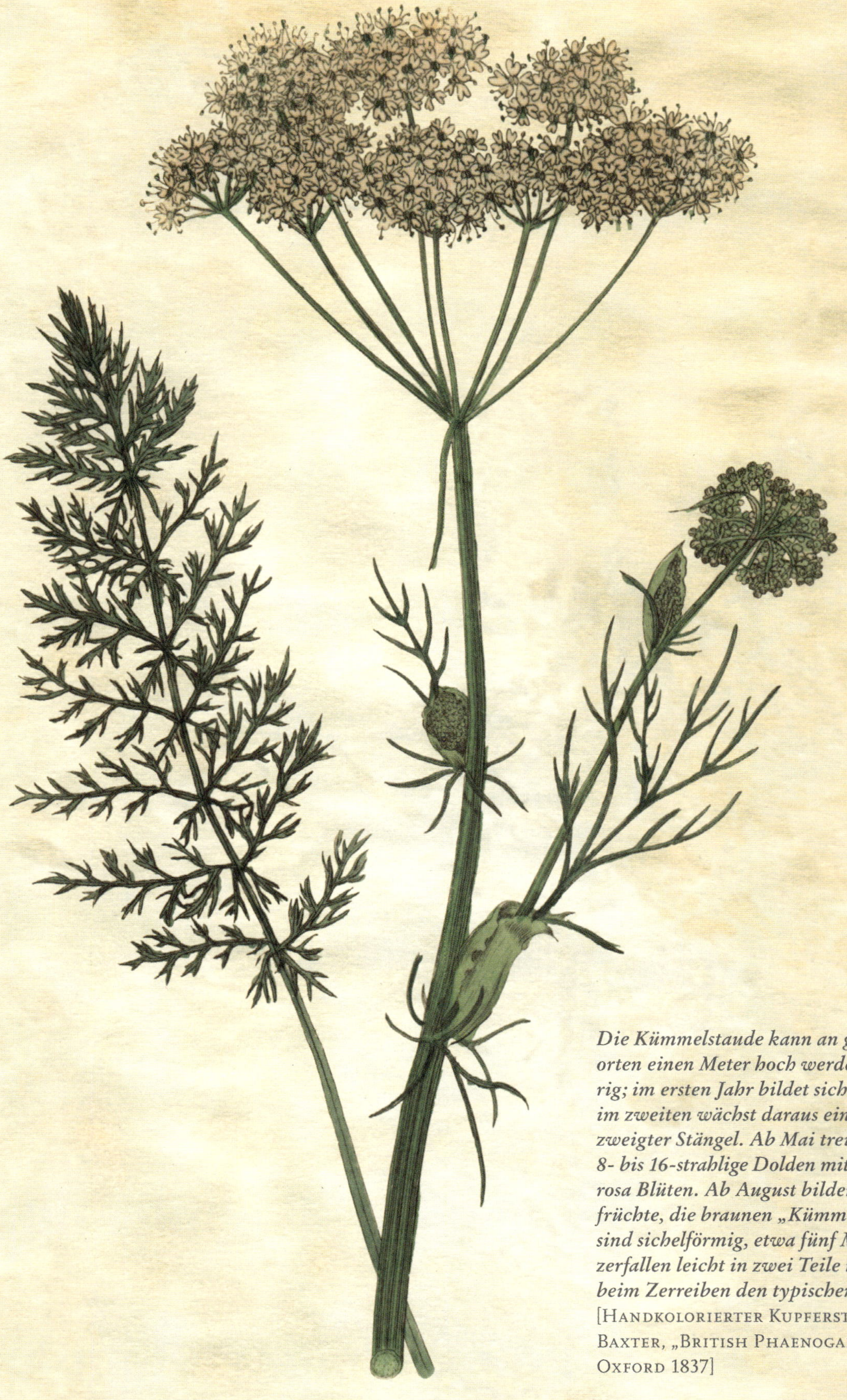

Die Kümmelstaude kann an günstigen Standorten einen Meter hoch werden. Sie ist zweijährig; im ersten Jahr bildet sich eine Blattrosette, im zweiten wächst daraus ein mehrfach verzweigter Stängel. Ab Mai treibt die Pflanze 8- bis 16-strahlige Dolden mit weißen oder zartrosa Blüten. Ab August bilden sich Scheinfrüchte, die braunen „Kümmelsamen". Diese sind sichelförmig, etwa fünf Millimeter lang, zerfallen leicht in zwei Teile und verströmen beim Zerreiben den typischen Kümmelduft.
[Handkolorierter Kupferstich aus: William Baxter, „British Phaenogamous Botany", Oxford 1837]

Lavendel, Echter

Lavandula angustifolia

Die Antike lebt, nicht zuletzt in der Botanik: So leitet sich der Name Lavendel von lateinisch *lavare* = waschen ab. Denn damals setzte man die duftenden Blüten gern dem Badewasser zu. Auch als Heilpflanze wird Lavendel seit Jahrtausenden gebraucht. Der Arzt Dioskurides empfahl Lavendelwein gegen Verschleimung und Blähungen, und er vertreibe „Seiten- und Nervenschmerzen". Wir wissen allerdings nicht, ob Dioskurides den Echten Lavendel *(Lavandula angustifolia)* meinte. Denn es gibt mehrere Arten, von denen besonders der Breitblättrige Lavendel, auch Speik-Lavendel genannt *(Lavandula latifolia* oder *spica)*, bekannt ist. Eine Kreuzung aus dem Echten und dem Breitblättrigen Lavendel wächst auf den Feldern der Provence. Den weitaus größten Teil dieses angebauten Lavendels verwendet man zur Gewinnung von Duftstoff für Kosmetika. Gern wird aber auch Lavendelblütentee getrunken; so nutzt man die verdauungsfördernde Wirkung der in den Blüten enthaltenen Gerbstoffe.

Den Echten Lavendel brachten vermutlich Benediktinermönche aus dem Mittelmeerraum nach Norden und pflanzten ihn in ihren Klostergärten an. Die Benediktinerin Hildegard von Bingen empfiehlt Lavendel gegen Läuse sowie in Wein gekocht bei Lungen- und Leberleiden. Leonhart Fuchs schreibt 1543 in seinem „New Kreüterbuch", dass Lavendel mit Wein den Harn treibe; das sei gut gegen „allerley gebresten der nieren unn blasen".

Indikationen
Verdauungsbeschwerden, Reizmagen. Nervöse Unruhe, Einschlafstörungen, Angst. Krämpfe, Schmerzen bei Rheuma.

Inhaltsstoffe
Gerbstoffe, ätherisches Lavendelöl (Linalool, Linalylacetat, Ocimen, Limonen). Phenolcarbonsäuren (Rosmarinsäure).

Anwendungsweise
- Tee: 2 TL getrocknete Lavendelblüten in 1 Tasse heißem Wasser 10 Minuten ziehen lassen. Dreimal täglich 1 Tasse.
- Lavendelessig: 20 g Blüten mit 20 ml Weingeist mischen. 200 ml Weinessig zugeben. Nach 6 Tagen abseihen und in eine dunkle Flasche füllen.

Duftendes Lavendelöl

In der heutigen Heilkunde helfen die Duftstoffe in Lavendelprodukten bei Einschlafproblemen, Angst oder nervös bedingten Magen-Darm-Beschwerden. Der Duft wirkt entspannend und krampflösend. Für all diese Anwendungen gibt es ein breites Angebot an Tabletten, Kapseln oder Cremes mit Wirkstoffen aus dem Lavendelöl, das man aus den Blüten destilliert, vor allem Linalool und Linalylacetat. Sie sind bakterizid und lindern Entzündungen und Schmerzen. Deshalb eignet sich verdünntes Lavendelöl sowie Lavendelessig als Einreibung bei rheumatischen Schmerzen. Ein Vollbad, dem Lavendelöl zugesetzt ist, kann gegen fiebrige Infekte helfen; es sollte aber nur nach Rücksprache mit dem Arzt angewandt werden, was insbesondere für Asthmatiker gilt. Für Babys und Kleinkinder ist das ätherische Öl tabu. Es kann bei ihnen zu Atemnot führen.

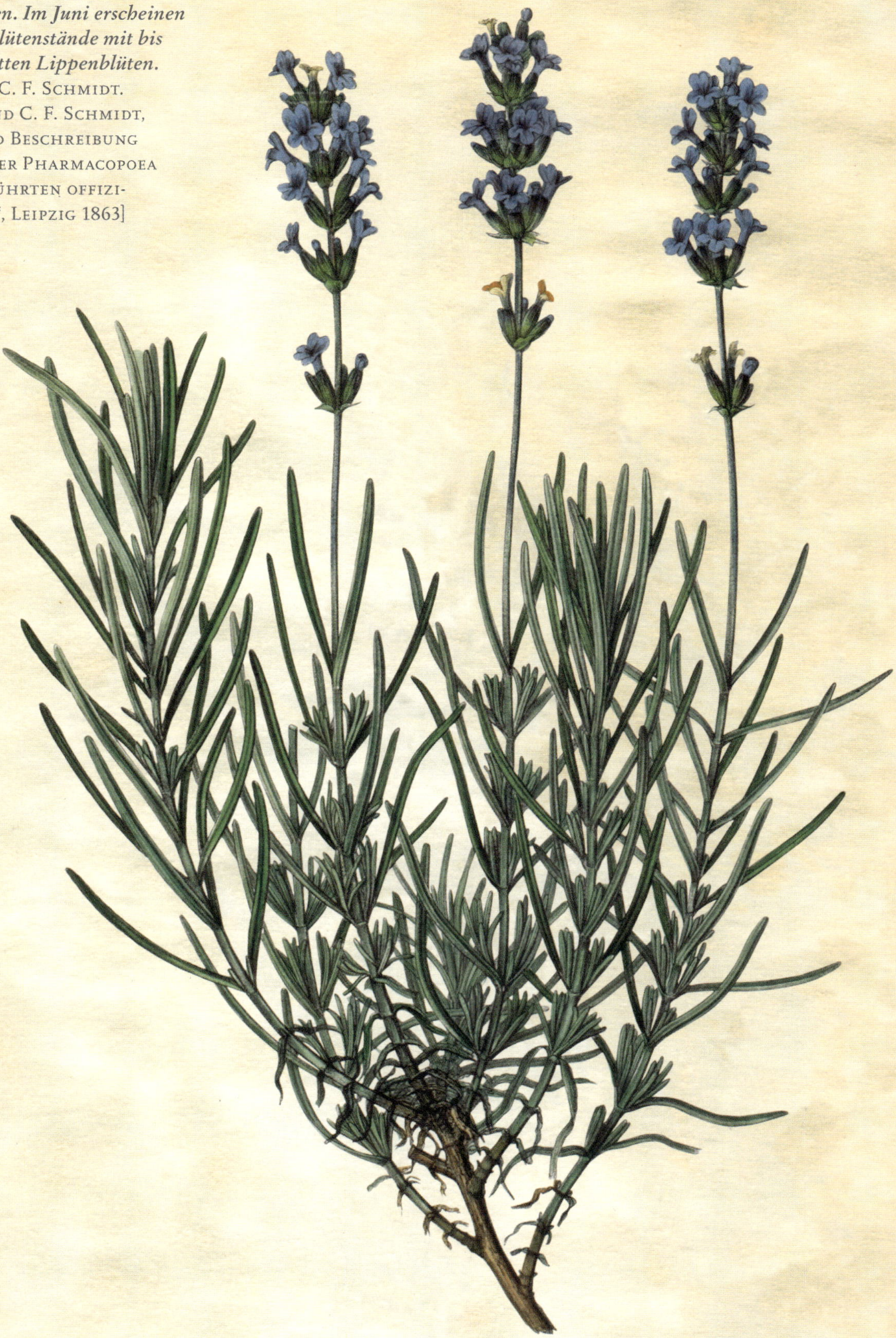

Der Echte Lavendel, der deutlich über einen Meter hoch werden kann, duftet stark, denn die grau behaarten Stängel und die länglichen Blätter enthalten zahlreiche Öldrüsen. Im Juni erscheinen die ährenartigen Blütenstände mit bis zu zehn blau-violetten Lippenblüten. [Lithografie von C. F. Schmidt. Aus: O. C. Berg und C. F. Schmidt, „Darstellung und Beschreibung sämmtlicher in der Pharmacopoea Borussica aufgeführten offizinellen Gewächse", Leipzig 1863]

Lein, Echter

Linum usitatissimum

Viele von uns kennen Lein eher unter dem Namen Flachs; wer hat nicht schon einmal von flachsblondem Haar gehört? Leinen allerdings kennen wir alle, das Gewebe, das aus den Fasern des Leins hergestellt wird. Aber der Lein liefert nicht nur Fasern. Die Samen (Leinsaat) enthalten ein fettes Öl, das für Farben und Lacke, Kosmetika, Linoleum und neuerdings als Treibstoff genutzt wird – und in der Küche, denn Leinöl ist gesund. Kein Wunder, dass diese Pflanze mit dem Artnamen *usitatissimum* ausgezeichnet wurde, was „äußerst nützlich" heißt.

INDIKATIONEN
Verstopfung, Gastritis, Reizdarm, Divertikulitis. Hautentzündungen.

INHALTSSTOFFE
Schleimstoffe. Fettes Öl (Alpha-Linolensäure, Linolsäure, Ölsäure). Glykoside.

ANWENDUNGSWEISE
Bei Verstopfung: Zweimal täglich je 1 EL geschrotete Leinsamen mit viel Flüssigkeit einnehmen und auch danach viel trinken. Besser schmeckt es, wenn man die Leinsamen z. B. in Joghurt einrührt. Die abführende Wirkung spürt man nach 2 bis 3 Tagen.

Angebaut wurde der Lein schon in vorgeschichtlicher Zeit als Faserpflanze und Öllieferant, und seit Jahrtausenden verwendet man Leinsamen zu Heilzwecken. Der in römischen Diensten stehende Arzt Dioskurides schreibt in seiner „Materia medica", der gekochte Samen „zerteilt und erweicht jede innere und äußere Geschwulst". Mit Honig eingenommen reinige er die Brust, lindere den Husten und helfe beim „Hinausbefördern der Exkremente".

Hildegard von Bingen nutzte Lein nur äußerlich. Sie empfiehlt Kompressen mit gekochten Samen gegen „Flankenschmerz", Milzprobleme und Verbrennungen. Im 16. Jahrhundert bezog sich der Arzt Tabernaemontanus wieder auf die Schriften antiker Autoren und setzte Leinsamen gegen zahlreiche bereits im Altertum genannte Leiden ein, neben diversen innerlichen Beschwerden auch gegen Hautgeschwüre und Nasenbluten.

Bringt den Darm auf Trab

Heute nutzt man geschrotete Leinsamen gegen Verstopfung. Die Schleimstoffe binden Wasser im Darm, quellen auf und unterstützen so die Darmentleerung. Zudem wirken sie als Schmiermittel. Möglich, dass sie sogar Darmkrebs vorbeugen. Nicht nur deshalb ist Leinöl ein gesunder Teil der Ernährung: Seine Linolen- und Linolsäure senken den Cholesterinspiegel, verbessern die Blutzuckerwerte und sind gut für Herz und Blutgefäße.

Wichtig ist, dass man die Leinsamen zusammen mit reichlich Flüssigkeit zu sich nimmt, denn das Aufquellen bindet viel Wasser. Da Leinsamen die Aufnahme von Medikamenten im Darm beeinflussen können, sollte vor der Einnahme der Arzt zu Rate gezogen werden. Menschen mit Verengungen oder Entzündungen im Magen-Darm-Trakt und Schwangere sollten keine Leinsamen einnehmen.

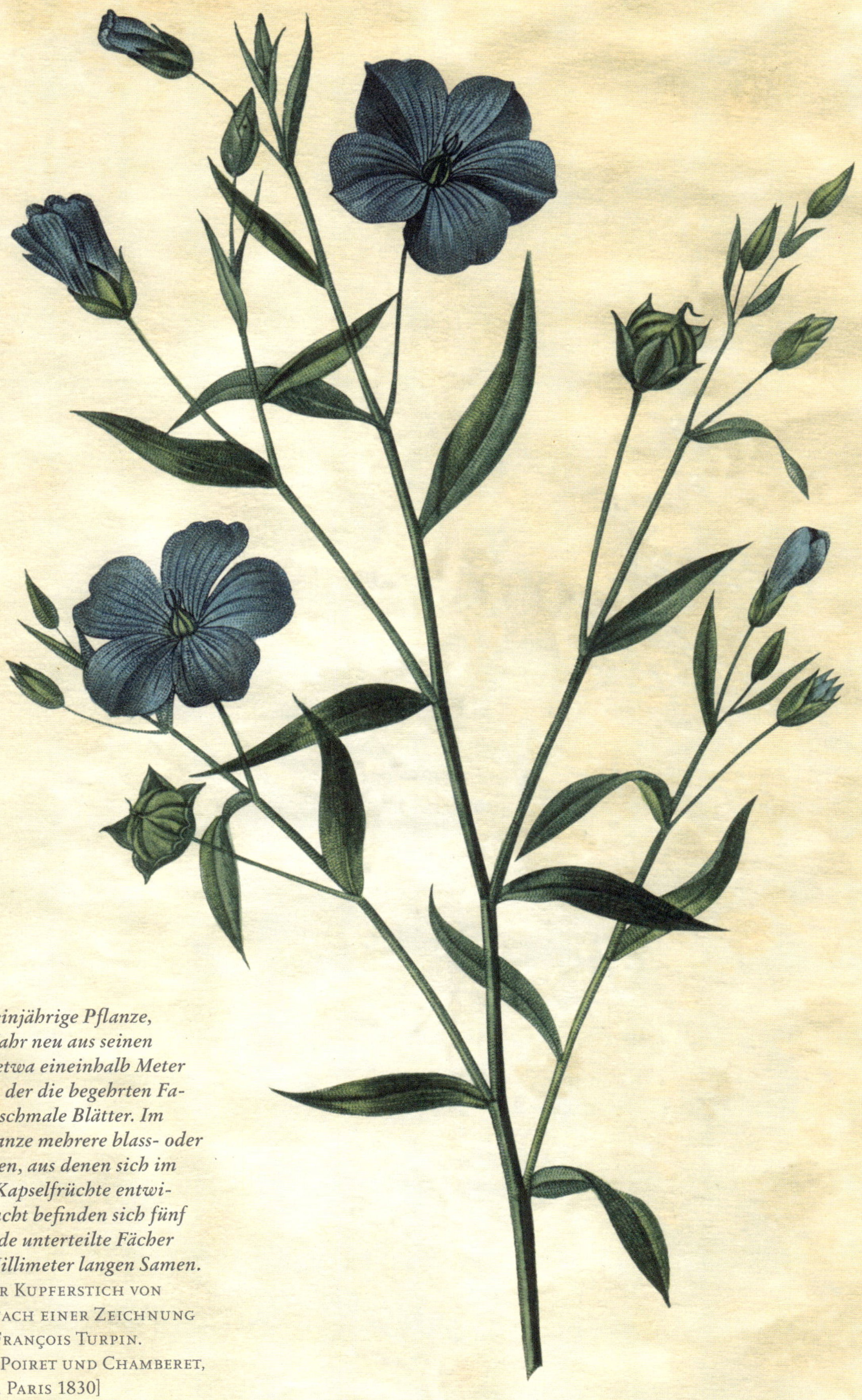

Der Lein ist eine einjährige Pflanze, wächst also jedes Jahr neu aus seinen Samen, und wird etwa eineinhalb Meter hoch. Der Stängel, der die begehrten Fasern enthält, trägt schmale Blätter. Im Juni treibt die Pflanze mehrere blass- oder himmelblaue Blüten, aus denen sich im Herbst rundliche Kapselfrüchte entwickeln. In jeder Frucht befinden sich fünf durch dünne Wände unterteilte Fächer mit je zwei fünf Millimeter langen Samen.
[Handkolorierter Kupferstich von Lambert junior nach einer Zeichnung von Pierre Jean-François Turpin. Aus: Chaumeton, Poiret und Chamberet, „Flore médicale", Paris 1830]

Liebstöckel

Levisticum officinale

Den Duft des Liebstöckels kennt fast jeder, auch wenn er die Pflanze nie gesehen hat. Denn sie riecht ganz ähnlich wie die bekannte Maggi-Würze und trägt daher den Beinamen Maggikraut, obwohl in der Maggi-Würze gar kein Liebstöckel enthalten ist. Auch der deutsche Name Liebstöckel führt in die Irre, denn die Pflanze hat keineswegs etwas mit Liebe zu tun. Das Wort hat sich vermutlich von dem lateinischen Gattungsnamen *Levisticum* abgeschliffen. Das hat die Menschen jedoch nicht daran gehindert, allerlei Aberglauben mit dem Liebstöckel zu verbinden: Etwa, dass es, ins Badewasser gegeben, als Aphrodisiakum wirke.

Heilkraft von Wurzel und Samen

Vor allem aber wird das Liebstöckel seit alters her als Heilpflanze geschätzt. Das um das Jahr 1150 an der Medizinschule von Salerno entstandene Arzneibuch „Circa instans“ preist seine harntreibende Wirkung. Auch helfe es gegen „Verstopfung von Milz und Leber“. Die dort um die gleiche Zeit wirkende Ärztin Trota spricht in der Schrift „Trotula-Ensemble“ von Wirkungen gegen Menstruationsprobleme und Halskrankheiten. Auch Hildegard von Bingen setzt Liebstöckel, zusammen mit anderen Kräutern, gegen Halsleiden ein, aber auch gegen Lungenschmerzen und Wassersucht. Im Kräuterbuch des Tabernaemontanus heißt es, die Wurzeln „lösen auff die verstopffung der Lebern und deß Miltzes / sie thut widerstand allem eyngenommenem Gifft / dienet wider die Pestilentz und faulen vergifften Luffgt“.

Heute nutzt die Pflanzenheilkunde ebenfalls die Wurzel, und zwar gegen Verdauungsprobleme und Krämpfe sowie als harntreibendes Mittel, das auch Nierengrieß ausschwemmen hilft. Die antimikrobiellen und beruhigenden Eigenschaften der Inhaltsstoffe Butyliden und Ligustilid bekämpfen zudem Infekte der Harnorgane. Bei Herz- oder Nierenschwäche sollte man auf eine Durchspülungstherapie allerdings verzichten. Bei fiebrigen Erkrankungen hilft das Liebstöckel nicht – es könnte das Fieber sogar steigern.

Weitere Anwendungsgebiete sind Völlegefühl, Sodbrennen, leichte Hautleiden und Menstruationsprobleme. Manche schwören auf Tee aus Liebstöckelsamen als Vorbeugungsmaßnahme gegen Migräne.

Indikationen

Verdauungsstörungen, Harnwegsinfekte. Menstruationsprobleme, Hautleiden, Migräne (vorbeugend).

Inhaltsstoffe

Wurzel: Alkylphthalide (Butyliden, Ligustilid), Cumarine, Terpene (Pinen, Phellandren), Carvon, Pentylbenzen.

Anwendungsweise

- Tee/Sud aus der Wurzel: 1 TL geschnittene Wurzel in einer Tasse mit heißem Wasser 15 Minuten ziehen lassen, abseihen. Trinken oder (gegen Hautleiden) eine Auflage damit tränken.
- Tee aus den Samen: Für einen vorbeugenden Migränetee 30 g Samen in 1 l kochendem Wasser 15 Minuten ziehen lassen. Abseihen und mehrmals am Tag 1 Tasse trinken.

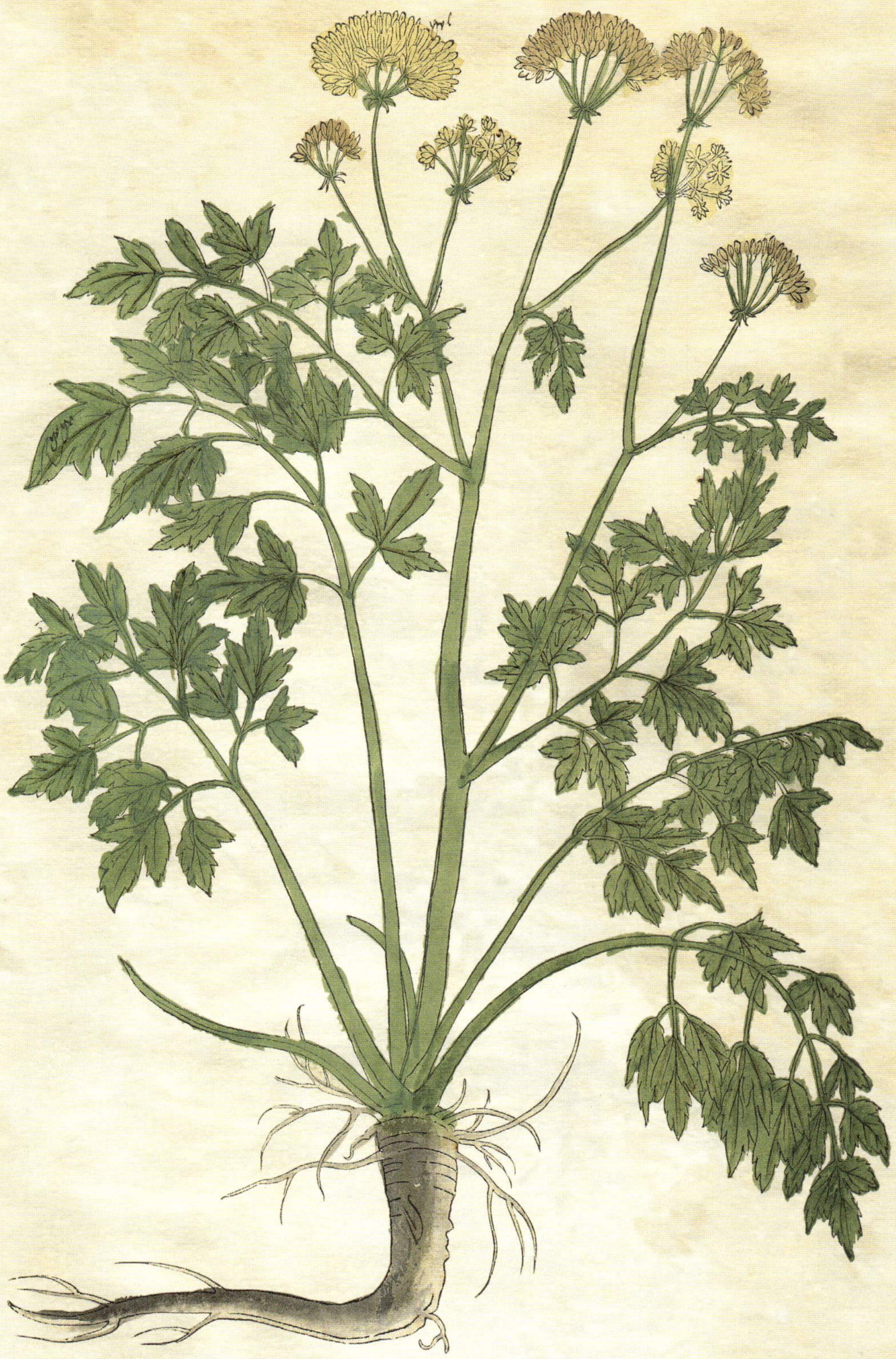

Bis über zwei Meter Wuchshöhe kann das Liebstöckel erreichen. Es ist winterhart dank seiner kräftigen, bis fünf Zentimeter dicken Pfahlwurzel, die innen weiß ist. Die gefiederten Blätter können beachtliche Längen und Breiten erreichen. Im Juni erscheinen große doppeldoldige Blütenstände, die aus zahlreichen kleinen gelben Blüten bestehen. Ab August bilden sich winzige braune, gerippte Früchte („Samen"), die bei der Reife in zwei Teile zerfallen.
[Aus: Leonhart Fuchs,„New Kreüterbuch", Basel 1563]

Linde

Tilia platyphyllos

Mitteleuropa beherbergt zwei Lindenarten: die Sommer- und die Winterlinde; letztere blüht einige Wochen später. Ihre Inhaltsstoffe unterscheiden sich wenig, doch als Heilpflanze dient insbesondere die Sommerlinde *(Tilia platyphyllos)*. Einst beschatteten große Linden vielerorts den Dorfplatz. In germanischen Zeiten wurde hier Gericht gehalten, aber auf dem Platz feierte und tanzte man auch, denn die Linde war Freya gewidmet, der Göttin der Liebe und der Fruchtbarkeit. Als Heilpflanze wird die Linde seit Langem geschätzt. Um 1150 riet Hildegard von Bingen, mit frischen Lindenblättern die Augen und das Gesicht zu bedecken: „Es macht deine Augen klar und rein und vertreibt aufgrund seiner guten Grünkraft die verdorbenen Säfte." Auch Tabernaemontanus preist 400 Jahre später in seinem Kräuterbuch die Blätter: „In Wein gesotten unnd davon getruncken / ist gut wider das bauchgrimmen."

Die Blüten der Sommerlinde

Heute hingegen nutzt man lediglich die Blüten, die bei der Sommerlinde ab Juni erscheinen. Zwar gibt es wenig Forschung zu den Inhaltsstoffen und ihrer Wirkung, doch in der Volksheilkunde, die sich auf Erfahrung stützt, nimmt die Linde einen bedeutenden Platz ein.

Zu den wichtigsten Anwendungen zählen Erkältungen und Katarrhe der oberen Atemwege. Man behandelt sie mit Lindenblütentee, hergestellt möglichst aus frischen, nektarreichen Blüten. Er stillt den Hustenreiz, lindert Schmerzen und Krämpfe und mindert Entzündungen.

Aber auch andernorts im Körper entfalten die Inhaltsstoffe Wirkung. So treibt der Lindenblütentee den Harn, was gut ist gegen Infektionen der Harnwege. Er bessert Magenverstimmungen und nervöse Zustände, und unter Umständen vergehen sogar Kopfschmerzen und Migräne. Selbst bei Rheuma und Ischias können Lindenblütenpräparate das Wohlbefinden steigern, als Tee getrunken oder dem Badewasser zugesetzt. Lauwarme Tees oder verdünnte Lindenblütentinktur bieten sich auch zur Verwendung als Gesichtswasser oder für Umschläge an.

Eine der vielleicht nützlichsten Eigenschaften des Lindenblütentees: Er wirkt schweißtreibend, und das ist meist gut für den Körper. Kuren mit Lindenblütentee, verbunden mit viel Bewegung, versprechen zudem eine Stärkung der Abwehrkräfte gegen Infektionen.

Indikationen

Fiebrige Erkältung, Husten. Harnwegsinfektionen, Magenprobleme, Krämpfe, Kopfschmerzen. Rheuma, Ischias.

Inhaltsstoffe

Ätherisches Öl mit Linalool, Geraniol. Flavonoide (Rutin, Hyperosid, Quercitrin). Schleimstoffe, Glykoside, Gerbstoffe. Proanthocyanidine.

Anwendungsweise

- Tee: 1 Handvoll frische oder getrocknete Lindenblüten in 1 l heißes Wasser geben, 5 Minuten ziehen lassen und abseihen. Viel und oft trinken.
- Tinktur: Blüten, mit Weingeist bedeckt, im verschlossenen Gefäß 4 Wochen stehen lassen. Abseihen.

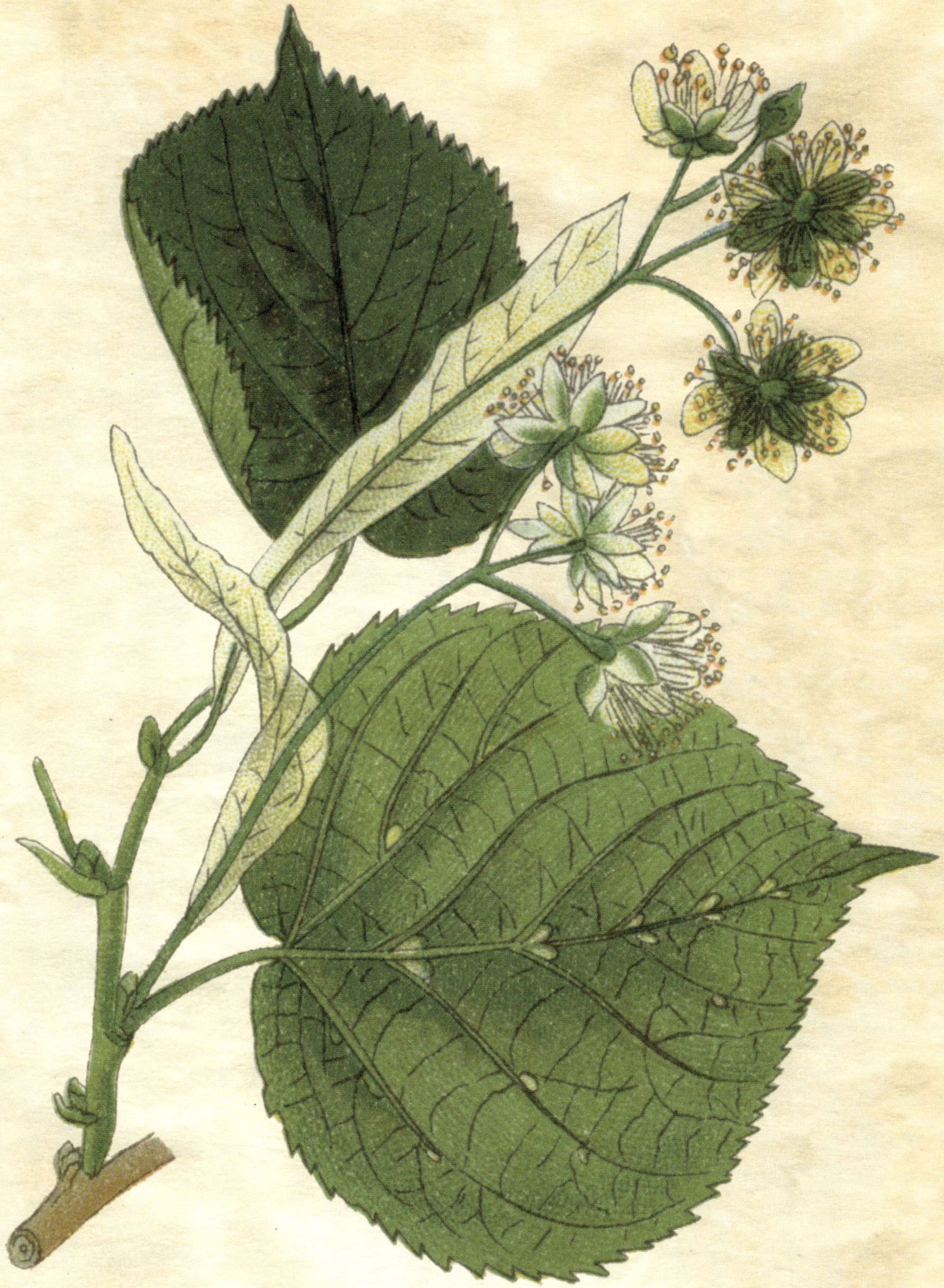

Linden können 40 Meter hoch und 1000 Jahre alt werden. Die großen Blätter sind herzförmig und gezähnt. Im Juni erscheinen hängende weiße, duftende Blüten mit auffälligen Staubfäden. Im Herbst entwickeln sich daraus an langen dünnen Stielen hellbraune kugelförmige Früchte.
[Farblithografie aus: Vilmorin-Andrieux & Cie, August Siebert und Andreas Voss, „Vilmorin's Blumengärtnerei", Berlin 1896]

Lorbeer, Echter

Laurus nobilis

Viele Speisen lassen sich mit Lorbeerblättern verfeinern. Doch die Verwendung in der Küche wirkt geradezu profan, wenn man bedenkt, dass seit der Antike Feldherren, Sportler und Dichter mit Lorbeerkränzen geehrt wurden. Auch die Nutzung des Lorbeers als hochgeschätzte Heilpflanze hat eine lange Tradition. Hippokrates setzte ihn gegen Frauenleiden ein, ebenso wie der in römischen Diensten tätige Arzt Dioskurides. Dieser Pionier der Pharmakologie rät in seinem Werk „Materia medica" den Frauen, bei Unterleibsproblemen Sitzbäder in warmem Wasser zu nehmen, dem Lorbeerblattextrakt zugefügt wurde. Auch sei Lorbeer nützlich zur Behandlung von Insektenstichen, und die Rinde des Strauchs breche Nierensteine auf und stärke die Leber.

In klimatisch milden Regionen gedeiht der Lorbeer auch hierzulande, und so schrieb Karl der Große Anfang des 9. Jahrhunderts den Anbau auf seinen Krongütern vor. Als Arznei wurden nicht nur die Blätter verwendet, sondern auch das aus den Früchten gepresste Lorbeeröl, eine besonders wirkstoffreiche Mischung aus fetten und ätherischen Ölen. Das „Circa instans", eine im 12. Jahrhundert an der Medizinschule von Salerno geschriebene Arzneikunde, empfiehlt Sitzbäder mit Lorbeeröl zum Kräftigen der Gebärmutter. In Wein gekochte Lorbeerblätter sollten in Form eines Wickels gegen Bauchgrimmen helfen und die inhalierten Dämpfe des so zubereiteten Weins Magenschmerzen und Brechreiz vertreiben. Überdies beseitige eine Salbe mit getrockneten und zerstoßenen Lorbeerfrüchten Hautunreinheiten.

Tee und Salben

Heute setzt die Naturheilkunde Lorbeer bei ähnlichen Indikationen ein. Tee aus Lorbeerblättern beruhigt dank der Bitterstoffe den Magen und beseitigt Verdauungsstörungen wie Blähungen und Völlegefühl. Da Lorbeeröl Bakterien abtötet, werden Salbenzubereitungen gegen entzündliche Hautleiden empfohlen. Die durchblutungsfördernde Wirkung des Öls nutzt man zur Behandlung von Muskelschmerzen, Verspannungen, Verstauchungen und rheumatischen Schmerzen. Allerdings kann es empfindliche Haut reizen.

Von innerlicher Anwendung des Lorbeeröls rät man wegen seiner schlechten Verträglichkeit ab. Von Lorbeertee hingegen sind keine Nebenwirkungen bekannt.

Indikationen

Verdauungsstörungen. Hautleiden. Muskel- und Gelenkschmerzen.

Inhaltsstoffe

- Blätter: Ätherisches Öl. Gerbstoffe, Bitterstoffe, Flavonoide.
- Früchte: Fettes Öl (Laurin-, Linol- und Ölsäureverbindungen), ätherisches Öl.

Anwendungsweise

- Tee: Eine Handvoll getrocknete Blätter in 1 l heißes Wasser geben und 10 Minuten ziehen lassen. Abseihen und täglich 3 Tassen trinken.
- Einreibung: Lorbeeröl aus dem Fachhandel nach Vorschrift (evtl. verdünnt) dreimal täglich auftragen.
- Inhalat: Einige Tropfen Lorbeeröl in heißes Wasser geben und den Dampf einatmen. Maximal 10 Minuten.

Der immergrüne Lorbeer kann zehn Meter hoch werden. Seine Blätter wirken ledrig. Die Blüten am männlichen Strauch sind weiß, die am weiblichen bilden im Herbst blauschwarze Steinfrüchte.
[Handkolorierter Kupferstich nach einer Illustration von Pierre Jean-François Turpin. Aus: Laurent de Jussieu, „Dizionario delle scienze naturali", Florenz 1837]

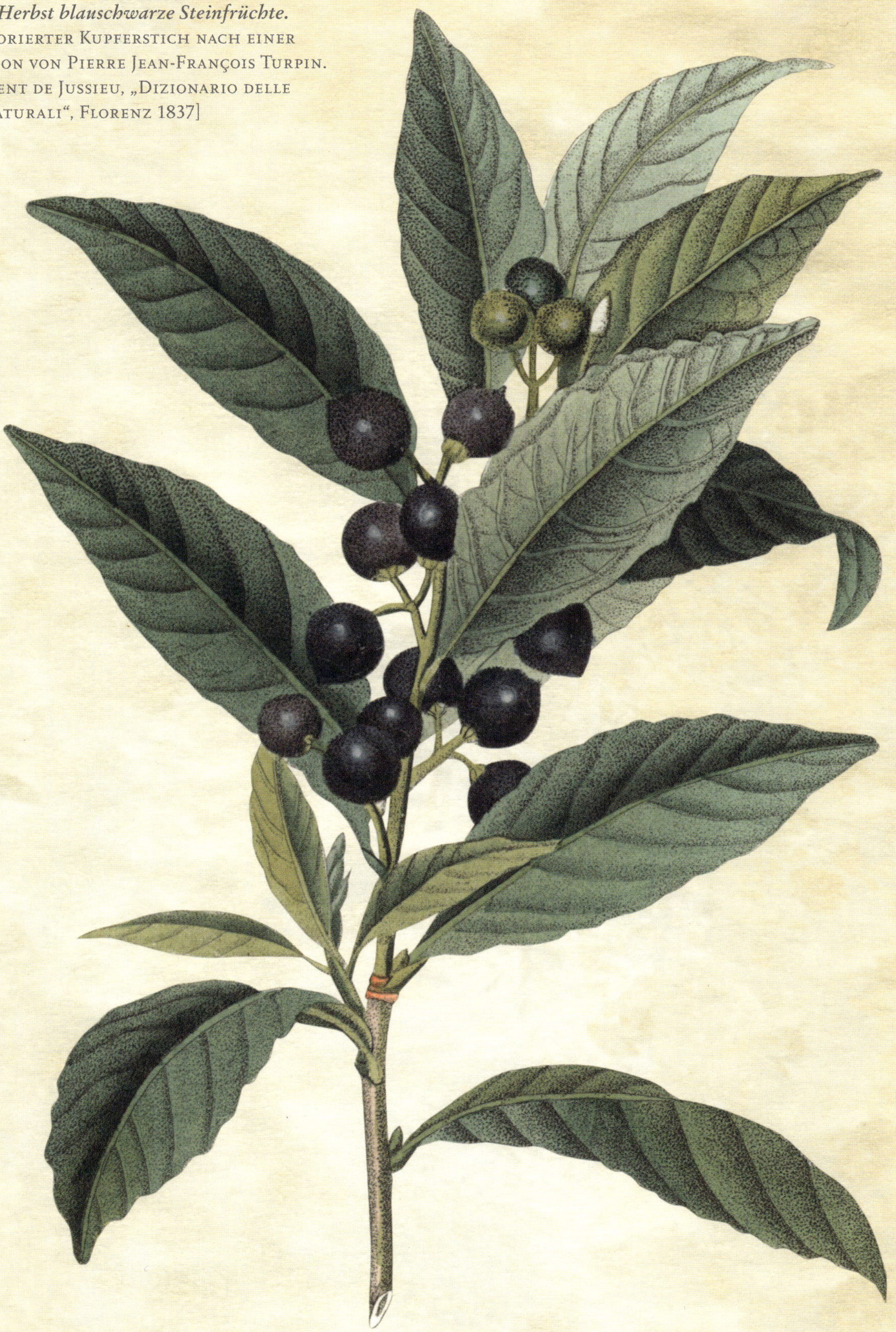

Löwenzahn, Gewöhnlicher

Taraxacum officinale

Anders als die meisten Heilkräuter ist der Löwenzahn jedem Kind bekannt. Ab April schmückt er Wiesen und Wegränder mit seinen leuchtend gelben Korbblüten. Vor allem aber sind die fruchttragenden Pflanzen mit ihren haarigen Flugschirmen bei Kindern als „Pusteblumen“ beliebt. Dass man seit langen Zeiten auch die Heilwirkung des Löwenzahns kennt, zeigt schon der botanische Artname dieser Pflanze: In *taraxacum* stecken die griechischen Wörter für „Entzündung“ *(taraxis)* sowie „ich heile“ *(akeomai)*, und *officinale* leitet sich von Offizin ab, einer alten Bezeichnung für den jedermann zugänglichen Verkaufsraum einer Apotheke.

Merkwürdigerweise ignorieren die mittelalterlichen Kräuterbücher den Löwenzahn. Erst der Arzt und Botaniker Leonhart Fuchs empfiehlt ihn in seinem 1543 erschienenen „New Kreüterbuch“ unter dem Namen Pfaffenröhrlein gegen „Bauchfluss“, „rote Ruhr“ und zur Steigerung der Spermaproduktion. Bisweilen setzte man den Löwenzahn auch gegen Gelbsucht ein – wegen der gelben Blüten, die als Hinweiszeichen gedeutet wurden.

Unverzichtbar in der Naturheilkunde

Bis heute kennt die Naturheilkunde viele nützliche Eigenschaften dieses allgegenwärtigen Krauts. Man verwendet die ganze Pflanze einschließlich der Wurzel beispielsweise zur Steigerung der Harnproduktion und zur Vorbeugung gegen Nieren- und Blasensteine. Volksnamen wie „Bettnässer“ oder „Pissnelke“ spielen auf die harntreibende Wirkung an, die wohl auf dem hohen Gehalt an Kalium und Flavonoiden beruht. Geschätzt werden auch die Bitterstoffe. Sie regen Appetit und Verdauung an, indem sie die Produktion von Speichel und Verdauungshormonen sowie die Gallenbildung fördern. Den zu den Bitterstoffen gehörenden Sesquiterpenen schreibt man zudem positive Effekte auf die Leber zu.

Löwenzahn findet man in diversen handelsüblichen Tees, oft als „Entschlackungstee“ angeboten, die harntreibend wirken und den gesamten Verdauungstrakt in Schwung bringen. Wer Gallen- oder Nierenprobleme hat, sollte die Pflanze und ihre Extrakte nur nach ärztlicher Rücksprache nutzen, und wer gegen Korbblütler allergisch ist, muss sie ganz meiden. Ob Schwangere oder Stillende Löwenzahnpräparate unbedenklich einnehmen können, ist noch ungeklärt.

Indikationen
Verdauungsstörungen. Leichte Entzündungen der Harnwege. Vorbeugend gegen Nieren- und Blasensteine.

Inhaltsstoffe
- Oberirdische Teile: Sesquilacton-Bitterstoffe, Triterpene, Taraxodid, Flavonoide, Kalium, Carotinoide.
- Wurzel: bis 40 % Inulin.

Anwendungsweise
Tee als mehrwöchige Kur: 2 TL Kraut mit heißem Wasser übergießen, nach 15 Minuten abseihen. Dreimal täglich 1 Tasse nach dem Essen. Dazu stets viel Wasser trinken.

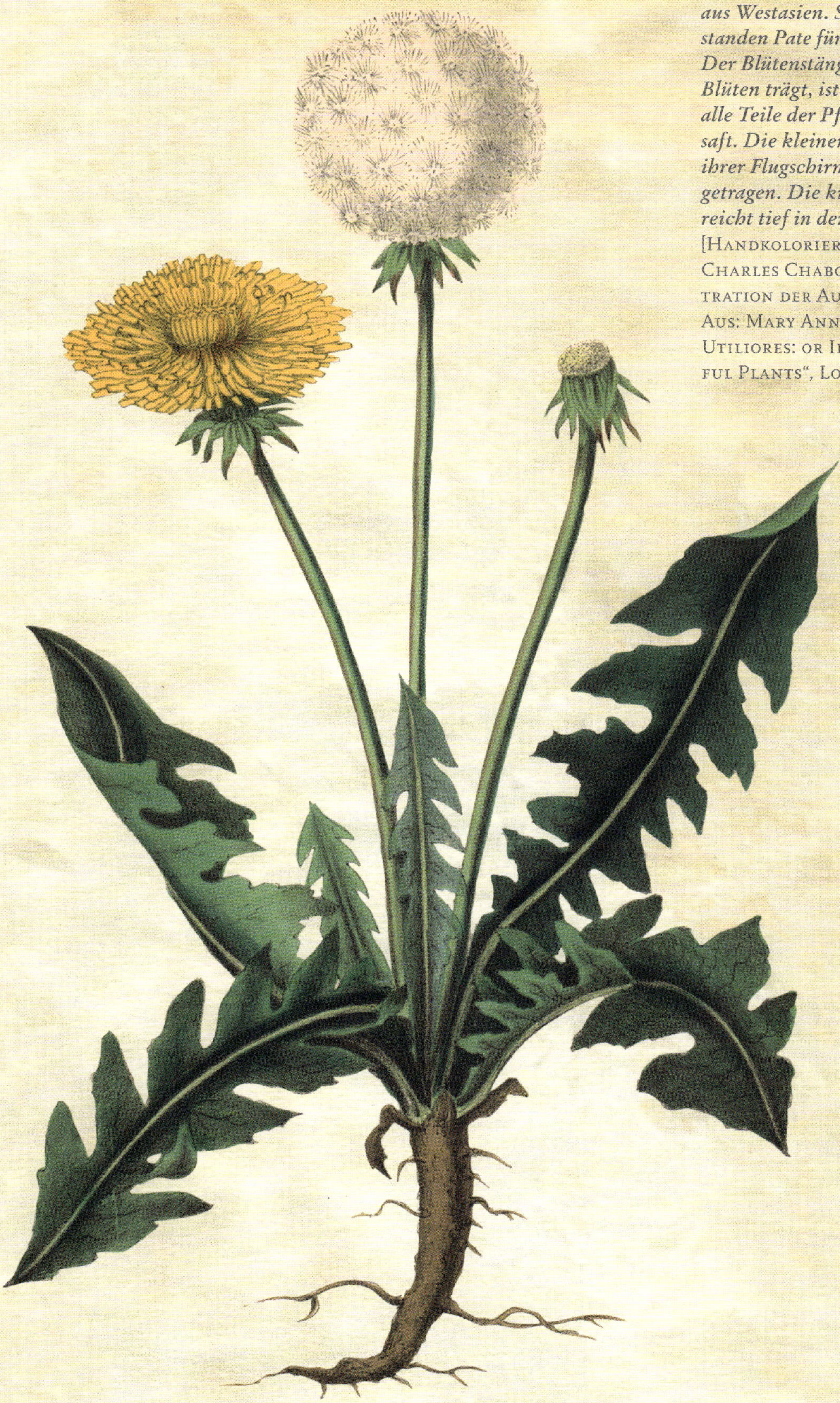

Der Löwenzahn stammt ursprünglich aus Westasien. Seine gezähnten Blätter standen Pate für den deutschen Namen. Der Blütenstängel, der nektarreiche Blüten trägt, ist hohl und enthält – wie alle Teile der Pflanze – weißen Milchsaft. Die kleinen Samen werden dank ihrer Flugschirme vom Wind weit getragen. Die kräftige Pfahlwurzel reicht tief in den Boden.

[Handkolorierte Zinkografie von Charles Chabot nach einer Illustration der Autorin.
Aus: Mary Ann Burnett, „Plantae Utiliores: or Illustrations of Useful Plants", London 1842]

Lungenkraut, Geflecktes

Pulmonaria officinalis

Das Zentrum der Antike lag im Mittelmeerraum, und in den Kräuterbüchern aus jener Zeit finden sich vor allem mediterrane Pflanzen. Das in Mitteleuropa heimische Gefleckte (auch: Echte) Lungenkraut fehlt in antiken Quellen, ebenso in zahlreichen mittelalterlichen Werken, die sich auf die Autoren des Altertums beziehen. Erst Hildegard von Bingen, die viel Erfahrungswissen der Volksmedizin auswertete, führt die Pflanze als „Lunckwurcz" auf. Allerdings mit Vorbehalt: Sie „taugt nicht viel zum Nutzen des Menschen". Immerhin, so schreibt Hildegard in der „Physica", könne Lungenkraut einem Kranken helfen, dem die Lunge aufgebläht sei, der huste und kaum Luft bekomme. Er solle es in Wein kochen und „oft nüchtern trinken".

Im 16. Jahrhundert setzte Paracelsus die Pflanze ebenfalls gegen Lungenleiden ein. Pietro Andrea Mattioli (1501–1577), Botaniker und Leibarzt Kaiser Maximilians II., empfahl sie in Wasser gesotten gegen das Blutspeien.

INDIKATIONEN
Erkrankungen der oberen Atemwege. Verdauungsstörungen. Hautschäden.

INHALTSSTOFFE
Schleimstoffe (Polygalacturonane), Flavonoide, Gerbstoffe, Mineralstoffe (Kieselsäure). Saponine, Allantoin.

ANWENDUNGSWEISE
- Tee: 1 TL getrocknetes oder frisches Kraut in eine Tasse geben, mit heißem Wasser übergießen, 10 Minuten ziehen lassen und abseihen. Täglich 3 Tassen schlückchenweise trinken. Der Zusatz von Honig erhöht die Wirkung.
- Umschlag: Zur Wundheilung mit dem lauwarmen, etwas stärker angesetzten Tee einen Umschlag tränken und diesen auf die geschädigte Hautpartie legen.

Gegen Erkrankungen der Atemwege

Heute hat Lungenkraut seine große Bedeutung verloren, weil schwere Lungenkrankheiten in ärztliche Hände gehören und moderne Medikamente zur Verfügung stehen. Doch immer noch geschätzt werden die Heilwirkungen der Pflanze bei Erkrankungen der oberen Atemwege. Als Arznei wird dabei das gesamte, zur Blütezeit geerntete Kraut mit Blüten, Blättern und Stängeln verwendet. Meist bereitet man daraus einen Tee. Die in der Pflanze enthaltenen Schleimstoffe wirken reizlindernd.

Lungenkraut eignet sich dank seiner entzündungshemmenden Gerbstoffe überdies zur Behandlung von Verdauungsstörungen wie Magenverstimmungen und Durchfall. Äußerlich angewendet lindert es Hautrötungen sowie Hautschäden, beispielsweise kleinere Verbrennungen. Für diese gute Wirkung der Pflanze ist vermutlich der Inhaltsstoff Allantoin verantwortlich, der den Aufbau von neuem Zellgewebe anregt.

Nebenwirkungen sind nicht bekannt. Trotzdem wird Schwangeren, Stillenden und Jugendlichen von Lungenkrautpräparaten abgeraten. Grundsätzlich sollte man außerdem nach sechswöchiger Anwendung eine ebenso lange Pause einlegen, um eine Gewöhnung des Körpers an die Wirkstoffe sowie mögliche negative Langzeitfolgen zu verhindern.

Die im März erscheinenden Blüten des Lungenkrauts sind zunächst rosa, später färben sie sich blauviolett. Sie stehen in kleinen Trauben. Der Stängel der bis 30 Zentimeter hohen Pflanze ist stark rau behaart. Die derb wirkenden Blätter sind zugespitzt herzförmig und oft weiß gefleckt, was an Lungenbläschen erinnert. Die Blätter tragen nur wenige Haare, dafür aber winzige Stachelhöcker.
[Aquarell von Francesco Peyrolery.
Aus: „Iconographia Taurensis", Turin 1752]

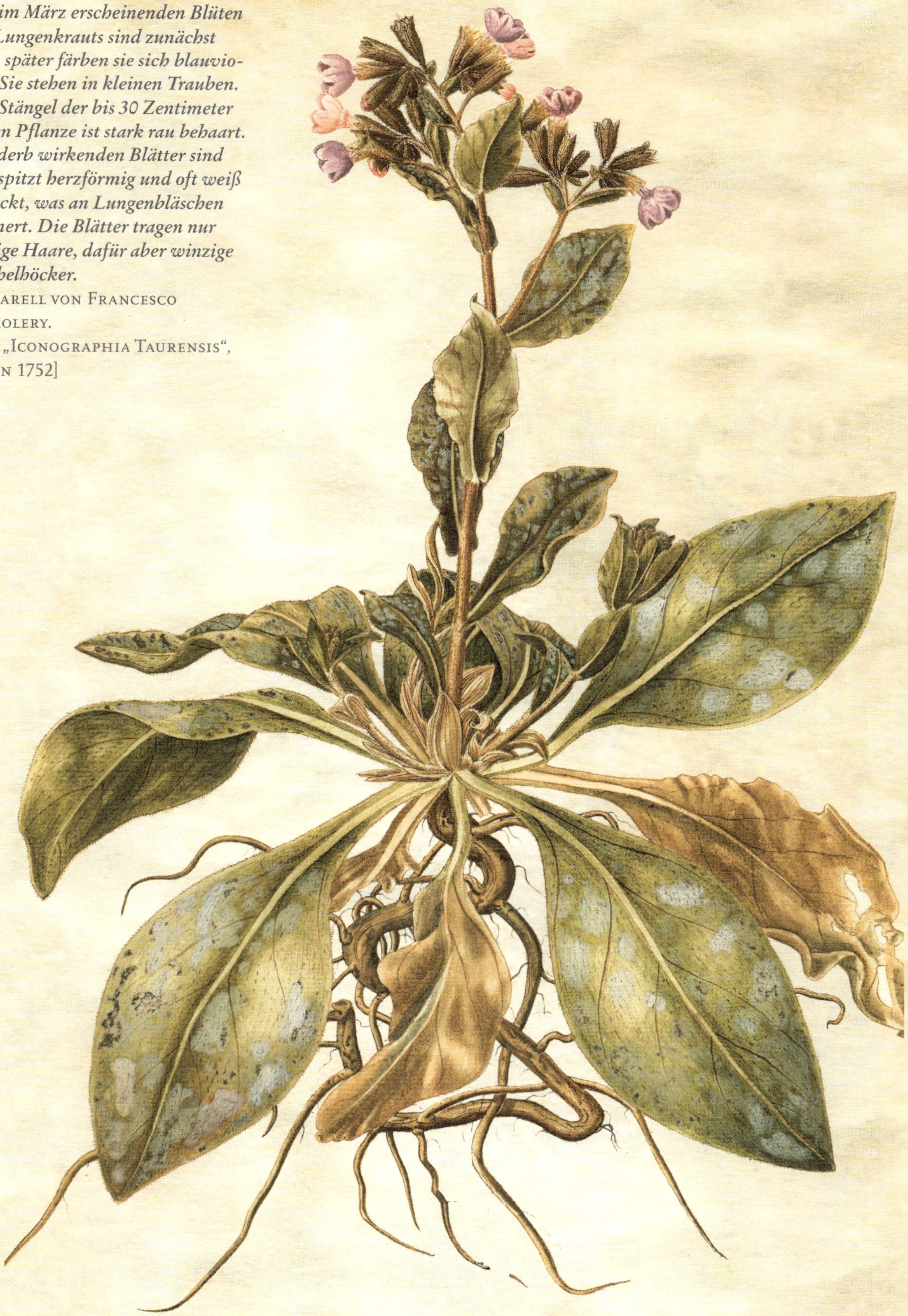

Malve, Wilde

Malva sylvestris

Zunächst war es wohl der Hunger, der die Menschen vor Jahrtausenden zum Malvensammeln bewog. In der Bibel wird die Pflanze im Buch Hiob als Nahrung in Hungersnöten erwähnt, und auch Griechen und Römer nutzten sie als Gemüse. Im Mittelalter kochten Mütter aus den Malvensamen einen nahrhaften Brei, Papp genannt, um schwächliche Kinder „aufzupäppeln". Dieser Brei trug der Pflanze einen ihrer zahlreichen Beinamen ein: Käsepappel. Der griechische Philosoph Xenokrates (395–314 v. Chr.) sah die Malve als Aphrodisiakum, aber auch die Heilkraft dieses Gewächses war in der Antike bekannt. Im 1. Jahrhundert empfahl Dioskurides die Malve gegen Brandwunden und Insektenstiche. Sein Zeitgenosse Plinius zählt gleich eine Fülle von Heilwirkungen auf: Ein halber Becher Malvensaft täglich solle gegen sämtliche Krankheiten schützen, drei Becher warmer Malvensaft gegen die Melancholie, vier sogar gegen den Wahnsinn.

Indikationen
Trockener Husten, Entzündungen der Mundschleimhaut. Magenreizung, eventuell Blasenreizung. Wunde Haut.

Inhaltsstoffe
Schleimstoffe, Flavonoide, wenig Gerbstoffe. Blüten: Anthocyane (Malvidin, Delphinin), Kalium, Schleimstoffe.

Anwendungsweise
Tee: 1 EL Kraut in eine Tasse mit kaltem Wasser geben. Nach 8 bis 12 Stunden abseihen. Dreimal täglich, auf Trinktemperatur erwärmt, trinken oder damit gurgeln. Bei dieser Zubereitungsart werden – anders als bei gekochtem Tee – mögliche Krankheitserreger nicht abgetötet; deshalb stets Malvenkraut einwandfreier Herkunft verwenden.

Äußerliche und innerliche Anwendung

In der Klostermedizin des Mittelalters war die Malve unverzichtbar. Das um 1150 an der Medizinschule von Salerno verfasste Werk „Circa instans" empfiehlt, mit Schweineschmalz eingeriebene und erhitzte Malvenblätter anzuwenden, um Eiterknoten zu öffnen. Zudem helfe ein wärmender Fußwickel, getränkt mit einem Sud abgekochter Malven, Fieberkranken beim Einschlafen.

Die kräuterkundige Benediktinerin Hildegard von Bingen warnte zu jener Zeit zwar vor dem Verzehr roher Malven, die sie „Babela" nennt. Doch gekocht und mit Schmalz zu Mus verarbeitet würden sie Menschen mit einem „schwachen Magen" bei der Verdauung helfen.

Heute nutzt man vor allem Blätter und Blüten der Malve, meist als Tee. Die darin enthaltenen Schleimstoffe bilden in Mund, Hals und Verdauungsorganen eine schützende Schicht. Das bessert trockenen Husten, Entzündungen der Mundschleimhaut und Magenreizung. Bisweilen setzt man Malventee auch gegen Blasenleiden ein. Der im Handel erhältliche Malventee enthält oft Blüten des mit der Wilden Malve verwandten Hibiskus, der ähnliche Heilwirkungen besitzt. Malvenextrakt in Umschlägen oder Hautcremes unterstützt die Heilung von Hautschäden. Malvengel kann sogar zahnenden Babys gegen Missempfindungen helfen.

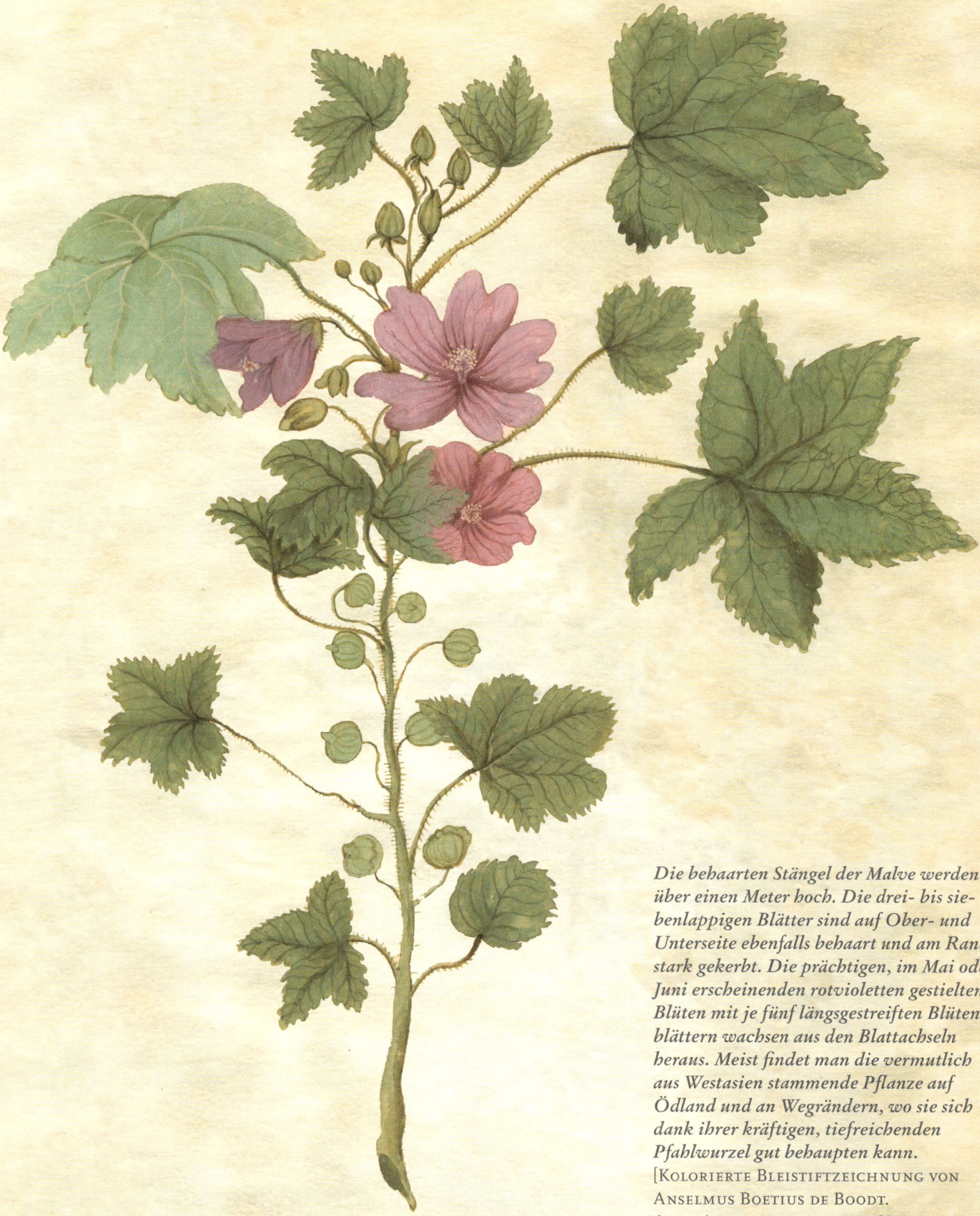

Die behaarten Stängel der Malve werden über einen Meter hoch. Die drei- bis siebenlappigen Blätter sind auf Ober- und Unterseite ebenfalls behaart und am Rand stark gekerbt. Die prächtigen, im Mai oder Juni erscheinenden rotvioletten gestielten Blüten mit je fünf längsgestreiften Blütenblättern wachsen aus den Blattachseln heraus. Meist findet man die vermutlich aus Westasien stammende Pflanze auf Ödland und an Wegrändern, wo sie sich dank ihrer kräftigen, tiefreichenden Pfahlwurzel gut behaupten kann.
[Kolorierte Bleistiftzeichnung von Anselmus Boetius de Boodt. Aus: „Album met bloemen. Historia Naturalis van Rudolf II", Amsterdam 1596–1610]

Mariendistel

Silybum marianum

Wie bei so mancher Heilpflanze hat auch der Name Mariendistel einen religiösen Bezug: Beim Stillen des Jesuskindes seien ein paar Tropfen Milch der Maria auf die Blätter der Pflanze gefallen und hätten weiße Streifen hinterlassen. Weitere religiöse Beinamen des stacheligen Gewächses sind zum Beispiel Christi Krone, Heilandsdistel und Venusdistel. Die als Heilmittel verwendeten Früchte werden oftmals Marienkörner genannt. In ihrer Heimat, dem Mittelmeerraum, schätzte man die Mariendistel früh als wertvolle Heilpflanze. Der Arzt und Kräuterkundige Dioskurides setzte sie im 1. Jahrhundert gegen Schlangenbisse ein, sein Zeitgenosse, der Naturforscher Plinius, kennt sie als Mittel zur „Gallenabfuhr". Hierzulande rät im 12. Jahrhundert Hildegard von Bingen zur „Vehedistel", wie sie die Mariendistel nennt, zusammen mit Salbei als Saft, „wenn jemand am Herzen oder einem anderen Ort oder an einem seiner Glieder am Stechen leidet".

Hilfe für die Leber bei vielen Arten von Giften

Der im 16. Jahrhundert tätige Arzt und Botaniker Adam Lonitzer empfiehlt in seinem „Kreuterbuch" Marienkörner gegen „Seitenstechen" und, vermutlich mit Blick auf die Marienlegende, zur Förderung der Muttermilchbildung. Auf die angebliche Gegenwirkung bei Vergiftungen wiederum hebt Leonhart Fuchs ab, der die Pflanze in seinem „New Kreüterbuch" (1543) als „Weiße Distel" bezeichnet: „Der sam getruncken ist gut den jungen kindern / so mit dem gicht oder freysch (Krampfanfälle) beladen / unnd denen so von den natern gebissen seind. / Er widerstehet auch allem andern gifft."

Die Forschung hat den Inhaltsstoff Silymarin als wirksam bei chronisch-entzündlichen Lebererkrankungen identifiziert, etwa bei alkoholbedingten Leberschäden, Hepatitis C sowie bei Vergiftungen durch Knollenblätterpilze. So schwere Erkrankungen gehören natürlich in die Hand des Arztes. Bei leichteren Beschwerden kann die Naturheilkunde von der Mariendistel durchaus profitieren: Man setzt die Körner gegen Völlegefühl und Blähungen ein, und gegen Migräne könnten die Körner ebenfalls helfen. Aus den Früchten bereitet man einen Tee, oder man kauft Silymarinpräparate in der Apotheke: Mariendisteltinktur etwa ist noch wirkstoffreicher als Tee.

Indikationen
Chronisch-entzündliche Lebererkrankungen. Völlegefühl, Blähungen. Hautgeschwüre. Eventuell Migräne.

Inhaltsstoffe
Früchte: Silymarin (ein Gemisch von Flavanonol-Derivaten, u. a. Silibinin, Isosilibinin, Silidianin), weitere Flavonoide, Triterpene. Fettes Öl, Bitterstoffe.

Anwendungsweise
Tee: 1 TL Früchte im Mörser zerstoßen, mit 1 Tasse heißem Wasser übergießen und nach 15 Minuten abseihen. Dreimal täglich auf nüchternen Magen.

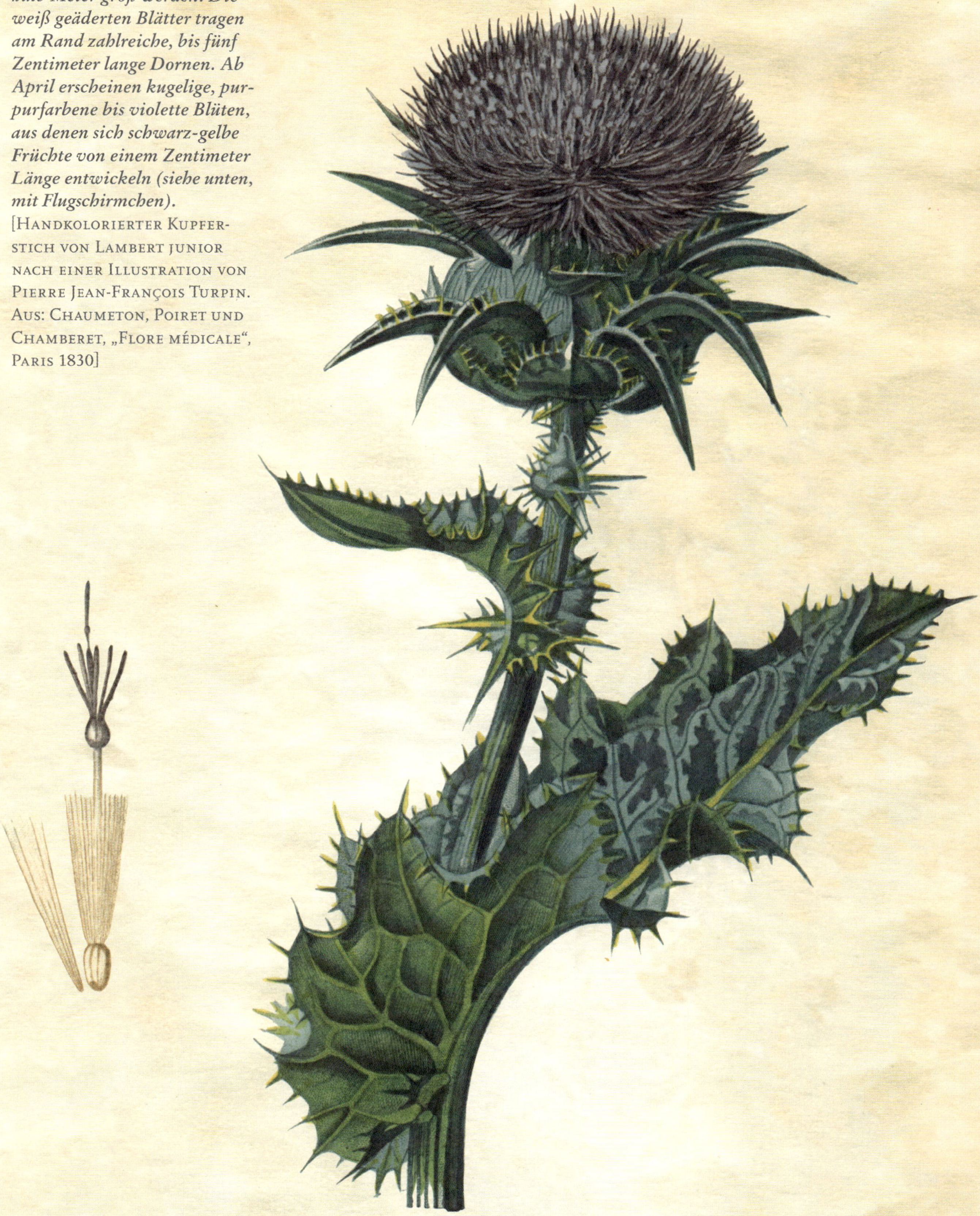

Die Mariendistel kann eineinhalb Meter groß werden. Die weiß geäderten Blätter tragen am Rand zahlreiche, bis fünf Zentimeter lange Dornen. Ab April erscheinen kugelige, purpurfarbene bis violette Blüten, aus denen sich schwarz-gelbe Früchte von einem Zentimeter Länge entwickeln (siehe unten, mit Flugschirmchen).
[Handkolorierter Kupferstich von Lambert junior nach einer Illustration von Pierre Jean-François Turpin. Aus: Chaumeton, Poiret und Chamberet, „Flore médicale", Paris 1830]

Melisse

Melissa officinalis

Die Heimat der Melisse ist der östliche Mittelmeerraum. Ihr Gattungsname *melissa* ist das griechische Wort für Honigbiene, denn die nektarreichen Blüten locken zahlreiche Bienen an, die dann den Melissenblütenhonig produzieren. Da das Kraut stark nach Zitrone duftet, wird es in der Küche gern als Zitronenmelisse zum Aromatisieren verwendet. Ursache des Duftes ist das ätherische Öl, das in feinen Drüsenhaaren steckt und beim Zerreiben freigesetzt wird. Schon im Altertum erregte die Melisse das Interesse der Kräuterkundigen. Der Arzt Dioskurides nutzte sie im 1. Jahrhundert zur Behandlung von Skorpionstichen und Hundebissen, als Mundspülung gegen Zahnschmerzen und als Sitzbad zur Förderung der Menstruation. Auch das aus dem Kraut gewonnene Melissenöl kannte er – ebenso wie sein Zeitgenosse Plinius – als wirksames Mittel zur Heilung von Wunden.

Im Mittelalter war die Melisse in den Klostergärten zu finden. Das um 1150 an der Medizinschule von Salerno erstellte Heilkräuterwerk „Circa instans" schreibt ihr „die Fähigkeit zu stärken" zu und die Menstruation auszulösen. In Wein und Öl gekocht und als Umschlag aufgelegt solle sie Eiterknoten reifen lassen und öffnen.

Indikationen
Nervosität, Angst, Einschlafstörungen. Verdauungsprobleme wie Völlegefühl, Blähungen. Lippenherpes.

Inhaltsstoffe
Ätherisches Öl (Citral, Citronellal, Geraniol). Gerbstoffe (Rosmarinsäure, Chlorogensäure, Kaffeesäure). Flavonoide, Triterpene. Bitterstoffe, Schleimstoffe. Thymol, Vitamin C.

Anwendungsweise
Tee, stets frisch zubereitet: 2 EL fein geschnittene Blätter in eine Tasse mit heißem Wasser geben und nach 10 Minuten abseihen.

Ein Duft, der fröhlich macht

Ebenfalls im 12. Jahrhundert empfiehlt Hildegard von Bingen Melisse gegen wachsendes „Weiß in den Augen", vor allem aber schenke sie Freude: „Ein Mensch, der sie isst, lacht gern", liest man in der „Physica". Das sieht Leonhart Fuchs 400 Jahre später ähnlich: „… dann es macht frölich" und beschere „gute leichte träum".

Tatsächlich wirkt der Duft der Pflanze besonders auf nervöse Menschen beruhigend und fördert das Einschlafen. Verstärken lässt sich diese Wirkung durch eine Kombination mit Hopfen, Lavendel oder Baldrian. Außerdem lindern die Wirkstoffe Verdauungsprobleme, etwa Blähungen, und bekämpfen Bakterien und Herpes-simplex-Viren.

Reines Melissenöl, das mittels Wasserdampfdestillation aus dem Kraut gewonnen wird, ist relativ teuer, weil die Pflanze nur wenig davon enthält. Doch es ist auch in kleinen Mengen hilfreich, etwa als Tee oder zum Inhalieren. Der größte Teil des aus angebauten Pflanzen produzierten Öls wird zu Melissengeist und Karmelitengeist verarbeitet; beide Getränke sind Kombinationen von Kräuterextrakten in Alkohol.

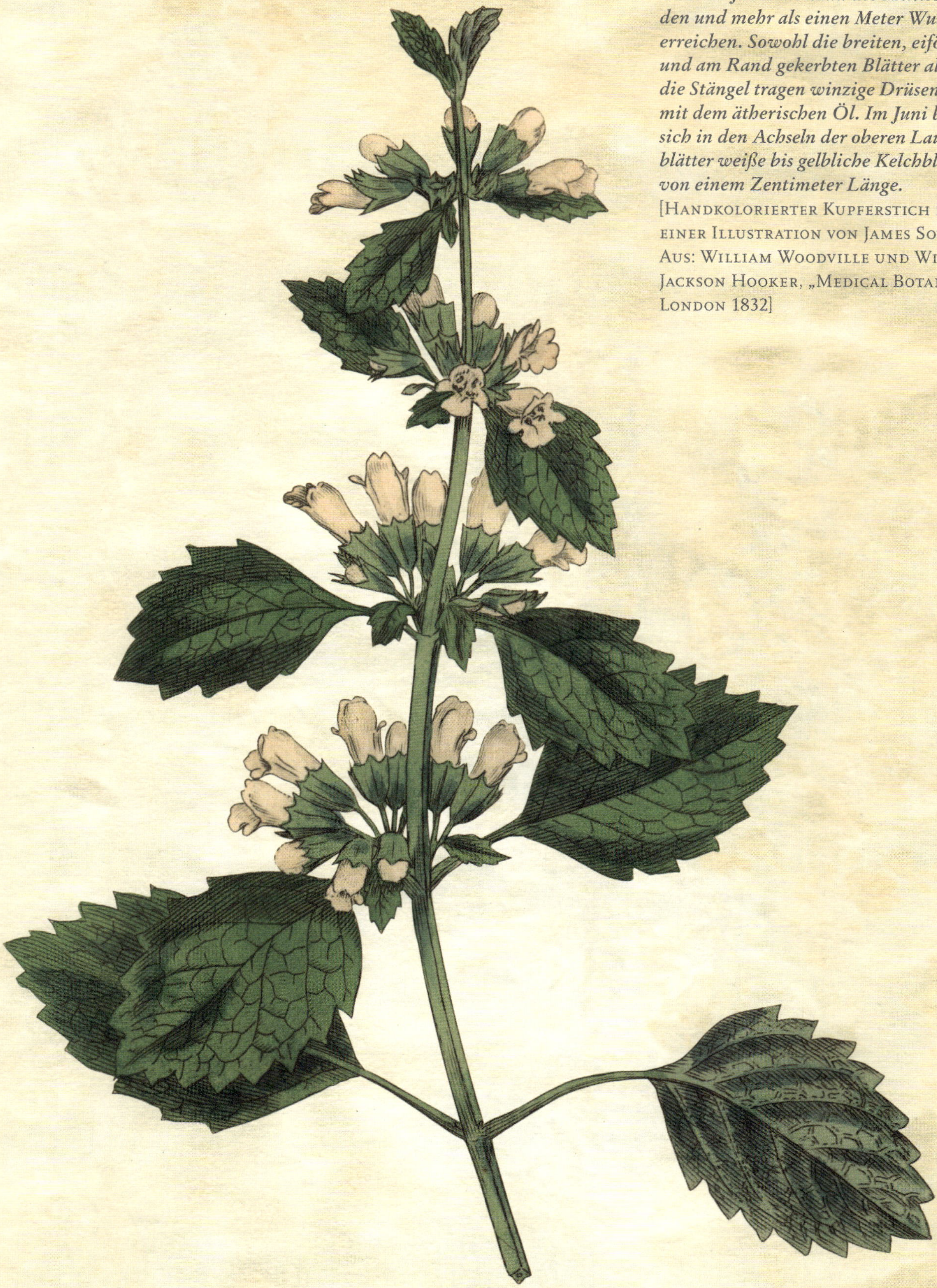

Über 20 Jahre alt kann die Melisse werden und mehr als einen Meter Wuchshöhe erreichen. Sowohl die breiten, eiförmigen und am Rand gekerbten Blätter als auch die Stängel tragen winzige Drüsenhaare mit dem ätherischen Öl. Im Juni bilden sich in den Achseln der oberen Laubblätter weiße bis gelbliche Kelchblüten von einem Zentimeter Länge.

[Handkolorierter Kupferstich nach einer Illustration von James Sowerby. Aus: William Woodville und William Jackson Hooker, „Medical Botany", London 1832]

Mönchspfeffer

Vitex agnus-castus

Obwohl dieser Strauch, der vom Mittelmeerraum bis Ostasien vorkommt, auch als „Keuschlamm" bekannt war, ging es dabei nicht um ein Lamm – um keusch allerdings schon. Mönche sollen die Früchte gegessen haben, um sexuelle Regungen zu unterdrücken, denn die Wirksubstanz ist das Gegenteil eines Aphrodisiakums. Entsprechend wuchsen diese Sträucher oft in mittelalterlichen Klostergärten, und nebenbei dienten die scharf pfefferig schmeckenden Früchte auch als Gewürz. Der Genfer Fürstbischof Franz von Sales schrieb Anfang des 17. Jahrhunderts: „Wer sich auf das Kraut *Agnus castus* bettet, wird selbst keusch und schamhaft."

Ein der Göttermutter Hera gewidmeter Strauch

In der griechischen Mythologie brachte man den der Göttermutter Hera gewidmeten Strauch ebenfalls mit Keuschheit in Verbindung. Er galt als Symbol einer keuschen Ehe, und der kräuterkundige Arzt Dioskurides schrieb, dass er „getrunken, den Drang zum Beischlaf mäßigt". Außerdem helfe er „denen, welchen die Periode lange ausbleibt".

Wissenschaftlich bewiesen ist die Lust vertreibende Wirkung nicht, aber möglich wäre es, da einige der Inhaltsstoffe in den Hormonhaushalt eingreifen, wohl über die Hirnanhangsdrüse. Man verwendet daher Extrakte zur Linderung des prämenstruellen Syndroms, das mit Kopfschmerzen, Reizbarkeit, Spannungsgefühl in den Brüsten und Stimmungsschwankungen einhergeht. Bei unregelmäßiger Menstruation kommen sie ebenfalls zur Anwendung.

Hauptwirkstoffe im Mönchspfeffer sind vermutlich die Diterpene. Kleine Mengen scheinen den Spiegel des Hormons Prolaktin anzuheben, was bei Frauen die Sexualhormone FSH und Östrogen hemmt und bei Männern möglicherweise den Testosteronspiegel senkt. Darüber hinaus fördern Inhaltsstoffe im weiblichen Organismus die Bildung von Gelbkörperhormonen (Gestagenen), die für die Entstehung und Erhaltung einer Schwangerschaft wichtig sind. Entsprechende Mönchspfefferpräparate sollen bei Unfruchtbarkeit infolge eines Mangels an diesen Hormonen helfen. Junge Mädchen, Schwangere und Stillende sollten auf Mönchspfeffer verzichten, um etwaige Komplikationen zu vermeiden. Das Gleiche gilt für Frauen, die an Brustkrebs leiden oder bei denen eine Funktionsstörung der Hirnanhangsdrüse vorliegt.

Indikationen
Prämenstruelles Syndrom, Menstruationsstörungen, Wechseljahresbeschwerden. Unfruchtbarkeit durch Mangel an Gelbkörperhormonen.

Inhaltsstoffe
Früchte: Iridoidglykoside, lipophile Flavonoide (Casticin), Diterpene. Ätherisches Öl, fettes Öl.

Anwendungsweise
Extrakte aus Mönchspfeffer ausschließlich in Form von Fertigarzneimitteln einnehmen, und auch das nur nach Rücksprache mit dem Arzt.

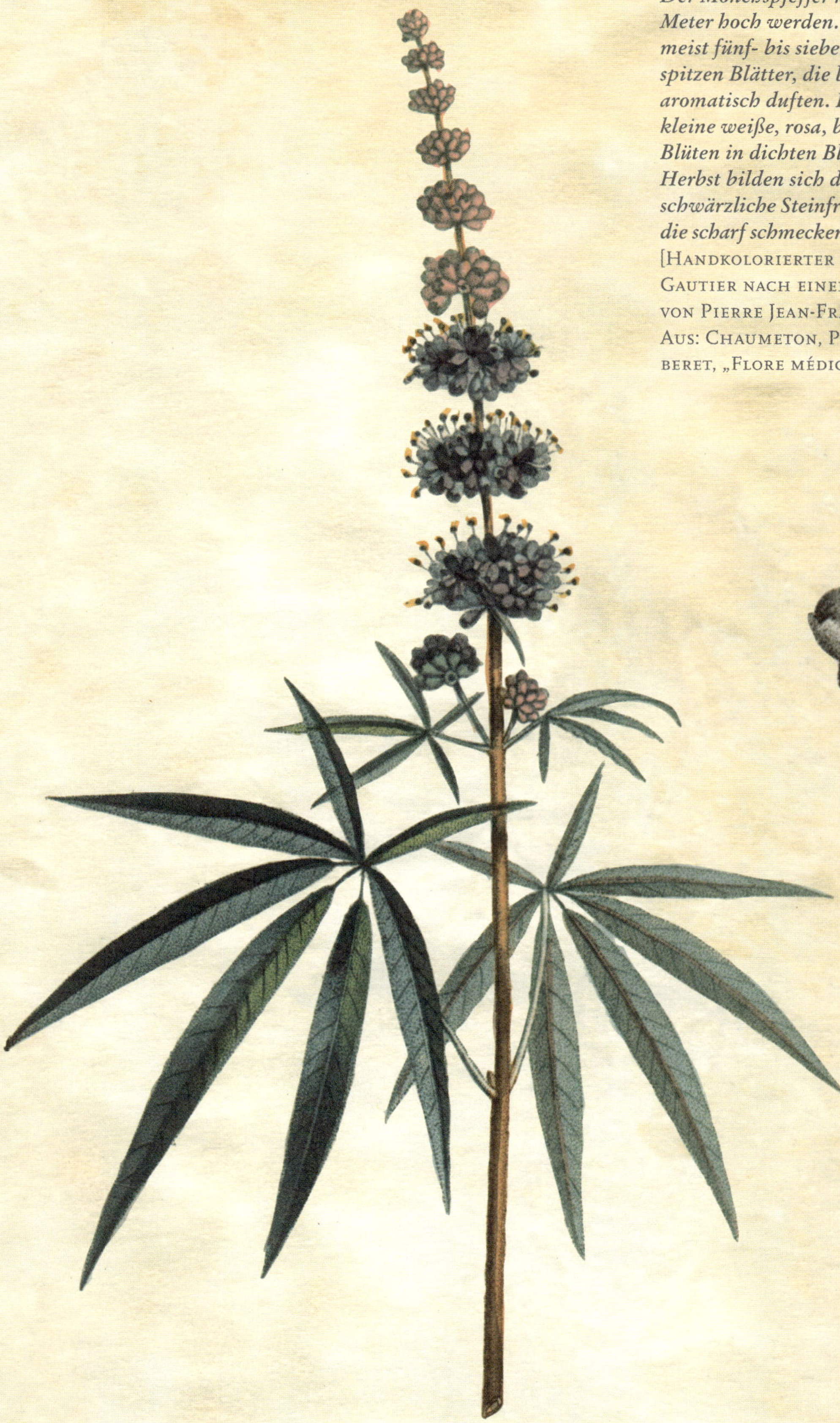

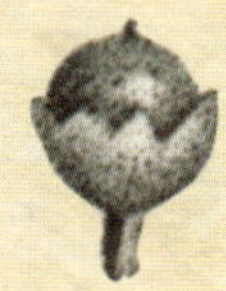

Der Mönchspfeffer kann über vier Meter hoch werden. Typisch sind die meist fünf- bis siebenfach gefingerten spitzen Blätter, die beim Zerreiben aromatisch duften. Im Juni erscheinen kleine weiße, rosa, blaue oder violette Blüten in dichten Blütenständen. Im Herbst bilden sich drei Millimeter große schwärzliche Steinfrüchte (siehe unten), die scharf schmecken.

[Handkolorierter Kupferstich von Gautier nach einer Illustration von Pierre Jean-François Turpin. Aus: Chaumeton, Poiret und Chamberet, „Flore médicale“, Paris 1830]

Mutterkraut

Tanacetum parthenium

Ihren Namen trägt diese Pflanze sehr zu Recht, wird sie doch seit alters her als Heilpflanze bei unterschiedlichen Frauenleiden angewendet. Der Artname *parthenium* leitet sich von *parthenos* ab, dem griechischen Wort für Jungfrau, weshalb die Pflanze auf Deutsch bisweilen auch Jungfernkraut heißt. Von seiner Heimat im östlichen Mittelmeerraum und dem Kaukasus hat sich das Mutterkraut weit ausgebreitet. In seiner „Materia medica" empfiehlt der im 1. Jahrhundert in römischen Diensten tätige Arzt Dioskurides ein Sitzbad aus dem abgekochten Kraut bei „verhärteter und entzündeter Gebärmutter" sowie einen Extrakt aus dem Kraut (ohne Blüten hergestellt) bei Steinleiden und Asthma.

Im Mittelalter, als Mutterkraut in Kloster- und Bauerngärten angebaut wurde, nutzte Hildegard von Bingen eine Suppe daraus gegen Darmbeschwerden. Auch menstruierende Frauen sollten sie essen, denn „sie bewirkt sanft und mild eine Reinigung von Schleimen und inneren Fäulnisprodukten und führt das Monatsblut sanft heraus".

Indikationen
Fieber. Kopfschmerzen, Migräne (vorbeugend). Mückenstiche, Hautleiden.

Inhaltsstoffe
Ätherisches Öl (Campher), Sesquiterpenlacton-Bitterstoffe (Parthenolid, Costunolid). Flavonoide.

Anwendungsweise
In Form von Tee eher ungeeignet, da die Inhaltsstoffe kaum in heißes Wasser übergehen. Stattdessen besser eine Tagesdosis von 100 mg pulverisiertem Mutterkraut beziehungsweise Mutterkrautdragees oder -tabletten aus der Apotheke zu sich nehmen.

Vielversprechende Wirkstoffe

In der Frauenheilkunde ist die Pflanze heute nahezu vergessen, doch seit einigen Jahrzehnten gibt es Hinweise, dass Mutterkraut, einige Wochen lang vorbeugend eingenommen, die Häufigkeit von Migräneanfällen vermindern kann. Allerdings ist die wissenschaftliche Beweislage dafür noch dünn. Gegen Kopfschmerzen und Fieber werden ebenfalls Mutterkrautpräparate angeboten. Äußerlich können sie gegen Hautleiden und Insektenstiche helfen.

Angesichts der Wirkungen solcher Präparate auf den weiblichen Körper wird Schwangeren, Stillenden und jungen Mädchen von einer Anwendung abgeraten. Zudem ist unbedingt zu beachten, dass Mutterkraut ein Auslöser der Kontaktdermatitis sein kann, einer durch das Immunsystem bewirkten Ekzemerkrankung der Haut. Sehr häufig folgen daraus Kreuzallergien gegen andere Korbblütler und sogar Allergien gegen Mitglieder anderer Pflanzenfamilien.

In Zellkulturen zeigte der Inhaltsstoff Parthenolid eine Fülle interessanter biologischer Wirkungen: Er hemmte Entzündungen, die Bildung von Prostaglandinen und die Produktion von Serotonin. Er bekämpfte den Erreger der Parasitenkrankheit Leishmaniose, brachte Leukämiezellen zum Absterben und förderte die Regeneration von Nervenfasern.

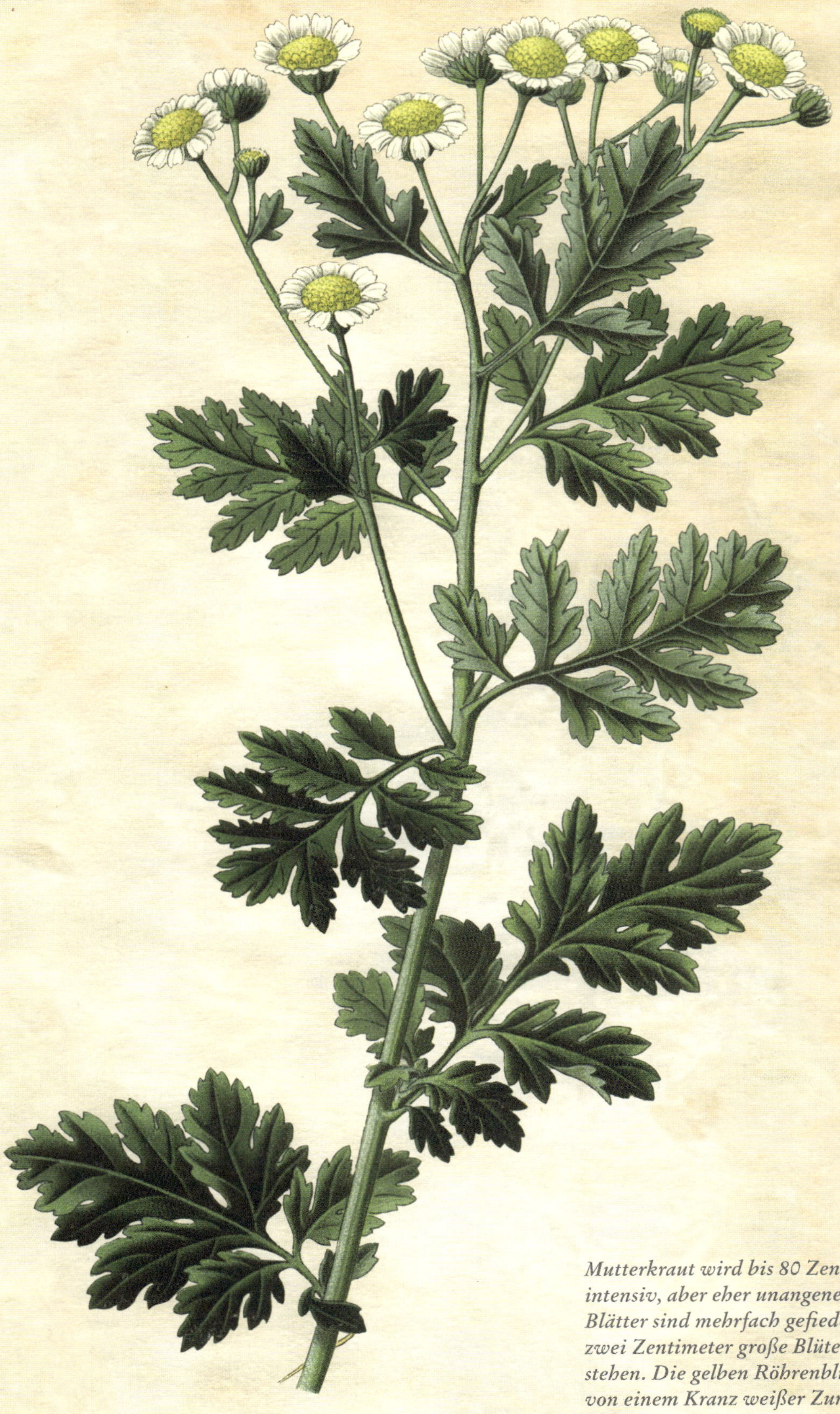

Mutterkraut wird bis 80 Zentimeter groß und riecht intensiv, aber eher unangenehm. Die gelbgrünen Blätter sind mehrfach gefiedert. Im Juni erscheinen zwei Zentimeter große Blüten, die in Doldenrispen stehen. Die gelben Röhrenblüten im Innern sind von einem Kranz weißer Zungenblüten umgeben.
[ABB. AUS: GUSTAV PABST, „KÖHLER'S MEDIZINAL-PFLANZEN", GERA 1887]

Nachtkerze, Gemeine

Oenothera biennis

Der Name Nachtkerze ist einleuchtend, denn die großen gelben Blüten öffnen sich meist erst in der Dämmerung. Bestäubt werden sie durch Nachtfalter. In antiken, mittelalterlichen und frühneuzeitlichen Kräuterbüchern wird man *Oenothera biennis* übrigens vergeblich suchen, denn sie wurde erst 1620 aus Nordamerika als Zierpflanze nach Europa eingeführt. In der Heimat der Nachtkerze nutzten Völker wie Cherokee, Chippewa und Irokesen die Pflanze zur Ernährung, aber nicht nur: Einen Tee aus den Blättern tranken sie gegen Unlust und Übergewicht, Wurzelextrakte dienten zur Behandlung von Hämorrhoiden und Furunkeln.

In Europa fehlte die Nachtkerze bald nach ihrer Einführung in kaum einem Bauerngarten, und auch hier wurde ihre lange fleischige Wurzel, die sich beim Kochen rot verfärbt („Schinkenwurzel"), als Nahrungsmittel genutzt. Nach und nach entdeckte man dann die medizinischen Vorzüge der ölreichen Samen.

Lieferant von Omega-Fettsäuren

Das aus den Samen gewonnene Nachtkerzenöl ist reich an wertvollen Omega-Fettsäuren, etwa Gamma-Linolensäure. Unser Körper braucht diese Stoffe, kann sie aber nicht selbst herstellen; wir müssen sie mit der Nahrung aufnehmen. In der Naturheilkunde dient das Öl zur innerlichen Behandlung von Neurodermitis. Diese entzündliche Hauterkrankung beruht nicht selten auf einem Mangel an bestimmten Omega-Fettsäuren, deren Vorstufen im Nachtkerzenöl enthalten sind. Ebenso nimmt man es gegen Rheuma, Asthma, Heuschnupfen und Migräne ein, bisweilen auch vorbeugend gegen Arterienverkalkung (Atherosklerose). Menstruationsprobleme und Wechseljahresbeschwerden soll es ebenfalls lindern. Allerdings können die Ölkapseln Kopfschmerzen und Übelkeit auslösen, und Schwangere und Stillende sollten sie nicht ohne Rücksprache mit ihrem Arzt einnehmen.

Indikationen
Neurodermitis, Ekzeme. Migräne. Rheuma, Atherosklerose (vorbeugend).

Inhaltsstoffe
Samen: Fettes Öl (Gamma-Linolensäure, Linol-, Öl- und Palmitinsäure)

Anwendungsweise
Ölkapseln zum Einnehmen und Cremes aus der Apotheke. Auch dem Badewasser kann man Nachtkerzenöl zugeben.

Forschungen zu Nachtkerzenöl an der Mayo-Klinik von Minnesota brachten Hinweise auf Linderung von Ekzemen. Dagegen konnte das Cochrane-Netzwerk, das die Wirksamkeit von Arzneimitteln überprüft, nur eine Wirkung über den Placeboeffekt erkennen. Dennoch raten Ärzte bei trockener, juckender Haut zu Einreibungen mit dem Öl, da sich der hohe Fettgehalt positiv auswirkt. Als Zusatz in Hautcremes soll es nach einigen Wochen der Anwendung denselben Effekt bringen.

Im ersten Jahr treibt die Nachtkerze lediglich eine bodennahe Blattrosette. Der Stängel, der im zweiten Jahr den Blütenstand und längliche, am Ende zugespitzte Blätter trägt, kann bis zwei Meter hoch werden. Stabilisiert wird er von einer kräftigen Pfahlwurzel, die bis eineinhalb Meter tief in den Boden vordringen kann. Im Herbst bilden sich behaarte, drei Zentimeter lange, zylindrische Kapselfrüchte. Sie enthalten bis 200 braune bis fast schwarze Samen, die paarweise angeordnet sind (siehe Querschnitt rechts oben).
[Farblithografie aus: Otto Wilhelm Thomé, „Flora von Deutschland, Österreich und der Schweiz", Gera 1905]

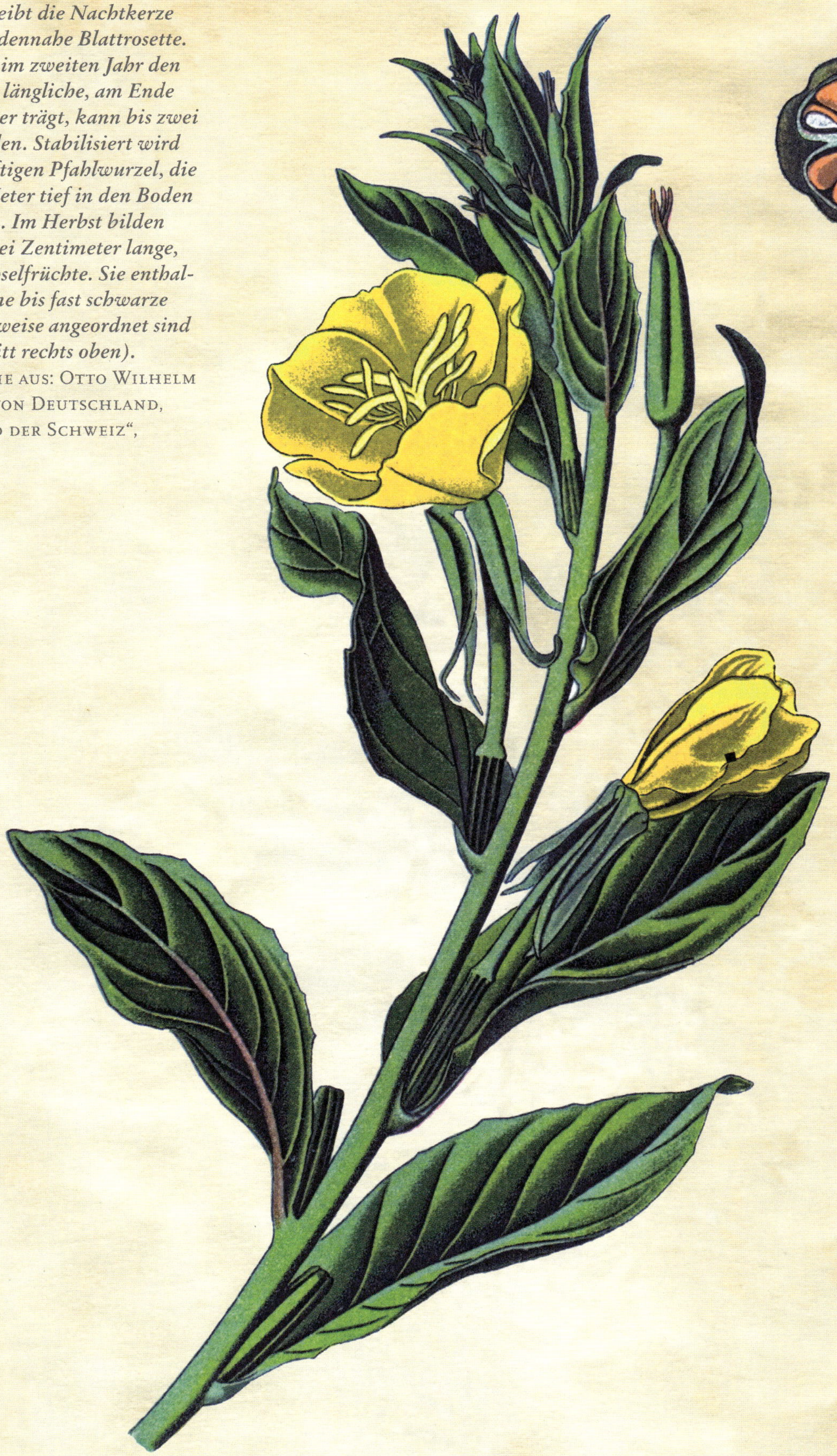

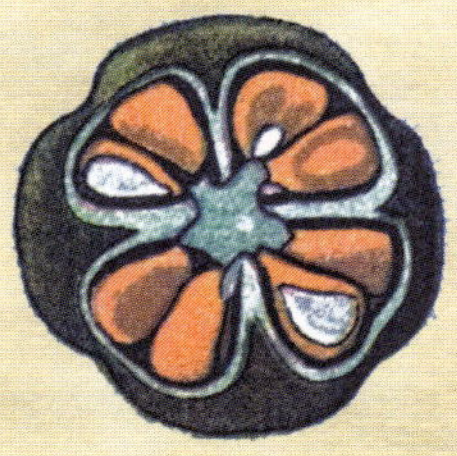

Nelkenwurz, Echte

Geum urbanum

Eine andere Bezeichnung für diese Pflanze lautet Benediktenkraut oder Benedictenwurz; dies geht auf Hildegard von Bingen (1098–1179) zurück, die das eher unscheinbare Kraut aufgrund seiner Heilkräfte Benedicta nannte, „die Gesegnete". Die kräuterkundige Äbtissin sprach der Nelkenwurz Wirkungen gegen Kräfteverfall, Auszehrung, Leberleiden, Gelbsucht und Unterleibsbeschwerden zu. Auch als Aphrodisiakum erwähnt sie das Kraut, weshalb es den Beinamen Mannskraftwurzel erhielt. Der Namensbestandteil „Nelke" geht auf den wie Gewürznelken duftenden Inhaltsstoff Eugenol zurück.

Bereits ein ganzes Jahrtausend zuvor hatte der römische Naturforscher Plinius in seinem umfangreichen Werk „Naturalis historia" die Wirkung der Pflanze gegen Beschwerden in der Brust gerühmt, wobei er höchstwahrscheinlich die Wurzel der Nelkenwurz meinte. Die um das Jahr 1150 im süditalienischen Salerno verfasste Kräuterkunde „Circa instans" hingegen schreibt den Blättern die größte Heilkraft zu. Sie empfiehlt einen mit Nelkenwurzblättern aufgekochten Wein zur „Stärkung der Verdauung und bei Schmerzen in Magen und Gedärm infolge von Windblähung oder aus kalter Ursache" sowie als Wickel zum Anregen der Menstruation.

Indikationen
Magen-Darm-Katarrhe, Durchfall. Entzündungen im Mund- und Rachenraum. Nässende Hautleiden.

Inhaltsstoffe
Glykosid Gein, ätherisches Öl (Eugenol). Gerbstoffe, Phenolcarbonsäuren, Vitamin C in den Blättern.

Anwendungsweise
- Tee: 1 TL getrocknete Wurzel in 250 ml heißes Wasser geben. Nach 10 Minuten abseihen. Täglich 2 Tassen.
- Nelkenwurzwein: 150 g geschnittene frische Wurzel in eine Flasche Rotwein geben. An einen warmen Platz stellen; gelegentlich schütteln. Nach 14 Tagen abseihen. Vor dem Essen 1 EL einnehmen.

Hilfreich für Phlegmatiker und Gelbsüchtige

Das 1485 in Mainz erschienene Kräuterbuch „Gart der Gesundheit" rät Phlegmatikern, Wasser- und Gelbsüchtigen, in Wein gekochte Wurzel der Nelkenwurz zu sich zu nehmen. Das helfe auch Frauen bei starken Schmerzen im Unterleib.

Auch heute verwendet die Naturheilkunde vor allem die Wurzel, und zwar bei Verdauungsproblemen, etwa Durchfall, oder Magen-Darm-Katarrhen. Dabei sind wohl vor allem die zusammenziehenden, austrocknenden und entzündungshemmenden Gerbstoffe wirksam. Unterstützt werden diese von dem bakteriziden und schmerzlindernden Inhaltsstoff Eugenol, der bei Verletzung der Pflanze aus dem Glykosid Gein entsteht. Dass Gurgeln mit Nelkenwurztee bei Zahnfleischproblemen oder Mund- und Rachenentzündungen zur Besserung beiträgt, erklärt sich ebenfalls aus diesen beiden Substanzen. In Form von Umschlägen soll Eugenol nässende Hauterkrankungen lindern.

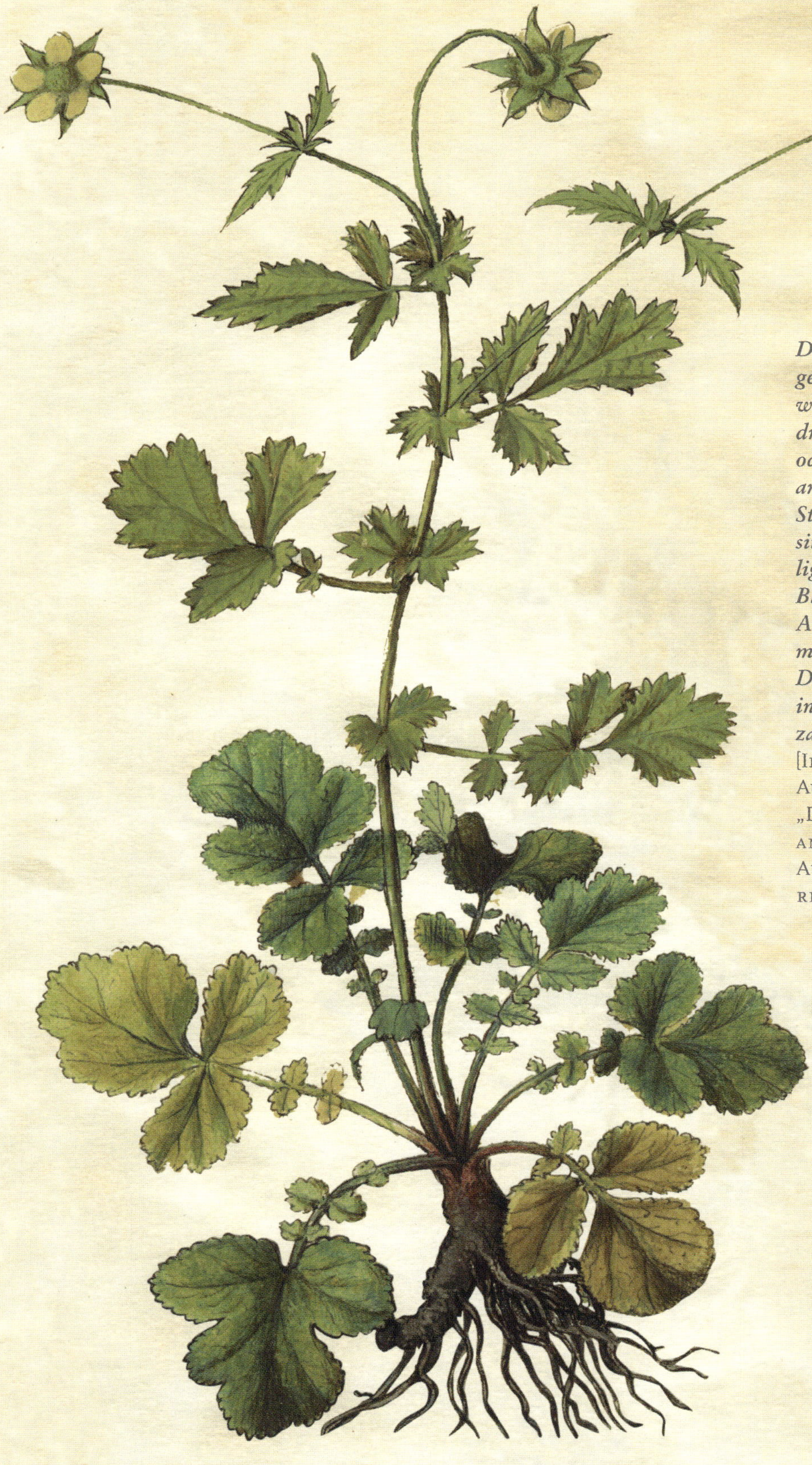

Die botanisch zu den Rosengewächsen zählende Nelkenwurz wird bis 80 Zentimeter groß. Ihre dreilappigen Blätter mit gesägten oder gekerbten Rändern wachsen an mehrere Zentimeter langen Stielen. Am Fuß dieser Blattstiele sitzen Nebenblätter. Die fünfzähligen Blüten mit leuchtend gelben Blütenblättern erscheinen im Mai. Aus ihnen entstehen im Spätsommer kleine behaarte Nüsschen. Der braunrote Wurzelstock ähnelt in der Form einer Rübe und trägt zahlreiche feine Würzelchen.
[Illustration von Gherardo Cibo. Aus: Pietro Andrea Mattioli, „Discorsi sulle piante e sugli animali“, einer kommentierten Ausgabe von Dioskurides' „Materia medica“, ca. 1564–1584]

Odermennig, Kleiner

Agrimonia eupatoria

Für Krankheit und Heilung werden seit alters her oft übernatürliche Mächte verantwortlich gemacht, und viele heilende Pflanzen standen einst im Dienst von Gottheiten. Der Odermennig etwa war im klassischen Altertum als berühmtes Heilkraut der Göttin Pallas Athene geweiht. Der Arzt Dioskurides führt die Pflanze im 1. Jahrhundert in seiner Arzneikunde „Materia medica“ unter dem Namen *eupatorion* auf und empfiehlt die zerstoßenen Blätter, mit altem Schweinefett verrührt und auf die Haut gelegt, gegen schlecht heilende Geschwüre. Mit Wein getrunken sollen Samen und Kraut auch bei Durchfall und Schlangenbissen helfen. Der im folgenden Jahrhundert tätige Arzt Galen nutzte Odermennig zudem bei Leberleiden.

Im Mittelalter empfiehlt Hildegard von Bingen Odermennig, in Wein eingelegt, gegen Bewusstlosigkeit, Verschleimung und Magenprobleme. Im 16. Jahrhundert ist der Arzt und Botaniker Leonhart Fuchs voll des Lobes: „Odermenig ist aber sonderlich gut zu der verstopfften leber / sterckt auch dieselbigen seer. Heylet auch und seubert allerley schäden.“ Heutzutage ist Odermennig zwar weniger bekannt, aber in der Naturheilkunde wird das während der Blüte geerntete Kraut weiterhin genutzt. Wissenschaftliche Untersuchungen haben seine gute Wirksamkeit, etwa gegen leichten Durchfall, bewiesen.

Indikationen

Verdauungsstörungen, etwa leichter Durchfall. Reizungen und Entzündungen im Mund- und Rachenraum. Hautleiden, juckende Wunden, Hämorrhoiden.

Inhaltsstoffe

Catechin-Gerbstoffe, Corilagin, Bitterstoffe. Triterpene (Ursolsäure), Flavonoide (Quercetin, Apigenin).

Anwendungsweise

Tee oder Gurgelwasser: 2 TL getrocknetes Kraut in 250 ml heißem Wasser 10 Minuten ziehen lassen, dann abseihen. Täglich 3 frisch zubereitete Tassen trinken oder mit dem Tee gurgeln.

Zum Gurgeln für Redner und Sänger

Bei Entzündungen im Rachenraum und bei Wunden zeigt der Gerbstoffgehalt des Krauts seinen Wert. Indem die Gerbstoffe die oberen Schichten der Schleimhaut beziehungsweise die Außenhaut zusammenziehen und verfestigen, erschweren sie Bakterien eine weitere Besiedelung. Überdies beruhigen sie Reizungen, wobei die entzündungshemmenden Flavonoide sie unterstützen. Rednern und Sängern wird daher Odermennigtee zum Gurgeln empfohlen. Ein mit Odermennigabsud getränkter Umschlag kann juckende Hautleiden bessern, ein Sitzbad im Absud unterstützt die Behandlung von Hämorrhoiden.

Es kann bisweilen vorkommen, dass empfindliche Menschen den hohen Gehalt der Pflanze an Gerbstoffen schlecht vertragen und ihr Körper mit Bauchschmerzen oder gar Übelkeit reagiert. Außerdem ist es nicht ratsam, Odermennig zusammen mit anderen Medikamenten einzunehmen, weil die Gerbstoffe die Aufnahme der Wirkstoffe über den Darm beeinträchtigen können.

Über einen Meter kann der winterharte Odermennig emporwachsen, wobei tief in den Boden reichende Wurzeln für Standfestigkeit sorgen. Meist findet man das Kraut an Wegrändern oder auf Magerwiesen. Die Blätter sind gefiedert und am Rand gekerbt. Im Mai oder Juni erscheinen Blütenstände aus zahlreichen fünfzähligen gelben Blüten. Im Herbst entwickeln sich kleine stachelige Nussfrüchte, deren Haken am Fell vorbeistreifender Tiere haften bleiben und sich so verbreiten.

[Handkolorierter Kupferstich nach einer Illustration von James Sowerby. Aus: William Woodville und William Jackson Hooker, „Medical Botany", London 1832]

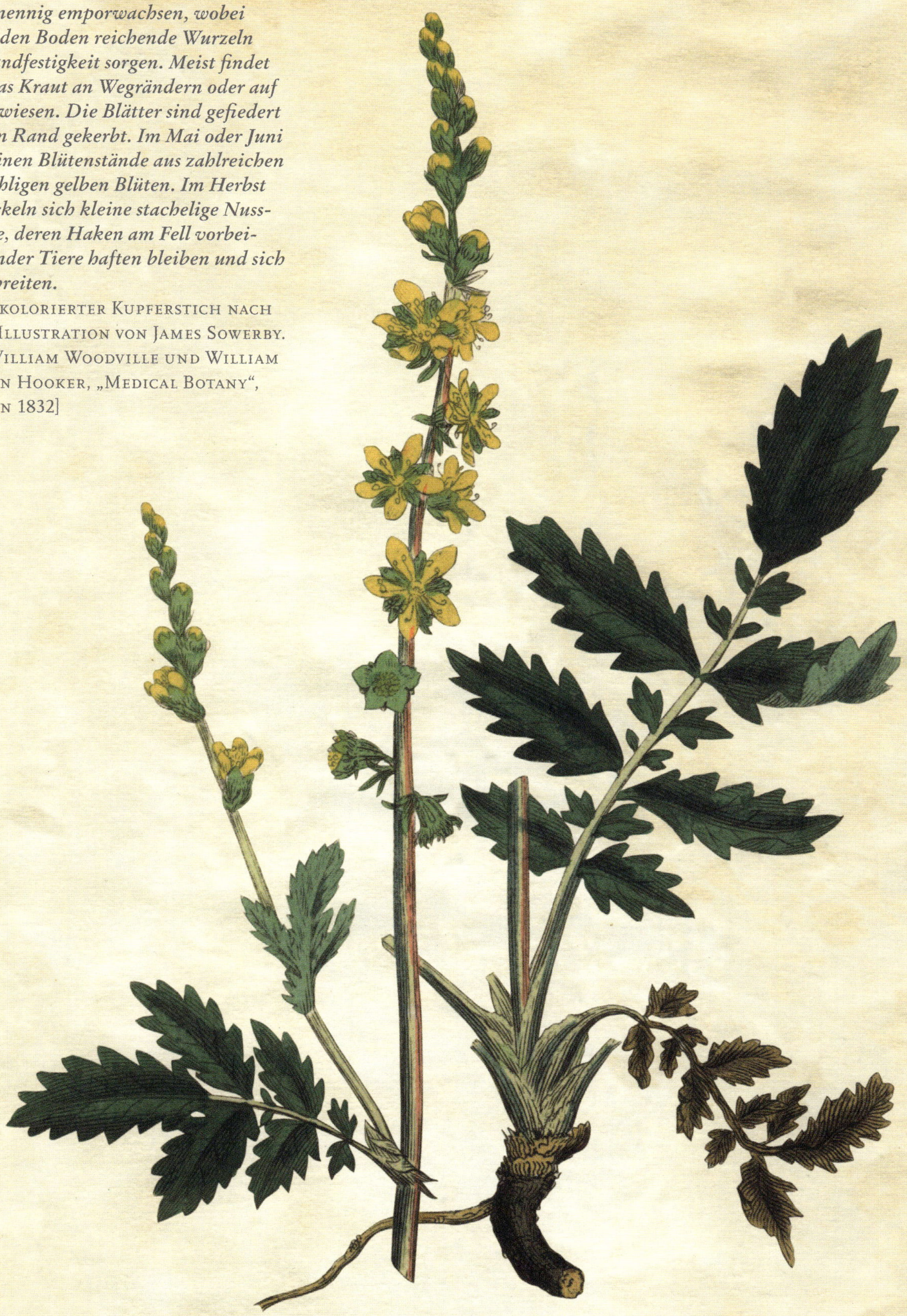

Petersilie

Petroselinum crispum

Auf so manchem Balkon und in vielen Gärten wächst diese Pflanze als Küchenwürzkraut. Viel weniger bekannt sind die Qualitäten der Petersilie als Heilpflanze, obwohl sie seit mindestens 5000 Jahren im Mittelmeerraum, ihrer Heimat, und auch nicht viel später in Mitteleuropa genutzt wird. Im Griechenland der Antike galt dieses Gewächs als heilig, weshalb man bei manchen Wettkämpfen die Sieger nicht mit einem Lorbeerkranz, sondern mit einem Petersilienkranz auszeichnete. Und so war es wohl weniger das Aroma als ihre Heilkraft, der die Petersilie ihr hohes Ansehen verdankte. Dioskurides, griechischer Arzt in römischen Diensten, empfiehlt im 1. Jahrhundert einen Petersilientrank als „gutes Mittel gegen Aufblähen des Magens und Darms und gegen Leibschneiden, ebenso gegen Seiten-, Nieren- und Blasenschmerzen". Auch die harntreibende Wirkung erwähnt Dioskurides.

Wirkstoffe in Wurzel und Samen

Im 12. Jahrhundert betonen das Arzneibuch „Circa instans" und die Äbtissin Hildegard von Bingen ebenfalls den entwässernden Effekt. Hildegard setzte Petersilie gegen Nieren- und Blasensteine sowie Wasseransammlungen im Gewebe ein, aber auch gegen Verdauungsstörungen. Äußerlich verwendete sie die Pflanze als Mittel gegen „Lähmungen", vermutlich Arthritis und Gicht. Andere Heilkundige nutzten die Wurzel bei Menstruationsbeschwerden und zur Geburtserleichterung. In der Volksmedizin galt Petersilie als Aphrodisiakum und sollte zudem Gespenster und Hexen vom Garten fernhalten.

Heute empfiehlt man in der Naturheilkunde einen Tee aus zerdrückten Früchten und zerkleinerter Wurzel, der entwässernd wirkt und deshalb gegen Gicht und Arthritis helfen kann. Auch das aus den Samen gewonnene Öl steigert den Harnfluss. Dafür sind vor allem die Inhaltsstoffe Myristicin und Apiol verantwortlich. Allerdings reizen beide Substanzen die Nieren, und Apiol kann bei Schwangeren Kontraktionen der Gebärmutter auslösen, was unter Umständen zu einer Fehlgeburt führt. Setzte man im Mittelalter Petersilienzubereitungen zur Abtreibung ein, ließ dabei nicht selten auch die Mutter ihr Leben.

Das in der Küche verwendete Petersilienkraut hat keine negativen Folgen, aber auch keine Heilwirkungen.

Indikationen

Harnwegserkrankungen, Nierengrieß und Blasensteine (zur Vorbeugung). Verdauungsbeschwerden. Gicht, Arthritis.

Inhaltsstoffe

Ätherisches Öl (Myristicin, Apiol, Pinen, Limonen, Myrcen, Phellandren). Flavonoide (Apiin), Furocumarine. Nur in der Wurzel: Ligustilid, Falcarinol. Vitamin C.

Anwendungsweise

Tee: 4 TL fein geschnittene frische Blätter in 250 ml heißem Wasser 10 Minuten ziehen lassen und abseihen. Täglich 3 Tassen trinken.

Lässt man die Petersilie wachsen, kann sie einen Meter groß werden. Aus der rübenförmigen Wurzel schieben sich mehrere Stängel, die gestielte Blätter austreiben. Aus der Blüte, einer Doppeldolde aus kleinen weißen Blüten, entwickeln sich winzige sichelförmige Früchte.
[Handkolorierter Kupferstich von Lambert junior nach einer Zeichnung von Pierre Jean-François Turpin.
Aus: Chaumeton, Poiret und Chamberet, „Flore médicale“, Paris 1830]

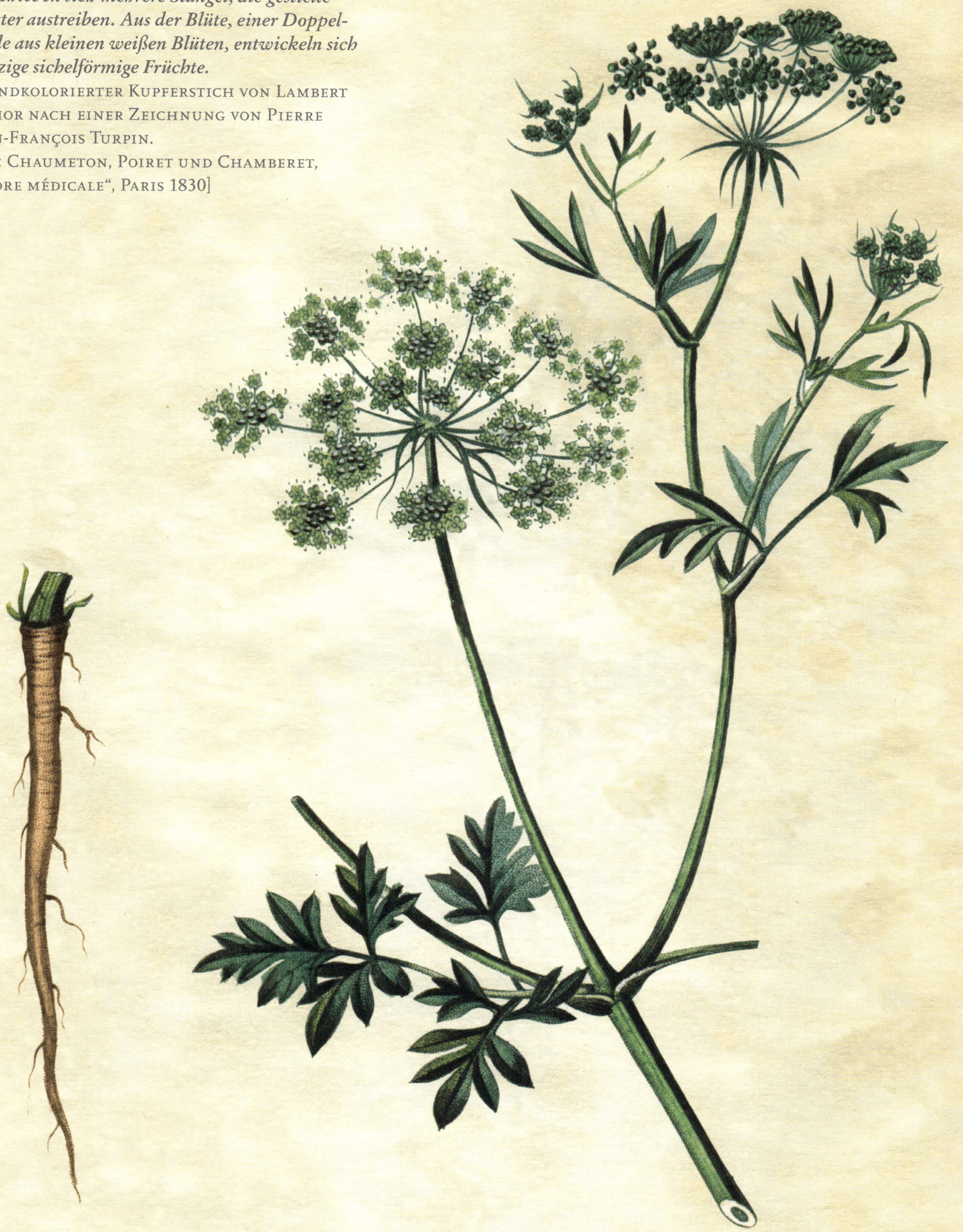

Pfefferminze

Mentha x piperita

Verschiedene Arten von Minze werden schon seit Menschengedenken verwendet. In alten Kräuterbüchern fehlt allerdings die Pfefferminze, denn sie ist recht jung. Der englische Biologe John Ray entdeckte die ersten Exemplare im Jahr 1696 in einem Garten, wo sie aus einer zufälligen Kreuzung der Bachminze mit einer anderen Minzeart entstanden waren. Bis heute wurden diverse Sorten von Pfefferminze gezüchtet, teils mit unterschiedlichen Aromen. Die Beliebtheit der Pflanze hängt mit der chemischen Zusammensetzung ihres ätherischen Öls zusammen: Es enthält mehr Menthol als andere Minzearten, und Menthol ist Träger des markanten Pfefferminzdufts. Andere, weniger typisch duftende Stoffe wie zum Beispiel Carvon sind ebenfalls vorhanden, allerdings in kleineren Mengen. Der Tatsache, dass die Pflanze vergleichsweise scharf schmeckt, verdankt sie den Beinamen „Pfeffer".

Indikationen
Verdauungsstörungen, Reizdarm. Erkältung, Spannungskopfschmerz, Migräne. Hautjucken, Muskelschmerzen.

Inhaltsstoffe
Ätherisches Öl (Menthol, Menthon, Menthylacetat, Pulegon, Carvon, Jasmon). Gerbstoffe, Flavonoide.

Anwendungsweise
- Tee: 1 EL Pfefferminzblätter (frisch oder getrocknet) in einer Tasse heißem Wasser 10 Minuten ziehen lassen. Auch geeignet für Umschläge und Sitzbäder.
- Pfefferminzöl (Apotheke) als Einreibung: Nur nach Anweisung anwenden.

Kühlend, erfrischend, bakterizid

Die häufigste Verwendung der frischen oder getrockneten Blätter ist Tee, ein wohlschmeckendes, erfrischendes Getränk. Pfefferminztee lindert aber auch Verdauungsstörungen, wie Magenreizung, Magenkrämpfe und Blähungen, sowie Gallenbeschwerden und Kopfschmerzen. Überdies fördert er das entspannte Einschlafen. Diese Wirkungen gehen teils von den Gerbstoffen aus, teils vom krampflösenden und bakteriziden Menthol. Das Menthol kann neueren Untersuchungen zufolge selbst die gefährlichen multiresistenten Staphylokokken hemmen.

Noch stärkere Heilkräfte entfaltet aufgrund der höheren Wirkstoffkonzentration das aus dem Kraut destillierte ätherische Öl der Pfefferminze. Man darf es allerdings nicht in Augennähe bringen und nur verdünnt einsetzen, denn unverdünnt reizt es die Haut. Innerlich angewendet löst es starke Magen- und Darmbeschwerden aus. In größeren Mengen aufgenommen besteht bei Menthol sogar die Gefahr, Herzrhythmusstörungen herbeizuführen.

Neben den erwähnten Indikationen nutzt man das verdünnte Öl zum Einreiben bei Migräne oder Spannungskopfschmerz, bei juckender Haut sowie bei Muskelschmerzen und zum Inhalieren bei Erkältungen. Auch Reizdarmpatienten spüren vielfach nach Anwendung des Öls Linderung. Säuglinge und Kleinkinder dürfen mit dem ätherischen Öl nicht in Kontakt kommen, da es Atemnot auslösen kann.

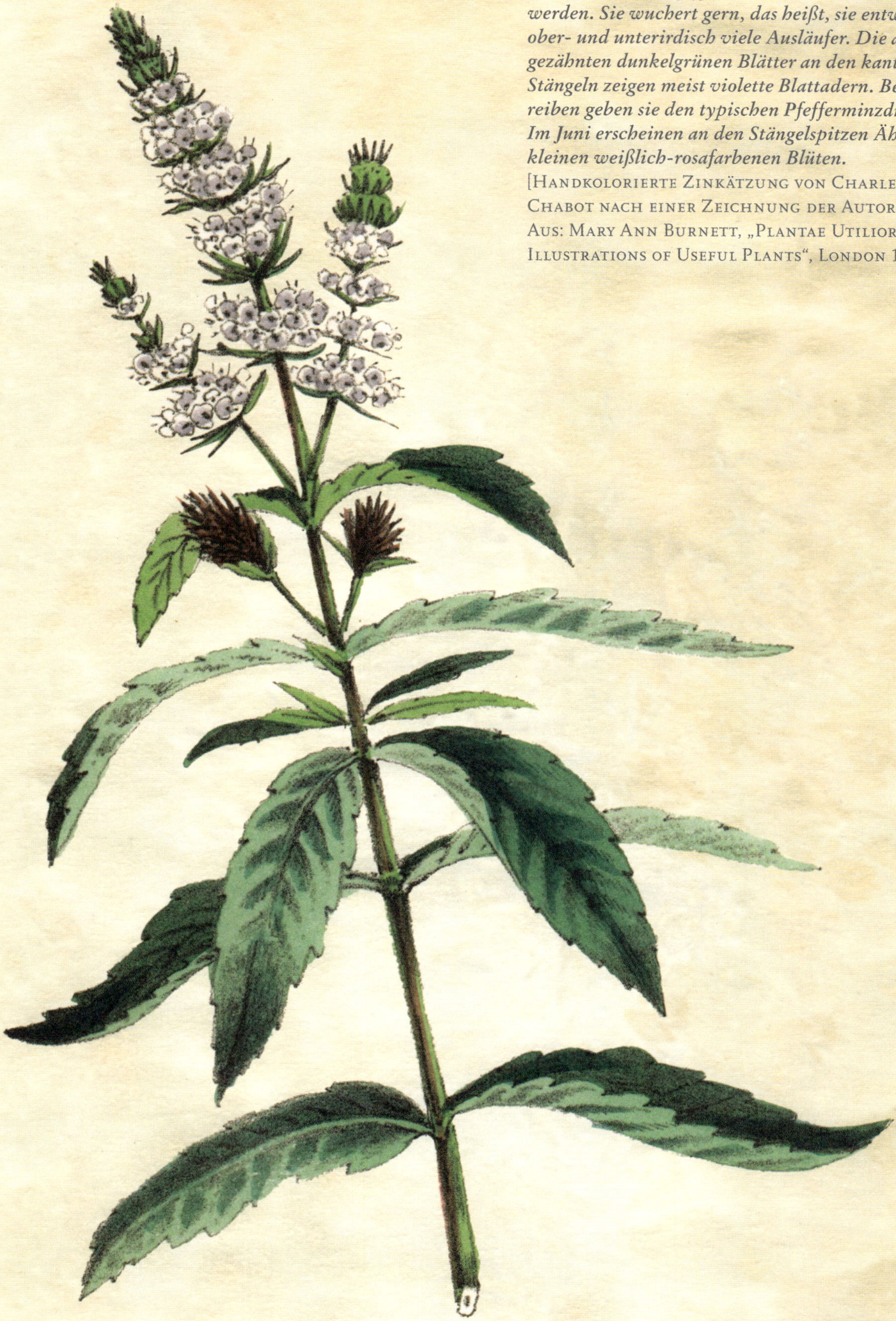

Die winterharte Pfefferminze kann einen Meter hoch werden. Sie wuchert gern, das heißt, sie entwickelt ober- und unterirdisch viele Ausläufer. Die am Rand gezähnten dunkelgrünen Blätter an den kantigen Stängeln zeigen meist violette Blattadern. Beim Zerreiben geben sie den typischen Pfefferminzduft ab. Im Juni erscheinen an den Stängelspitzen Ähren aus kleinen weißlich-rosafarbenen Blüten.

[Handkolorierte Zinkätzung von Charles Chabot nach einer Zeichnung der Autorin. Aus: Mary Ann Burnett, „Plantae Utiliores, or Illustrations of Useful Plants“, London 1842]

Pfingstrose, Gemeine

Paeonia officinalis

Bereits in der Antike war die Pfingstrose oder Päonie eine beliebte Zierstaude und weithin bekannte Heilpflanze. Hippokrates setzte sie um 400 v. Chr. gegen Verdauungsstörungen ein, und 500 Jahre später empfiehlt Dioskurides sie in seinem heilkundlichen Werk „Materia medica" unter anderem bei Frauenleiden. Im Mittelalter kam die Pfingstrose nach Zentraleuropa, wo man die Pflanze auch als Benediktinerrose bezeichnete – vermutlich, weil Benediktinermönche, die in der Kräuterheilkunde erfahren waren, sie über die Alpen gebracht und in ihre Klostergärten gepflanzt hatten. In ihrer „Physica" lobt die Äbtissin Hildegard von Bingen, die ebenfalls dem Benediktinerorden angehörte, die Pfingstrose denn auch als Mittel gegen Leiden wie Verdauungsstörungen, Erkältung und Parasiten, vor allem aber gegen geistige Verwirrung.

INDIKATIONEN
Verdauungsstörungen. Rheuma, Gicht. Nervenprobleme, Migräne.

INHALTSSTOFFE
Blüten: Paeonin. Flavonoide, Gerbstoffe. Nur in der Wurzel: Paeoniflorin.

ANWENDUNGSWEISE
Zur innerlichen Anwendung Fertigprodukte aus der Apotheke verwenden. Wegen der möglichen Giftigkeit wären selbst hergestellte Präparate aus der Pfingstrose zu gefährlich. Päonienblätter in Teemischungen sind harmlos.

Spätere Kräuterbücher übernahmen diese Einschätzung, etwa das „Neuw Kreuterbuch" des Tabernaemontanus. In der 1625 erschienenen überarbeiteten Ausgabe liest man: „Es wird die Päonien sehr gerühmt wider die Gebresten des Haupts und des Hirns / fürnemlich aber wider die Fallendsucht." Gegen Epilepsie setzte man die Pfingstrose noch bis ins 19. Jahrhundert ein: „Besessene" mussten den Rauch brennender Päoniensamen einatmen.

Päonienpräparate in möglichst niedriger Dosierung

Heute nutzt man die Blütenblätter der Pfingstrose bisweilen als schmückende Zutat in Teemischungen. In der Naturheilkunde kommt Päonienwurzel gegen Verdauungsstörungen, Neuralgien, Migräne, Rheuma und Gicht zur Anwendung. Extrakte aus den Blüten nimmt man bei Hautläsionen, Erkrankungen der Atemwege und Hämorrhoiden. Die Substanz Paeonin hemmt Bakterien und steht darüber hinaus im Ruf, dem Verklumpen von Blutkörperchen (Thrombose) entgegenzuwirken. Der Wirkstoff Paeoniflorin aus der Wurzel wiederum bekämpft Entzündungen, lindert Schmerzen und beruhigt.

Von der Verwendung stark wirkender Päonienpräparate raten Wissenschaftler allerdings ab, da man über etwaige Nebenwirkungen zu wenig weiß. Bekannt ist, dass Zubereitungen aus Wurzeln oder Samen in höheren Dosierungen Erbrechen, Durchfall und oft kolikartige Schmerzen auslösen. Vorherige Rücksprache mit dem Arzt wird daher dringend empfohlen; Schwangere und Stillende sollten solche Präparate ganz meiden.

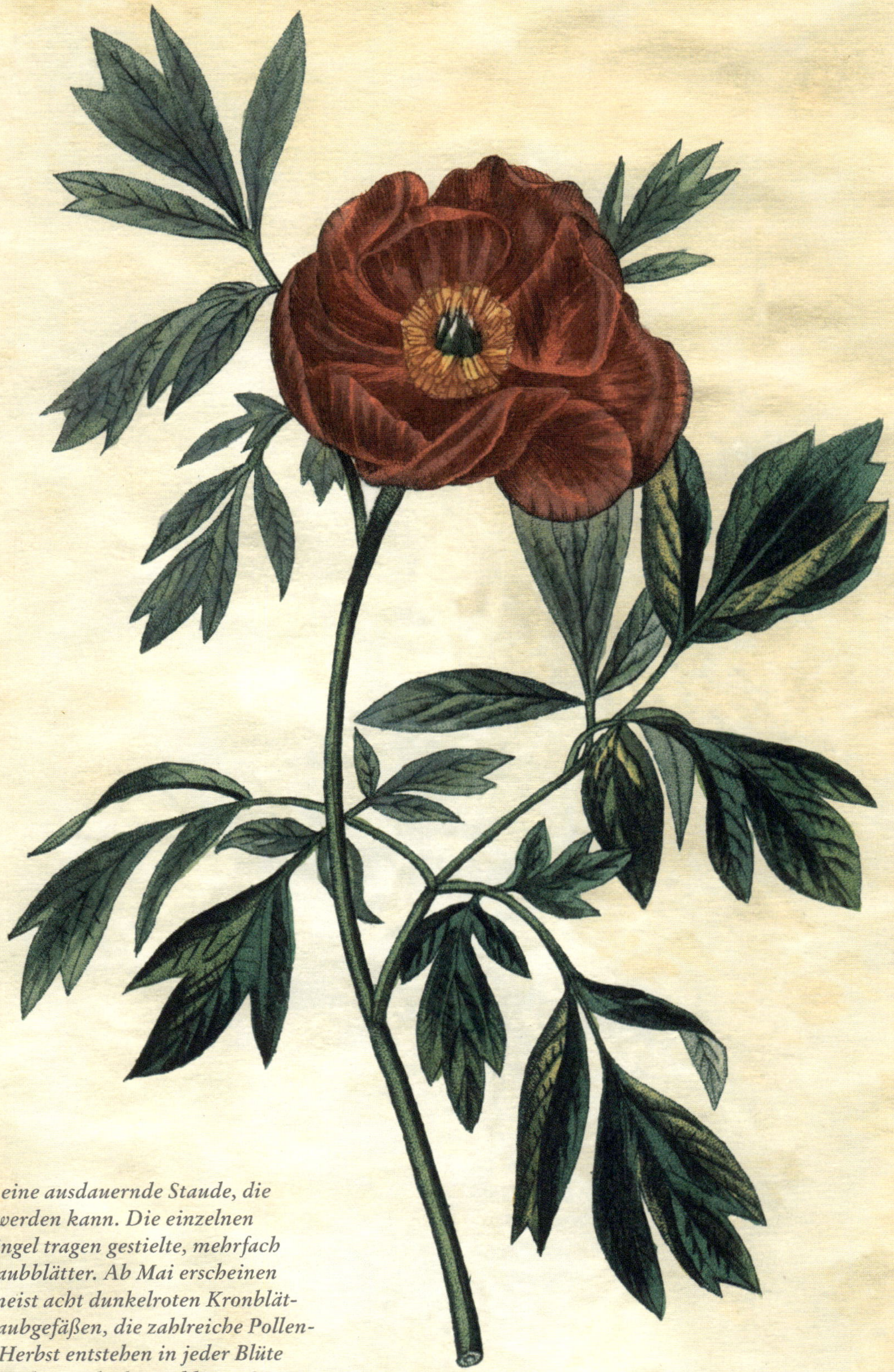

Die Pfingstrose ist eine ausdauernde Staude, die einen Meter hoch werden kann. Die einzelnen unverzweigten Stängel tragen gestielte, mehrfach gefiederte große Laubblätter. Ab Mai erscheinen große Blüten mit meist acht dunkelroten Kronblättern und gelben Staubgefäßen, die zahlreiche Pollenkörner bilden. Im Herbst entstehen in jeder Blüte mehrere Früchte mit glänzend schwarzblauen Samen.
[Handkolorierter Kupferstich von Lambert junior nach einer Illustration von Pierre Jean-François Turpin.
Aus: Chaumeton, Poiret und Chamberet, „Flore médicale“, Paris 1830]

Purpursonnenhut

Echinacea purpurea

Kräuterbücher antiker, mittelalterlicher oder frühneuzeitlicher Autoren erwähnen diese Pflanze nicht, denn sie kam erst im 18. Jahrhundert nach Europa. In Nordamerika aber hatten die Ureinwohner sie bereits seit Jahrhunderten gegen Infektionskrankheiten und zur Wundheilung eingesetzt. Sie schrieben der Pflanze zudem magische Kräfte zu, nutzten sie bei religiösen Ritualen – etwa bei Trancetänzen – und gaben sie Verstorbenen als Bestattungsbeigabe mit. Im 20. Jahrhundert wurde der Purpursonnenhut (ebenso wie die mit ihm verwandten Arten Schmalblättriger und Blasser Sonnenhut) dann auch hierzulande als hochwirksame Heilpflanze entdeckt.

Gegen Erkältung und Hautläsionen

Der Sonnenhut steckt voller Wirksubstanzen, weshalb die Pflanze in Nordamerika und Europa in großem Maßstab angebaut wird. In der Naturheilkunde nutzt man heutzutage vor allem das zur Blütezeit geerntete Kraut, manchmal auch die Wurzel. Meist stellt man aus frischem Kraut Presssaft her, verkauft diesen als Lösung oder fertigt daraus diverse Präparate, beispielsweise Trockenextrakte in Kapseln. Die Produkte werden in der Regel unter dem Gattungsnamen *Echinacea* angeboten.

Hauptsächlich behandelt man mit Echinaceapräparaten Erkältungskrankheiten und Probleme der ableitenden Harnwege. Äußerlich werden Echinaceasalben gegen schlecht heilende Wunden und Hautinfektionen wie Pickel, Akne und Furunkel eingesetzt. Laborversuche an Tieren ergaben, dass die Inhaltsstoffe Bakterien, Pilze und manche Viren bekämpfen, Entzündungen lindern und überdies Botenstoffe des Immunsystems beeinflussen. Diese Wirkung wird besonders den Alkamiden, der Cichoriensäure und den Glykoproteinen zugeschrieben.

Allerdings gibt es dazu nur wenige aussagekräftige wissenschaftliche Untersuchungen am Menschen. Manche Studien sprechen immerhin für eine vorbeugende Wirkung. Deshalb wird geraten, Echinacea bereits bei ersten Anzeichen einer Erkältung zu nehmen, dann seien die Symptome milder und der Infekt kürzer. Bei bereits bestehenden Erkältungen scheint Echinacea nicht zu helfen; auch chronische Infekte können nicht verhindert werden.

Indikationen

Harnwegsprobleme. Hautschäden, wie kleine Wunden, Akne, Furunkel. Erkältung (zur Vorbeugung und für milderen Verlauf). Schwaches Immunsystem.

Inhaltsstoffe

Polysaccharide, Kaffeesäure-Derivate (Cichoriensäure, Cichoriin), Alkamide, Glykoproteine, Flavonoide. Ätherisches Öl (Borneol, Bornylacetat, Caryophyllen, Germacrenalkohol, Germacren D). Polyacetylene.

Anwendungsweise

- Tinktur: Kraut oder zerkleinerte Wurzel mit Weingeist übergießen und in einem dunklen, verschlossenen Gefäß 4 bis 6 Wochen ziehen lassen. Täglich ein- bis dreimal 20 Tropfen einnehmen.
- Andere Echinaceapräparate für innerliche Anwendung nur aus der Apotheke.

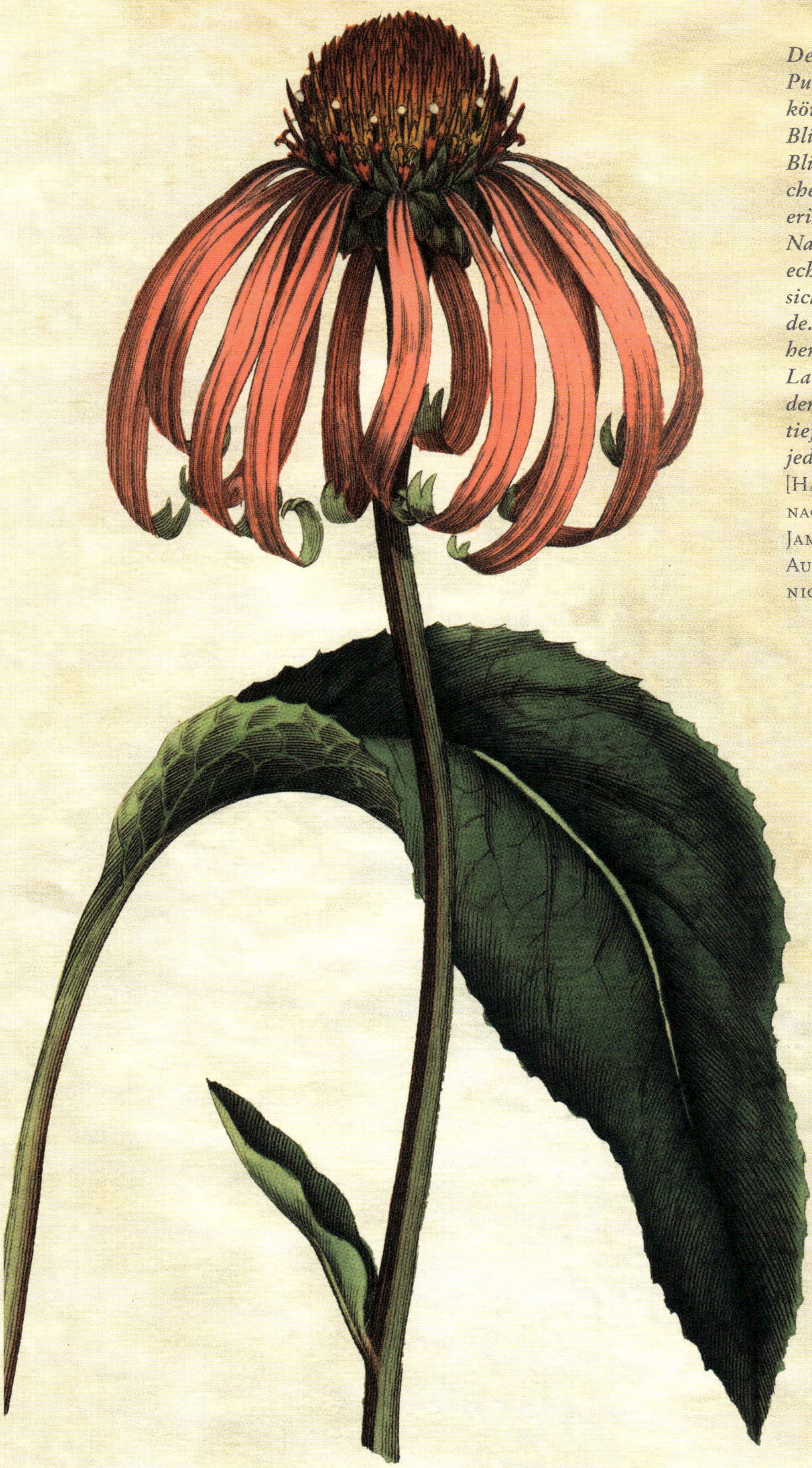

Der über eineinhalb Meter hohe Purpursonnenhut bildet einen körbchenförmigen, orangeroten Blütenstand, den schmale rosarote Blütenblätter umgeben. Der stachelig erscheinende Blütenstand erinnert an einen Igel, daher der Name Echinacea, von griechisch echinos (Igel). Im Herbst bilden sich daraus stachelige Samenstände. Am braungrünen Stängel stehen lanzettförmige, grob gesägte Laubblätter, die 30 cm lang werden können. Die Pfahlwurzel reicht tief in den Boden. Aus ihr sprießt jedes Jahr eine neue Pflanze.

[Handkolorierter Kupferstich nach einer Illustration von James Sowerby.
Aus: William Curtis, „The Botanical Magazine", London 1786]

Quendel

Thymus pulegioides

Die Gattung der Thymiane umfasst über 200 Arten und Unterarten. Bisweilen werden zwar der Echte Thymian *(Thymus vulgaris,* siehe S. 254) und der Sandthymian *(Thymus serpyllum)* ebenfalls Quendel genannt, doch Botaniker bezeichnen den hier beschriebenen Feldthymian und seine Unterarten als Quendel und fassen sie heutzutage unter dem Namen *Thymus pulegioides* zusammen. Thymian wurde bereits in der Antike geschätzt. Der Arzt Dioskurides beschreibt im 1. Jahrhundert eine Pflanze namens *herpyllos,* lateinisch *serpyllum,* die er „bei Leibschneiden, inneren Rupturen, Krämpfen und Leberschwellung, auch bei Schlangenbissen, innerlich und als Umschlag“ einsetzte. Hildegard von Bingen (1098–1179) empfiehlt den Quendel („Quenela“), in einer Salbe eingearbeitet, gegen Juckreiz, verursacht durch „leichtere Krätze“, und verordnete Quendelküchlein, wenn „das Gehirn schwach und wie leer ist“.

Leonhart Fuchs erwähnt in seinem „New Kreüterbuch“ von 1543 den Quendel unter dem Namen Kleinvogelkraut oder Fieberkraut: Die Pflanze sei „nützlich denen so das fieber haben / so es in wasser gesotten würt / unnd getruncken / derhalben es auch von ettlichen würt fieberkraut genent“. Sein Zeitgenosse, der Botaniker Adam Lonitzer, der sich den latinisierten Namen Lonicerus gab, ordnet dem Quendel eine Fülle guter Eigenschaften zu. Er solle den Harn treiben, Schleim lösen, Entzündungen lindern und den Magen stärken. Jahrhundertelang nutzte man ihn auch als „Frauenkraut“ gegen Menstruationskrämpfe und zur Geburtserleichterung.

Indikationen
Erkältung, Verdauungsstörungen, Appetitlosigkeit. Hautunreinheiten.

Inhaltsstoffe
Ätherisches Öl (Carvacrol, Thymol, Cymen, Citral, Terpinen, Caryophyllen, Linalool). Gerbstoffe (Rosmarinsäure). Triterpene. Flavonoide.

Anwendungsweise
- Tee: 1 bis 2 TL Kraut mit 250 ml heißem Wasser übergießen und 10 Minuten ziehen lassen. 1 bis 3 Tassen pro Tag.
- Umschläge: Ein weiches Tuch mit dem abgekühlten Tee tränken und (frisch zubereitet) am Tag mehrfach auflegen.

Ätherisches Öl und Bitterstoffe

In der Naturheilkunde ist Quendel als getrocknetes Kraut bis heute beliebt. Das ätherische Öl hemmt Bakterien und wirkt krampf- und schleimlösend bei Atemwegserkrankungen, etwa Husten, während die Gerb- und Bitterstoffe bei Verdauungsstörungen helfen und den Appetit anregen. Meist nimmt man Quendel als Tee zu sich, den man auch für Hautumschläge nutzen kann. Quendelöl aus der Apotheke eignet sich als Badezusatz oder zum Inhalieren bei Erkältung. Zur Behandlung von Hautunreinheiten wird Quendelsalbe angeboten, sogar gegen Neurodermitis.

Schwangere sollten die Pflanze wegen ihrer krampflösenden Eigenschaften meiden, und bei Säuglingen und Kleinkindern kann das stark riechende Quendelöl Atemnot auslösen.

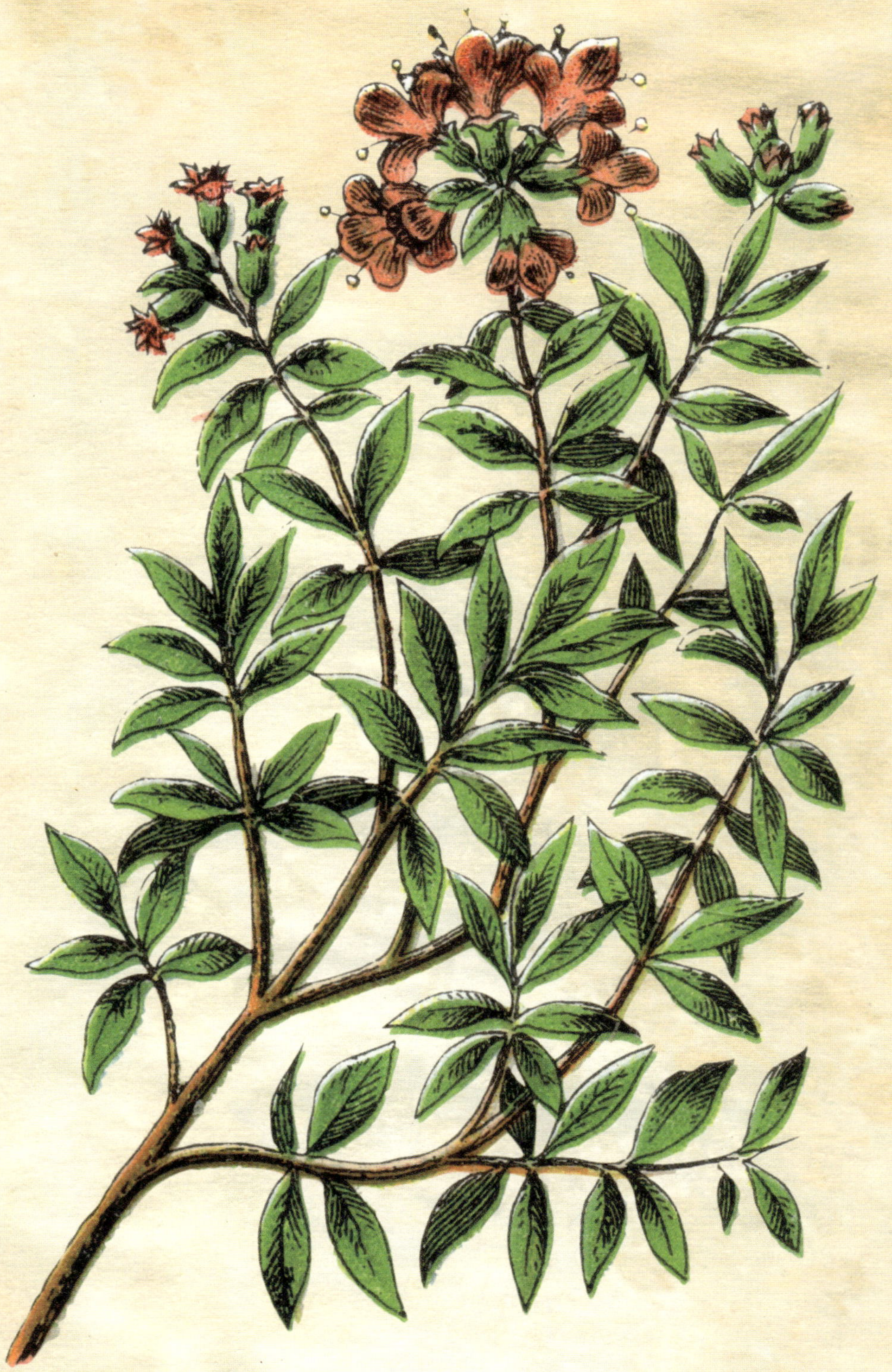

Der Quendel oder Feldthymian ist ein Halbstrauch, bei dem die unteren Teile der etwa 30 Zentimeter hohen kriechenden Pflanze verholzen. Die ledrigen Blätter mit Drüsen für duftendes ätherisches Öl sind eine Anpassung an trockene Standorte, machen die Pflanze aber auch winterhart. Im Sommer färben sich die Blätter an sonnigen Standorten als Schutz gegen UV-Strahlen rötlich, und es erscheinen Blütenstände mit purpurfarbenen Blüten.
[FARBLITHOGRAFIE AUS: MAXIMILIAN PLATEN, „DIE NEUE HEILMETHODE", BERLIN 1911]

Quitte

Cydonia oblonga

Heute findet man den Quittenbaum nur noch in wenigen Gärten und die Quitten selten in Obstläden. Dabei waren die goldgelben Früchte bei unseren Großeltern noch hochgeschätzt, um Gelee und zur Weihnachtszeit Quittenbrot herzustellen. Die Heimat dieses Baums liegt vermutlich in Kleinasien. Berühmt waren die Früchte, die in Kydon auf Kreta wuchsen. Von dieser Stadt könnte sich der Name *kydonion* für die Frucht ableiten, aus dem im Lauf der Zeit unser Begriff Quitte wurde.

Im Altertum war die Quitte der Aphrodite geweiht und stand für Liebe und Glück und nicht zuletzt für ein langes Leben. Denn man wusste um die Heilkräfte der Quitte. Diese gehen auf die in Fruchtfleisch und Samen enthaltenen Schleimstoffe zurück, die sich schützend auf die Schleimhäute legen, während die im Magen aufquellenden Pektine den Stuhlgang fördern. Das ätherische Öl wirkt bakterizid, und auch die entzündungshemmenden Gerbstoffe in den Samen tragen zur Heilwirkung bei.

Indikationen

Verdauungsstörungen. Atemwegserkrankungen, Husten. Hautläsionen. Entzündungen in Mund und Rachen.

Inhaltsstoffe

- Früchte: Schleimstoffe, Pektine, organische Säuren, Quercetin.
- Samen: Schleimstoffe, Amygdalin.

Anwendungsweise

- Abkochung: Schalen von 2 bis 3 Früchten in heißem Wasser ziehen lassen. Abseihen und mit dem Sud gurgeln.
- Tee: 1 TL Kerne in einer Tasse mit lauwarmem Wasser 1 Stunde ziehen lassen. Achtung: Kerne nicht zerkleinern, dabei wird Blausäure freigesetzt.

Ein Mittel gegen die Glatze?

Hippokrates behandelte um 400 v. Chr. mit Quitten Durchfall und Fieber. Auch der im 1. Jahrhundert wirkende Arzt Dioskurides empfiehlt in „Materia medica", bei Verdauungsstörungen Quittensaft, gesüßten Quittenwein oder in Honig gekochte Quitten einzusetzen, vor allem bei Magenbeschwerden. Zudem gibt er Quittenöl-Rezepturen gegen Hautleiden. Der Naturforscher Plinius vermutete sogar, dass in Wein gekochtes Quittenmus, auf die Glatze gestrichen, die Haare wieder wachsen lassen könne.

Die Wertschätzung der Frucht setzte sich im Mittelalter fort. Karl der Große befahl den Anbau des Baums auf seinen Landgütern. Heilrezepturen finden sich fortan in zahlreichen Arzneibüchern: Quittengelee gegen Verdauungsprobleme im um 1150 in Salerno entstandenen „Circa instans" oder gekochte beziehungsweise gebratene Früchte gegen Erkältung, Husten, Gicht und als Abführmittel in der „Physica" Hildegards von Bingen.

Die Naturheilkunde hat die Quitte bis heute nicht vergessen. Zubereitungen aus den Früchten helfen bei Verdauungsbeschwerden und Atemwegsleiden. Aus den Kernen gewinnt man Tee zur Linderung von Magen- und Darmproblemen sowie sogenannten Quittenschleim gegen Husten. Äußerlich angewendet unterstützt Tee die Wundheilung.

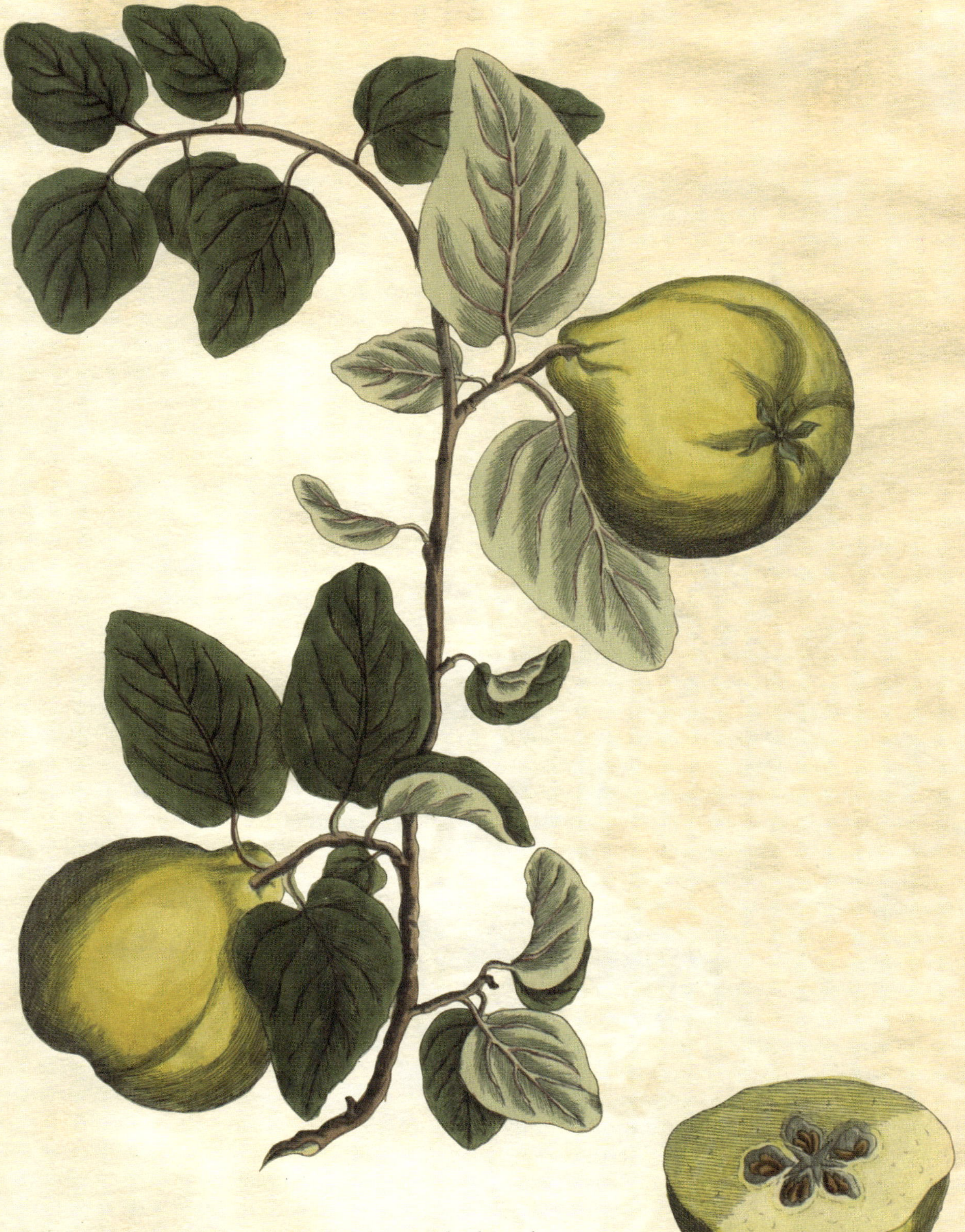

Die Quitte wächst als Strauch oder Baum, der bis acht Meter hoch werden kann. Die filzig behaarten Blätter werden zum Winter abgeworfen. Im Mai und Juni öffnen sich weiße bis rosafarbene Blüten, und im September reifen die apfelähnlichen Früchte, die einen Flaum tragen und die Samen enthalten. Die „quittegelbe" Farbe verdanken die Früchte dem Farbstoff Quercetin.
[Kupferstich der Autorin nach einer eigenhändigen Illustration. Aus: Elizabeth Blackwell, „A Curious Herbal", London 1737]

Ringelblume

Calendula officinalis

Den Gattungsnamen *Calendula,* also „Kleiner Kalender", trägt die Pflanze zu Recht: Pünktlich zum Sonnenaufgang öffnet sie ihre großen leuchtenden Blüten, bei Sonnenuntergang schließen sie sich wieder. Droht Regen, bleiben sie zu – so diente die Ringelblume Bauern früher als Wetteranzeiger. Heilpflanzen der Gattung *Calendula* kannte man schon im Altertum. Doch die erste Darstellung ihrer Heilwirkungen, von der wir wissen, findet sich in der um 1150 verfassten „Physica" der kräuterkundigen Äbtissin Hildegard von Bingen. Sie setzte die Blüten und Blätter der Pflanze, die bei ihr „Ringula" heißt, gegen Schuppen und Grind der Kopfhaut ein. Vermutlich stützte Hildegard sich dabei auf volksheilkundliches Wissen, denn in den damaligen Kräuterbüchern, etwa dem zu ihrer Zeit verfassten „Circa instans" aus der Medizinschule von Salerno, fehlt die Pflanze. Erst als um das Jahr 1350 eine erweiterte Ausgabe des „Circa instans" erschien, setzte sich die Ringelblume als Heilkraut endgültig durch, denn dieses Werk diente damals vielen Autoren als Quelle.

Indikationen
Kleine Wunden, trockene Haut, Ekzeme, Akne, Sonnenbrand, Insektenstiche. Menstruationsstörungen, Hefebefall der Scheide. Magen- und Darmreizungen. Entzündungen im Mund-Rachen-Raum.

Inhaltsstoffe
Triterpenalkohole (Faradiole), Triterpensaponine (Oleanolsäure), ätherisches Öl (Cadinol, Ionon). Polysaccharide, Carotinoide, Cumarine, Flavonoide (Quercetin-Glykosid).

Anwendungsweise
- Tee zum Trinken oder Gurgeln: 2 TL frische oder getrocknete Blütenblätter 15 Minuten in heißem Wasser ziehen lassen. Abseihen.
- Umschlag zur Hautbehandlung: Ein dünnes Tuch mit dem Tee tränken und auflegen. Häufig wechseln.

Eine Wohltat für die Haut

Heute verwendet man in der Naturheilkunde lediglich die Blütenblätter der Ringelblume. Meist nutzt man sie, wie schon Hildegard von Bingen, zur Behandlung vieler Arten von Hautschäden sowie leichter Entzündungen der Haut und profitiert dabei von den entzündungshemmenden und antibakteriellen Eigenschaften der Wirkstoffe. Sie lassen Wunden rascher heilen und helfen oft sogar bei schlecht heilenden Verletzungen. Für all diese Indikationen werden Ringelblumen zu Cremes, Salben und Tinkturen verarbeitet, die meist unter dem Namen Calendula angeboten werden. Beliebt sind diese Cremes auch zur Pflege von Babyhaut.

Außerdem setzt man Ringelblumenpräparate innerlich gegen Menstruationsbeschwerden ein, denn die Pflanze besitzt krampflösende Inhaltsstoffe. Als Scheidenspülung hemmen diese Substanzen Hefepilze, und als Tee lindern sie Reizungen im Magen und Darm. Mit dem Tee oder mit verdünnter Calendula-Essenz kann man bei Entzündungen im Mund- und Rachenraum gurgeln und den Mund spülen, zum Beispiel wenn ein Zahn gezogen wurde.

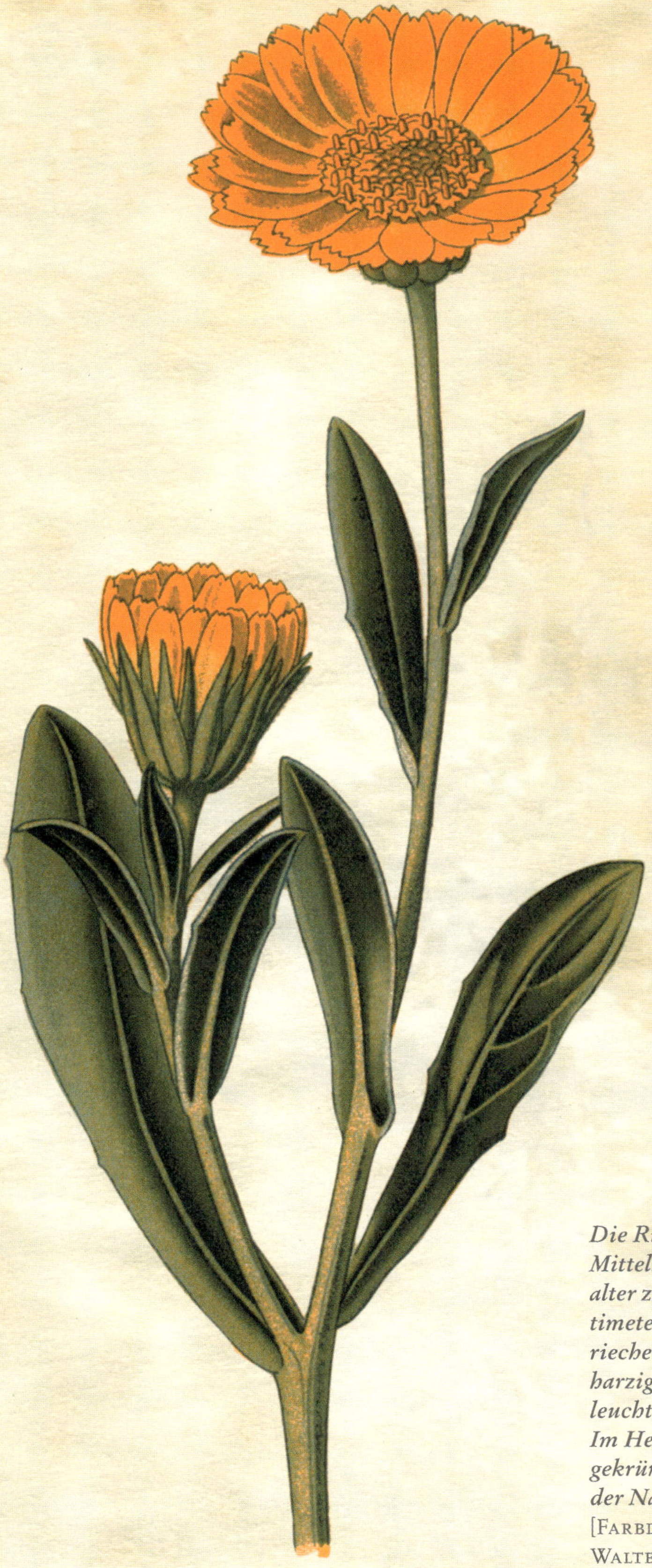

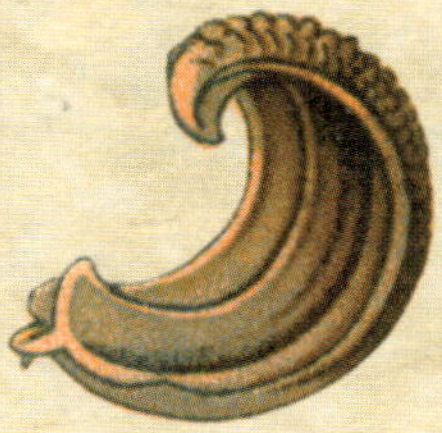

Die Ringelblume stammt vermutlich aus dem Mittelmeerraum und kam wohl erst im Mittelalter zu uns. Die Stängel werden etwa 50 Zentimeter hoch. Die länglich-ovalen Laubblätter riechen, wie auch der Stängel, unangenehm harzig. Ab Juni trägt die Pflanze große, leuchtend gelbe bis orangefarbene Blüten. Im Herbst bilden sich kleine, wurmähnlich gekrümmte Früchte (siehe oben), denen der Name Ringelblume zu verdanken ist.

[Farbdruck nach einer Zeichnung von Walter Müller.
Aus: „Thomé's Flora von Deutschland, Österreich und der Schweiz“, Gera 1889]

Rosmarin

Rosmarinus officinalis

Heilende Pflanzen wurden zu allen Zeiten nicht nur medizinisch verwendet: Man schrieb ihnen auch magische Kräfte zu. Im alten Ägypten war der Glaube an die Macht von Rosmarin so groß, dass man Verstorbenen gern einen Zweig mit ins Grab gab. In unseren Breiten – und Jahrtausende später – trugen Hochzeitspaare ein Kränzchen von Rosmarin, denn das versprach Glück in der Ehe. Von dieser Sitte zeugen Namen wie Brautkraut oder Kranzenkraut. In seiner Heimat, dem Mittelmeerraum, war der duftende Strauch zwar vorrangig als Gewürzkraut in Gebrauch, doch auch als Heilpflanze kannte man ihn. So nutzte ihn beispielsweise im 1. Jahrhundert Dioskurides: Er empfahl Rosmarin gegen Gelbsucht. Im 4. Jahrhundert verzeichnet das illustrierte Kräuterbuch „Herbarius", verfasst von einem Autor, den man Pseudo-Apuleius nennt, eine Vielfalt von Indikationen. Dazu gehören etwa Schwächezustände, Zahnschmerzen, Grind, Husten, Bauchschmerzen, Fieber und frische Wunden.

Indikationen
Kopfschmerzen, Schwächeanfälle. Muskelzerrungen, Nervenschmerzen, Rheuma. Entzündungen in Mund und Rachen. Blähungen, Völlegefühl.

Inhaltsstoffe
Ätherisches Öl (Pinen, Cineol, Campher). Gerbstoffe (Rosmarinsäure). Flavonoide, Glycolsäure, Bitterstoffe, Saponine.

Anwendungsweise
- Tee: 1 TL geschnittene Rosmarinblätter mit 1 Tasse heißem Wasser übergießen, 15 Minuten ziehen lassen und abseihen. 2 bis 3 Tassen pro Tag.
- Inhalat: 2 Tropfen Rosmarinöl in heißes Wasser geben und den Dampf 10 Minuten lang vorsichtig einatmen.

Im frühen Mittelalter brachten Mönche die Pflanze nach Mitteleuropa. Karl der Große nahm sie um 800 in sein Verzeichnis der Gewächse auf, die man auf seinen Landgütern anbauen solle. Um 1150 erscheint der Rosmarin an der Medizinschule von Salerno in der Kräuterkunde „Circa instans". Fortan fehlte er in keinem wichtigen Kräuterbuch – bis heute.

Steigert zu niedrigen Blutdruck

Heutzutage ist der Bedarf an Rosmarin enorm. Vor allem braucht man ihn für die Gewinnung von Rosmarinöl zur Parfümherstellung, etwa für Kölnisch Wasser. Die Naturheilkunde setzt Einreibungen mit dem Öl gegen Migräne, Kopfschmerzen und – wie beim Pseudo-Apuleius – gegen Schwächeanfälle ein. Das Öl kann Verspannungen lösen, Nerven- und rheumatische Schmerzen lindern und bei Entzündungen im Mund und Rachen helfen, denn die Inhaltsstoffe von Rosmarin sind bakterizid. Überdies fördern sie die Durchblutung, die Verdauung, den Kreislauf und steigern zu niedrigen Blutdruck.

Rosmarinöl kauft man in der Apotheke und wendet es streng nach Vorschrift an: Es reizt empfindliche Haut und kann bei Kleinkindern Atemnot auslösen. Schwangere dürfen das Öl nicht benutzen. Als Küchengewürz ist Rosmarin unbedenklich.

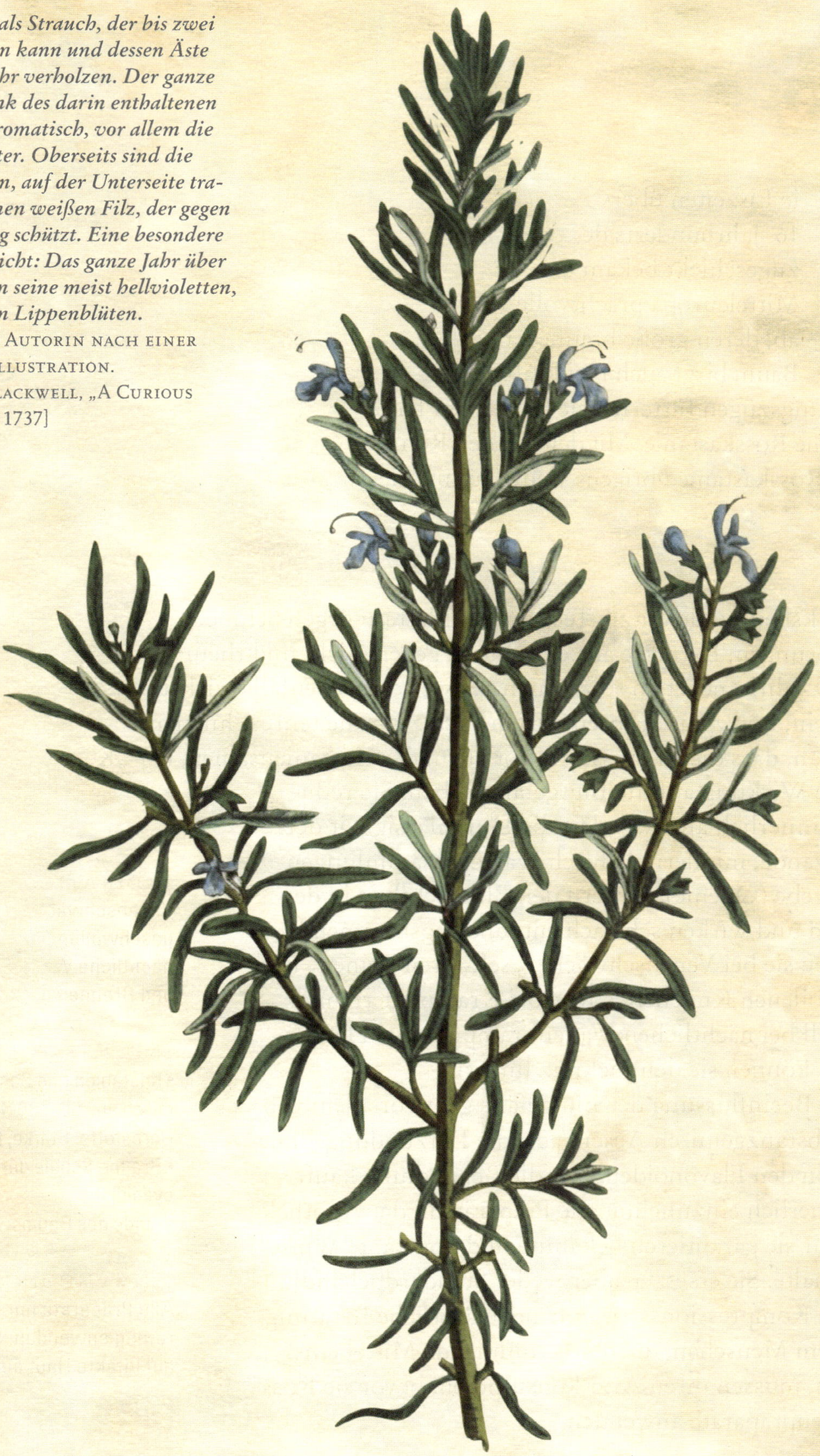

Rosmarin wächst als Strauch, der bis zwei Meter hoch werden kann und dessen Äste erst im zweiten Jahr verholzen. Der ganze Strauch duftet dank des darin enthaltenen ätherischen Öls aromatisch, vor allem die nadelartigen Blätter. Oberseits sind die Blätter dunkelgrün, auf der Unterseite tragen sie einen dünnen weißen Filz, der gegen Wasserverdunstung schützt. Eine besondere Blütezeit gibt es nicht: Das ganze Jahr über trägt der Rosmarin seine meist hellvioletten, selten rosafarbenen Lippenblüten.
[Kupferstich der Autorin nach einer eigenhändigen Illustration.
Aus: Elizabeth Blackwell, „A Curious Herbal", London 1737]

Rosskastanie, Gewöhnliche

Aesculus hippocastanum

Die Eiszeiten überstand die Rosskastanie nur in Südosteuropa. Als aber Ende des 16. Jahrhunderts der lange in Wien wirkende Botaniker Carolus Clusius Kastanien zugeschickt bekam und an andere Forscher weitersandte, blühten bald auch in Mitteleuropa prachtvolle Kastanienbäume und warfen im Herbst ihre Früchte ab, deren große braune Samen bei Kindern zum Basteln so beliebt sind. Aber der Baum birgt auch Heilkräfte. Das müssen die Türken gewusst haben, denn auf ihren Eroberungszügen fütterten sie hustende Pferde mit Kastanien – daher stammt vermutlich der Name Rosskastanie. Mit der von den Römern importierten Edelkastanie, der Esskastanie, hat die Rosskastanie übrigens wenig zu tun, sie gehört zu einer anderen Pflanzenfamilie.

Hilfreich bei Venenschwäche und Krampfadern

Die Volksheilkunde nutzte Tee aus den Blättern gegen Schmerzen, Husten und Verdauungsstörungen, Extrakte aus den Blüten gegen Gicht und rheumatische Beschwerden. Vom 18. Jahrhundert an setzte man zeitweise die ebenfalls wirkstoffhaltige Rinde gegen Fieber ein, und zwar als preiswerten Ersatz für die teure Chinarinde (Chinin). Heute weiß man, dass die Inhaltsstoffe vor allem der Kastaniensamen, der „Kastanien", eine positive Wirkung auf die Blutgefäße haben. Sie reduzieren, innerlich angewendet, die Durchlässigkeit der Venenwände, mindern dadurch Wasseransammlungen im Gewebe (Ödeme), fördern den Blutrückfluss in den Gefäßen und wirken schwach entzündungshemmend. So helfen sie bei Venenschwäche, „schweren Beinen" und geschwollenen Knöcheln sowie bei Krampfadern und eventuell bei nächtlichen Wadenkrämpfen. Bei Hämorrhoiden können sie den Juckreiz lindern.

Die Beeinflussung der Blutgefäße geht vor allem von dem Substanzgemisch Aescin aus, die Entzündungslinderung von den Flavonoiden. Für die Behandlung kauft man innerlich einzunehmende Präparate in der Apotheke, denn nur sie garantieren bekannte und konstante Wirkstoffgehalte. Sie ersetzen aber weder Standardbehandlungen wie Kompressionsstrümpfe noch ärztliche Beratung. Vor allem Menschen, die blutverdünnende Mittel einnehmen, müssen ihren Arzt konsultieren, bevor sie Rosskastanienpräparate anwenden.

Indikationen

Venenschwäche, „schwere Beine", geschwollene Knöchel, Krampfadern, nächtliche Wadenkrämpfe. Juckreiz und Brennen durch Hämorrhoiden.

Inhaltsstoffe

- Kastanien (die Samen): Aescin (Gemisch aus über 30 Saponinglykosiden), Gerbstoffe. Stärke, Flavonoide.
- Braune Schale der Samen: Proanthocyanidine.
- Rinde des Baums: Aesculin, Fraxin.

Anwendungsweise

Alle Präparate nur nach ärztlicher Beratung anwenden. Salben dürfen nur auf intakte Haut aufgetragen werden.

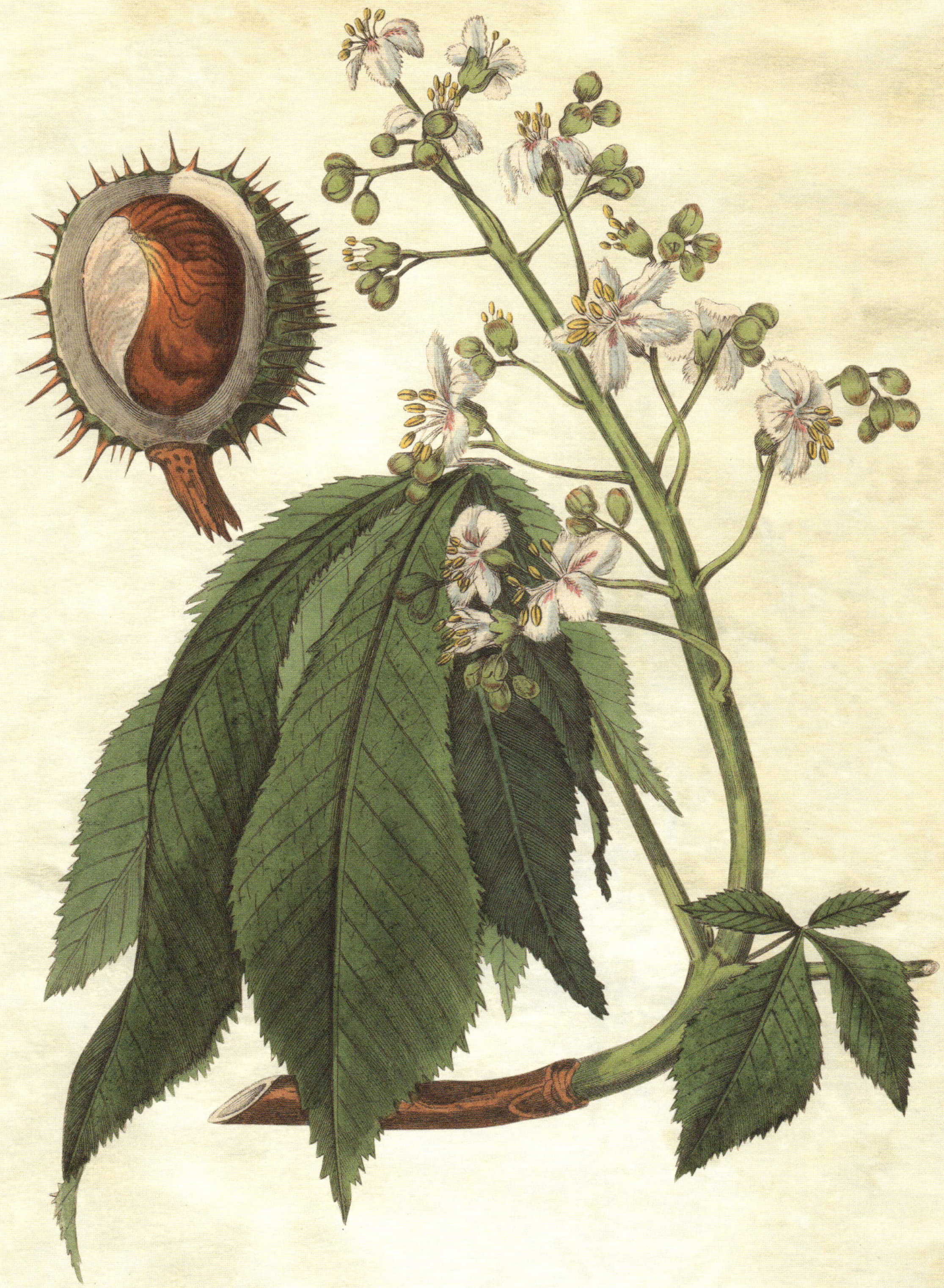

Die Rosskastanie kann 30 Meter hoch werden. Im Frühjahr treiben aus den Knospen die fünf- bis siebenfingrigen Blätter hervor, im Mai schmückt sich der Baum mit weißen oder roten Blütenständen. Im September reifen die grünen, stacheligen Früchte, die zwei bis drei braune Samen, die „Kastanien", bergen.
[HANDKOLORIERTER STAHLSTICH NACH EINER EIGENHÄNDIGEN ZEICHNUNG VON WILLIAM CLARK.
AUS: JOHN STEPHENSON UND JAMES MORSS CHURCHILL, „MEDICAL BOTANY, OR, ILLUSTRATIONS AND DESCRIPTIONS OF THE MEDICINAL PLANTS OF THE LONDON, EDINBURGH, AND DUBLIN PHARMACOPOEIAS", LONDON 1831]

Salbei

Salvia officinalis

Wie sehr dieser Strauch in der Antike geschätzt wurde, zeigt schon sein Name: Lateinisch *salvus* heißt „gesund". Der Römer Plinius empfiehlt ihn im 1. Jahrhundert gegen Müdigkeit, sein Zeitgenosse Dioskurides erwähnt in seiner „Materia medica" die harntreibende und wundheilende Wirkung. Zudem stellt er fest: Ein Salbeiextrakt „beruhigt das Jucken an den Geschlechtsteilen". Im „Herbarius" des Pseudo-Apuleius (4. Jahrhundert) wird der Extrakt gegen Afterjucken empfohlen.

Im Mittelalter fehlte Salbei in kaum einem Kloster- oder Bauerngarten. Hildegard von Bingen zählt in der „Physica" eine Vielfalt von Indikationen auf. Salbei vertreibe „schlechte Säfte" sowie Mundgeruch und helfe bei Gicht, Kopfschmerzen und Appetitlosigkeit. Die harntreibende Wirkung erwähnt – wie bereits Dioskurides – das „Circa instans", das um 1150 an der Medizinschule von Salerno entstand. Überdies wird in Wein gekochter Salbei für Gelähmte und Fallsüchtige empfohlen. Im 16. Jahrhundert lobt der Botaniker Hieronymus Bock Salbei als „die edelst Teutsch wurtz" und führt im „New Kreütter Buch" an, dass er Gift austreibe, Husten, „Seitenstechen" und Frauenleiden lindere und Mundgeruch bekämpfe: „Salbey im Mund gekäut, macht einen guten Atem."

Indikationen
Husten, Entzündungen im Mund- und Rachenraum. Verdauungsstörungen, Harnwegsinfektionen. Menstruationsprobleme, Gicht, Hautausschläge.

Inhaltsstoffe
Ätherisches Öl (u. a. Thujon). Gerbstoffe (Rosmarinsäure), Bitterstoffe, Triterpene, Flavonoide.

Anwendungsweise
Da Thujon in größerer Menge ein Nervengift ist, sollte man Salbeiöl, ein Destillat aus frischem Kraut, streng nach Vorschrift anwenden und Salbeitee (1 TL auf 300 ml Wasser) höchstens 2 Wochen lang trinken. Bei Hautleiden kann man damit Umschläge tränken.

Von Salbeitee bis hin zu Lutschbonbons

Heute sind die Heilwirkungen des Salbeis nicht vergessen. Aus den Blättern der Pflanze bereitet man Tee und verarbeitet sie zu Salbeiöl, Lutschbonbons und anderen Präparaten. Viele der Wirkungen, von denen die Kräuterkundigen der Vergangenheit berichteten, haben sich bestätigt. Salbeizubereitungen wirken krampflösend – etwa bei Menstruationsbeschwerden –, schmerzlindernd und harntreibend, was sie bei Harnwegsinfektionen nützlich macht. Gerbstoffe helfen gegen Sodbrennen und Blähungen, Bitterstoffe gegen Appetitlosigkeit. Inhalieren mit Salbeiöl bewährt sich bei Husten und Bronchialkatarrh, Mundspülungen mit Salbeipräparaten bei Zahnfleischentzündungen und Mundgeruch. Neuere Untersuchungen zeigen sogar, dass die keimtötenden Substanzen im Salbeiöl gegen manche multiresistenten Staphylokokkenstämme eingesetzt werden können. Da Salbeiöl zwar hochwirksam, aber auch sehr aggressiv ist, darf es nur verdünnt angewendet werden.

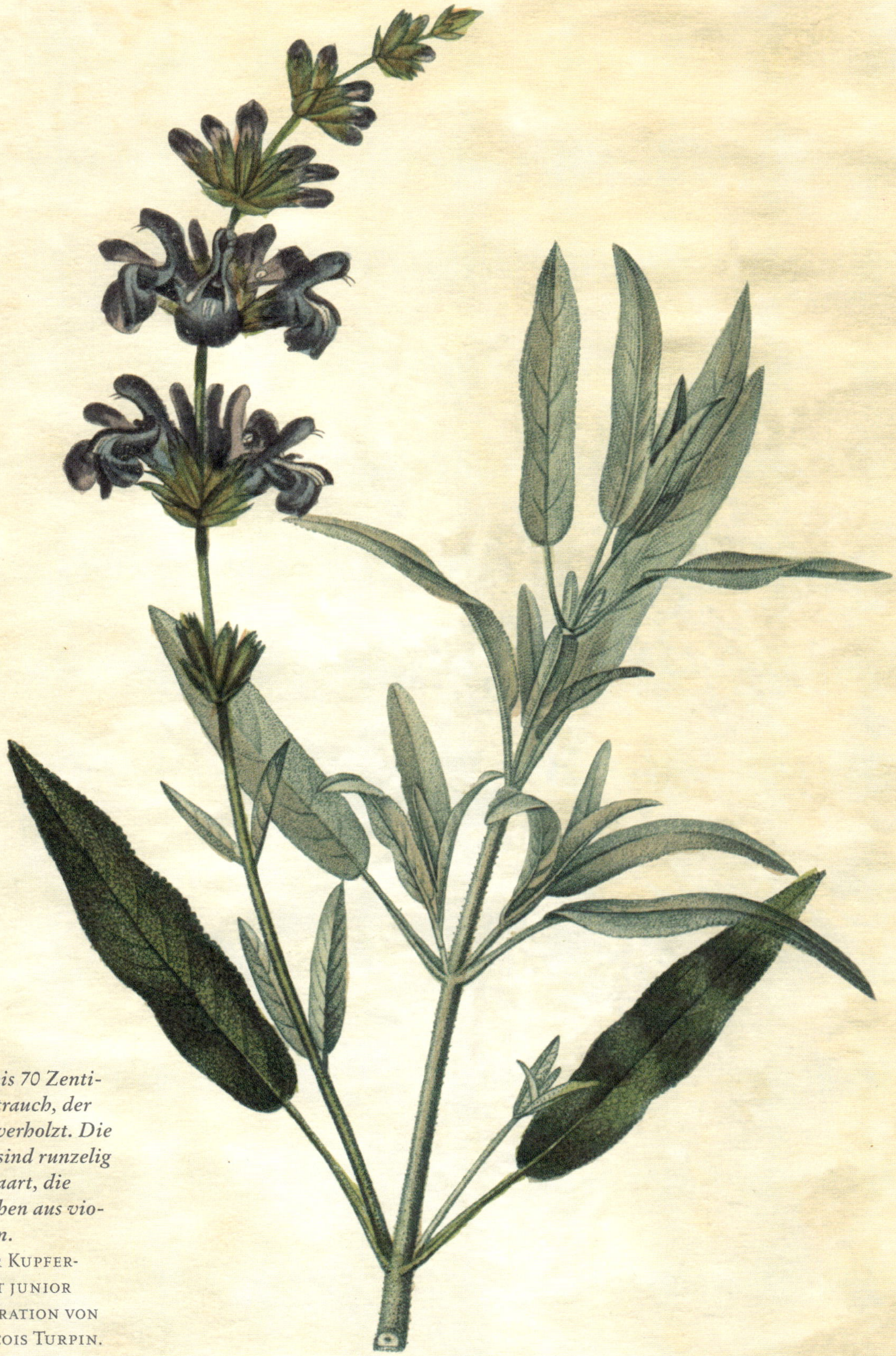

Der Salbei ist ein bis 70 Zentimeter hoher Halbstrauch, der nur in Bodennähe verholzt. Die dicklichen Blätter sind runzelig und weißfilzig behaart, die Blütenstände bestehen aus violetten Lippenblüten.
[Handkolorierter Kupferstich von Lambert junior nach einer Illustration von Pierre Jean-François Turpin. Aus: Chaumeton, Poiret und Chamberet, „Flore médicale", Paris 1830]

Sanikel

Sanicula europaea

Die antiken Autoren, die wir kennen, haben diese Pflanze übersehen. Im Mittelalter jedoch ist sie der Volksmedizin bekannt gewesen, denn sie taucht in den Schriften der Benediktinerin Hildegard von Bingen auf, die viel Erfahrungswissen der Kräuterkundigen sammelte. In ihrer Schrift „Physica" empfiehlt sie den Sanikel vor allem für „schwachen Magen und schwache Eingeweide", und zwar in Form eines mit Honig gesüßten Auszugs aus grünem Kraut und Wurzel; im Winter könne man sich mit getrocknetem Kraut behelfen. Diese Zubereitung solle getrunken werden. Auch gegen Verletzungen durch ein „Eisen" (es ist wohl eine Waffe gemeint) solle solch ein Getränk gut sein: „Es reinigt die Wunden von innen und heilt allmählich und gut."

„… zu heylen allerley wunden"

Spätere Kräuterkundige übernahmen die Wertschätzung dieser auch als Waldsanikel oder Bruchkraut bekannten Pflanze. Wie Hildegard nutzte man sie vor allem zur Wundheilung. Leonhart Fuchs schreibt in seinem 1543 erschienenen Kräuterbuch, es sei „ein berümpts und krefftigs wundtkraut zu heylen allerley wunden". Sein Zeitgenosse Tabernaemontanus geht sogar noch weiter: Es „heylet alles was innerlich im Leib verwundt ist". Aber es helfe auch gegen „versehrte Brust und Lungenrhörlein".

Wunden und Verletzungen blieben lange die wichtigste Indikation für den Einsatz des Sanikels. Erst in jüngerer Zeit nutzt die Naturheilkunde die Pflanze wieder gegen Atemwegsbeschwerden, etwa Katarrhe der oberen Atemwege. Doch die vielfältigen Inhaltsstoffe des Sanikels helfen auch bei Magen-Darm-Problemen, Hautausschlägen, Verbrennungen, Prellungen und Hämorrhoiden. Gurgelwasser mit einem Extrakt aus den Blättern lindert Zahnfleischentzündungen. Zu verdanken sind all diese positiven Wirkungen den antibakteriellen, antimykotischen, entzündungshemmenden und schleimlösenden Saponinen sowie den Gerbstoffen, die verdauungsfördernde und blutstillende Eigenschaften aufweisen.

Pro Tag sollte man insgesamt nicht mehr als fünf Gramm zu sich nehmen. Bei Angina pectoris, Nierenleiden, Thrombose und Sklerose sowie in Schwangerschaft und Stillzeit darf man Sanikel überhaupt nicht verwenden.

Indikationen

Wunden, Prellungen, Hautleiden, Verbrennungen. Verdauungsstörungen, Hämorrhoiden. Atemwegsbeschwerden, Zahnfleischentzündungen.

Inhaltsstoffe

Triterpensaponine (Saniculoside, u. a. Barrigonolen), Gerbstoffe (Rosmarinsäure, Chlorogensäure). Flavonoide, Bitterstoffe.

Anwendungsweise

- Tee zum Trinken oder Gurgeln: 1 TL Kraut mit 150 ml siedendem Wasser übergießen, 10 Minuten ziehen lassen und abseihen. 2 Tassen pro Tag.
- Sud für Umschläge oder als Badezusatz: 2 Handvoll frisches oder getrocknetes Kraut in 1 l Wasser aufkochen, 15 Minuten ziehen lassen und abseihen.

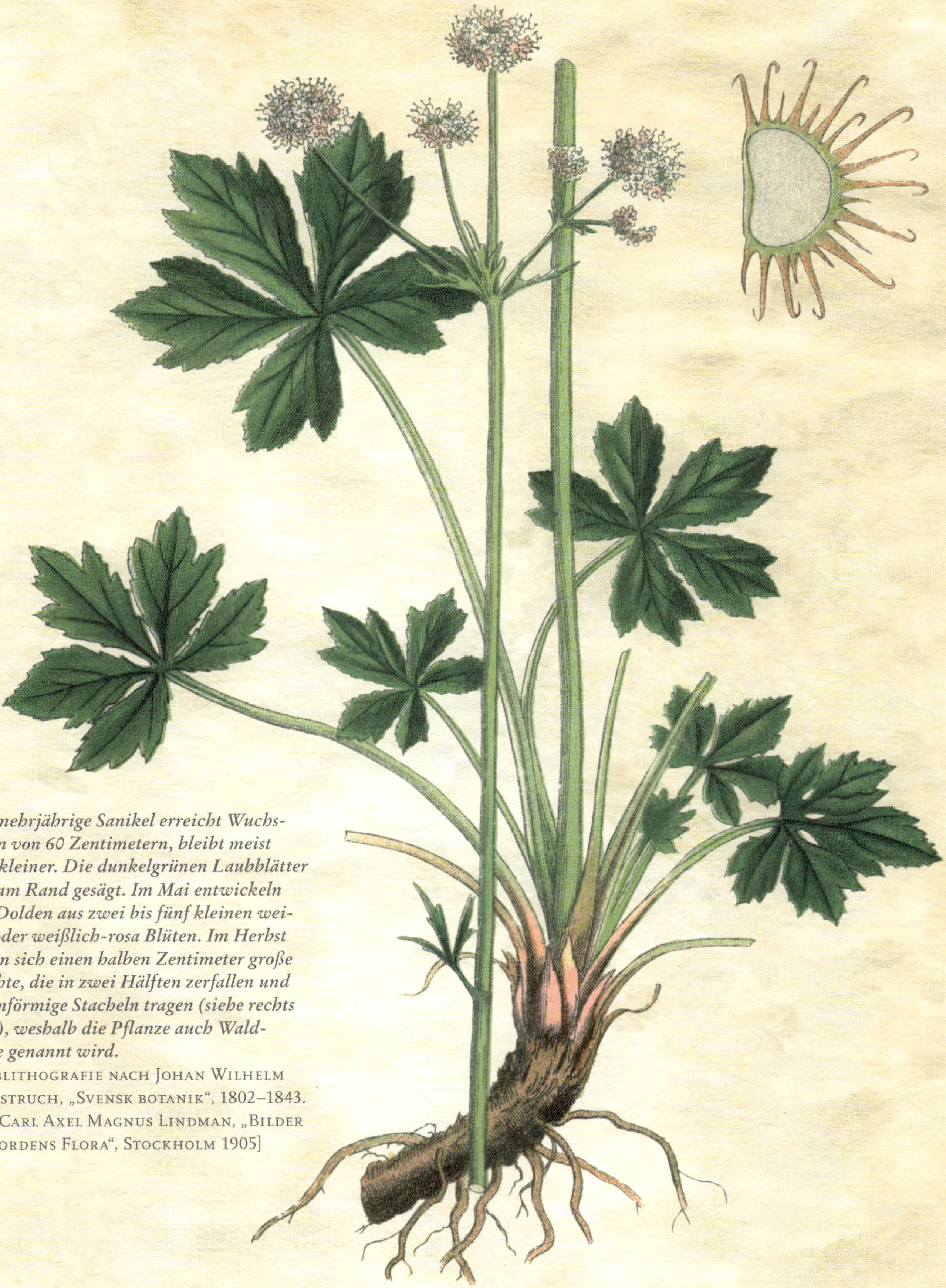

Der mehrjährige Sanikel erreicht Wuchshöhen von 60 Zentimetern, bleibt meist aber kleiner. Die dunkelgrünen Laubblätter sind am Rand gesägt. Im Mai entwickeln sich Dolden aus zwei bis fünf kleinen weißen oder weißlich-rosa Blüten. Im Herbst bilden sich einen halben Zentimeter große Früchte, die in zwei Hälften zerfallen und hakenförmige Stacheln tragen (siehe rechts oben), weshalb die Pflanze auch Waldklette genannt wird.
[Farblithografie nach Johan Wilhelm Palmstruch, „Svensk botanik“, 1802–1843. Aus: Carl Axel Magnus Lindman, „Bilder ur Nordens Flora“, Stockholm 1905]

Schafgarbe, Gemeine

Achillea millefolium

Der im 1. Jahrhundert in römischen Diensten tätige Militärarzt Pedanios Dioskurides, der berühmteste Pharmakologe der Antike, erwähnt in seinem Werk „Materia medica“ eine als *achilleion* bezeichnete Pflanze, die sich zur Wundheilung und Blutstillung eigne, entzündungshemmende Wirkungen habe und – als Abkochung – innere „Blutflüsse“ stillen könne. Auch das in der Spätantike entstandene illustrierte Kräuterbuch „Herbarius“ eines Pseudo-Apuleius genannten Autors, das über Jahrhunderte ebenfalls sehr einflussreich war, verzeichnet für die Schafgarbe mehrere Indikationen. Die Wurzel sei wirksam gegen Zahnschmerzen, während das Kraut, mit Essig getrunken, gegen Schwierigkeiten beim Wasserlassen helfe. Zerriebenes Kraut wiederum könne Wunden und Hautschwellungen heilen.

Hildegard von Bingen, die im 12. Jahrhundert wirkte, nutzte die „Garwa“, wie sie die Schafgarbe nannte, in Wein gekocht, als fiebersenkendes Mittel. Doch auch sie spricht in ihrer „Physica“ von der Wundheilkraft des Krauts: „Wenn ein Mensch durch einen Schlag verletzt wird, wäscht man die Wunde mit Wein. Und es soll in Wasser mäßig gekochte Schafgarbe, nachdem das Wasser mäßig ausgepresst wurde, warm über das Tuch gelegt werden, das über der Wunde liegt. So nimmt sie der Wunde Fäulnis und Schwären, also das Geschwür, und heilt die Wunde.“ Diese Wirkung war in jener Zeit besonders wichtig, denn bei fast jeder Tätigkeit, und vor allem natürlich im Krieg, kam es zu Verletzungen.

Pflanze mit Doppelgesicht

Andererseits wusste man auch damals schon, dass man die Schafgarbe mit einer gewissen Vorsicht einsetzen muss, weil sie, in höherer Dosis angewendet, auch Blutungen auslösen kann, zum Beispiel Nasenbluten. Dieses Doppelgesicht der Heilpflanze beschreibt der Botaniker und Arzt Hieronymus Bock im 16. Jahrhundert mit diesen Worten: „Diß Kraut ist einer widerwertigen natur / also / wo man diß kraut zerknutscht / und das auff die blutigen wunden legt / so gestehet das blut / herwidereumb wann einer ein blättlein inn die nasen thut / uber ein kleine weil folgt das blut hernach.“

Indikationen
Blutstillung, Wundheilung. Schmerzen in den Urogenitalorganen, Menstruationsbeschwerden, Verdauungsstörungen. Hämorrhoiden, Krampfadern. Hautleiden, aufgesprungene Hände.

Inhaltsstoffe
Ätherisches Öl (Pinen, Sabinen, Farnesen, Caryophyllen, Terpineol, Campher, Thujon, Azulenderivate). Gerbstoffe, Bitterstoffe, Flavonoide.

Anwendungsweise
- Tee bei Verdauungsstörungen und Appetitlosigkeit: 1 EL zerkleinerte Blätter in 200 ml siedendes Wasser streuen. 10 Minuten ziehen lassen und abseihen. 3 bis 4 Tassen täglich.
- Tuch mit Tee bei Hautleiden: Ein Tuch mit dem warmen Tee tränken und auf die betroffene Stelle legen.
- Absud bei Unterleibsbeschwerden: 100 g Kraut mit 1 l heißem Wasser übergießen und in ein Sitzbad geben.

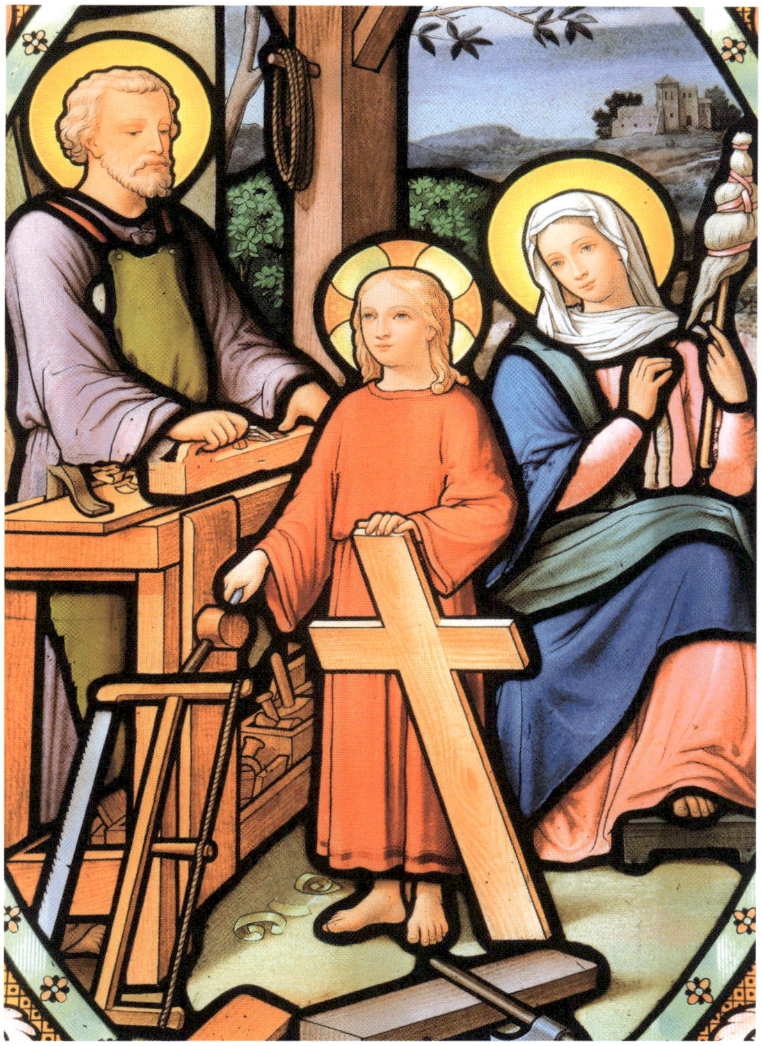

Einer Legende zufolge, die man sich besonders in Frankreich erzählt, soll sich der Zimmermann Josef, der Vater Jesu, bei der Arbeit verletzt haben, woraufhin ihm sein Sohn die blutstillende Schafgarbe gebracht habe. Deshalb heißt die Pflanze in Frankreich auch Josefskraut oder Zimmermannskraut. [Glasfenster in der Wallfahrtskirche „Notre Dame de La Salette“ bei Grenoble, 1897]

Das 1543 erschienene Kräuterbuch des Botanikers Leonhart Fuchs hebt ausschließlich auf die wundheilende Wirkung der Schafgarbe ab: „Die Garbkreüter seind nützlich zu allerley eüsserlichen unn innerlichen wunden und geschwären gebraucht / in wein gesotten und getruncken / oder zu pflastern und salben gebraucht. Sie heylen auch die allten bösen fistel.“

Andererseits führt der Arzt und Botaniker Tabernaemontanus einige Jahrzehnte später in seinem „Neuw vollkommentlich Kreuterbuch“ eine Fülle von Indikationen für die Schafgarbe auf und gibt an, wie die Pflanze jeweils anzuwenden sei. So zum Beispiel gegen Harnverhaltung, wie es ähnlich schon im Kräuterbuch des Pseudo-Apuleius zu lesen war: „Garbenkrautsafft frisch außgepresset / und 4 oder 5 Loht mit so viel Weinessig vermischt getruncken / treibet gewaltig fort den verhaltenen Harn.“ (1 Lot = je nach Region etwa 15 g)

Auch die Anwendung gegen Zahnschmerzen, die sich ebenfalls im Pseudo-Apuleius findet, beschreibt Tabernaemontanus: „Die Wurtzel oder das Garbenkraut nüchtern im Mund gekäuet / vertreibet das Zahnwehe.“ Äußerlich sei es gut gegen Kopfweh: „Garbenkraut frisch gestossen / und den Safft darvon außgepresst / darnach Tücher darinn genetzet / und wieder ein wenig außgetrucket / daß sie nicht trieffen / dann also warmlechtig über die Schläff und Stirn geleget / vertreibet das Haubtwehethum.“ Schließlich empfiehlt er eine Weinzubereitung, morgens auf nüchternen Magen zu trinken: „Wann einer unlustig ist / und nicht essen oder trincken mag / der nehme Garbenkraut und sied es in Wein / seihe es durch / und trinck alle Morgen nüchtern ein gemeines Tischbecherlein voll warm.“

Kein Wunder, dass Ärzte die Schafgarbe als Allheilmittel ansahen, bis weit ins 18. Jahrhundert hinein. Und im 19. Jahrhundert hielt auch Pfarrer Kneipp viel von den heilenden Wirkungen der Schafgarbe, und zwar gegen Frauenleiden: „Viel Unheil bliebe den Frauen erspart, würden sie ab und zu einmal nach Schafgarbe greifen!“

Auch heute noch ist die Schafgarbe als Heilpflanze beliebt. Dank der Bandbreite an Inhaltsstoffen sind die Heilwirkungen vielfältig. Die leicht flüchtigen Bestandteile des ätherischen Öls, etwa Campher, Pinen, Cineol und Caryophyllen, wirken bakterizid, entzündungshemmend und krampflösend. Zudem enthält die Pflanze Vorstufen der bakteriziden, entzündungshemmenden und durchblutungsfördernden Azulene. Die Flavonoide wiederum wirken ebenfalls krampflösend. Die bitteren Sesquiterpenlactone, die Fraßfeinden der Schafgarbe den Appetit verderben, wirken bei uns regelrecht anregend auf Galle, Leber, Magen und Bauchspeicheldrüse.

Die Pflanzenheilkunde setzt das Kraut heute mit Stängel und Blüten in unterschiedlicher Weise bei einer Vielzahl von inneren und äußeren Leiden ein. Dazu zählen Verletzungen mit Blutaustritt sowie Verdauungsstörungen, von Gastritis bis Verstopfung. Auch Frauenleiden, beispielsweise Menstruationsbeschwerden, sowie brennende Schmerzen beim Wasserlassen gehören zu den Indikationen. Ebenso werden Gefäßleiden wie Krampfadern oder Hämorrhoiden mit Schafgarbenpräparaten behandelt, zudem Hautbeschwerden wie Akne oder Ekzeme.

Die Namen der Schafgarbe

Kein Geringerer als der aus Homers „Ilias" bekannte Achilles stand Pate bei dem Gattungsnamen Achillea: Mit Schafgarbe soll Achilles den verwundeten Telephos geheilt haben, den König der Myser. Die Artbezeichnung „millefolium" (tausendblättrig) spielt auf die fein gefiederten Blätter an.

Der Namensbestandteil Garbe (früher auch Garwa oder Garwe) bedeutet Strauß, heilende Zubereitung. Vermutlich haben die Menschen schon früh beobachtet, dass kranke Schafe diese Pflanze bevorzugt fressen. Mehrere Dutzend volkstümlicher und regionaler Bezeichnungen spielen auf die medizinische Verwendung an, etwa Bauchwehkraut, Gotteshand, Heil allen Schaden, Blutstellkraut, Jungfraukraut, Wuntkrut, Beilhiebkraut oder Soldatenkraut.

Unterschiedliche Darreichungsformen

Je nach Anwendung wählt man unterschiedliche Darreichungsformen, etwa Tee, Aufguss, Bad, Kompresse oder Salbe. Die Wirkungen für die Haut können auch kosmetisch genutzt werden, beispielsweise in Form von Kompressen oder einem auf die Haut gelegten Brei aus Schafgarbenblättern. Gegen trockene Haut lässt sich eine kosmetische Schafgarbencreme selbst herstellen, und zwar nach dieser Rezeptur: Man mischt 150 ml Schafgarbenöl, 15 g Lanolin (beides aus der Apotheke) und 8 g erwärmtes Bienenwachs, verrührt alles gründlich und bewahrt die Creme in einem dunklen Schraubglas auf.

Wie bei allen hochwirksamen Arzneimitteln muss man auch bei der Schafgarbe eine gewisse Vorsicht walten lassen. Wer empfindliche oder vorgeschädigte Haut hat, sollte den Presssaft auf keinen Fall direkt auf die Haut bringen: Er kann Entzündungen hervorrufen. Ebenso sollten Menschen mit schweren Krankheiten, wie etwa Angina pectoris, sowie Schwangere und Stillende die Schafgarbe nur nach Rücksprache mit dem Arzt einsetzen.

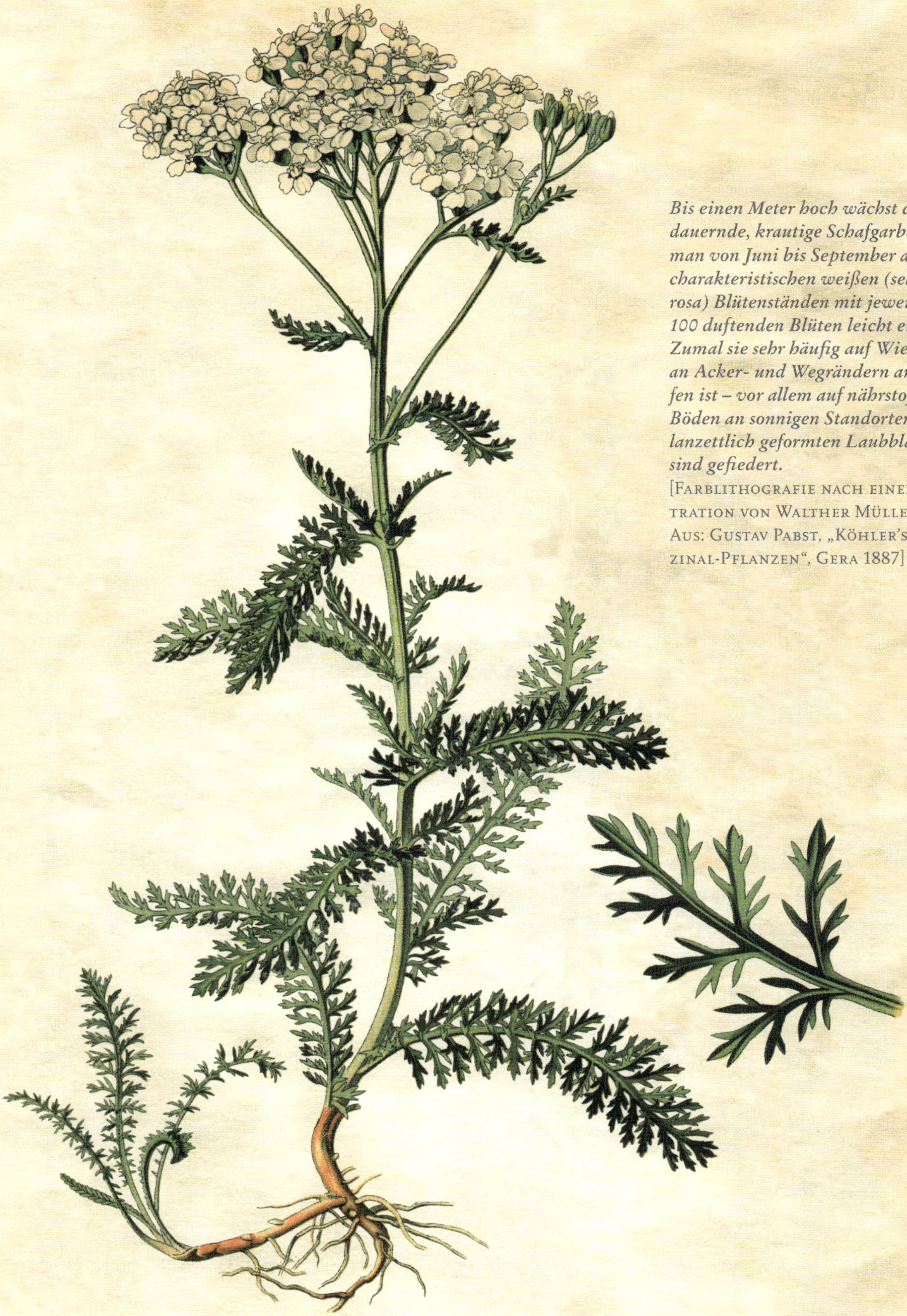

Bis einen Meter hoch wächst die ausdauernde, krautige Schafgarbe, die man von Juni bis September an ihren charakteristischen weißen (selten rosa) Blütenständen mit jeweils 20 bis 100 duftenden Blüten leicht erkennt. Zumal sie sehr häufig auf Wiesen und an Acker- und Wegrändern anzutreffen ist – vor allem auf nährstoffreichen Böden an sonnigen Standorten. Die lanzettlich geformten Laubblätter sind gefiedert.

[Farblithografie nach einer Illustration von Walther Müller. Aus: Gustav Pabst, „Köhler's Medizinal-Pflanzen", Gera 1887]

Schlehdorn

Prunus spinosa

Wer jemals im Herbst von den blauschwarzen Schlehenfrüchten gekostet hat, weiß, dass sie zu diesem Zeitpunkt ungenießbar sind. Ursache sind die Pflanzensäuren und der hohe Gehalt an Gerbstoffen. Erst durch die Einwirkung von Frost werden diese Substanzen teilweise abgebaut, sodass man die Früchte zu Marmelade, Saft und Wein verarbeiten kann. Doch gerade die Gerbstoffe machen die Schlehen in der Naturheilkunde zu einem gefragten Medikament. Um ihre Kräfte wussten wohl schon unsere jungsteinzeitlichen Vorfahren, denn sie sammelten diese Früchte, wie archäologische Funde belegen. In der Antike war ihre Heilwirkung ebenfalls bekannt, auch wenn Schlehdorn bei den Kräuterkundigen keinen hohen Stellenwert einnahm.

Anders sah es Hildegard von Bingen. In ihrem Werk „Physica" erwähnt sie vor allem die verdauungsfördernde Wirkung der Früchte: „Aber wer im Magen schwach ist, der brate Schlehen in der Feuerflamme, das heißt, er brutzle sie, oder er koche sie in Wasser und esse sie oft. Das entfernt Unrat und Schleim aus seinem Magen."

Indikationen

Verstopfung, Appetitlosigkeit, Magenkrämpfe, Durchfall. Blasen- und Nierenleiden. Erkältung, Entzündungen im Mund.

Inhaltsstoffe

- Früchte: Gerbstoffe, Sitosterol, Proanthocyanidine, Fruchtsäuren, Zucker, Vitamin C.
- Samen: Spuren von Amygdalin (Blausäureglykosid).
- Blüten: Flavonoide, Triterpene, Sterole.
- Rinde: Gerbstoffe, Bitterstoffe.

Anwendungsweise

- Tee aus den Früchten: 1 TL zerdrückte Früchte (Kerne wegen des Blausäureglykosids unversehrt lassen) mit 150 ml siedendem Wasser übergießen und nach 5 bis 10 Minuten abseihen. 1 bis 2 Tassen täglich. Auch zum Gurgeln geeignet.
- Abkochung aus den Blüten: 2 g Blütenblätter mit 150 ml kochendem Wasser übergießen und nach 10 Minuten abseihen. 2 Tassen täglich trinken.

Eine Säule der Naturheilkunde

Auch neuzeitliche Kräuterbücher führen die Schlehe als Mittel gegen Verdauungsstörungen auf. Im 19. Jahrhundert lobte Kräuterpfarrer Kneipp die Schlehe sogar als Abführmittel, das in keiner Hausapotheke fehlen dürfe, und bis heute empfehlen Naturheilkundige Tee aus Schlehenfrüchten gegen Verstopfung. Auch Appetitlosigkeit und Magenkrämpfe werden mit Schlehenzubereitungen behandelt, ebenso wie Blasen- und Nierenleiden sowie Erkältungskrankheiten, Entzündungen im Mundbereich und Atemwegsprobleme. Dabei kommt vor allem die bakterizide, zusammenziehende und entzündungshemmende Wirkung der Gerbstoffe zum Tragen, die von den antimikrobiellen Flavonoiden unterstützt wird, während die Fruchtsäuren den Körper allgemein stärken.

Bei Kindern wird in der Naturheilkunde empfohlen, die Blüten in Form einer Abkochung gegen Durchfall und bei Magenproblemen einzusetzen. Vor der Anwendung sollte man sich jedoch vom Kinderarzt oder Apotheker beraten lassen.

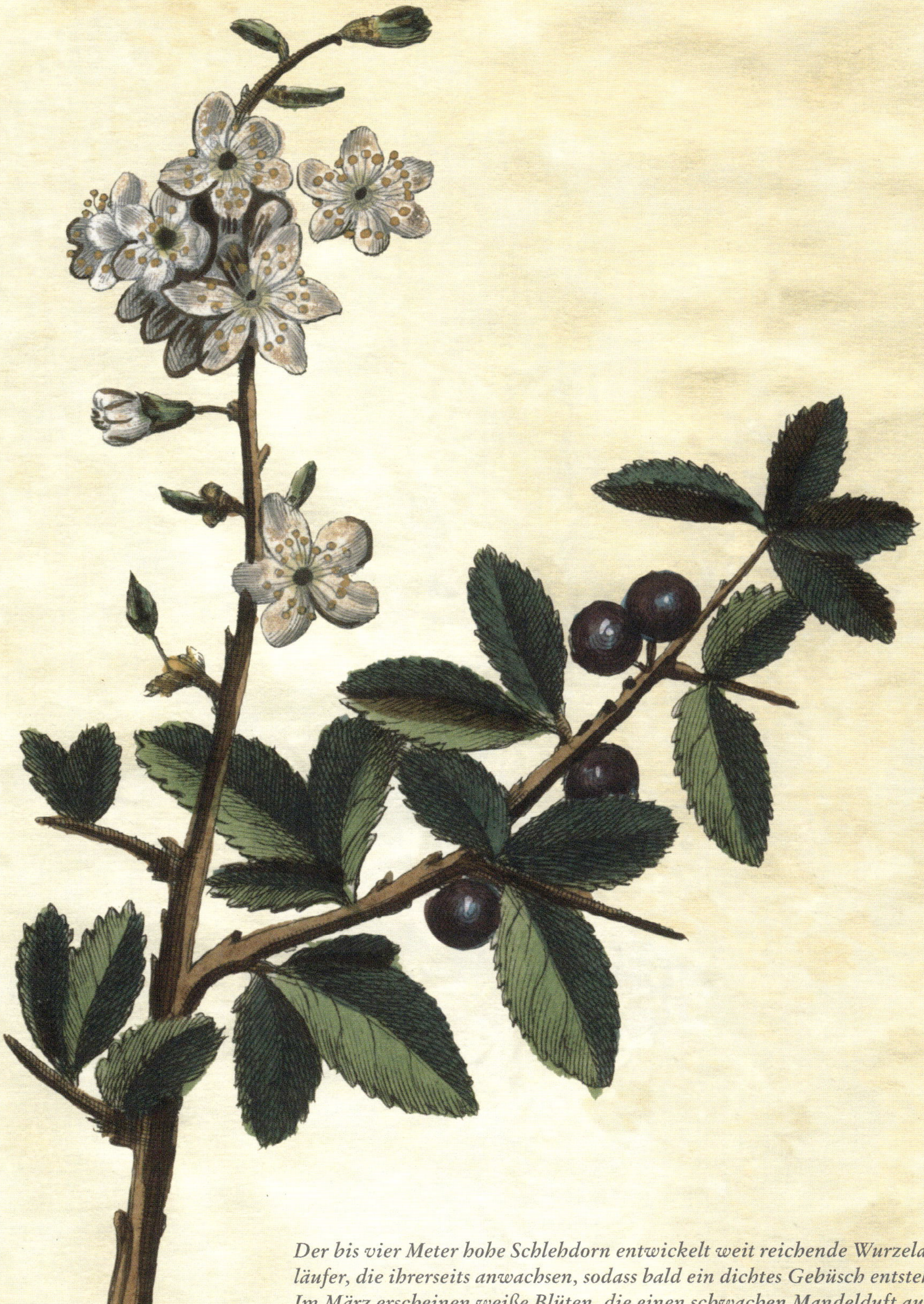

Der bis vier Meter hohe Schlehdorn entwickelt weit reichende Wurzelausläufer, die ihrerseits anwachsen, sodass bald ein dichtes Gebüsch entsteht. Im März erscheinen weiße Blüten, die einen schwachen Mandelduft ausströmen, anschließend treibt der Strauch weiche Laubblätter aus. Im Oktober reifen blauschwarze Früchte, die Schlehen, deren Fruchtfleisch grün ist.

[Handkolorierter Kupferstich von J. S. Leitner nach einer Illustration von B. Thanner.
Aus: Johannes Zorn, „Icones plantarum medicinalium", Nürnberg 1796]

Schlüsselblume, Echte

Primula veris

Der Artname *Primula veris* deutet darauf hin, dass diese Pflanze besonders früh im Jahr blüht, denn er bedeutet „kleine Erste im Frühling". Die Schlüsselblume gehört zur Gattung der Primeln, weshalb sie oft auch einfach Primel genannt wird. Die Bezeichnung Schlüsselblume oder Himmelsschlüssel geht auf die Legende zurück, dass Petrus einst seinen Himmelsschlüssel verloren habe, und dort, wo er auf die Erde fiel, die ersten Schlüsselblumen gewachsen seien. In den antiken und frühmittelalterlichen Kräuterbüchern taucht die Pflanze nicht auf. Im 12. Jahrhundert wusste Hildegard von Bingen jedoch um die Heilkraft des „Hymelsloszel", der seine „Kraft vorwiegend von der Sonne" bekommen habe. Die Pflanze sei daher gegen die Melancholie wirksam. Der davon Befallene solle „das Kraut über der Haut auf Brust und Herz legen, bis es davon erwärmt wird". Wenn man am Scheitel die Haare abrasiere und das Kraut auf der Kopfhaut festbinde, helfe es gegen „Gicht". Ob Hildegard damit die Krankheit meinte, die man heute als Gicht bezeichnet, ist unklar.

Die Indikation „Gicht" wird auch später erwähnt, etwa im Kräuterbuch „Gart der Gesundheit" von 1485, das die Schlüsselblume gegen dieses Leiden empfiehlt. Der Arzt und Kräuterkundige Tabernaemontanus setzt im folgenden Jahrhundert das Kraut überdies gegen Hautprobleme ein: „Mit dem Safft so auss den Blümlein getruckt worden / das Angesicht uberstriechen / vertreibt die Flecken /... / und Runtzel derselbigen wunderbarlich."

Indikationen

Bronchitis, Nasen-Rachen-Katarrh, festsitzender Husten. Kopfschmerzen.

Inhaltsstoffe

- Blüten: Flavonoide, Carotinoide, Saponine.
- Wurzel: Triterpensaponine, Phenylglykoside. Beim Trocknen entstehen bakterizide Salicylate.

Anwendungsweise

Tee gegen Husten: 1/2 TL Wurzel mit 200 ml Wasser zum Kochen bringen. Nach 5 Minuten abseihen. Täglich 2 Tassen. Da die Pflanze unter Naturschutz steht, ist Sammeln verboten. Man kann aber Gartenpflanzen oder Fertigpräparate (Apotheke) verwenden.

Gut gegen Husten

In der Volksheilkunde der vergangenen Jahrhunderte galt ein Tee aus Schlüsselblumenblüten als Mittel gegen Kopfschmerzen und Migräne. Man nahm ihn überdies zur Stärkung von Nerven und Herz. In der heutigen Naturheilkunde steht ebenfalls die innerliche Anwendung im Vordergrund; allerdings nutzt man neben dem Kraut vor allem die Wurzel, denn dort sammeln sich – wie man heute weiß – besonders wirksame Inhaltsstoffe, etwa Saponine, die das Bronchialsekret verflüssigen. Deshalb hilft ein Tee aus Schlüsselblumenwurzel bei Husten und Bronchitis. Die Wirkstoffe der Wurzel wirken auch harntreibend, weshalb sie gegen Rheuma helfen könnten und vielleicht sogar tatsächlich gegen Gicht, die durch eine zu hohe Harnsäurekonzentration im Blut ausgelöst wird.

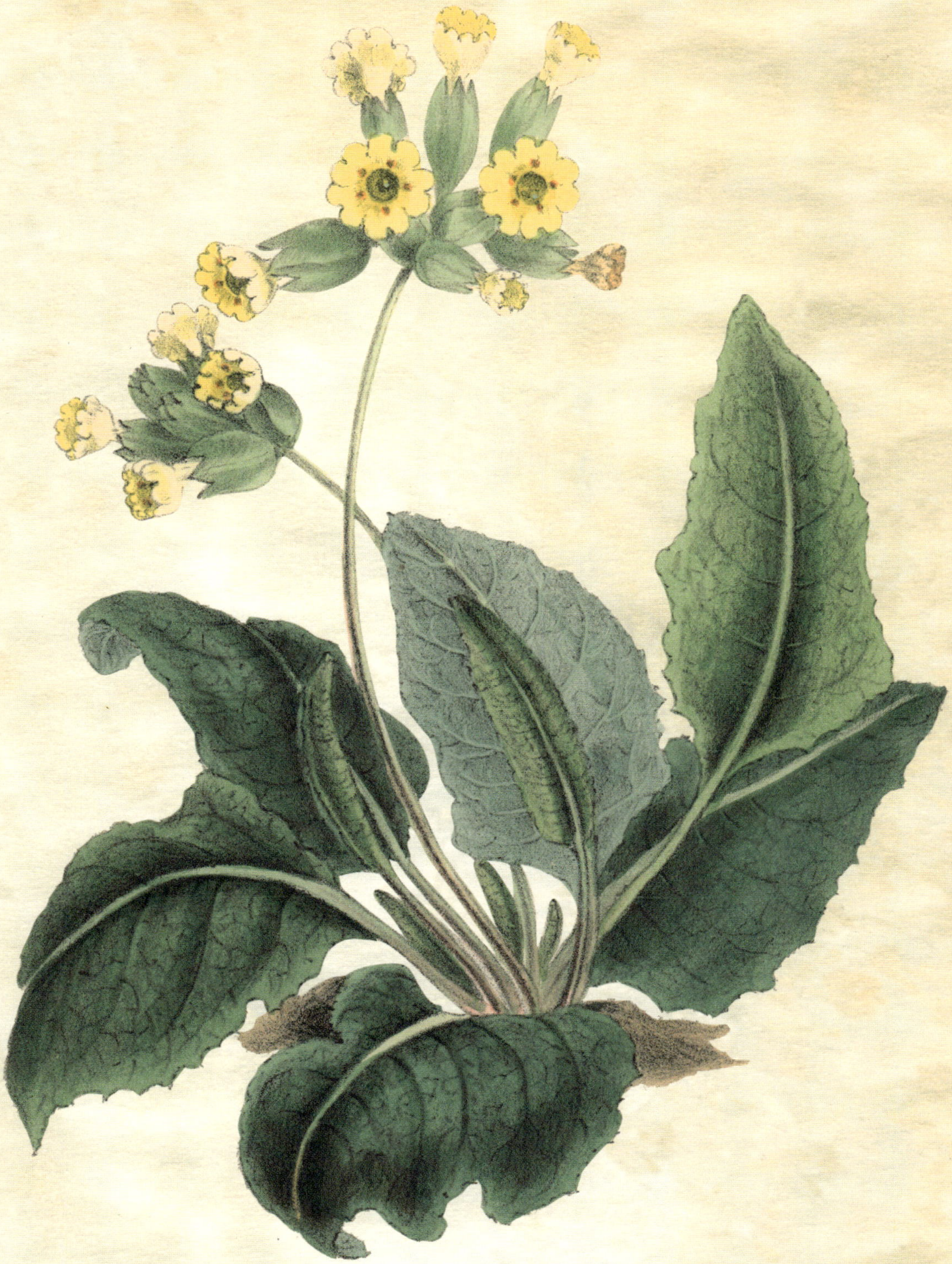

Die Schlüsselblume kann 30 Zentimeter hoch werden. Ihr kurzer, dicker, mit feinen Wurzeln besetzter Wurzelstock speichert Nährstoffe und ermöglicht ihr so das Überwintern. Beflaumte Laubblätter bilden eine bodennahe Rosette. Im Frühling schiebt die Pflanze lange Stängel mit je einer Dolde aus gelben Blüten hervor. Alle fünf Blütenblätter tragen an der Basis einen orangeroten Fleck.
[Handkolorierte Zinkografie von Charles Chabot nach einer Illustration der Autorin. Aus: Mary Ann Burnett, „Plantae Utiliores: or Illustrations of Useful Plants“, London 1842]

Schöllkraut

Chelidonium majus

Vielleicht war es die Schwalbe, die beim Namen dieser Pflanze Pate stand. Denn das griechische Wort für Schwalbe war *chelidon* – im Deutschen zu Schöllkraut abgeschliffen. Der römische Naturforscher Plinius berichtet im 1. Jahrhundert von der Legende, Schwalben würden mit Schöllkrautsaft ihre erblindeten Jungen heilen. Entsprechend empfiehlt sein Zeitgenosse Dioskurides Schöllkraut gegen „Verdunkelung der Augen". Darüber hinaus nennt der Heilkundige die Indikation Gelbsucht. Dagegen solle der gelbe Milchsaft der Pflanze helfen, und zwar gemäß der Signaturenlehre, die behauptete, dass die Übereinstimmung der Farben darauf hinweise, dass die Pflanze gegen diese Krankheit helfen könne.

Umsicht ist geboten

Schöllkraut zählt nicht nur zu den Heilkräutern, sondern auch zu den Giftpflanzen, denn in ihr stecken schädliche Alkaloide. Schon Hildegard von Bingen betonte, dass sie nur äußerlich einzusetzen sei, etwa gegen Grind, weshalb das Gewächs bei ihr als „Grintzwurtz" verzeichnet ist.

Die mittelalterliche Volksheilkunde setzte den Saft erfolgreich gegen Warzen ein. Man führt dies heute auf einige der Alkaloide im Saft zurück, die Bakterien, Pilze und Viren hemmen – und Warzen werden durch Papillomaviren verursacht. Andere Alkaloide wirken krampflösend und beruhigend. Deshalb verordneten frühneuzeitliche Heilkundige das Kraut auch innerlich gegen Magen-Darm-Beschwerden und Menstruationsprobleme.

Heute nutzt man Schöllkrautpräparate wie dereinst zur Entfernung von Warzen, Hühneraugen und Schwielen sowie – stark verdünnt – gegen Ekzeme, Akne und Hautgeschwüre. Die Naturheilkunde empfiehlt Schöllkraut zudem gegen Leber- und Gallenleiden sowie Rheuma und Gicht, und die entkrampfende Wirkung helfe bei Magenschmerzen, Asthma, Menstruationskrämpfen und Reizhusten.

Allerdings muss vor einer inneren Anwendung der Arzt befragt werden, denn seit einiger Zeit ist bekannt, dass in hoher Dosierung eingenommene Schöllkrautpräparate schwere Leberschäden verursachen können, etwa Hepatitis bis hin zu Leberversagen. Schwangere dürfen keine Schöllkrautpräparate einnehmen, auch nicht niedrig dosierte.

Indikationen

Warzen, Hühneraugen, Ekzeme, Akne. Menstruations- und Magenkrämpfe. Unter Vorbehalt: Leber- und Gallenleiden.

Inhaltsstoffe

- Kraut: Mehr als 20 Alkaloide (u. a. Coptisin, Chelerythrin, Chelidonin). Bitterstoffe, Flavonoide. Äpfelsäure, Citronensäure, Chelidonsäure, Kaffeesäureester.
- Milchsaft: Eiweißspaltende Enzyme.

Anwendungsweise

- Saft: Bei Warzen oder Hühneraugen trägt man Saft aus einem Stängel präzise auf die entsprechende Hautpartie auf. 1 bis 3 Anwendungen pro Tag.
- Tee: Schöllkraut darf man nicht selbst zu Tee verarbeiten, weil der Wirkstoffgehalt stark variieren kann. Dagegen gelten Teemischungen mit Schöllkraut (Apotheke) als sicher, sofern die Zubereitungshinweise eingehalten werden.

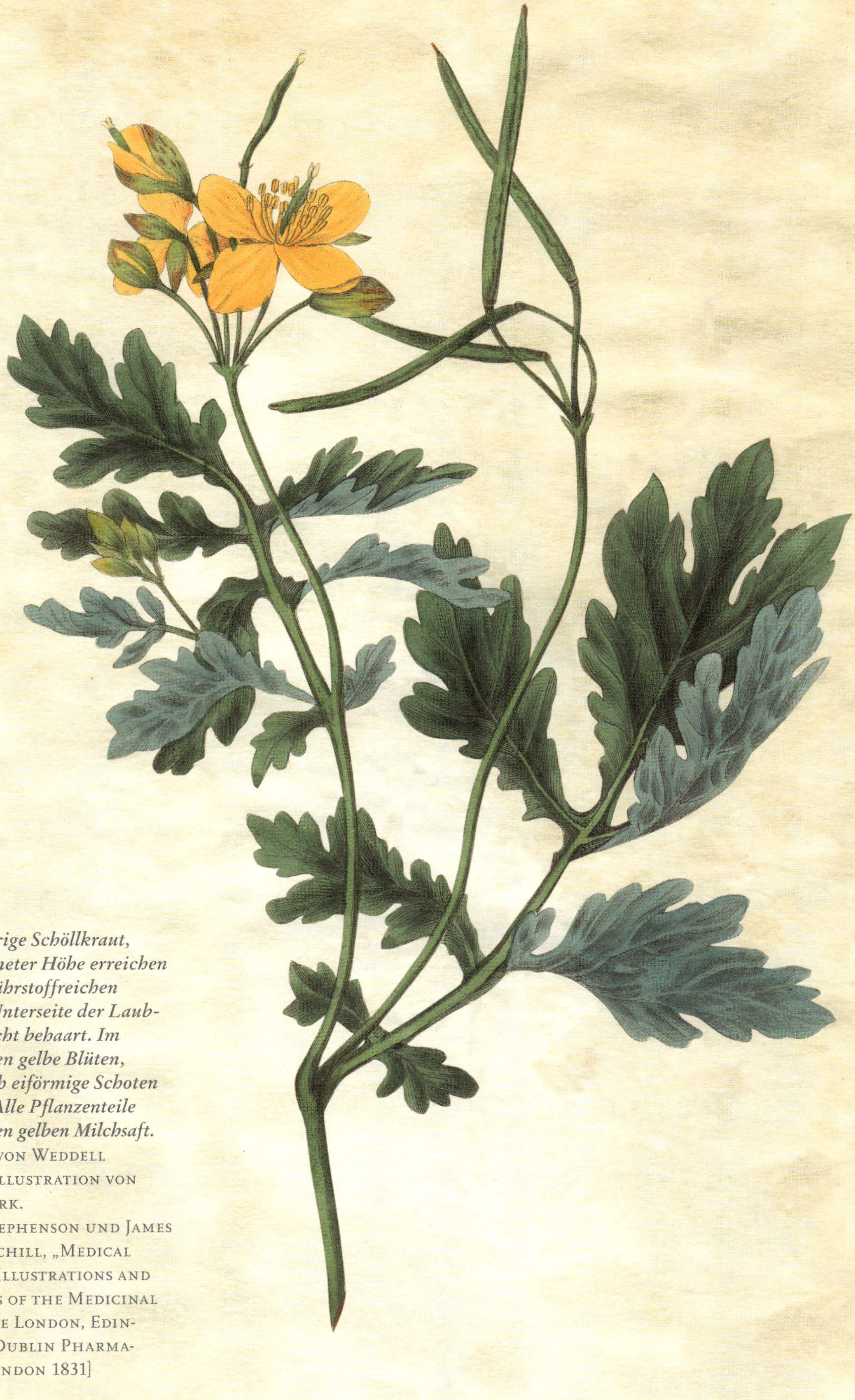

Das mehrjährige Schöllkraut, das 70 Zentimeter Höhe erreichen kann, liebt nährstoffreichen Boden. Die Unterseite der Laubblätter ist leicht behaart. Im Mai erscheinen gelbe Blüten, aus denen sich eiförmige Schoten entwickeln. Alle Pflanzenteile enthalten einen gelben Milchsaft.
[Stahlstich von Weddell nach einer Illustration von William Clark.
Aus: John Stephenson und James Morss Churchill, „Medical Botany, Or, Illustrations and Descriptions of the Medicinal Plants of the London, Edinburgh, and Dublin Pharmacopoeias“, London 1831]

Schwarzkümmel, Echter

Nigella sativa

Mehrere Heilpflanzen werden als Allheilmittel gepriesen, und das gilt auch für die Samen dieser uralten Kulturpflanze, die weder mit dem Echten Kümmel noch dem Kreuzkümmel verwandt ist. Schwarzkümmelsamen werden seit mehr als 2000 Jahren im Orient als Gewürz und Medikament verwendet. Hippokrates (um 400 v. Chr.) und Dioskurides (1. Jh. n. Chr.) kannten den Schwarzkümmel als *melanthion* (Schwarze Blume) und empfahlen die Samen als Stirnumschlag gegen Kopfschmerzen, in Essig eingerührt als Mundwasser und gegen Leberflecken, ja sogar gegen Aussatz. Dioskurides warnt aber, dass diese Samen, im Übermaß genossen, töten können. Diese Warnung findet sich auch in der Arzneimittellehre „Liber graduum" des im 11. Jahrhundert an der Medizinschule von Salerno wirkenden Constantinus Africanus.

Möglicherweise verwechselten die Kräuterkundigen damals den Schwarzkümmel mit der giftigen Kornrade – ein Irrtum, dem vermutlich auch Hildegard von Bingen (1098–1179) erlag. Sie nannte die Pflanze, die sie für Schwarzkümmel hielt, „Ratde" und sah sie kritisch. Die Verwechslung mit der Kornrade kam noch im 16. Jahrhundert vor. So schreibt der Arzt und Botaniker Tabernaemontanus über den bei ihm „Narde" genannten Schwarzkümmel, es seien „von vielen Medicis und Apoteckern der Samen dess Nardenkrauts oder Kornägleinsamen / fälschlich gebraucht worden".

„Bringt den frawen jre zeit"

Das tat dem guten Ruf des Schwarzkümmels aber keinen Abbruch. Der Botaniker Leonhart Fuchs empfiehlt ihn gegen Kopfschmerzen, Geschwülste, Würmer im Darm, Hühneraugen und Hautleiden. Er „treibt den Harn / und mehret die Milch", zudem „bringt er den frawen jre zeit".

Bis heute spielen Schwarzkümmelsamen ebenso wie das aus ihnen gewonnene Öl in der Naturheilkunde eine bedeutende Rolle. Das Öl enthält große Mengen an Omega-Fettsäuren, kleine Mengen ätherischen Öls mit bakteriziden und schleimlösenden Wirkungen sowie einige Alkaloide und Saponine. Es wird gegen Asthma, Hautleiden, Allergien, Psoriasis, Infektionen durch Bakterien und Pilze empfohlen, aber auch gegen Schlafstörungen. Es ist gut möglich, dass das Öl gegen diese Leiden hilft; wissenschaftlich tragfähige Beweise liegen allerdings kaum vor.

Indikationen
Asthma, Schlafstörungen. Ekzeme, Psoriasis, trockene Haut. Verdauungsstörungen, Allergien, Infektionen.

Inhaltsstoffe
Samen: Fettes Öl (Triacylglycerole von Linolsäure, Ölsäure, Palmitinsäure), Vitamin E, Alkaloide (Nigellicin, Nigellidin). Ätherisches Öl (Cymen, Thujen, Limonen, Pinen, Terpinen, Thymochinon, nach Oxidation Nigellon).

Anwendungsweise
- Tee: 1 EL Samen zerstoßen und mit 250 ml heißem Wasser übergießen. Nach 15 Minuten abseihen. Zweimal täglich.
- Schwarzkümmelöl aus der Apotheke: Bei Allergien oder Verdauungsstörungen 20 Tropfen auf die Mahlzeit träufeln. Bei Hautleiden auf die befallenen Stellen geben und behutsam einreiben.

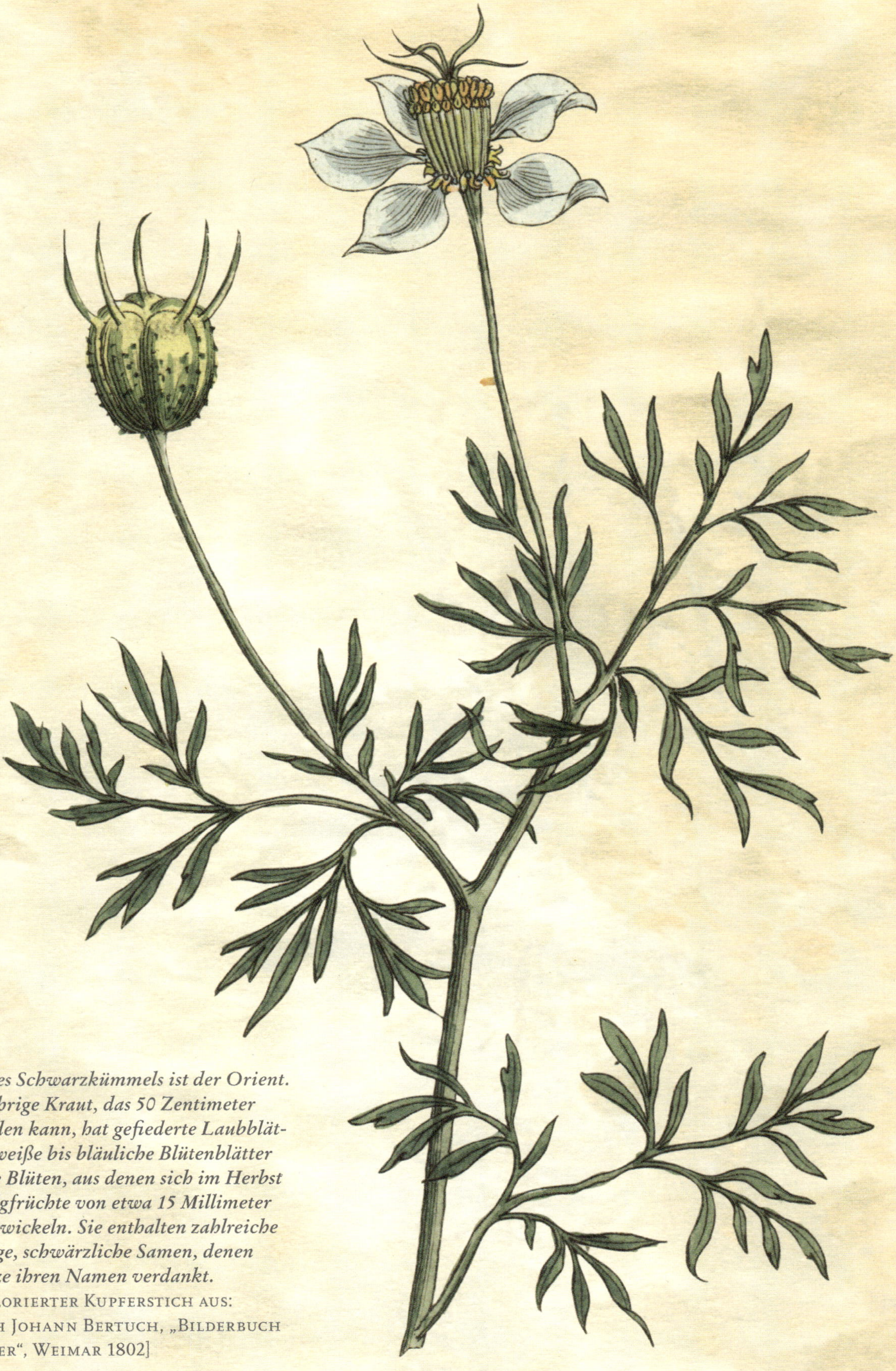

Heimat des Schwarzkümmels ist der Orient. Das einjährige Kraut, das 50 Zentimeter hoch werden kann, hat gefiederte Laubblätter. Fünf weiße bis bläuliche Blütenblätter bilden die Blüten, aus denen sich im Herbst runde Balgfrüchte von etwa 15 Millimeter Länge entwickeln. Sie enthalten zahlreiche dreikantige, schwärzliche Samen, denen die Pflanze ihren Namen verdankt.
[Handkolorierter Kupferstich aus: Friedrich Johann Bertuch, „Bilderbuch für Kinder“, Weimar 1802]

Seifenkraut, Gewöhnliches

Saponaria officinalis

Lange bevor der Mensch Seife herstellen konnte, nutzte er seifenähnliche Stoffe aus dem Pflanzenreich. Und weil Seife lateinisch *sapo* heißt, nennt man manche dieser Stoffe Saponine. Solche Saponine stecken hochkonzentriert in der Wurzel des Seifenkrauts. Legt man die Wurzeln in Wasser, bildet sich ein Schaum, mit dem man sogar Fette entfernen kann. Seifenkraut, das im Volksmund auch als Waschkraut, Waschwurz oder Waschlaugenkraut bekannt ist, wurde vermutlich schon in der Jungsteinzeit verwendet, vielleicht sogar gezielt angepflanzt. Bis heute ist seine Waschkraft nicht ganz in Vergessenheit geraten. So reinigt man beispielsweise historische Möbelstücke und empfindliche Textilien mit Seifenkrautlösung.

Aber auch in der Heilkunde wird die Pflanze seit alters her genutzt. Bei dem in römischen Diensten tätigen Arzt Dioskurides liest man: „Die Wurzel ist scharf und harntreibend. Wenn ein Löffel voll davon mit Honig genommen wird, hilft dies bei Leberleiden, Husten, Atemnot, Gelbsucht. Den Bauch regt es an."

Indikationen
Atemwegsleiden wie Husten, Halsschmerzen, Schnupfen, Bronchitis. Akne, Ekzeme, Furunkel, Psoriasis.

Inhaltsstoffe
Triterpensaponine (Quillajasäure, Gypsogenin)

Anwendungsweise
- Tee, innerlich: 1 TL geschnittene Seifenkrautwurzel in 250 ml kaltes Wasser geben. Nach einigen Stunden kurz aufkochen und abseihen. 2 Tassen pro Tag.
- Tee, mit Kamillentee gemischt, äußerlich: Ein Tuch mit der Teemischung tränken und auf die Hautschäden legen.

Wirksam bei Atemwegsleiden

Aus unbekannten Gründen fehlt das Seifenkraut in vielen mittelalterlichen Kräuterbüchern. Erst ab dem 16. Jahrhundert findet es sich wieder. Der Arzt und Botaniker Leonhart Fuchs etwa, der die Pflanze unter dem Namen „Stichaskraut" kannte, schreibt in seinem 1543 erschienenen Kräuterbuch: „Das Stichaskraut mit seinen blumen gesotten und getruncken / nimpt hinweg allerley verstopffung / zerteylt / reyniget und sterckt die inwendige glider / und den gantzen leib. Es ist auch treffenlich gut zu den gebresten der brust und der lungen."

Wie Leonhart Fuchs verwendet die Naturheilkunde heute Seifenkrautwurzeltee oder -extrakte in erster Linie gegen Atemwegsleiden wie Husten, Schnupfen, Halsschmerzen und Bronchitis, denn die Saponine sind auswurffördernd. Sie wirken auf den Vagusnerv ein, der an der motorischen Steuerung der oberen Atemwege beteiligt ist. Vermutlich steigern sie auf diesem Weg die Aktivität der feinen Härchen in der Luftröhre, die durch rhythmische Bewegungen Fremdkörper und Schleim in den Rachen transportieren, wo sie dann abgehustet werden können. Denkbar ist auch, dass Saponine gegen manche Arten von Viren schützen, weil sie Virushüllen zerstören können.

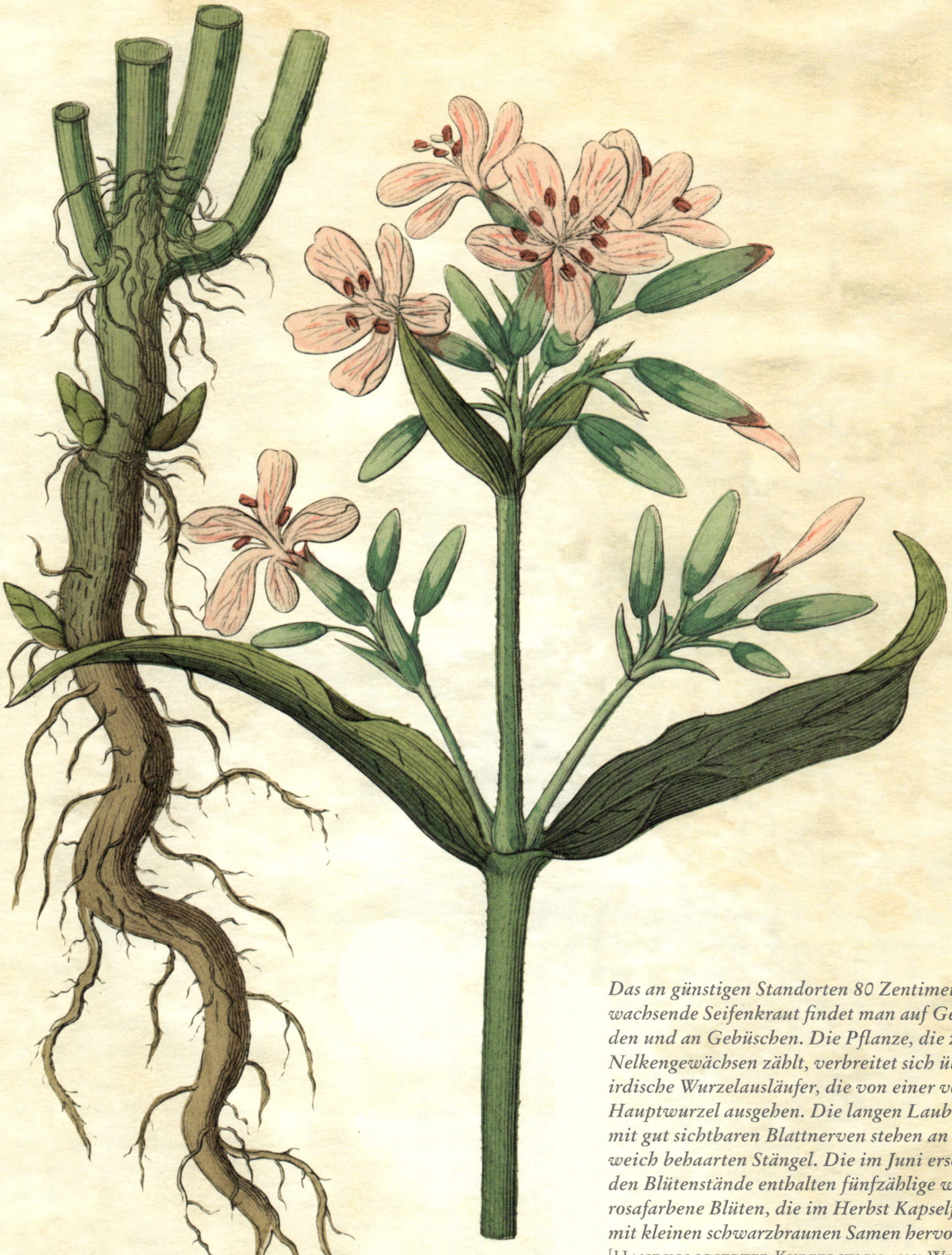

Das an günstigen Standorten 80 Zentimeter hoch wachsende Seifenkraut findet man auf Geröllhalden und an Gebüschen. Die Pflanze, die zu den Nelkengewächsen zählt, verbreitet sich über unterirdische Wurzelausläufer, die von einer verdickten Hauptwurzel ausgehen. Die langen Laubblätter mit gut sichtbaren Blattnerven stehen an einem weich behaarten Stängel. Die im Juni erscheinenden Blütenstände enthalten fünfzählige weiße bis rosafarbene Blüten, die im Herbst Kapselfrüchte mit kleinen schwarzbraunen Samen hervorbringen.
[Handkolorierter Kupferstich aus: Willibald Artus, „Hand-Atlas sämmtlicher medicinisch-pharmaceutischer Gewächse“, Jena 1876]

Silberweide

Salix alba

Bei den Germanen war es üblich, die biegsamen, zähen Weidenruten zu nutzen, vor allem als Flechtmaterial. Darüber hinaus war ihnen der Baum aber unheimlich: Die silbernen Blätter schienen verwandt zu sein mit dem bleichen, kalten Mond, und im Stamm sollten sich „böse Weiber" versteckt halten. Anders die Kräuterkundigen der Antike, etwa Dioskurides, Plinius und Galen: Sie empfahlen Kätzchen oder Blätter von Weiden unterschiedlicher Arten als Heilmittel gegen Verdauungsstörungen, Hautunreinheiten und Blutspeien. Die Rinde taucht vermutlich erstmals im 16. Jahrhundert bei Leonhart Fuchs auf: „Dieselbig zu äschen gebrent / unn in essig gebeytzt / unn übergelegt / vertreibt die wärtzen und hüneraugen."

Die Wirksamkeit der Rinde gegen Fieber wurde wohl im 18. Jahrhundert bekannt. Damals suchte man nach einem billigeren Ersatz für die aus Südamerika importierte Chinarinde. Diese war unverzichtbar zur Behandlung des Wechselfiebers (Malaria), das auch in Europa in sumpfigen Regionen auftrat. Im Jahr 1763 konnte der englische Geistliche Edward Stone mit Rinde aus der Silberweide bei vielen Kranken das Wechselfieber lindern. Er war der Meinung, eine im Sumpf überlebende Pflanze müsse Wirkstoffe gegen Sumpffieber enthalten.

Indikationen
Leichte Infekte, Fieber, Kopfschmerzen. Rückenschmerzen, Rheuma, Arthrose.

Inhaltsstoffe
Salicylate (Salicin, Salicortin). Catechingerbstoffe, Phenolcarbonsäuren, Flavonoide.

Anwendungsweise
Tee: 1 bis 2 TL fein geschnittene Weidenrinde mit 150 ml kochendem Wasser aufgießen, 10 Minuten ziehen lassen und abseihen.

Salicin in der Weidenrinde

Fortan hatte die Weidenrinde ihren Platz in den Arzneibüchern. 1828 entdeckte man den wirksamen Inhaltsstoff, das Salicin, das außer in der Silberweide auch in den Rinden anderer Weidenarten enthalten ist. Salicin wird in der Leber zu Salicylsäure umgewandelt, die Fieber senkt, aber unangenehme Nebenwirkungen hat. Doch wenn die Salicylsäure mit Essigsäure zu Acetylsalicylsäure (ASS) verkuppelt wird, ist sie besser verträglich, wirkt aber blutverdünnend – was in bestimmten Fällen von Thromboseneigung durchaus erwünscht sein kann, sodass der Arzt zur Einnahme rät.

In der Naturheilkunde nutzt man die fiebersenkende, schmerzstillende und entzündungshemmende Wirkung der Weidenrinde, einerseits wegen des Salicins, andererseits wegen der ebenfalls enthaltenen Gerbstoffe. Als Tee aufgebrüht wird geschnittene Rinde gegen Infekte, Kopfschmerzen, Rheuma sowie Rücken- und Gelenkschmerzen empfohlen. Da die Wirkung erst nach längerer Einnahme eintritt, hilft der Tee nicht gegen akute Schmerzen, verdünnt aber auch nicht das Blut.

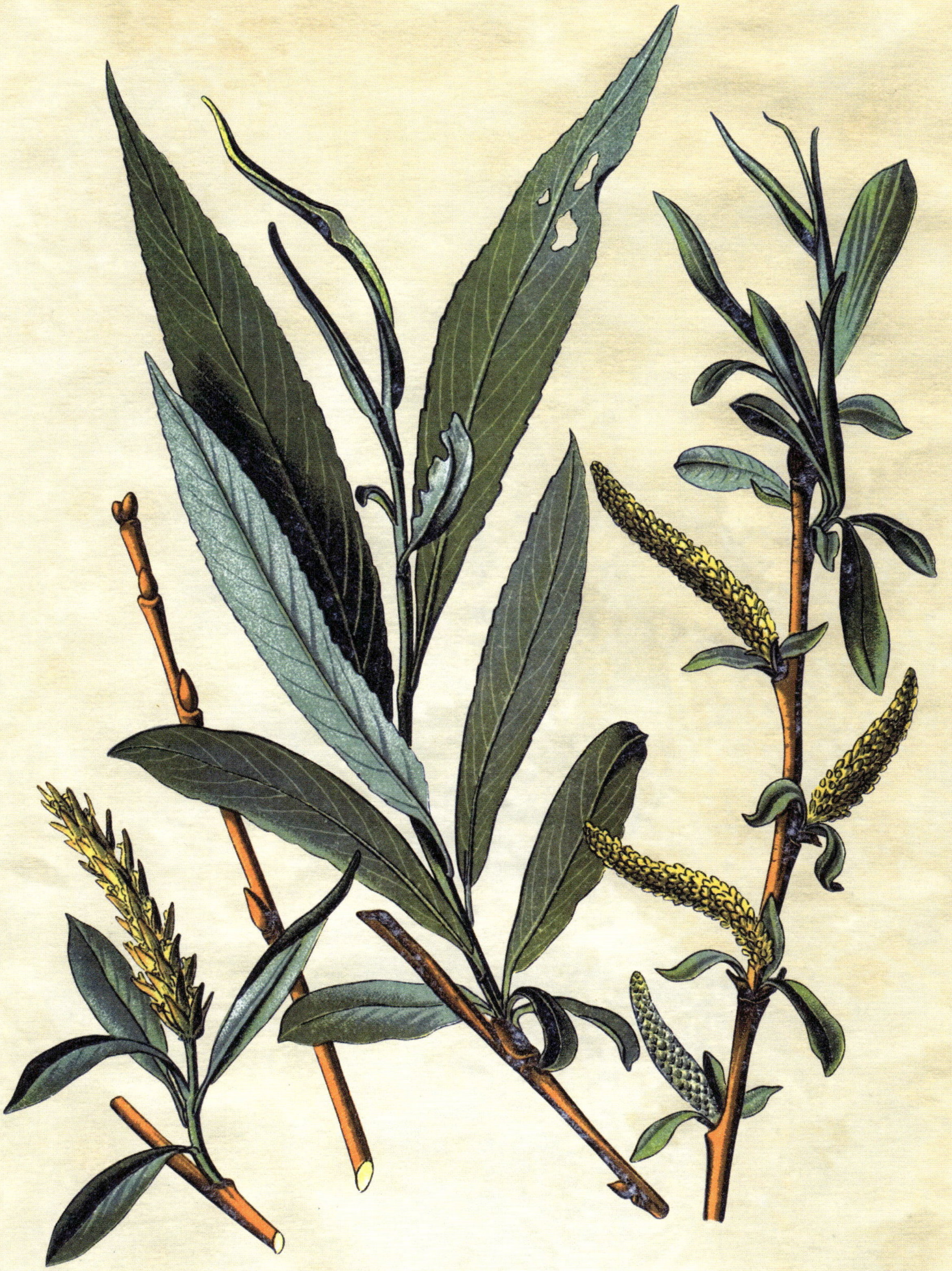

Die bis 35 Meter hohe Silberweide trifft man vor allem an feuchten Standorten an. Ihren Namen verdankt sie den Blättern, die unterseits mit silbrigen Haaren besetzt sind. Viele Einzelblüten bilden die zylindrischen Blütenstände, die bei weiblichen Weiden erst grün sind und später flauschig-weiß werden (die „Kätzchen"), während männliche Weiden gelbe Blütenstände tragen (im Bild).
[Farblithografie aus: Otto Wilhelm Thomé, „Flora von Deutschland, Österreich und der Schweiz", Gera 1904]

Spitzwegerich

Plantago lanceolata

Manchmal zeigt sich Bedeutendes im Unscheinbaren, und das gilt auch für den Spitzwegerich. Man findet ihn nahezu überall an Wegen – sein Name könnte etwa als „Wegebeherrscher“ interpretiert werden. Das „Spitz“ bezieht sich auf die Form und Gestalt der Blätter, ebenso wie andere volkstümliche Bezeichnungen für diese Pflanze, beispielsweise Schlangenzunge oder Siebenrippe. Im Altertum waren Wegerich-Arten als Heilpflanzen gut bekannt. Der kräuterkundige Arzt Dioskurides beschreibt im 1. Jahrhundert ihre zusammenziehende und blutstillende Wirkung: „Sie vernarben alte und ungewöhnliche Geschwüre und heilen bösartige Geschwüre, verbinden auch die Wundränder. Sie hemmen Blutflüsse, fressende Geschwüre, Karbunkel.“ Innerlich verordnete Dioskurides Wegerich gegen Asthma und Leiden in der Mundhöhle, etwa wunde Stellen und Zahnschmerzen.

Die Wirkung gegen Hautleiden kennt im 12. Jahrhundert Hildegard von Bingen ebenfalls: „Wenn eine Spinne oder ein anderes Insekt einen Menschen sticht oder beißt, soll diese Bissstelle alsbald mit Wegerichsaft bestrichen werden.“ Und 400 Jahre später schreibt der Arzt und Botaniker Leonhart Fuchs: „Wegrich bletter trücknen auß / unnd ziehen zusamen. Darumb werden sie nützlich gebraucht zu allerley bösen / flüssigen unnd unreynen wunden. Wegerich stellet das blut.“

Indikationen
Wundversorgung, Blutstillung. Husten, Halsschmerzen. Verdauungsstörungen.

Inhaltsstoffe
Iridoidglykoside (Aucubin, Catalpol), Phenylethanoide (Acteosid). Schleimstoffe, Flavonoide, Gerbstoffe.

Anwendungsweise
Tee, zum Trinken oder als Wundauflage: 1 TL geschnittene Blätter mit 150 ml kochendem Wasser übergießen. Nach 15 Minuten abseihen.

Heute noch wertvoll

Die Naturheilkunde bevorzugt heute von allen Wegerich-Arten den Spitzwegerich. Die in ihm enthaltenen Iridoidglykoside zeigen antibakterielle Wirkung und gelten auch als leberschützend. Die Schleimstoffe bilden bei innerlicher Anwendung – vor allem als Tee – Schutzfilme über den Schleimhäuten, was Husten lindert. Die Gerbstoffe im Tee wiederum helfen bei Verdauungsstörungen. Sie entfalten ihren Nutzen aber auch bei äußerlicher Anwendung: Ein mit dem Tee getränkter Wundumschlag wirkt zusammenziehend und blutstillend, was die Förderung der Wundheilung erklärt.

Ein nicht zu unterschätzender Vorteil des Spitzwegerichs ist seine gute Verfügbarkeit in freier Natur. Beim Wandern kann man sich nämlich allerlei zuziehen: Haut wird abgeschürft, man quetscht sich einen Finger oder berührt Brennnesseln. Da hilft Spitzwegerich. Man zerreibt ein sauberes Blatt und legt den Brei auf den Hautschaden. Der Brei stillt das Blut, desinfiziert die Wunde und unterstützt die Heilung.

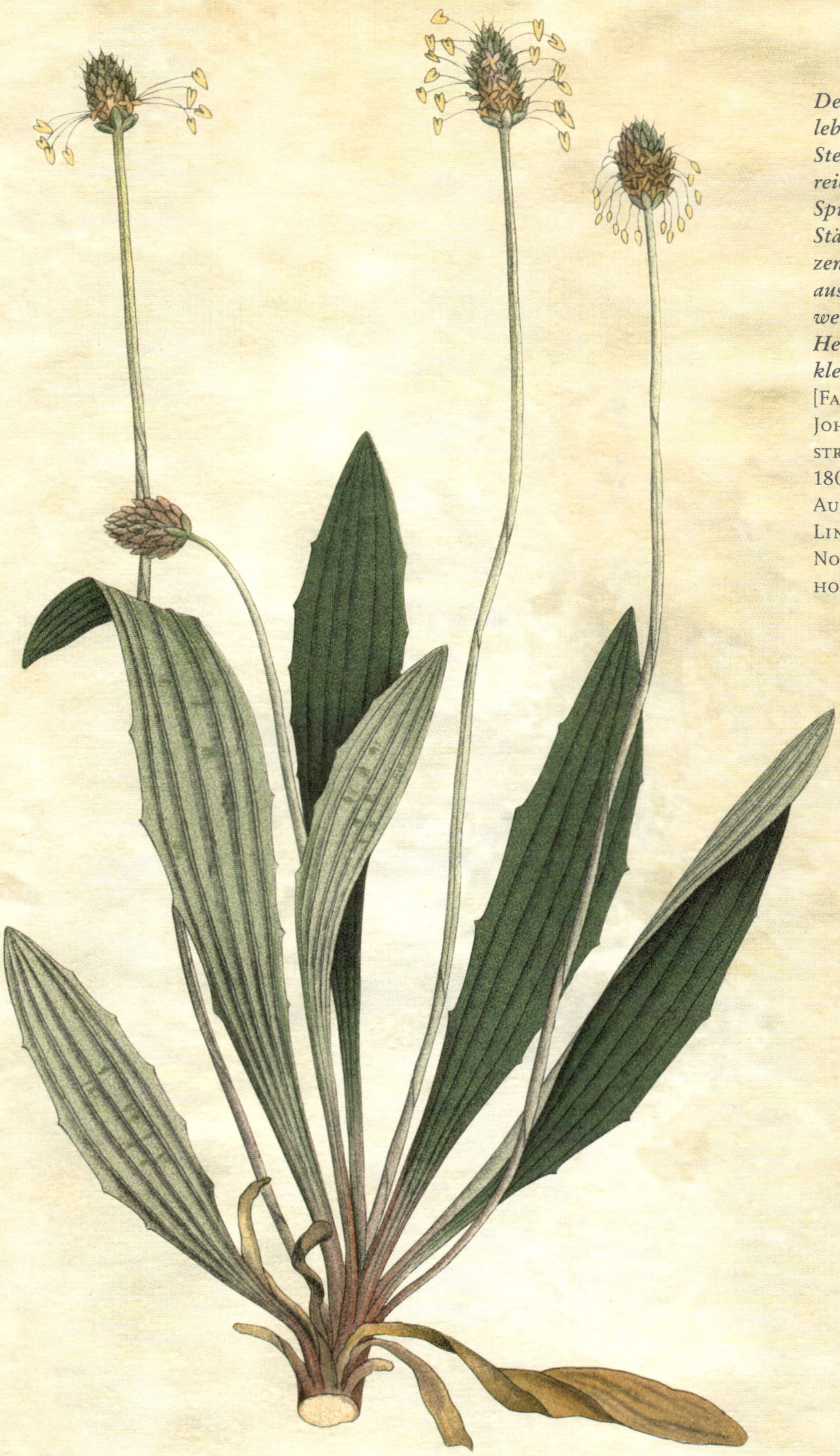

Der Spitzwegerich überlebt an nährstoffarmen Stellen dank seiner tiefreichenden Wurzel. An der Spitze eines hochragenden Stängels wächst ein walzenförmiger Blütenstand, aus dem sich unscheinbare weiße Blüten schieben. Im Herbst bilden sich darin klebrige Samen.

[Farblithografie nach Johan Wilhelm Palmstruch, „Svensk botanik“, 1802–1843.
Aus: Carl Axel Magnus Lindman, „Bilder ur Nordens Flora“, Stockholm 1905]

Süßholz, Echtes

Glycyrrhiza glabra

Auch wenn nur wenige von uns eine Süßholzpflanze je bewusst gesehen haben – ein Produkt von ihr hatte wohl jeder schon einmal im Mund: Lakritze. Zur Lakritzherstellung wird die Süßholzwurzel einige Stunden in Wasser ausgekocht, bis der Extrakt zu der bekannten zähen schwarzbraunen Masse eingedickt ist. Die Süßholzwurzel enthält große Mengen des Glykosids Glycyrrhizin, das eine 50-mal stärkere Süßkraft hat als Rohrzucker. Doch außer Glycyrrhizin birgt sie noch Hunderte weiterer Stoffe, von denen viele Heilkraft besitzen. Das wusste man schon im Altertum. Der Naturforscher Theophrast nennt um 350 v. Chr. Süßholzextrakt als Mittel gegen Husten. Und im 1. Jahrhundert schreibt der Arzt Dioskurides: „Der Saft wirkt gegen Rauheit der Luftröhre, man muss ihn aber unter die Zunge legen und zergehen lassen. Er ist auch ein gutes Mittel bei Magenbrennen, bei Brust- und Leberleiden, mit süßem Wein getrunken bei Blasenkrätze und Nierenleiden. Aufgelutscht löscht er den Durst; als Salbe ist er ein Wundmittel und gekaut bei Mundkrankheiten zuträglich."

Vermutlich gelangte die Süßholzwurzel im Mittelalter aus ihrer mediterranen Heimat nach Mitteleuropa. Hildegard von Bingen jedenfalls kannte sie und empfiehlt sie gegen Heiserkeit, Husten und Verdauungsstörungen sowie bei Nieren- und Blasenleiden.

Hemmt sogar manche Viren

Die heutige Wissenschaft hat viele dieser Wirkungen bestätigt, vor allem die entzündungshemmenden, entkrampfenden und schleimhautschützenden Fähigkeiten des Glycyrrhizins. Es fördert das Abhusten von Schleim und beugt sogar Magengeschwüren vor, hilft bei Bronchialkatarrh, Husten und Atemwegsentzündungen. Es gibt Hinweise, dass diese Substanz bei Anwendung recht hoher Dosierungen eine hemmende Wirkung gegen Hepatitis- und Herpesviren entfaltet.

In der Naturheilkunde wird Süßholz außerdem empfohlen gegen Kopfschmerzen und zu niedrigen Blutdruck. Ohne ärztliche Rücksprache sollte man allerdings Süßholzzubereitungen nicht über längere Zeit in größeren Mengen zu sich nehmen. Denn bei Bluthochdruck sowie bei Lebererkrankungen, Kaliummangel und Niereninsuffizienz können sie Störungen des Mineralstoffwechsels und Wechselwirkungen mit Medikamenten auslösen.

Indikationen

Husten, Bronchialkatarrh, Kopfschmerzen. Magenleiden, Sodbrennen. Niedriger Blutdruck, Leberleiden. Probleme mit Zähnen oder Mundschleimhaut.

Inhaltsstoffe

Triterpensaponine (Glycyrrhizin). Oleanolsäure-Derivate, Glabrinsäure. Flavonoide (Liquiritin), Isoflavone, Licoricidin. Polysaccharide, Hydroxycumarine, Phytosterole, Anethol, Geraniol.

Anwendungsweise

Tee zum Trinken oder als Mundspülung: 2 TL geschnittene Wurzel mit 150 ml kochendem Wasser übergießen. Etwa 15 Minuten ziehen lassen und dann abseihen. Nach jeder Mahlzeit 1 Tasse trinken oder den Mund spülen.

Das Süßholz ist eine verholzende Staude, die eineinhalb Meter hoch werden kann und sich mit einer kräftigen Wurzel im Boden verankert. An den Unterseiten der Laubblätter sitzen Drüsen, die klebriges Harz absondern. Ab Mai erscheinen in gestielten Trauben bläulich-weiße Blüten, aus denen sich Hülsenfrüchte mit rundlichen Samen entwickeln.
[Handkolorierter Kupferstich von Lambert junior nach einer Illustration von Pierre Jean-François Turpin.
Aus: Chaumeton, Poiret und Chamberet, „Flore médicale“, Paris 1830]

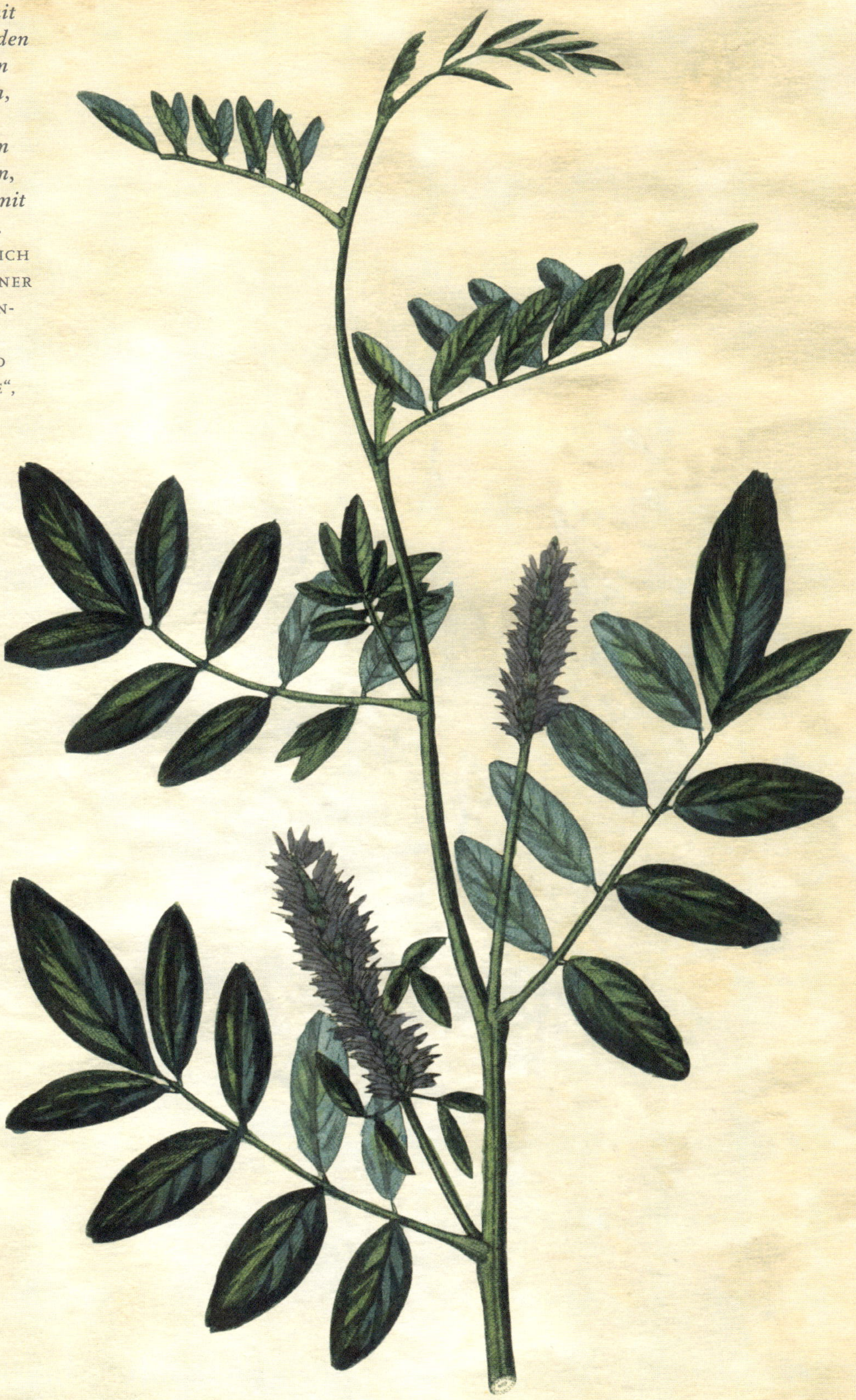

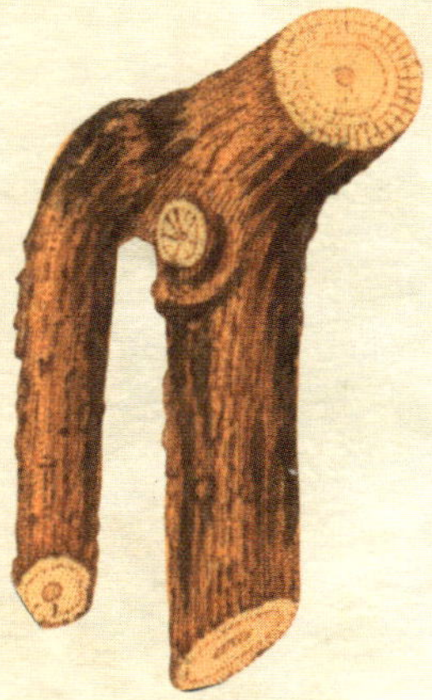

Tausendgüldenkraut, Echtes

Centaurium erythraea

Manche Pflanzennamen beruhen auf Missverständnissen. So soll sich *centaurium*, die lateinische Bezeichnung für dieses Kraut, von *centum aurei* (100 Goldstücke) ableiten, woraus Tausendgüldenkraut wurde. In Wirklichkeit bezieht sich der Name aber auf die Heilwirkung der Pflanze: Mit ihr soll nach der griechischen Mythologie der Zentaur Chiron eine Pfeilwunde geheilt haben – daher *centaurium.* Der kräuterkundige Arzt Dioskurides kennt im 1. Jahrhundert mehrere Indikationen für die Pflanze: „Grün gestoßen verklebt sie als Umschlag Wunden, reinigt alte Geschwüre und vernarbt sie. Gekocht und genossen führt sie die galligen und dicken Säfte durch den Stuhlgang ab." Außerdem empfiehlt er das *centaurium* gegen Ischias und zum Auslösen der Menstruation. Im 4. Jahrhundert verzeichnet das weit verbreitete Heilkräuterbuch „Herbarius" eines Pseudo-Apuleius genannten Autors das Kraut als Arznei gegen Schlangenbiss, Gelbsucht, Augenleiden und Wurmbefall sowie als allgemeines Gegengift.

Auch in späteren Zeiten schätzte man das Tausendgüldenkraut. Dafür sprechen zahlreiche Volksnamen, wie Apothekerblum, Fieberkraut, Muttergotteskraut, Tausendkraft. Im 1150 verfassten „Circa instans", der ersten großen Arzneikunde des Abendlandes, wird es gegen „Verstopfung von Milz und Leber, Nieren und Blase" eingesetzt sowie gegen Harnzwang (Reizblase). Hildegard von Bingen nutzte das Kraut ebenfalls innerlich, doch seltsamerweise erwähnt sie nicht die verdauungsfördernde Wirkung, die in der heutigen Naturheilkunde im Vordergrund steht.

Indikationen
Magenschmerzen, Völlegefühl, Übelkeit, Appetitlosigkeit. Verstopfung, Blähungen. Eiternde Wunden, Ekzeme.

Inhaltsstoffe
Bitterstoffe wie Iridoidglykoside (Centaurosid, Swertiamarin, Gentiopikrosid, Centapikrin). Alkaloide, Xanthon-Derivate. Flavonoide, Phenolcarbonsäuren.

Anwendungsweise
Tee: 1 TL getrocknetes Kraut mit 150 ml kochendem Wasser übergießen; nach 15 Minuten abseihen. Oder das Kraut 8 Stunden in kaltem Wasser ziehen lassen, dann erwärmen. Bei Appetitlosigkeit vor den Mahlzeiten, bei Verdauungsbeschwerden danach 1 Tasse trinken. Für Umschläge Tee auf ein Tuch geben.

Steigert den Appetit

Vor allem die Bitterstoffe regen den Speichelfluss und die Ausschüttung von Verdauungssäften in Magen und Darm an. Zudem werden Verdauungshormone aktiviert. Alles zusammen steigert den Appetit und wirkt Verdauungsstörungen entgegen. Bei Studien zeigten die Wirkstoffe auch schmerzlindernde und fiebersenkende Eigenschaften und wirkten gegen Entzündungen. Daher kann man sie äußerlich gegen Ekzeme oder eiternde Wunden nutzen.

Teemischungen oder Tropfen werden aus den oberirdischen, während der Blütezeit geernteten Teilen der Pflanze hergestellt. In Deutschland gibt es die Präparate in der Apotheke, da das zu den Enziangewächsen gehörende Tausengüldenkraut streng geschützt ist.

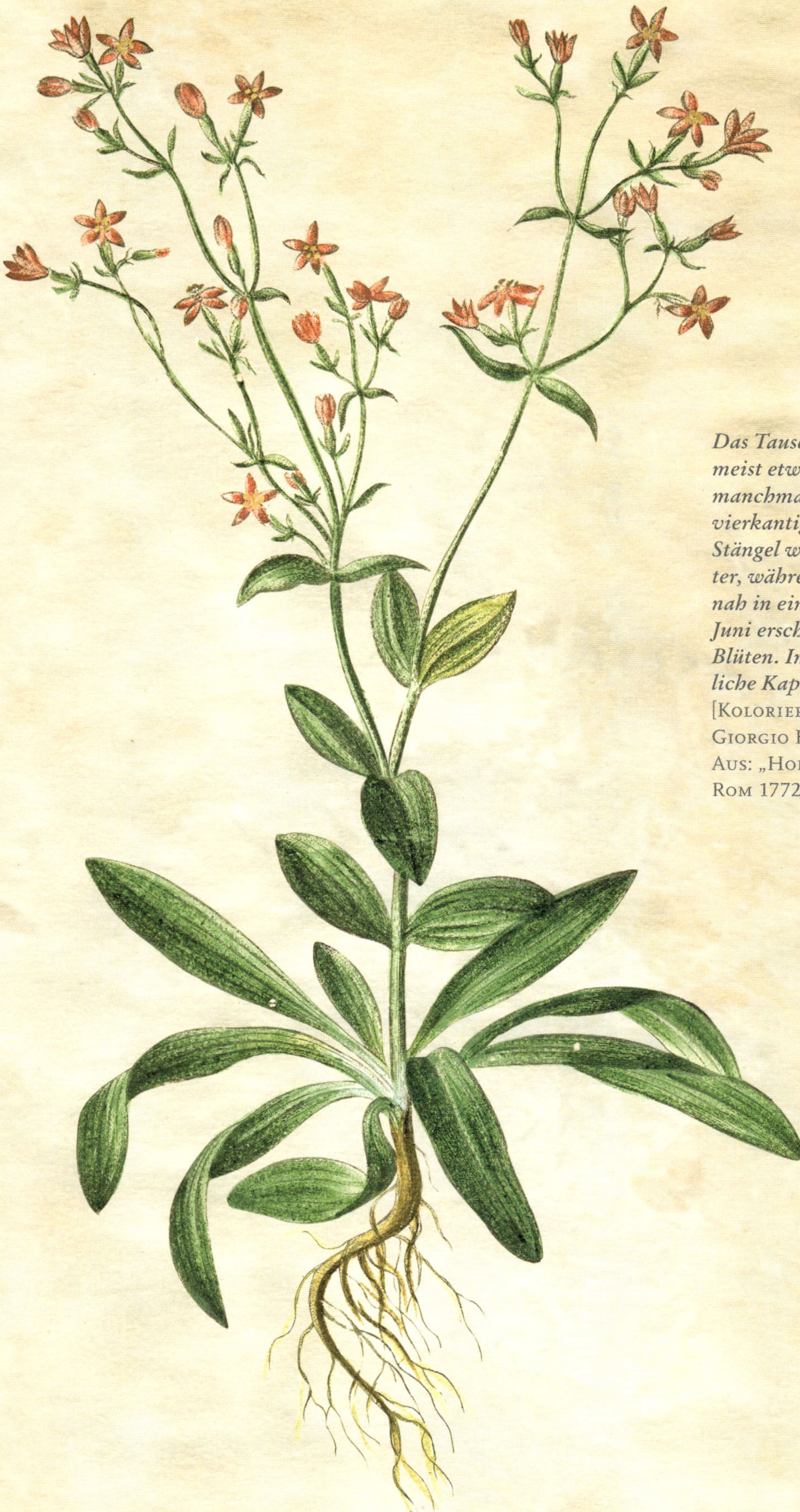

Das Tausendgüldenkraut wird meist etwa 30 Zentimeter hoch, manchmal auch höher. Am hohlen, vierkantigen, oben verzweigten Stängel wachsen kleine Laubblätter, während größere Blätter bodennah in einer Blattrosette stehen. Ab Juni erscheinen hellrote fünfzählige Blüten. Im Herbst bilden sich längliche Kapseln mit kleinen Samen.
[Kolorierter Kupferstich von Giorgio Bonelli.
Aus: „Hortus Romanus“, Rom 1772–1793]

Thymian, Echter

Thymus vulgaris

Bereits in der Antike spielte dieses im Mittelmeerraum heimische Kraut eine große Rolle. Ägypter nutzten es bei der Mumifizierung, in Griechenland brannte man es in Tempeln ab – deshalb leitet sich sein Name vom griechischen Wort *thymiana* für Räucherwerk ab. Hippokrates, „Vater der Medizin", schätzte die Heilwirkungen des Thymians, und im 1. Jahrhundert zählt der Arzt Dioskurides eine Reihe von Indikationen auf: „Die Abkochung davon mit Honig hilft bei Atemnot und Asthma, treibt den Bandwurm, den Embryo und die Nachgeburt aus und befördert die Menstruation." Zu uns gelangte diese Pflanze, wie so viele andere, im Mittelalter durch Benediktiner, deren Ordensgemeinschaften in ganz Europa vertreten waren.

Bekämpfung von Atemwegsleiden

Wie bereits Dioskurides in der Antike empfiehlt der botanisch versierte Arzt Leonhart Fuchs in seinem 1543 erschienenen „New Kreüterbuch" Thymian gegen Atemwegsbeschwerden: „Der Thym mit hönig gesotten und getruncken ist bequem unnd nützlich denen so keichen und einen schweren athemb haben."

Noch heute nutzt die Naturheilkunde den aromatisch duftenden Thymian vor allem gegen Husten, Bronchitis und andere Atemwegsleiden. Die dabei wirkenden Stoffe finden sich insbesondere im ätherischen Öl. Thymol beispielsweise ist stark bakterizid. Thymianöl kann man als Inhalat (nur für Erwachsene!) in der Apotheke kaufen. Nach neueren Untersuchungen bekämpft das Öl sogar multiresistente Staphylokokken.

Von Carvacrol und den Flavonoiden weiß man, dass sie das Abhusten von Schleim erleichtern, Entzündungen lindern und Krämpfe lösen. Letztere Wirkung nutzte die Volksmedizin jahrhundertelang gegen Menstruationsbeschwerden, und die heutige Naturheilkunde tut dies unverändert. Thymian hilft aber auch gegen Entzündungen im Mund- und Rachenraum. Als Einreibung mit Salben, die Thymian-Wirkstoffe enthalten, lassen sich Hautjucken, kleine Wunden und sogar Rheuma bekämpfen. Selbst bei Verdauungsstörungen hilft Thymian mit seinen Bitter- und Gerbstoffen. Bitterstoffe regen die Produktion von Verdauungssäften an und fördern damit den Appetit, Gerbstoffe beheben, gemeinsam mit dem bakteriziden ätherischen Öl, Darmprobleme.

Indikationen

Reizhusten. Hautjucken, kleine Wunden, Rheuma. Verdauungsstörungen. Menstruationsbeschwerden.

Inhaltsstoffe

Ätherisches Öl (Thymol, Carvacrol, Cymen, Terpinen, Caryophyllen). Gerbstoffe, Bitterstoffe. Flavonoide.

Anwendungsweise

- Tee: 1 TL Kraut mit einer Tasse heißem Wasser übergießen. Nach 15 Minuten abseihen. Täglich 3 bis 4 Tassen.
- Absud: 500 g Kraut in 5 l heißes Wasser geben, nach 10 Minuten abseihen, Umschläge damit tränken und so lange auflegen, bis sie abgekühlt sind.

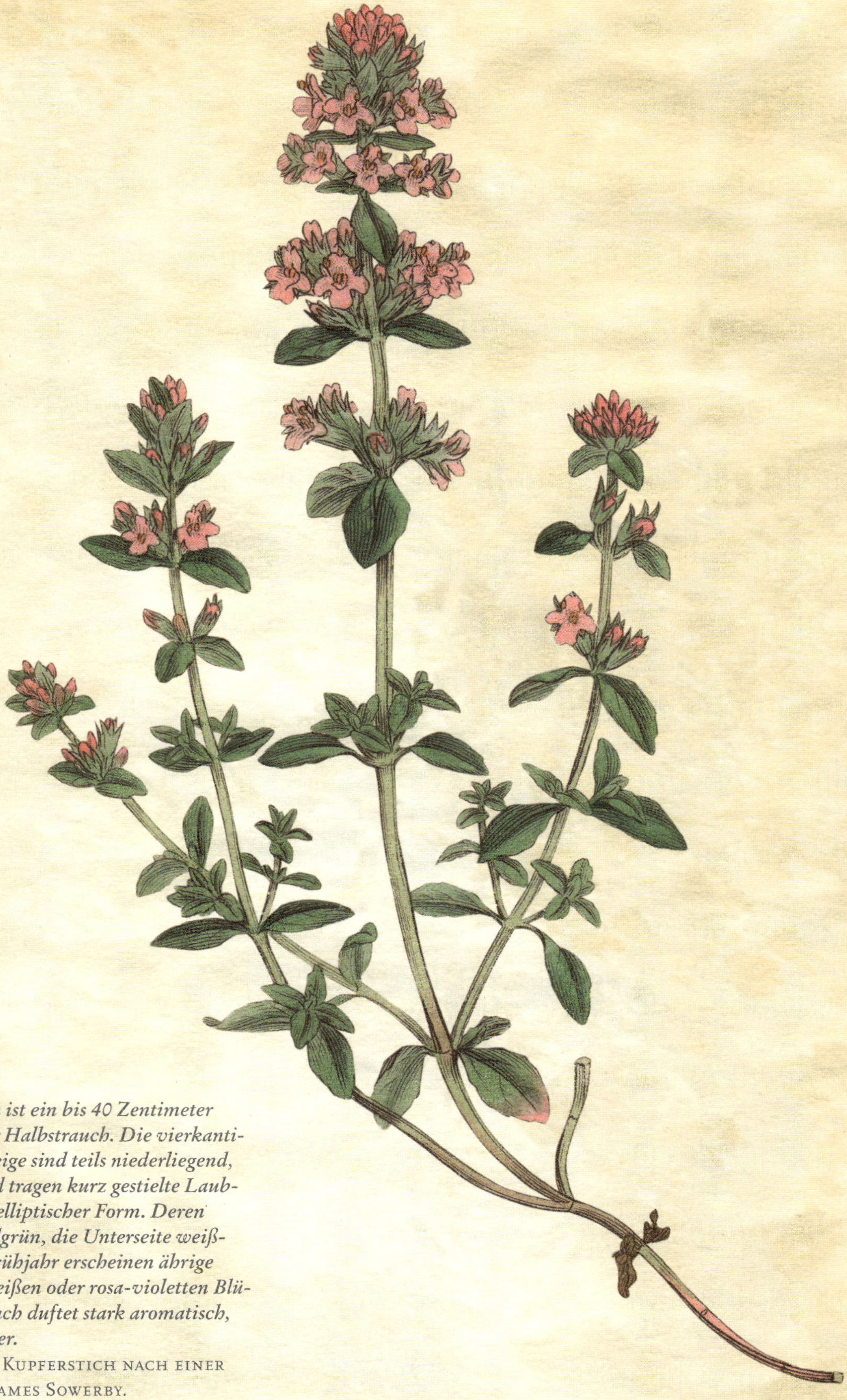

Der Echte Thymian ist ein bis 40 Zentimeter hoher ausdauernder Halbstrauch. Die vierkantigen, verholzten Zweige sind teils niederliegend, teils aufsteigend und tragen kurz gestielte Laubblätter von schmal-elliptischer Form. Deren Oberseite ist dunkelgrün, die Unterseite weißfilzig behaart. Im Frühjahr erscheinen ährige Blütenstände mit weißen oder rosa-violetten Blüten. Der ganze Strauch duftet stark aromatisch, besonders im Sommer.

[Handkolorierter Kupferstich nach einer Illustration von James Sowerby.
Aus: William Woodville und William Jackson Hooker, „Medical Botany", London 1832]

Traubensilberkerze

Actaea racemosa

Viele der ab dem 17. Jahrhundert in Nordamerika eingetroffenen Europäer interessierten sich für mögliche Heilwirkungen von Pflanzen in ihrer neuen Heimat. So entdeckten sie, dass die Ureinwohner die Wurzel der Traubensilberkerze zur Behandlung zahlreicher Leiden nutzten, etwa Fieber, Husten, Lungenentzündung, Menstruationsstörungen und Probleme bei der Geburt. Fortan verwendeten die Eingewanderten diese Pflanze ebenfalls, speziell zur Linderung von Frauenleiden. Im Jahr 1830 nennt das US-amerikanische Verzeichnis aller Heilmittel erstmals die Traubensilberkerze. In Europa wurde die Pflanze zunächst als Ziergewächs für den Garten eingeführt, machte sich aber auch in anderer Hinsicht nützlich: Sie vertrieb Wanzen, offenbar wegen ihres unangenehmen Geruchs. Daher rührt der Beiname Amerikanisches Wanzenkraut.

INDIKATIONEN
Wechseljahresbeschwerden, etwa Hitzewallungen, Scheidentrockenheit, Unruhe.

INHALTSSTOFFE
Cimifugin, Phenolcarbonsäuren, Triterpenglykoside (Actein). Saponine, Cimicifugasäure. Flavonoide (Formononetin), Alkaloide (Cytisin, Methylcytisin). Bitterstoffe, Gerbstoffe.

ANWENDUNGSWEISE
Keine Selbsttherapie mit Tee aus Traubensilberkerze. In der Apotheke gibt es Fertigarzneien, die nach Vorschrift anzuwenden sind. Treten Symptome von Leberschäden wie Gelbsucht, Oberbauchschmerzen, dunkler Urin und Appetitlosigkeit auf, muss das Produkt abgesetzt und ein Arzt aufgesucht werden.

Eine einzige wichtige Indikation

Das erste aus der Traubensilberkerze hergestellte Arzneimittel kam in Deutschland erst im Jahr 1956 auf den Markt. Die praktisch einzige Indikation ist die Behandlung von Wechseljahresstörungen. Dazu zählen vor allem Hitzewallungen, nächtliche Schweißausbrüche, Scheidentrockenheit, Herzprobleme, Schlafstörungen, Schwindelanfälle und nervöse Unruhe. Tatsächlich zeigten Untersuchungen, dass die Wurzel der Traubensilberkerze Stoffe enthält, die an die gleichen Rezeptoren binden wie weibliche Sexualhormone. Allerdings ist die Studienlage zur Wirksamkeit nicht eindeutig. Zwar bewertete die Europäische Arzneimittelkommission (EMA) 2011 die Anwendung der Traubensilberkerze als „medizinisch allgemein anerkannt“, doch es gab auch Studien, die keinen überzeugenden Nutzen fanden. Wie dem auch sei: Nur standardisierte, geprüfte Präparate können eine Wirkung haben, nicht aber solche, die eine geringe Dosierung enthalten und deshalb als Nahrungsergänzungsmittel verkauft werden dürfen.

Der Effekt soll nach einigen Wochen eintreten. Dabei könnte es zu Nebenwirkungen wie Magen-Darm-Beschwerden und Schwellungen im Gesicht kommen. Zudem stehen Zubereitungen aus Traubensilberkerze im Verdacht, bei manchen Patienten Leberschäden zu verursachen. Die Präparate müssen daher einen entsprechenden Warnhinweis tragen.

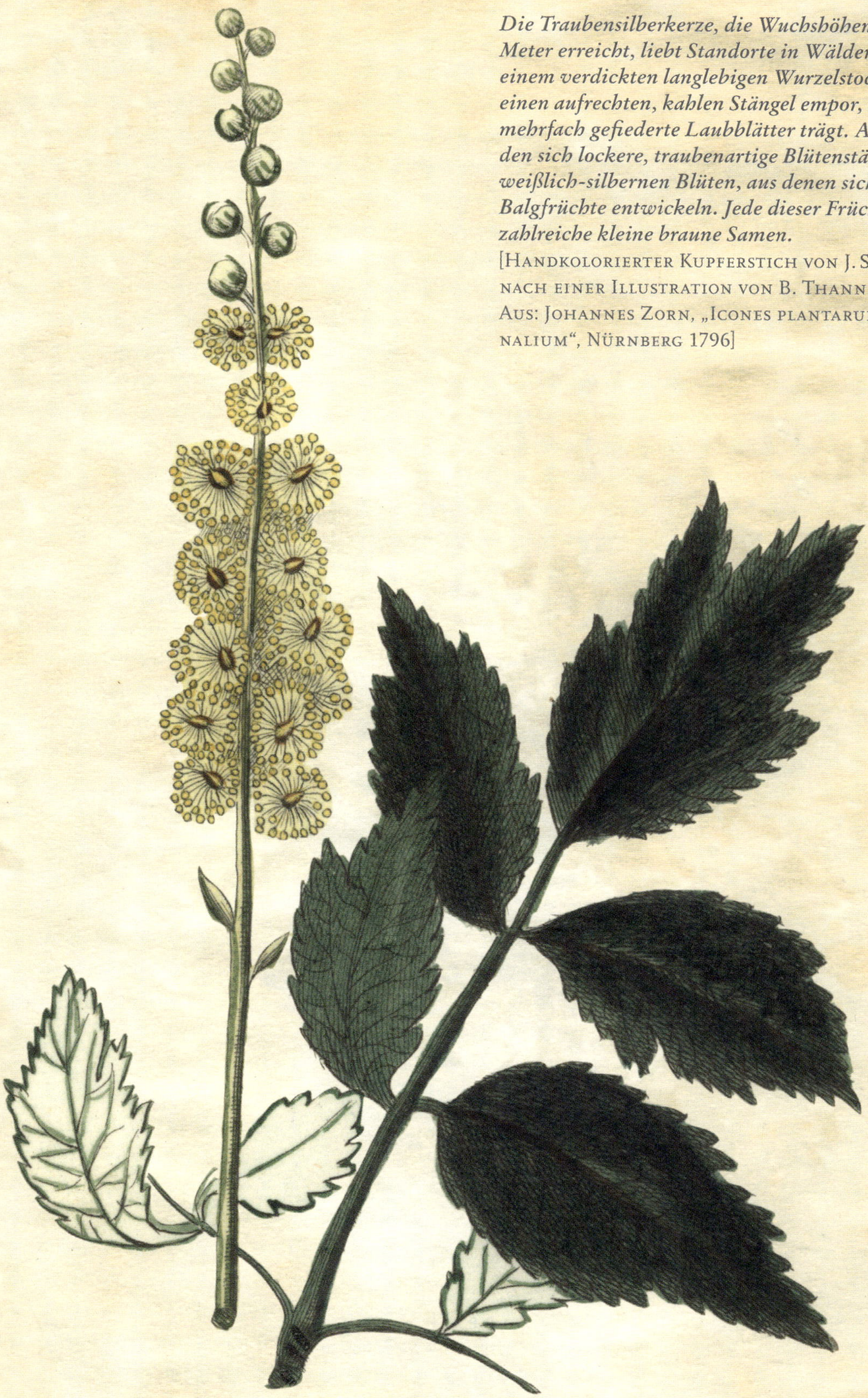

Die Traubensilberkerze, die Wuchshöhen über zwei Meter erreicht, liebt Standorte in Wäldern. Aus einem verdickten langlebigen Wurzelstock schiebt sie einen aufrechten, kahlen Stängel empor, der gestielte, mehrfach gefiederte Laubblätter trägt. Ab Juni bilden sich lockere, traubenartige Blütenstände mit weißlich-silbernen Blüten, aus denen sich im Herbst Balgfrüchte entwickeln. Jede dieser Früchte enthält zahlreiche kleine braune Samen.

[Handkolorierter Kupferstich von J. S. Leitner nach einer Illustration von B. Thanner. Aus: Johannes Zorn, „Icones plantarum medicinalium", Nürnberg 1796]

Veilchen, Wohlriechendes

Viola odorata

Das Veilchen spielt in Mythologie und Brauchtum seit alters her eine große Rolle. Bei den römischen Saturnalien bekränzte man sich mit Veilchenblüten, und im Spätmittelalter wurde vielerorts das Aufblühen der ersten Veilchen mit rauschenden Festen begangen. Kein Wunder, dass Dichter gern den kleinen Frühlingsboten besangen, welcher der Farbe „violett" den Namen gab. Zwar ist bekannt, dass das Wohlriechende Veilchen – auch Duftveilchen genannt – als Lieferant von Aromastoffen für Parfüms, Süßigkeiten und Liköre dient, doch viel seltener kennt man es als Heilpflanze. Dabei geht diese Tradition bis auf Hippokrates (um 400 v. Chr.) zurück: Er empfahl das Veilchen gegen Kopfschmerzen und Sehstörungen.

Veilchensirup, Veilchenöl und Veilchenwein

Um das Jahr 1150 verzeichnete die Arzneikunde „Circa instans" Rezepte für Veilchensirup und Veilchenöl, die gegen „Erhitzung der Leber" und Kopfschmerz helfen sollen. Hildegard von Bingen schwärmt, gesüßter Veilchenwein mache „fröhlich und heilt die Lunge". Zudem setzte sie das Veilchen bei Augenproblemen, Gicht, Kopfschmerzen und Parasiten ein.

Der gute Ruf des Veilchens hielt sich auch weiterhin. Im „Neuw vollkommentlich Kreuterbuch" des Arztes und Botanikers Tabernaemontanus liest man in einer Ausgabe von 1625: „Es haben die Veieln ein gross Lob in der Artzney zu den jnnerlichen Gebresten dess Menschlichen Leibs / fürnemlich in hitzigen grossen Febern unnd andern schwachheiten."

Heute setzt die Naturheilkunde Blüte, Kraut und Wurzelstock des Veilchens wegen ihrer schleimlösenden Eigenschaften ein und nutzt sie bei Bronchitis und Husten. Das Veilchen wirkt zudem schweißtreibend, was bei Fieber zur Linderung beiträgt. Dies alles wird den Saponinen und den Salicylsäure-Derivaten zugeschrieben.

Ein Beruhigungstee aus Veilchenkraut wird bei Angst, Nervosität und Einschlafstörungen empfohlen. Extrakte mit entzündungshemmender Wirkung helfen gegen Hautentzündungen wie Akne, aber auch gegen Hautläsionen, etwa Quetschungen. Sogar rheumatische Beschwerden lassen sich mit Veilchenextrakt-Umschlägen lindern.

Indikationen

Husten, Halsentzündung, Bronchitis. Leichtes Fieber. Angst, Unruhe, Schlafstörungen. Rheuma. Hautschäden.

Inhaltsstoffe

- Blüten: Ätherisches Öl (Zingiberen, Curcumen, Ionon, Undecanon, Isoborneol). Anthocyane, Cyamin, Schleimstoffe.
- Übrige Teile: Saponine, Alkaloid (Violin). Triterpene, Flavonoide, Phenolcarbonsäuren, Derivate der Salicylsäure.

Anwendungsweise

- Tee: 10 g geschnittene Wurzel in 250 ml Wasser geben, kurz aufkochen; nach 5 Minuten abseihen. Täglich 3 Tassen.
- Absud gegen Hautentzündungen: 2 TL getrocknetes Kraut mit 500 ml Wasser aufkochen und nach 5 Minuten abseihen. Ein Tuch mit dem Absud tränken.

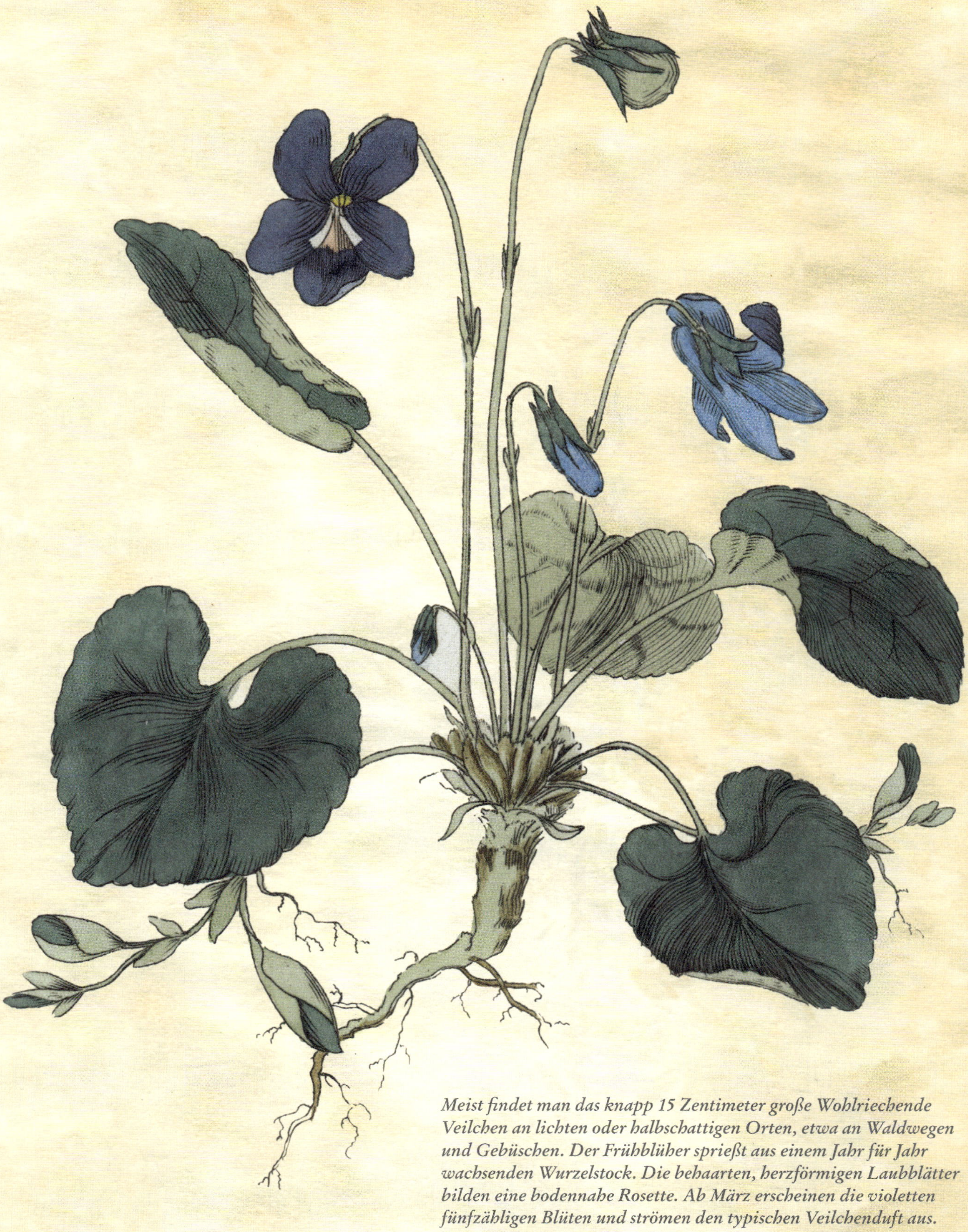

Meist findet man das knapp 15 Zentimeter große Wohlriechende Veilchen an lichten oder halbschattigen Orten, etwa an Waldwegen und Gebüschen. Der Frühblüher sprießt aus einem Jahr für Jahr wachsenden Wurzelstock. Die behaarten, herzförmigen Laubblätter bilden eine bodennahe Rosette. Ab März erscheinen die violetten fünfzähligen Blüten und strömen den typischen Veilchenduft aus.
[Illustration von Johan Wilhelm Palmstruch.
Aus: „Svensk botanik", Stockholm 1804–1811]

Wacholder, Gemeiner

Juniperus communis

Auf Friedhöfen war der Wacholder früher häufig zu sehen, denn der immergrüne Strauch galt als Bewacher der Grenze zwischen Leben und Tod, der nach alter Überzeugung die Möglichkeit bot, vom Tod ins Leben zurückzukommen. Entsprechend leitet sich der Name Wacholder von „Wachhalter" oder „Weckhalter" ab. Darüber hinaus war der Strauch eine der meistgeschätzten Heilpflanzen, und so durfte er in keinem Bauerngarten fehlen. Bei den Wacholderbeeren handelt es sich eigentlich um Zapfen (Früchte). Ärzte der Antike, etwa Hippokrates und Dioskurides, beschrieben diese Beeren als wertvolles Heilmittel, das sie gegen Husten, Brustleiden, Magenkrämpfe und Blähungen einsetzten sowie – wegen ihrer harntreibenden Wirkung – bei Gicht und Rheuma. Äußerlich nutzten sie die Beeren zur Wundbehandlung.

Im Mittelalter empfahl Hildegard von Bingen sie, meist in Kräutermischungen, gegen Fieber und Lungenleiden. Leonhart Fuchs wusste im 16. Jahrhundert, dass die Beeren „seind dem magen gut / dann sie krefftigen unnd stercken den selbigen. Sie vertreiben den husten / das bauchblehen / unnd allerley gifft. Weckholder beer reinigen unnd eröffnen die leber / und die nieren / dan sie zerteilen und machen dünn die grobe unn zähe feüchtigkeit. Treiben zimlich den harn." Fuchs beschreibt den Strauch auch als Mittel gegen die Pest: „Derhalben wo die pestilentz regiert / sol man stätz von weckholder holtzrauch machen in allen gemachen darinnen man wonet."

Wacholderbeeröl

Obwohl alle Teile des Wacholderstrauchs heilkräftige Substanzen enthalten, nutzt die Naturheilkunde heute ebenfalls vorrangig die Beeren. Sebastian Kneipp empfahl sie gegen Verdauungsstörungen und zur Appetitanregung. Die Wirkung geht von den Inhaltsstoffen des ätherischen Öls aus, die bakterizid, schleimlösend, harntreibend, krampflösend, durchblutungs- und verdauungsfördernd sind. Die Gerbstoffe und die Bitterstoffe verstärken diesen Effekt noch, vor allem bei Magenproblemen. Die harntreibende Wirkung wiederum nutzt man gegen Nieren- und Blasenleiden; sie hilft, schädliche Stoffe zu entfernen. Das ätherische Öl kann man zum Inhalieren gegen Bronchitis und infektiöse Lungenleiden verwenden. Als Einreibung lindert Wacholderbeeröl Nervenschmerzen wie Ischias sowie Gelenkbeschwerden.

Indikationen
Nieren- und Blasenleiden, Verdauungsstörungen, Bronchitis. Rheumatische Beschwerden, Ischias.

Inhaltsstoffe
Ätherisches Öl (Pinen, Sabinen, Myrcen, Terpineol). Gerbstoffe, Bitterstoffe, Diterpene. Anthocyane, Flavonoide.

Anwendungsweise
- Tee: 1 TL zerdrückte Beeren mit kochendem Wasser übergießen und nach 10 bis 20 Minuten abseihen. Pro Tag 2 bis 3 Tassen. Auch als Umschlag.
- Inhalat: 2 Tropfen Wacholderbeeröl (Apotheke) in heißes Wasser geben und den Dampf maximal 10 Minuten lang inhalieren.

Der Wacholder ist eine typische Pflanze armer Böden, etwa in der Lüneburger Heide, und kann dennoch bis 600 Jahre alt werden. Meist bildet er einen kleinen Baum mit schmal-kegelförmigem Aussehen. Seine Wurzel reicht tief in den Boden, die Blätter sind nadelförmig. Die Blütenzapfen der weiblichen Pflanzen reifen im Lauf von drei Jahren nach der Befruchtung zu blauschwarzen Früchten heran, die von einer dünnen Wachsschicht überzogen sind und Wacholderbeeren genannt werden. Sie enthalten kleine harte Samen.
[Kolorierter Kupferstich aus: Carl Bertuch, „Bilderbuch für Kinder“, Weimar 1813]

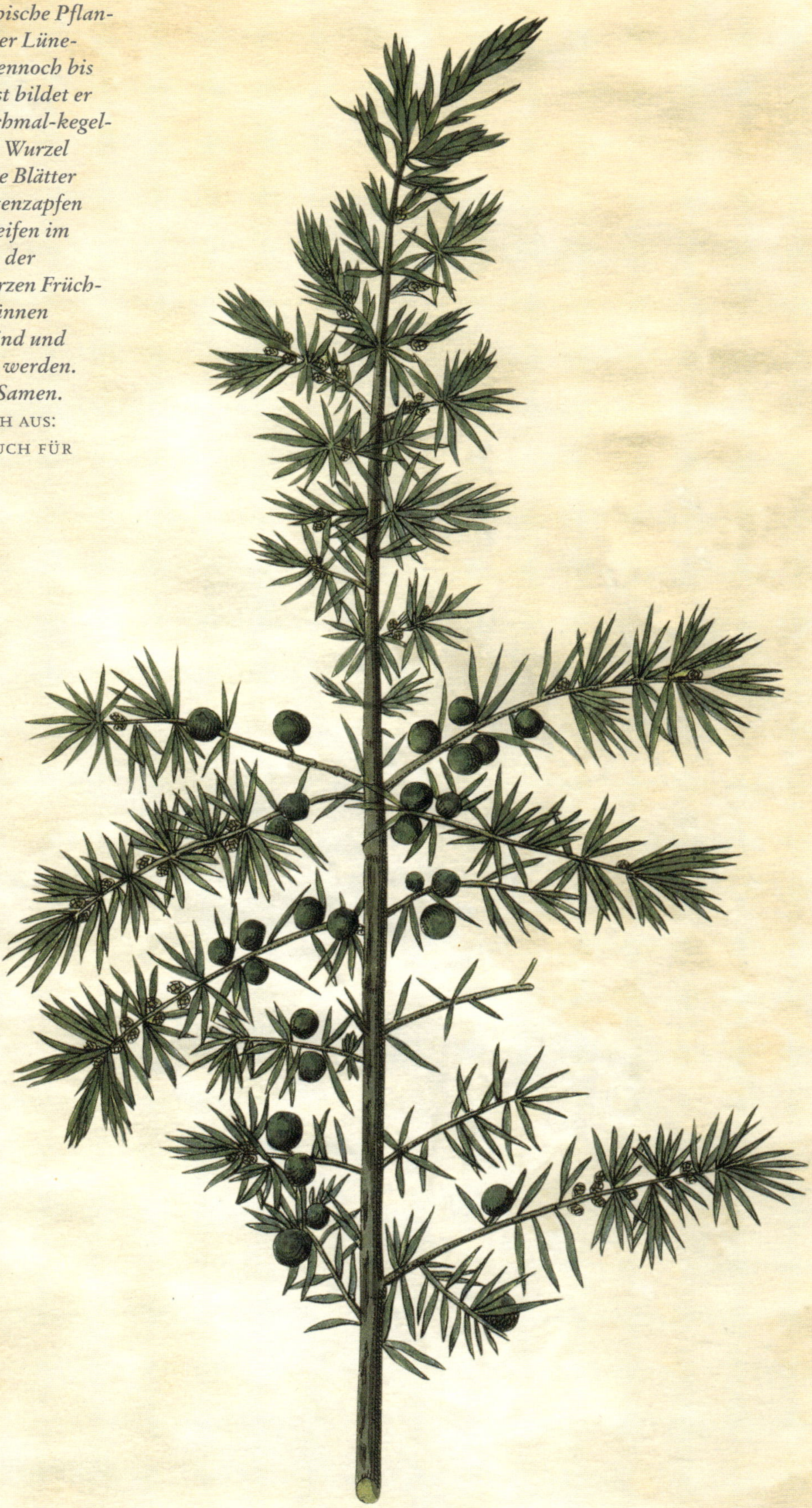

Walnuss, Echte

Juglans regia

Der Name Walnuss hat sich aus Welsche Nuss entwickelt, denn sie kam von den „Welschen“ zu uns, wie man die romanischen Völker früher nannte. Vermutlich war der Baum in Zentraleuropa auch schon vor den Eiszeiten heimisch und hat im milden Klima des Mittelmeerraums lediglich „überwintert“. Spätestens die Römer brachten ihn dann wieder in unsere Breiten. Bei den Griechen wurden Walnüsse bei Hochzeiten als Fruchtbarkeitssymbol gestreut. In Hinblick auf die Gesundheit allerdings war die Haltung zwiespältig. Dioskurides befand im 1. Jahrhundert, die Nüsse seien „schwer zu verdauen, dem Magen schädlich, sie machen Galle, Kopfschmerzen und sind denen, die an Husten leiden, schädlich“. Andererseits sollen die Kerne alter Nüsse, als Breiumschlag angewandt, „Gangrän, Karbunkeln, Gaisaugen und Fuchskrankheit“ heilen.

Indikationen
Hautleiden. Starkes Schwitzen. Verdauungsstörungen. Gelenkentzündung. Herz-Kreislauf-Leiden (vorbeugend).

Inhaltsstoffe
- Nüsse: Linolensäure, Tocopherole, Mineralstoffe, Vitamine.
- Übrige Teile: Gerbstoffe, Flavonoide, Phenolcarbonsäuren.

Anwendungsweise
- Tee: 1 bis 2 TL getrocknete und geschnittene Blätter in einer Tasse heißem Wasser 10 Minuten ziehen lassen und abseihen. Täglich 1 bis 3 Tassen.
- Umschläge bei Hautproblemen ohne Wunden: dreimal täglich ein mit abgekühltem Tee getränktes Tuch auflegen.

Heilkräftiges Laub, gesunde Nüsse

Im 12. Jahrhundert kannte die Äbtissin Hildegard von Bingen diverse Heilanwendungen für den Walnussbaum. So solle der ausgepresste Saft seiner Blätter, entweder auf der Haut oder in einer Suppe, gegen Parasiten helfen. In Form einer Salbe hingegen vertreibe er Aussatz. Den Saft der grünen fleischigen Umhüllung der Nüsse empfahl Hildegard gegen Grind. Kranke allerdings sollten besser nicht zu viele Nüsse essen, denn „diese erregen leicht Fieber“.

Die heutige Naturheilkunde verwendet vor allem die Blätter des Baumes. Sie enthalten reichlich Gerbstoffe und Flavonoide, auch Vitamin C, womit man früher eher unterversorgt war als heute. Man nutzt Extrakte aus dem Laub in Form von Bädern, Spülungen und Umschlägen gegen Ekzeme, Akne und übermäßiges Schwitzen. Diese Wirkungen gehen auf die antimikrobiellen, entzündungshemmenden und zusammenziehenden Eigenschaften der Gerbstoffe zurück. Innerlich helfen die Blätter als Tee bei Verdauungsstörungen. Sie sollen auch den Kreislauf anregen und Gicht und Gelenkentzündungen lindern.

Walnüsse als Teil des Speisezettels gelten als förderlich für die Blutgefäße und senken das Risiko für Bluthochdruck, Herz-Kreislauf-Leiden und Schlaganfall. Da die Nüsse reichlich Omega-3-Fettsäuren, Vitamine und andere wertvolle Stoffe enthalten, scheinen sie als Bestandteil der „Mittelmeerdiät“ auch vor Diabetes Typ 2 zu schützen.

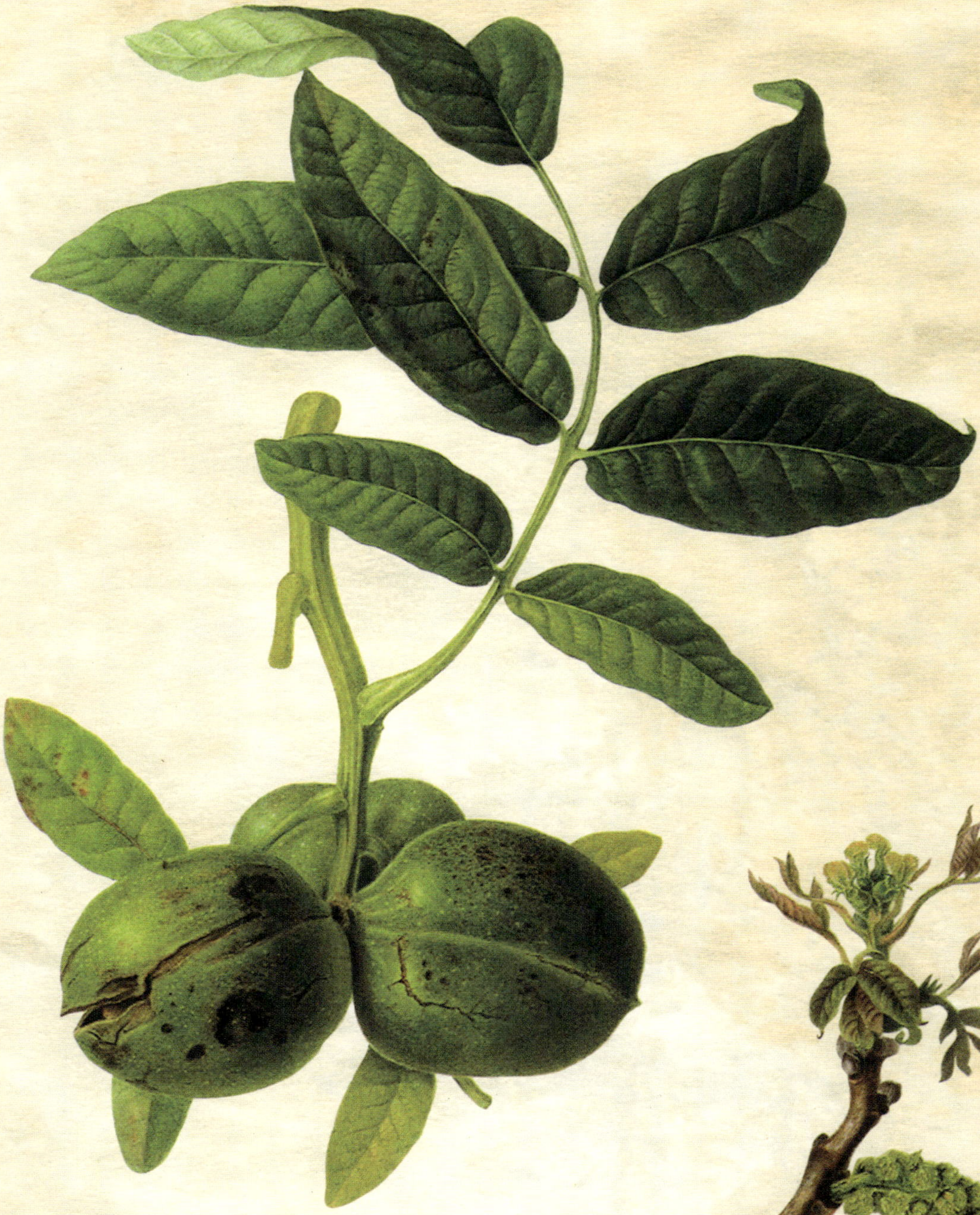

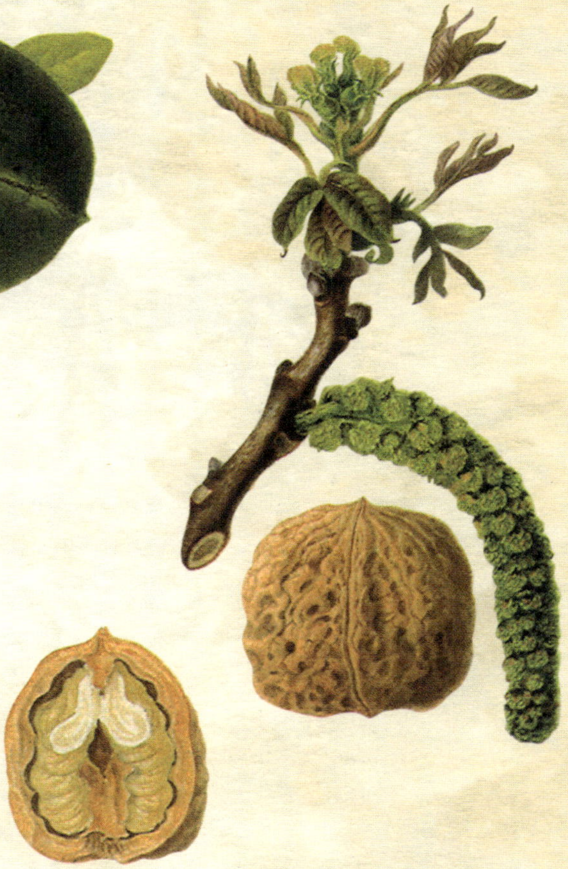

Höhen von 30 Meter kann der Walnussbaum erreichen, wobei eine Pfahlwurzel für Standfestigkeit sorgt. Die Laubblätter werden bis 40 Zentimeter lang. Die männlichen Blüten bilden hängende grüne Kätzchen, die weiblichen ährige Blütenstände an den Enden der diesjährigen Triebe. Aus ihnen wachsen kugelige grüne Früchte, in deren Innern die Nüsse mit ihrer verholzten Schale stecken.

[Illustration von William Hooker.
Aus: „Hooker's Fruits", London 1816]

Wegwarte, Gemeine

Cichorium intybus

Wer sich einen Chicorée-Salat zubereitet, ahnt vielleicht nicht, dass Chicorée eine Unterart von *Cichorium intybus* ist, der Gemeinen Wegwarte. Der lateinische Name *cichorium* lebt in Zichorie weiter, einem anderen Wort für Wegwarte. Die wohl aus dem Mittelmeerraum stammende Pflanze war schon den germanischen Völkern bekannt. Sie sahen in der Wegwarte eine verwunschene Jungfrau, die am Wegesrand auf den Geliebten wartet. Sie galt als Zauberpflanze, die Fesseln sprengen, unverwundbar machen und Dornen aus Wunden ziehen könne. Ob antike Kräuterkundige bei der Erwähnung von *cichorium* als Gemüse und Heilpflanze gegen Verdauungsbeschwerden die Wegwarte meinten oder ähnliche bitterstoffhaltige Pflanzen, lässt sich nicht mit Sicherheit klären. Ähnlich verhält es sich beim „Intubas", den das „Capitulare de villis" Karls des Großen für den Anbau auf seinen Landgütern vorschreibt. Erst der „Sonnenwirbel", den Hildegard von Bingen im 12. Jahrhundert anpreist, ist vermutlich unsere Wegwarte. Zusammen mit Kletten in Wein gekocht solle das Kraut gegen Heiserkeit wirken, weil es „den Schleim der Brust vermindert, der der Stimme die Rauigkeit bringt". Gegen Verstopfung empfiehlt Hildegard ein Pulver aus Wegwarte, Kletten, Salz und Honig.

Gut für Appetit und Verdauung

Der Arzt und Botaniker Tabernaemontanus kennt im 16. Jahrhundert diverse Indikationen: „Es ist die Wegwart eine ausserwehlte / und vast gesunde Artzney / zu der Entzündung der Leber. Wegwartenkraut oder Wurtzeln gesotten / aus Essig wie ein Salat gessen / verbessern den zerstörten Appetit / machen Lust zu essen / und vertreiben den schwangeren Weibern die Gelüst zu unnatürlichen Speisen."

In der Naturheilkunde dient die Wurzel heute noch zur Stimulierung von Appetit und Förderung der Verdauung. Bitterstoffe wie Lactucin und Lactucopikrin regen die Geschmacksknospen an, was die Produktion von Speichel, Magensaft und Galle steigert und so Völlegefühl und Blähungen lindert. Aus diesem Grund empfahl sie Kräuterpfarrer Sebastian Kneipp bei Darm- und auch Leberleiden. Das in der Wurzel reichlich enthaltene Inulin ist eine gesunde Nahrung für die Darmflora und dient so zur Vorbeugung gegen Diabetes Typ 2 sowie Herz-Kreislauf-Leiden.

Indikationen
Appetitlosigkeit, Völlegefühl, Blähungen. Darm- oder Leberbeschwerden. Diabetes Typ 2 (vorbeugend).

Inhaltsstoffe
Bitterstoffe (Sesquilactone wie Lactucin, Lactucopikrin), Glykoside. Kaffeesäure, Ferulasäure, Cichoriensäure. Cumarine (Aesculitin, Aesculin, Umbelliferon, Scopoletin). Inulin.

Anwendungsweise
Tee: Den Wurzelstock zerkleinern (oder getrocknet kaufen) und 1 TL in 150 ml aufgekochtem Wasser 10 Minuten ziehen lassen. Abseihen und trinken.

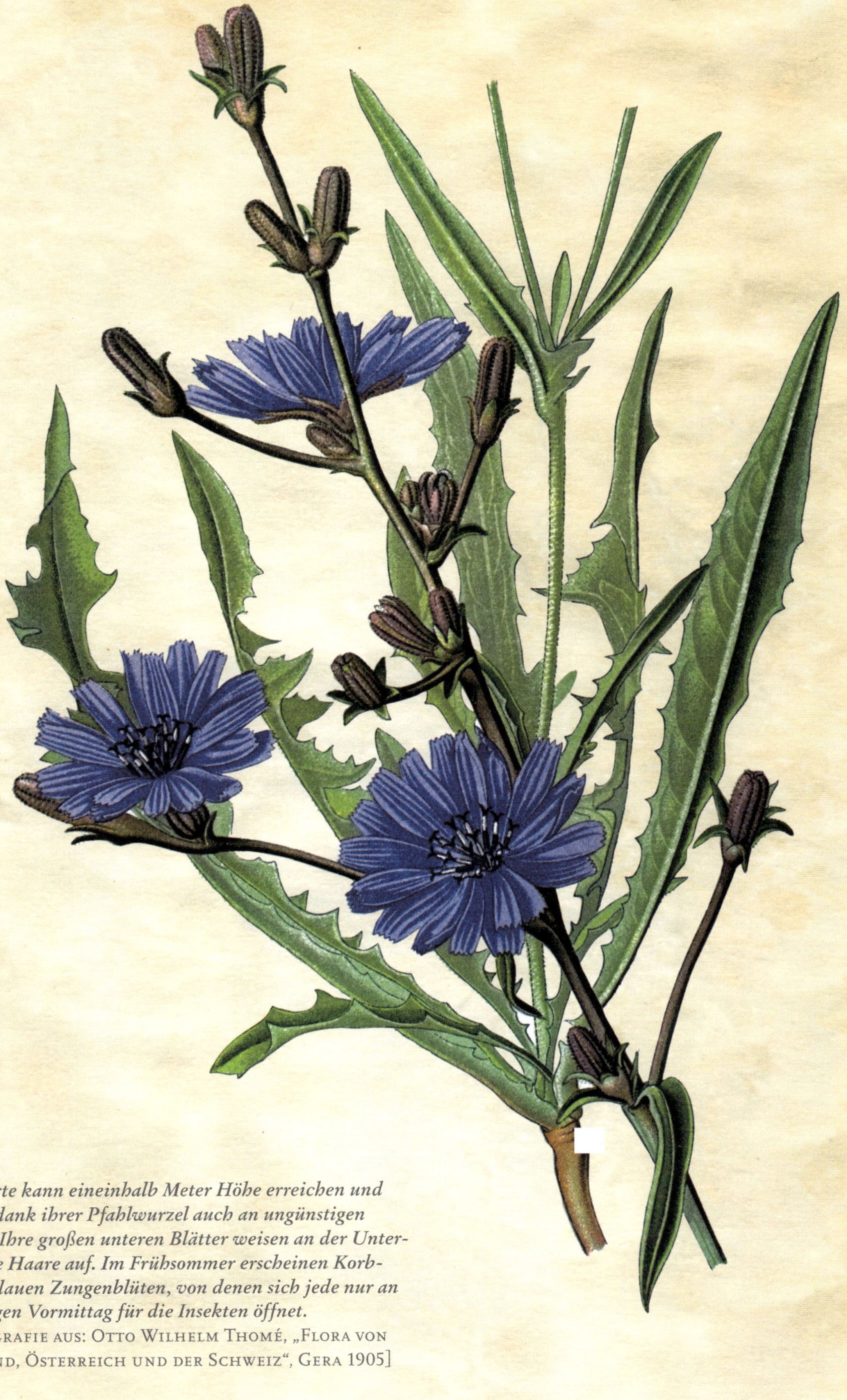

Die Wegwarte kann eineinhalb Meter Höhe erreichen und überdauert dank ihrer Pfahlwurzel auch an ungünstigen Standorten. Ihre großen unteren Blätter weisen an der Unterseite borstige Haare auf. Im Frühsommer erscheinen Korbblüten mit blauen Zungenblüten, von denen sich jede nur an einem einzigen Vormittag für die Insekten öffnet.
[Farblithografie aus: Otto Wilhelm Thomé, „Flora von Deutschland, Österreich und der Schweiz“, Gera 1905]

Weinrebe

Vitis vinifera

Nach Überstehen der Sintflut, berichtet die Bibel, habe Noah keinen rechten Appetit mehr auf Wasser gehabt – was man ja verstehen kann. Also sei er Ackermann geworden, habe Weinberge angelegt und Wein getrunken. Wahr oder Legende – jedenfalls war Wein schon im Altertum vielerorts bekannt und beliebt. Nach Deutschland kam die Rebe vor über 2000 Jahren durch die Kelten. Die Römer verbesserten und verfeinerten dann die Weinkultur. Auch Karl der Große förderte den Weinbau, und im Hochmittelalter, als das Klima wärmer war als heute, wuchs sogar in Norddeutschland und Ostpreußen Wein.

Heimat dieser Kletterpflanze sind jedoch der warme Mittelmeerraum und der Nahe Osten. Bereits im Altertum züchteten die Menschen aus der Wildform der Weinrebe edlere Sorten mit größeren Trauben und entwickelten Techniken, um daraus Traubensaft zu gewinnen und diesen dann zu gutem Wein zu keltern.

Indikationen
Venenschwäche, „schwere Beine", Krampfadern, Hämorrhoiden. Verdauungsstörungen, Hautprobleme.

Inhaltsstoffe
• Blätter und Trauben: Flavonoide (Quercetinglucuronid, Isoquercitrin, Rutin, Resveratrol). Anthocyane (Glykoside von Delphinidin, Malvidin, Peonidin, Petunidin), Phenolcarbonsäuren. Gerbstoffe, Weinsäure, Äpfelsäure.
• Kerne: Fettes Öl (Linolsäure, Palmitinsäure, Ölsäure), Flavonoide.

Anwendungsweise
Heute verwendet man Produkte der Färberrebe (Apotheke): Getrocknete, geschnittene Blätter, Weinblättertinktur, Traubenkernöl und Traubenkernextrakt.
• Tee: 10 g Blätter in 250 ml heißes Wasser geben und nach 10 Minuten abseihen. 2 bis 4 Tassen täglich.
• Absud: 50 g Blätter in 500 ml heißes Wasser geben. Nach 15 Minuten ein Tuch damit tränken und 30 Minuten an der betroffenen Stelle einwirken lassen.

Mit Wein heilen

Seit ihrer Kultivierung galt die Weinrebe gleichfalls als Heilpflanze. Im 1. Jahrhundert empfiehlt Dioskurides, der berühmteste Pharmakologe des Altertums, in seinem Werk „Materia medica" Umschläge mit Weinblättern zur Linderung von Kopfschmerzen. Den ausgepressten Saft oder geschnittene Blätter, mit Graupen vermengt, setzte er gegen Magenschmerzen und Magenentzündung ein. Auch der römische Naturforscher Plinius erwähnt in seiner Naturgeschichte diese Wirkung und empfiehlt Weinblätter zusätzlich gegen entzündete Wunden.

Seltsamerweise schweigen sich die meisten Kräuterkundigen des Mittelalters zum Thema Wein und Weinblätter aus. Nur Hildegard von Bingen erwähnt die Weinrebe als Heilpflanze – immerhin lebte und wirkte sie in einer Region des Weinanbaus. Sie nutzte gekelterten Wein in vielen Rezepturen als Trägerflüssigkeit und zum Herauslösen der Wirkstoffe aus den Kräutern. Sie wusste auch um die Heilkraft der Blätter und Triebe; so empfiehlt sie in ihrer Schrift „Physica" einen aus den frischen Trieben hergestellten Trank gegen Schmerzen in Magen und Brust.

Allerdings kannte Hildegard die für uns heute wichtigste Wirkung der Inhaltsstoffe des Weinlaubs nicht: die Linderung von Venenschwäche. Denn dies entdeckte man viel später eher zufällig auf französischen Weingütern. Damals gewann man den Traubensaft, indem Mägde mit nackten Beinen und Füßen die Trauben in Bottichen zerstampften. Dabei fiel auf, dass die Mädchen auffallend schöne und gesunde Beine hatten.

Gegen Venenleiden

Inzwischen konnte man die Wirkung der Inhaltsstoffe auf Haut und Venen wissenschaftlich bestätigen. Die wichtigsten, in Traubenhaut und Blättern vor allem der roten Rebsorten enthaltenen Wirkstoffe sind Polyphenole, darunter die Flavonoide, und von denen besonders das Quercetin und das Rutin. Sie stärken die Wandungen der Blutgefäße, sodass weniger Wasser ins Gewebe eindringen und dort zu Wassereinlagerungen (Ödemen) führen kann. Es gibt eine Reihe Leiden, die von einer Venenschwäche herrühren. Dazu gehören beispielsweise die „schweren Beine". Sie gehen mit Kribbeln oder Jucken einher, dazu mit Müdigkeitsgefühl in den Waden, und beim Aufstehen nach längerem Sitzen sind die Knöchel geschwollen.

Der Herbst des Jahres 1888 war in der Provence extrem verregnet. Deshalb fand die Weinlese erst im November statt, als das Laub schon rot war, was van Gogh auf diesem Gemälde festhielt.
[Vincent van Gogh: „Der rote Weinberg", 1888]

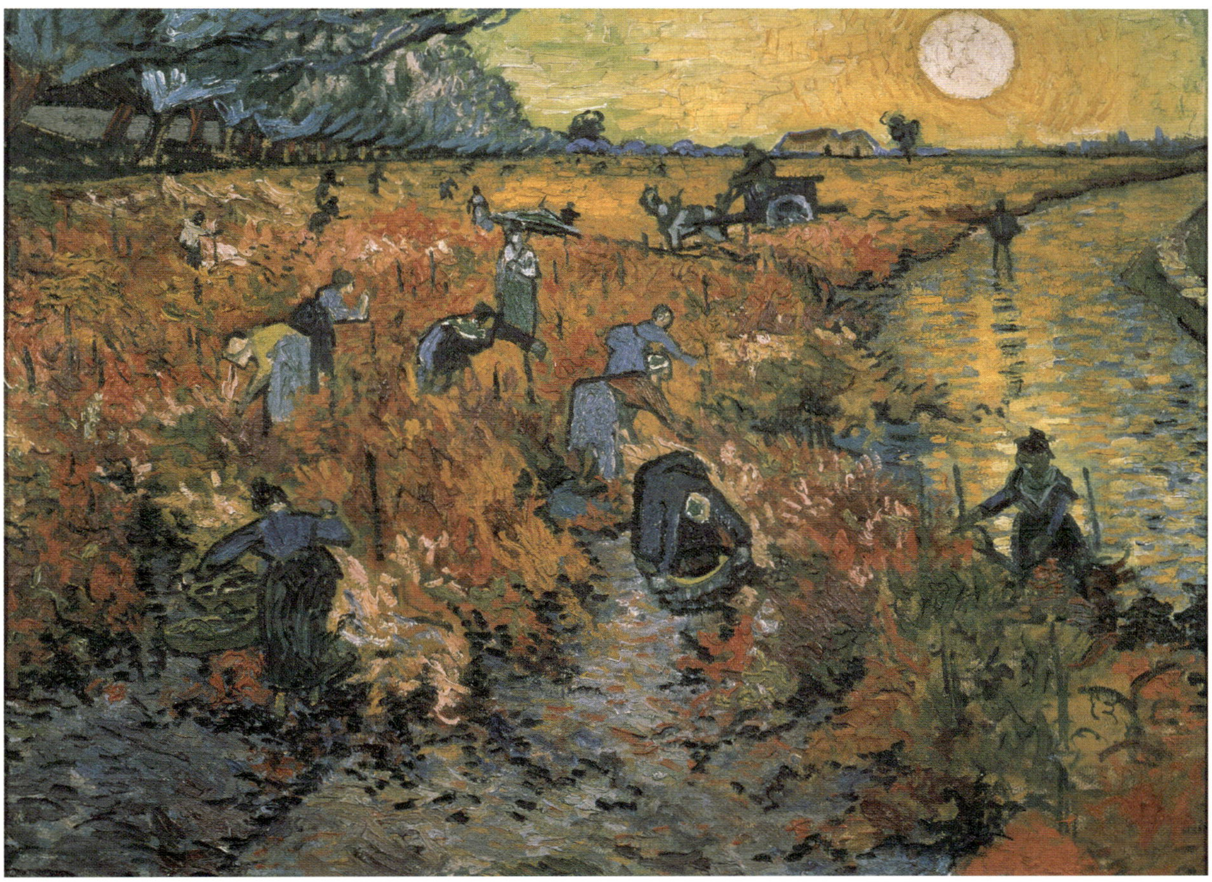

In solchen Fällen unterstützen Umschläge mit Weinlaubextrakten die Besserung, vor allem im Frühstadium der Beschwerden. Auch Krampfadern, das sind Blutstauungen in oberflächlich verlaufenden Venen, sind eine Folge von Venenschwäche. In frühem Stadium angewendet können ebenfalls Weinlaubextrakte Linderung bringen. Das gleiche gilt für Hämorrhoiden: Hier können Kompressen mit Weinlaubextrakt hilfreich sein.

Die Polyphenole, die bei der Stärkung der Gefäßwände eine Rolle spielen, sind außerdem entzündungshemmend und bakterizid. Die Farbstoffe in den roten Rebsorten wiederum wirken als Antioxidantien, fangen also schädliche Radikale in den Zellen weg. Diese Inhaltsstoffe unterstützen auch – gemeinsam mit anderen enthaltenen Substanzen, etwa Gerbsäuren – die Verdauung und helfen bei Magen-Darm-Beschwerden sowie bei Leberproblemen. Vor allem nach schweren Mahlzeiten oder bei Magenverstimmungen ist es ratsam, mehrmals täglich einen lauwarmen Weinblättertee zu sich zu nehmen.

Der seit Jahren in den Medien hochgelobte Inhaltsstoff Resveratrol hingegen, der sich in den roten Beeren findet – und dort vor allem in der Haut –, zeigte in neueren wissenschaftlichen Studien am Menschen keine überzeugenden Wirkungen. Resveratrol sollte geradezu Wunder tun gegen Krankheiten wie Krebs, Diabetes und Hautleiden und zudem das Leben verlängern. Bisher hat sich nichts davon bestätigt.

Gut für die Haut

Auch bei Hautproblemen, etwa Akne, setzt man Teile der Weinrebe ein. Die Inhaltsstoffe der Traubenkerne hemmen Entzündungen, töten Bakterien ab und sorgen für eine stärkere Durchblutung der Haut. So gelangen die Immunstoffe im Blut besser an die befallenen Stellen. Am besten behandelt man die Haut mit einer käuflichen Peelingpaste, die man gut einmassiert. Mit Weinlaub wiederum kann man auch gesunder Gesichtshaut etwas Gutes tun, indem man sie mit einer aus den Blättern gewonnenen Hautlotion pflegt.

Wer Weinblätter selbst sammeln möchte, stößt allerdings auf eine Schwierigkeit: Die Stöcke gehören einem Winzer. Hat man dennoch eine Quelle für Weinlaub gefunden, sollte man die Blätter mehrere Wochen nach der Traubenernte abschneiden. Alle Anwendungen, auch die, bei denen Trauben und Kerne verarbeitet werden, sind für die Selbstmedikation bei leichteren Beschwerden geeignet. Bei gekauften Präparaten, in bestimmungsgemäßen Dosierungen angewendet, sind keine Nebenwirkungen zu erwarten.

Besonderheiten der Färberrebe

Die Naturheilkunde verwendet heute, neben Traubenkernextrakten, in erster Linie rote Weinblätter. Sie stammen von einer besonderen Sorte, Färberrebe oder -traube genannt. Diese Blätter werden im Herbst geerntet. Blätter, Schale und Fruchtfleisch sind reich an Farbstoffen und färben sich früher im Jahr rot als andere Sorten. Bei der Weinherstellung werden sie oft bestimmten Rotweinen zugesetzt, um ein satteres Dunkelrot zu erzielen. Das Laub für die medizinische Verwendung pflegt man nach der Traubenernte zu schneiden, um die Pflanze nicht vorzeitig zu schwächen.

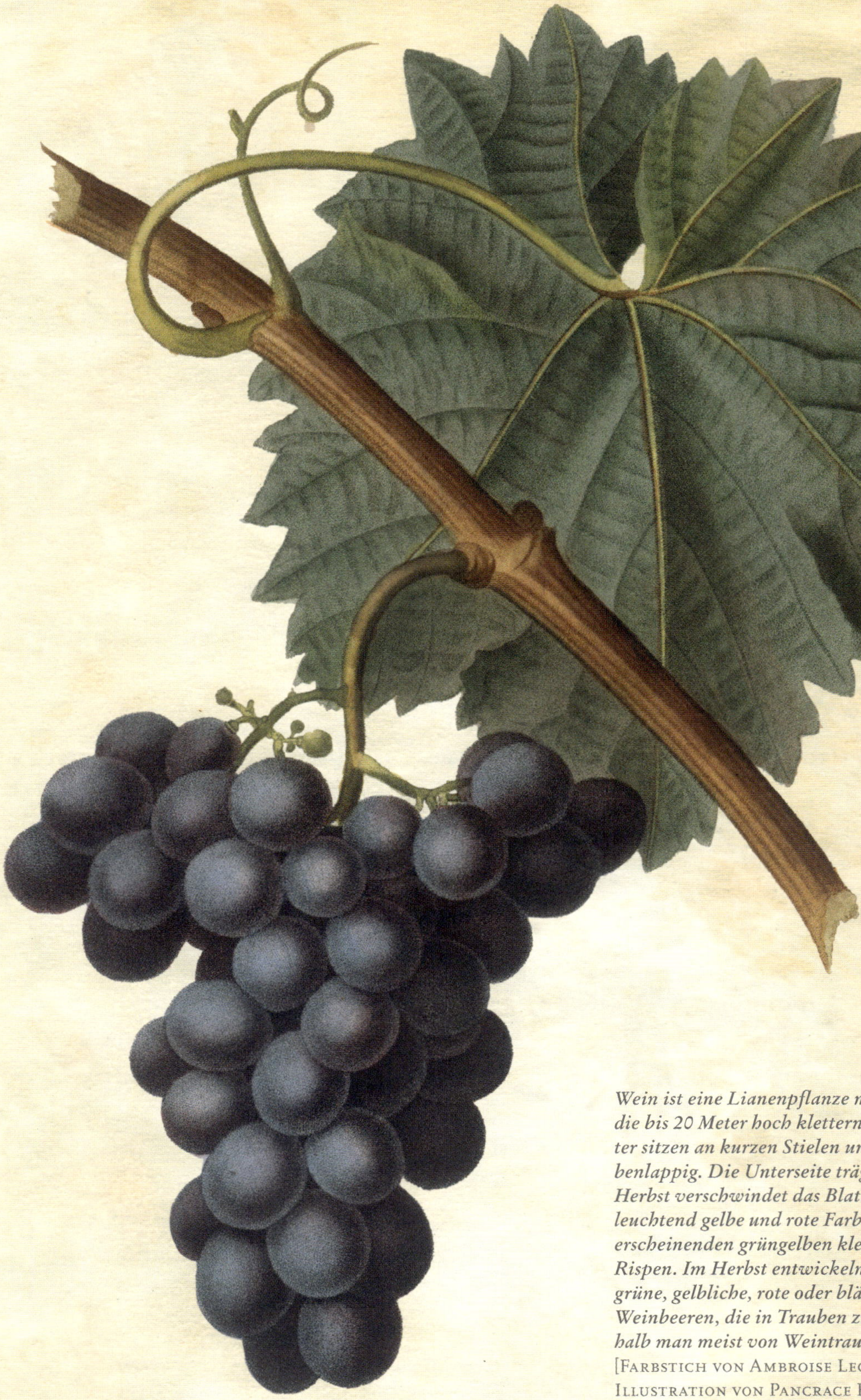

Wein ist eine Lianenpflanze mit holzigem Stamm, die bis 20 Meter hoch klettern kann. Die Laubblätter sitzen an kurzen Stielen und sind drei- bis siebenlappig. Die Unterseite trägt feinen Haarfilz. Im Herbst verschwindet das Blattgrün, und es treten leuchtend gelbe und rote Farben zutage. Die ab Juni erscheinenden grüngelben kleinen Blüten sitzen in Rispen. Im Herbst entwickeln sie – je nach Sorte – grüne, gelbliche, rote oder bläuliche Früchte, die Weinbeeren, die in Trauben zusammensitzen, weshalb man meist von Weintrauben spricht.

[Farbstich von Ambroise Legrand nach einer Illustration von Pancrace Bessa.
Aus: Henri Louis Duhamel du Monceau, „Traité des arbres et arbustes“, Paris 1819]

Weißdorn, Eingriffeliger

Crataegus monogyna

Vor 2000 Jahren kannte Dioskurides eine Pflanze namens *leucacanthos* („weißer Dorn"), doch vermutlich meinte der berühmte Arzt damit gar nicht unseren Weißdorn, sondern eine Distel, zu der der Name „weißer Dorn" ja auch passt. Andererseits liest man bei Dioskurides von einem „Feuerdorn" – und das könnte tatsächlich ein Weißdorn gewesen sein, denn dieser Strauch ist im Herbst über und über von zahllosen roten Früchten bedeckt. Über diese schreibt er: „Seine Frucht, getrunken oder gegessen, stillt Durchfall und den Fluss der Frauen. Die fein gestoßene Wurzel als Umschlag zieht Splitter und Dornen aus."

Bis vor etwa 200 Jahren war die Pflanze im Deutschen als Hagdorn oder Hagedorn bekannt, von *hag* (Hecke). Im Volksglauben soll der Weißdorn Heimstatt einer guten Fee gewesen sein, und der Legende nach war Jesu Dornenkrone aus Weißdornzweigen geflochten, der Strauch also ein Symbol der Hoffnung.

Von den Heilwirkungen dieser Pflanze hielt man trotzdem nicht viel. Hildegard von Bingen beispielsweise beschied dem Hagedorn: „Er ist wie ein Unkraut, sodass weder seine Frucht noch sein Saft zu Arzneien taugt."

Indikationen

Herzbeschwerden, die nicht organischer Art sind, etwa nervöse Störungen und psychisch bedingte Herzrhythmusstörungen.

Inhaltsstoffe

Flavonoide (Rutin, Quercetin), Procyanidine, Chlorogensäure, Catechine (Catechin, Epicatechin).

Anwendungsweise

Tee: 2 TL Blätter oder Blüten in eine Tasse heißen Wassers geben. Nach 5 Minuten abseihen. Täglich 3 Tassen.

Weißdorn fürs Herz

Ganz anders sahen das allerdings die Ureinwohner Nordamerikas, der Heimat zahlreicher Weißdornarten. Die Indianer wussten nämlich um die herzschützende Wirkung dieses Strauchs, und Ende des 19. Jahrhunderts interessierte sich dann auch die Wissenschaft dafür. Ein irischer Arzt hatte bei Herzleiden mit Weißdorn offenbar erstaunliche Erfolge erzielte, was sich in den entsprechenden Kreisen rasch herumsprach.

Von da an nutzte die Naturheilkunde Weißdornpräparate aus Blättern, Blüten und Früchten gegen Herzleiden unterschiedlichster Art, etwa Herzschwäche, Angina pectoris, Herzrhythmusstörungen, Durchblutungsprobleme der Herzkranzgefäße und nervös bedingte Herzbeschwerden. Verantwortlich für die Wirkung sind vermutlich die Flavonoide – sie steigern die Kontraktionskraft des Herzens – und die Procyanidine – sie erweitern die Gefäße und sorgen für eine bessere Durchblutung. Seit allerdings eine Studie an Patienten mit fortgeschrittener Herzinsuffizienz negative Ergebnisse gebracht hatte, gibt man in der Naturheilkunde Weißdorn nur noch bei nervös bedingten Herzbeschwerden. Organische Herzleiden gehören allesamt in die Hand des Arztes.

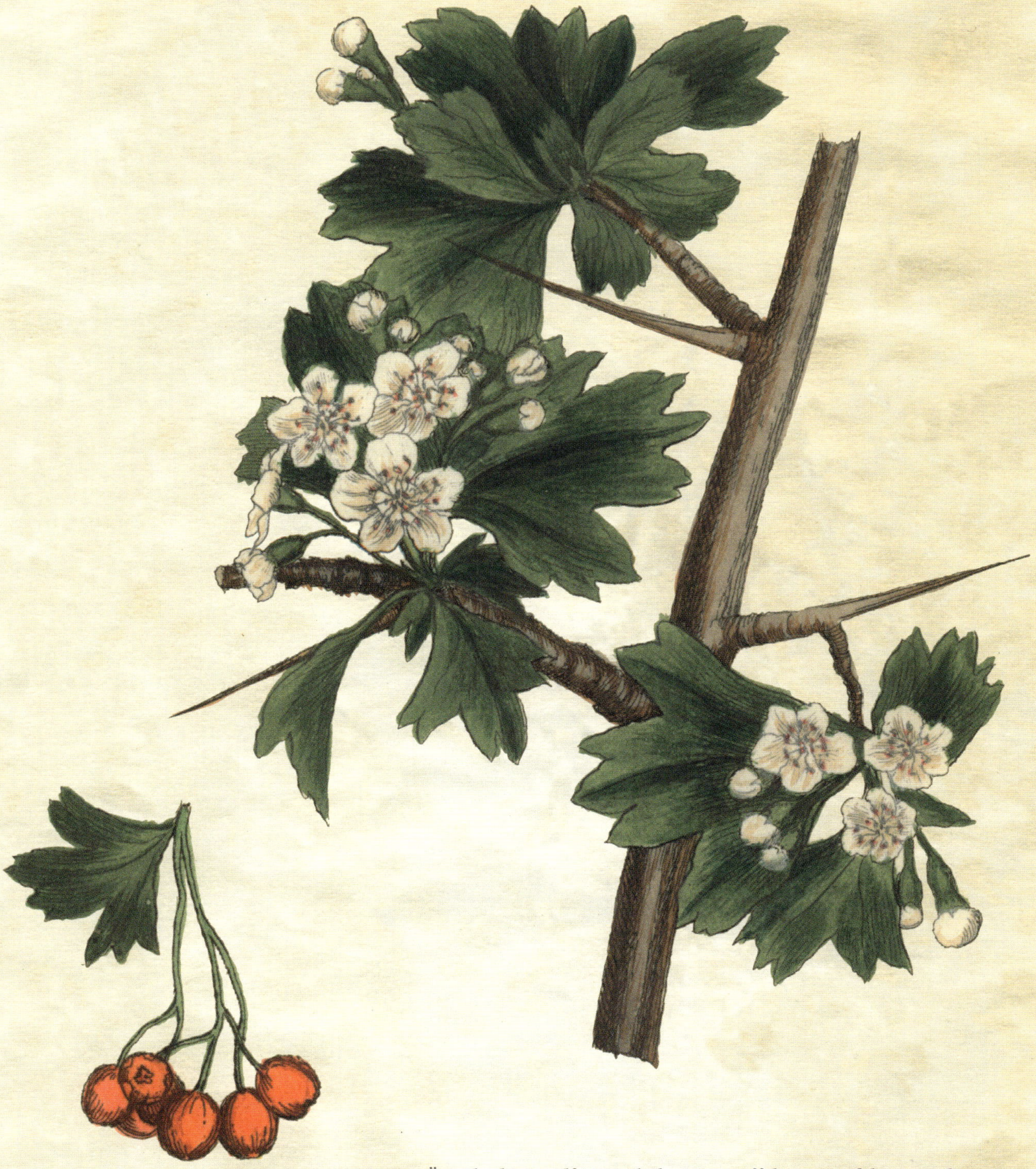

Die Äste des bis zwölf Meter hohen Eingriffeligen Weißdorns sind mit Dornen bestückt, die Laubblätter an den Spitzen gezähnt. Die weißen Blütenblätter tragen rote Staubblätter. Meist gibt es nur einen Griffel pro Blüte – daher der Name – , während verwandte Weißdornarten zwei oder mehr Griffel aufweisen. Im September leuchten an den Zweigen rote, etwa einen Zentimeter lange Früchte mit einem kleinen Steinkern.

[Handkolorierter Stich des Autors nach einer eigenhändigen Zeichnung. Aus: Pierre Bulliard, „Flora Parisiensis", Paris 1776]

Wermut

Artemisia absinthium

Aufgrund seines bitteren Geschmacks trägt der Wermut den Beinamen Bitterer Beifuß, und nicht ohne Grund bezeichnet man etwas Schmerzhaftes unter lauter guten Dingen als „Wermutstropfen". Im grünen Absinthlikör wiederum werden die bitteren Extrakte durchaus geschätzt, und in niedriger Dosierung zeigen seine Inhaltsstoffe, besonders das Thujon, eine heilende Wirkung. Bereits der kräuterkundige Arzt Dioskurides kennt im 1. Jahrhundert die Fähigkeit des Krauts, „die Verdauung zu befördern, und Magen und Bauch von hineingedrungenen galligen Stoffen zu reinigen. Es treibt den Harn und verhindert, wenn es vorher genommen wird, den Rausch". Auch als Abtreibungsmittel war Wermut bekannt. Die um das Jahr 400 verfasste Kräuterkunde „Herbarius" empfiehlt das Kraut als wirksam gegen Pilzvergiftungen, Würmer, wunde Hautstellen und Hämatome.

Im Sommer alle drei Tage Wermutwein

Mitte des 12. Jahrhunderts pries Hildegard von Bingen Wermut als „sehr wirkungsstark" bei Kopfschmerzen, Husten, Brustbeschwerden, Gicht und Zahnschmerzen. Je nach Anwendung empfahl sie Wermut-Extrakt in Wein oder Olivenöl, auch mit Fett gemischt als Salbe. Trinke man Wermutwein im Sommer alle drei Tage, unterdrücke er Nierenschmerzen und sogar Schwermut, stärke Herz, Lunge und Magen. Er „reinigt die Eingeweide und macht eine gute Verdauung".

Bitterstoffe wie Absinthin, Matricin und Artabsin, die sich teils erst bei der Verarbeitung der Pflanze bilden, reizen die Geschmacksknospen im Mund, was den Appetit steigert und die Produktion von Verdauungssäften anregt. Daher bekämpfen diese Stoffe Magen- und Darmkrämpfe, Völlegefühl, Blähungen und Appetitlosigkeit und wirken Gallenbeschwerden entgegen.

Eine Studie (2007) stellte bei Patienten mit der chronisch-entzündlichen Darmerkrankung Morbus Crohn nach Verabreichung von pulverisiertem Wermut eine deutliche Besserung des Befindens fest. Da das ätherische Öl in der Pflanze das in hohen Dosen schädliche Thujon enthält, hielt man den Thujongehalt in dem Pulver gering. Kein Risiko geht man ein, wenn man aus dem Wermutkraut einen Tee zubereitet. Der Tee bleibt weitgehend frei von Thujon, denn der Stoff löst sich kaum in Wasser.

Indikationen

Magen- und Darmkrämpfe, Verdauungsbeschwerden, Appetitlosigkeit. Morbus Crohn.

Inhaltsstoffe

Ätherisches Öl (Thujon, Isothujon, Thujol, Sabinylacetat, Chamazulen, Absinthin, Artabsin). Bitterstoffe, Flavonoide.

Anwendungsweise

Tee: 1 TL zerschnittenes Kraut in eine Tasse heißes Wasser geben und nach 10 Minuten abseihen. Zur Appetitanregung 3 Tassen vor den Mahlzeiten trinken, gegen Verdauungsbeschwerden 3 Tassen danach.

Wermut kommt vor allem in trockenen Gebieten Europas und in Teilen Asiens vor, meist an Wegrändern sowie auf Ödland. Die stark verzweigten, seidig behaarten Stängel des ausdauernden Halbstrauchs wachsen maximal einen Meter hoch. Im unteren Teil verholzen sie manchmal. Die mehrfach gefiederten und an Ober- und Unterseite seidig-filzig behaarten Blätter werden nach oben hin deutlich kleiner. Die im Juli entstehenden kleinen gelben Korbblüten stehen in Gruppen eng beieinander und bilden kugelige hängende Körbchen.

[Handkolorierter Kupferstich aus: „Culpeper's English Family Physician", London 1792]

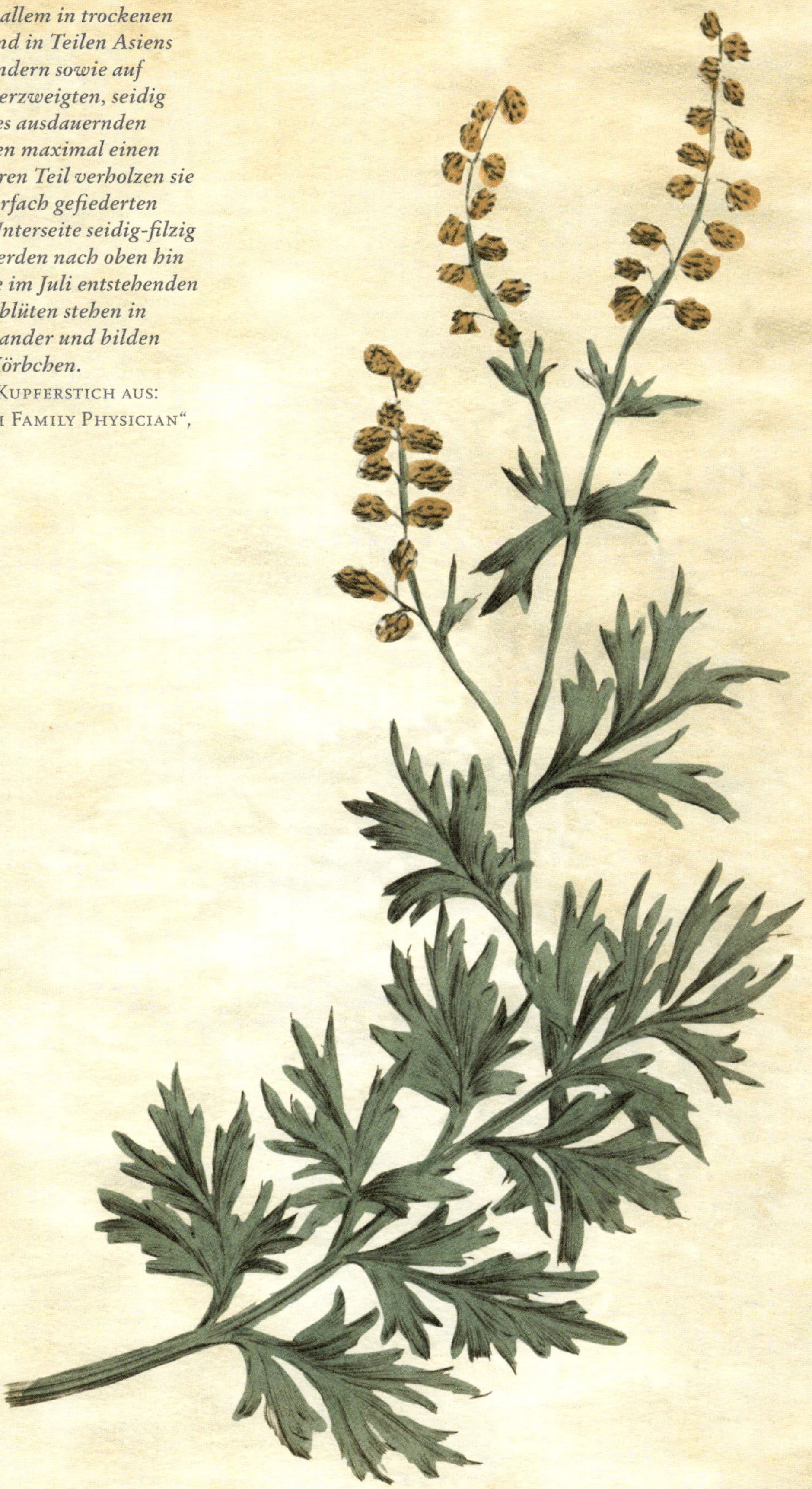

Ysop

Hyssopus officinalis

Der Name der Pflanze stammt aus dem Hebräischen. Bei dem in der Bibel vielfach erwähnten Kraut *esov* handelt es sich aber vermutlich eher um eine mit unserem Ysop verwandte Art. Das gilt auch für *hysop*, eine Pflanze, die Dioskurides im 1. Jahrhundert beschrieb und gegen Lungenentzündung und Husten einsetzte. Unser Ysop kam vermutlich im 9. Jahrhundert nach Mitteleuropa, wo er dank seiner Heilkräfte rasch allgemein bekannt wurde. Das zeigen Volksnamen wie Eisenkraut, Heisop, Bienenkraut und Josefskraut. Die Äbtissin Hildegard von Bingen schwärmt im 12. Jahrhundert in ihrer „Physica" von der Heilkraft des „Hyssopo": Er sei tatsächlich so wirksam, „dass ihm nicht einmal ein Felsblock widerstehen kann". Er mache „die Leber lebendig und reinigt die Lunge ein wenig". Seine wohltuende Wirkung helfe gegen Husten und Schleim, er helle aber auch Depressionen auf.

Darauf, dass Benediktinermönche Ysop in ihren Klostergärten gezogen haben, deutet eine Bemerkung im 1543 erschienenen Kräuterbuch von Leonhart Fuchs hin: „Ispen oder Hyssop würt von ettlichen Closter Hyssop geheyssen." Der Arzt und Botaniker empfiehlt das Kraut gegen Verdauungsprobleme, „jngenommen unnd getruncken / treibt den zähen schleim auß durch den stulgang. Mit grünen Feygen gessen / lindert er den stulgang."

Zum Gurgeln, als Tee und auf der Haut

In der Naturheilkunde nutzt man Ysop-Extrakte zum Gurgeln gegen Husten, Heiserkeit und Bronchitis sowie gegen Entzündungen in Mund und Rachen. Die Heilwirkung verdankt man den entzündungshemmenden, schleim- und krampflösenden bakteriziden Substanzen im ätherischen Öl. In Form von Tee lindert Ysop Magenkrämpfe. Dabei wird das ätherische Öl von Gerbstoffen und Flavonoiden unterstützt. Der harntreibende Tee hilft überdies bei Problemen der Nieren und der Harnwege. Ysop-Salben bessern kleine Hautverletzungen, Ekzeme sowie Blutergüsse und Prellungen.

Unverdünntes Öl darf man weder innerlich noch äußerlich anwenden; das Pinocamphon darin kann Krämpfe auslösen. Bei Kleinkindern besteht die Gefahr, dass das Öl – wie alle ätherischen Öle – zu schwerer Atemnot führt, wenn es zu nah an Mund oder Nase gerät.

Indikationen

Husten, Heiserkeit, Bronchitis, Entzündungen in Mund oder Rachen. Magen-Darm-Probleme. Nieren- oder Harnwegsbeschwerden. Leichte Hautverletzungen, Muskelprellungen, Ekzeme.

Inhaltsstoffe

Ätherisches Öl, Gerbstoffe, Phenolcarbonsäure-Derivate, Diterpenlactone, Triterpene. Flavonoide, Farbstoffe.

Anwendungsweise

- Tee: Bei Halsentzündung 2 TL getrocknetes Kraut in 150 ml heißes Wasser geben und nach 10 Minuten abseihen. 3 Tassen täglich trinken.
- Mundspülung: 5 TL Kraut in eine halbe Tasse Essig einrühren, eine halbe Tasse Wasser zugeben und kurz aufkochen. Abseihen und abkühlen lassen. Mundhöhle damit spülen. Nicht schlucken!

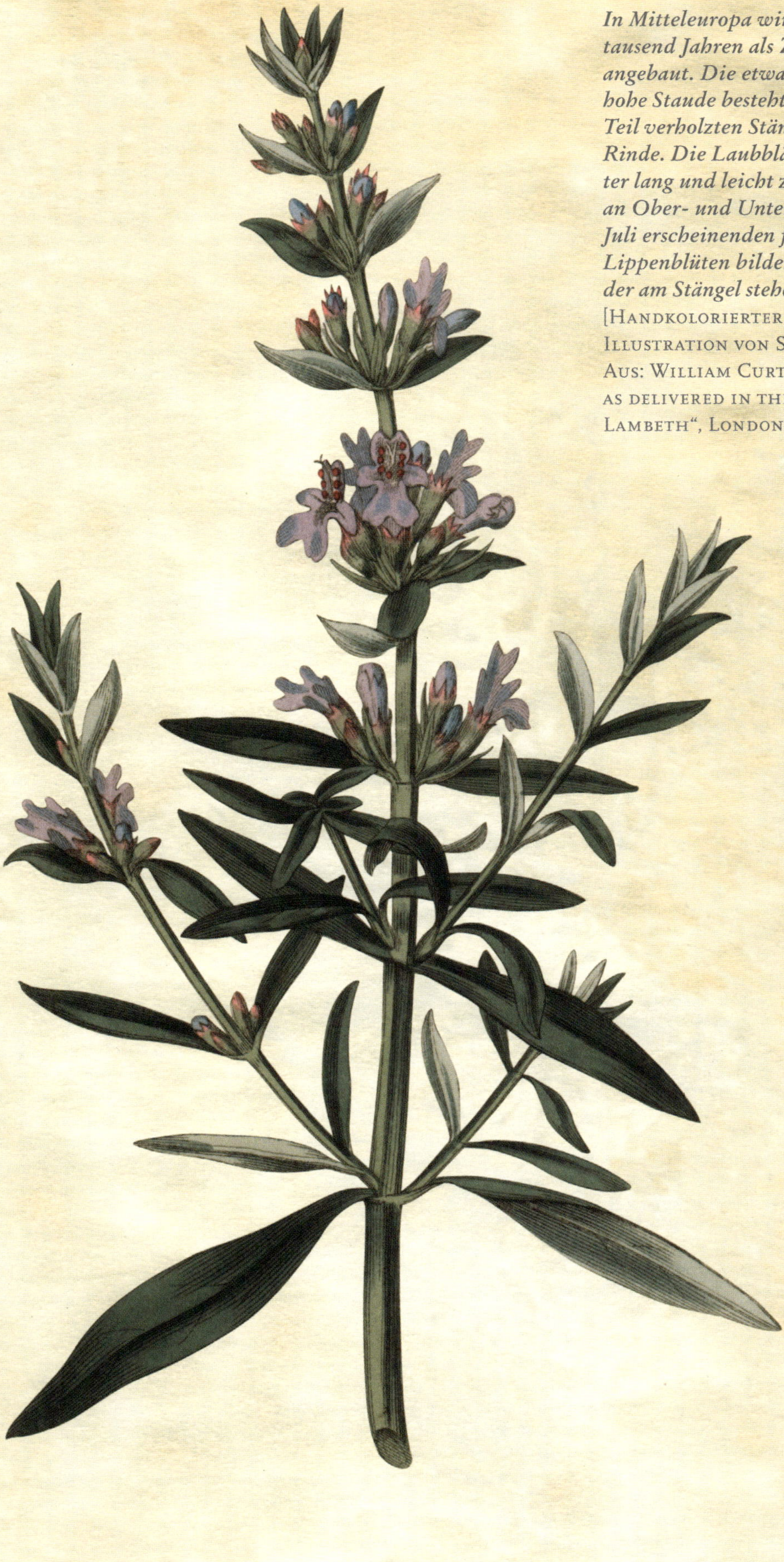

In Mitteleuropa wird der Ysop seit über tausend Jahren als Zier- und Heilpflanze angebaut. Die etwa einen halben Meter hohe Staude besteht aus mattbraunen, zum Teil verholzten Stängeln mit abblätternder Rinde. Die Laubblätter, etwa fünf Zentimeter lang und leicht zottelig behaart, enthalten an Ober- und Unterseite Öldrüsen. Die im Juli erscheinenden fünfzähligen violetten Lippenblüten bilden ährenartige, übereinander am Stängel stehende Blütenstände.

[Handkolorierter Kupferstich nach einer Illustration von Sydenham Edwards. Aus: William Curtis, „Lectures on Botany, as delivered in the Botanic Garden at Lambeth“, London 1805]

Zaubernuss, Virginische

Hamamelis virginiana

Wenn an kahlen Sträuchern in spätwinterlichen Gärten oder Parks gelbe, eigenartig krause Blüten zu sehen sind, so handelt es sich um die Zaubernuss, oft auch unter ihrem Gattungsnamen als Hamamelis bekannt. Die Bezeichnung Zaubernuss ist dem amerikanischen Namen *witch hazel* entlehnt, also Hexen-Haselstrauch, denn die Pflanze stammt aus Virginia und dort glaubte man, dass sich Hexen Ruten aus Hamameliszweigen schnitten. Vielleicht stand auch die ungewöhnliche Fortpflanzung des Strauches Pate: Die Fruchtkapsel schleudert bei der Reife ihre zwei schwarzen Samen bis 15 Meter weit.

Die Indianer nutzten Aufgüsse aus Blättern oder Rinde zur Wundversorgung sowie als Schmerz- und Brechmittel, bei Erkältungen und bei Frauenleiden. Als die Zaubernuss im 18. Jahrhundert nach Europa gelangte, lernte man ihre Heilkräfte auch hier schätzen. Darüber hinaus wurde sie schnell beliebt, weil die gelben Blüten im Winter etwas Besonderes sind.

Indikationen
Hämorrhoiden, Hautverletzungen, unreine Haut, Juckreiz, Krampfadern. Entzündungen im Mund. Durchfall, Menstruationsbeschwerden.

Inhaltsstoffe
- Rinde: Gerbstoffe (Gallussäure, Hamamelitannin). Ellagitannin.
- Blätter: Gerbstoffe (Hamamelitannin), Flavonoide, Kaffeesäure-Derivate. Ätherisches Öl (Ionon, Safrol).

Anwendungsweise
- Tee: 1 EL zerkleinerte Blätter oder Rinde in 250 ml heißes Wasser geben und nach 10 Minuten abseihen. Täglich 1 bis 3 Tassen trinken oder als Gurgellösung verwenden.
- Hamamelisprodukte für andere Anwendungen kauft man fertig.

Ätherisches Öl und Gerbstoffe

Heute werden Hamamelisprodukte in großen Mengen verarbeitet und in Rasiercremes, Deodorants, Gesichtswässern und Salben genutzt. Die Naturheilkunde setzt Wasserdampfdestillate von Blättern und Zweigen gegen leichte Hautverletzungen ein sowie gegen Hämorrhoiden. Hier kommen die bakteriziden Inhaltsstoffe des in der Zaubernuss enthaltenen ätherischen Öls zum Tragen. Gurgeln mit solchen Destillaten kann Entzündungen im Mund- und Rachenraum lindern. Als Rasier- und Gesichtswasser desinfizieren sie und bessern kleine Hautwunden und Hautunreinheiten. Wässrige Auszüge der zerkleinerten Rinde und Zweige wiederum enthalten vor allem Gerbstoffe. Sie wirken zusammenziehend, bekämpfen Keime, stoppen Blutungen und lindern Juckreiz. Innerlich werden solche Extrakte als Tee gegen Durchfall und Menstruationsbeschwerden genutzt, äußerlich als Umschlag oder Badezusatz bei kleinen Wunden, Hämorrhoiden mit Brennen und Blutungen sowie, zu Salbe verarbeitet, gegen Hautjucken. Krampfadern, „schwere Beine" und sogar Neurodermitis können mit wässrigen oder alkoholischen Destillaten aus den Blättern behandelt werden. Die enthaltenen Flavonoide und Kaffeesäure-Derivate tragen zur Besserung bei.

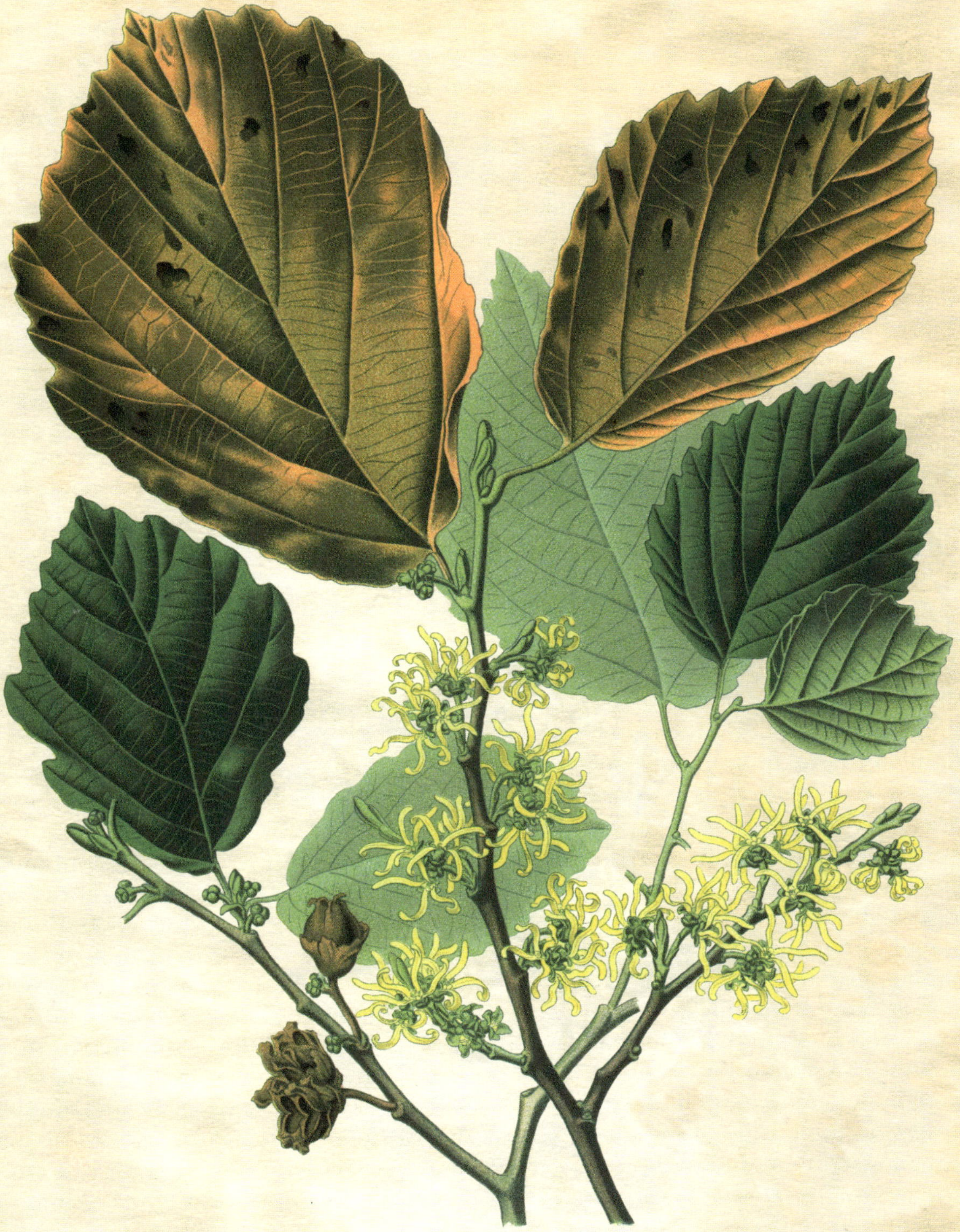

Die Blätter der Zaubernuss sind herz- bis fast kreisförmig. Wenn der Halbstrauch im Herbst oder Frühwinter sein Laub abgeworfen hat, erscheinen im Januar an den kahlen Zweigen hellgelbe, kraus aussehende Blüten. Im folgenden Sommer bilden diese dann holzige, behaarte Kapselfrüchte mit je zwei schwarzen Samen.
[Farblithografie aus: G. Pabst, „Köhler's Medizinalpflanzen", Gera 1887]

Zimtbaum, Echter

Cinnamomum verum

Der Echte Zimtbaum stammt ursprünglich von der Insel Sri Lanka, früher Ceylon, daher auch sein anderer Name: Ceylon-Zimtbaum. Antike Kräuterkundige wie Dioskurides wussten um die Heilkraft der aromatisch duftenden hellbraunen Rindenröllchen. Sie bestehen aus der inneren Rindenschicht der Zweige, die sich einrollt, nachdem man die äußere Schicht abgelöst hat. In seiner Arzneikunde „Materia medica" schreibt Dioskurides, Zimt habe „erwärmende, harntreibende, erweichende, die Verdauung befördernde Kraft". Er befördere die Menstruation – und er treibe die Leibesfrucht ab.

Nach Mitteleuropa kam der Zimt vor etwa tausend Jahren über arabische Händler. Das „Circa instans", entstanden um 1150 an der Medizinschule von Salerno, kennt ihn gut, denn dort hatte man Verbindungen zu arabischen Heilkundigen. Diese setzten Zimt gegen Magenschwäche, Appetitlosigkeit und Verdauungsprobleme ein, gegen Ohnmacht, „Herzerstickung" und bei Wunden in der Mundhöhle. Hildegard von Bingen preist in ihrer „Physica" die „starken Kräfte" von Zimt und notierte: „Wer ihn oft isst, in dem vermindert er die schlechten Säfte und in dem bereitet er gute Säfte." Sie empfiehlt Zimtpulver gegen verstopfte Nase sowie Blätter und Holz des Baumes gegen Gicht.

Indikationen
Völlegefühl, Appetitlosigkeit, Aufstoßen, Blähungen. Husten, Bronchitis, Heiserkeit. Menstruationsstörungen, Wechseljahresbeschwerden. Gelenkschmerzen, Muskelkrämpfe.

Inhaltsstoffe
Ätherisches Öl (Zimtaldehyd, Eugenol, Zimtalkohol, Zimtsäure). Gerbstoffe, Terpene (Linalool), Phenolcarbonsäuren, Procyanidine, Schleimstoffe.

Anwendungsweise
Tee bei Verdauungsstörungen: 1 TL zerkleinerte Zimtstange 10 Minuten in 150 ml heißem Wasser ziehen lassen und abseihen. 3 bis 4 Tassen täglich.

Krampflösend und schmerzstillend

In der Naturheilkunde dient Zimt heute der Behandlung von Appetitlosigkeit und Verdauungsstörungen, etwa Völlegefühl und Blähungen, denn die ätherischen Öle regen die Magen- und Darmtätigkeit an. Zimt lindert Bronchitis mit Verschleimung und Husten. Frauen empfiehlt man Zimtzubereitungen gegen Wechseljahresbeschwerden und – wie schon bei Dioskurides – gegen Menstruationsstörungen. Vorsicht bei einer Schwangerschaft: Wie man schon bei Dioskurides liest, kann Zimt eine Fehlgeburt auslösen. Das gilt besonders für Zimtöl in höherer Dosierung. Kinder sollte man nie mit Zimtöl behandeln.

Gegen Gelenk- und Nervenschmerzen hilft Zimt ebenfalls, und er löst Muskelkrämpfe. Diese Effekte sind den Inhaltsstoffen des ätherischen Öls, etwa Zimtaldehyd und Eugenol, zu verdanken. Bei Verdauungsstörungen wirken sich zudem die Gerbstoffe gesundheitsfördernd aus, weil auch sie die Produktion von Verdauungssäften anregen.

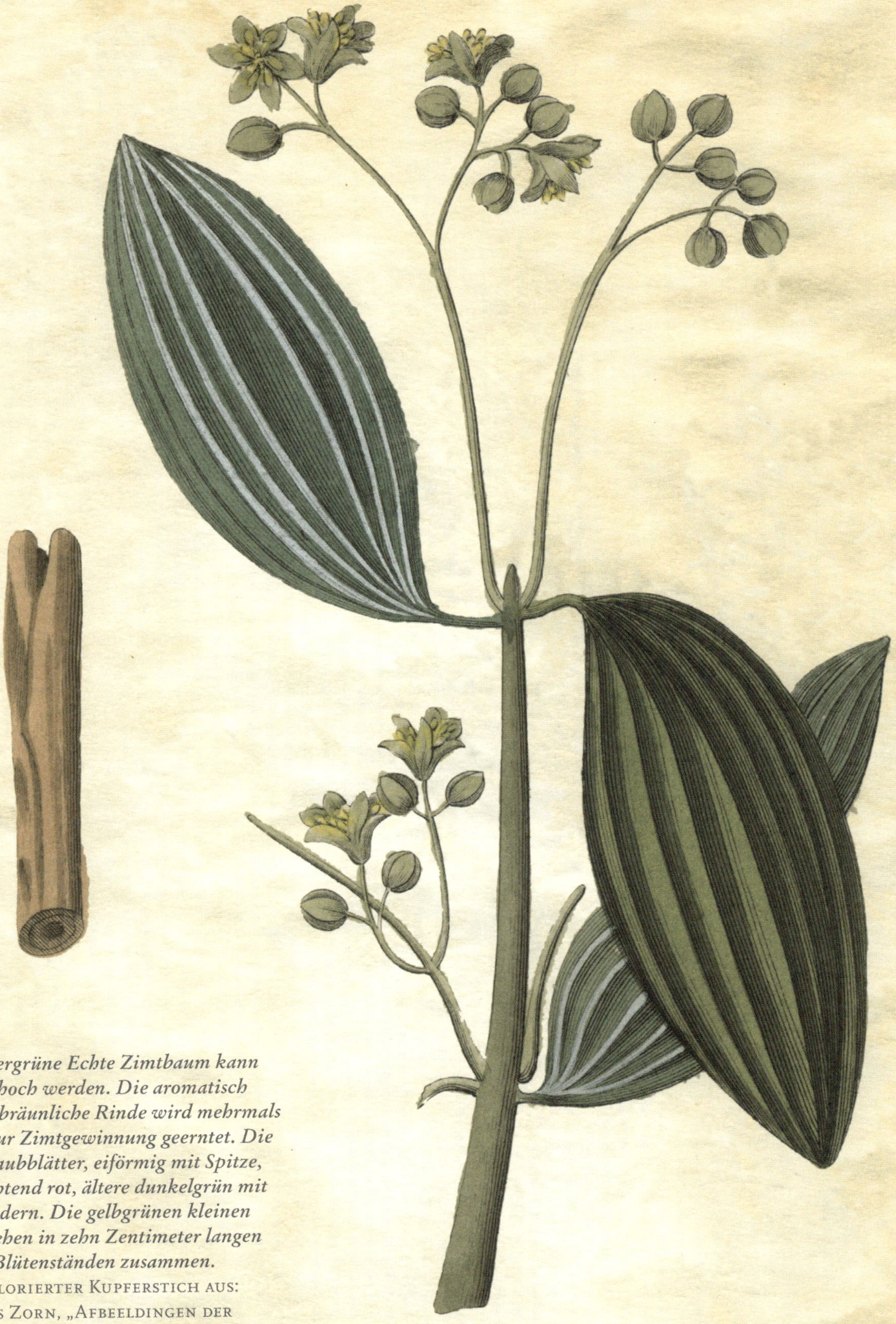

Der immergrüne Echte Zimtbaum kann 18 Meter hoch werden. Die aromatisch duftende bräunliche Rinde wird mehrmals im Jahr zur Zimtgewinnung geerntet. Die jungen Laubblätter, eiförmig mit Spitze, sind leuchtend rot, ältere dunkelgrün mit weißen Adern. Die gelbgrünen kleinen Blüten stehen in zehn Zentimeter langen rispigen Blütenständen zusammen.
[Handkolorierter Kupferstich aus: Johannes Zorn, „Afbeeldingen der Artseny-Gewassen“, Amsterdam 1796]

Häufige Beschwerden: Welche Pflanze kann helfen?

Jede Pflanze enthält eine unendliche Fülle an Substanzen, von denen einige medizinisch wirksam sind. Viele der Gewächse, die solche Stoffe enthalten, sind zur Selbstbehandlung geeignet, doch bei starken oder anhaltenden Symptomen ist der Arzt aufzusuchen.

Appetitlosigkeit
Innerliche Anwendung: Andorn, Bachminze, Brunnenkresse, Dill, Dost, Eberraute, Enzian (Gelber), Fenchel, Galgant, Hopfen, Knoblauch, Quendel (Feldthymian), Salbei, Schafgarbe, Schlehdorn, Tausendgüldenkraut, Wermut, Zimtbaum.

Augenreizungen
Äußerliche Anwendung: Augentrost (Euphrasia; aus der Apotheke).

Blähungen
Innerliche Anwendung: Anis, Bärlauch, Enzian (Gelber), Galgant, Ingwer, Kamille, Kümmel, Melisse, Pfefferminze, Rosmarin, Salbei, Wegwarte, Wermut, Zimtbaum.

Durchfall
Innerliche Anwendung: Frauenmantel, Hundsrose, Lungenkraut, Nelkenwurz, Odermennig, Zaubernuss (Hamamelis).

Halsschmerzen
Innerliche Anwendung: Augentrost (Euphrasia), Basilikum, Hundsrose, Königskerze, Odermennig, Seifenkraut, Spitzwegerich. *Äußerliche Anwendung:* Basilikum, Frauenmantel, Odermennig.

Hämorrhoiden
Innerliche Anwendung: Weinrebe.
Äußerliche Anwendung: Odermennig, Pfingstrose, Rosskastanie, Sanikel, Schafgarbe, Weinrebe, Zaubernuss (Hamamelis).

Hautunreinheiten, Akne
Innerliche Anwendung: Weinrebe.
Äußerliche Anwendung: Aloe (Echte; Aloe vera), Kamille, Purpursonnenhut (Echinacea), Quendel (Feldthymian), Ringelblume, Schafgarbe, Seifenkraut, Veilchen, Weinrebe, Zaubernuss (Hamamelis).

Insektenstiche
Äußerliche Anwendung: Bachminze, Mutterkraut, Ringelblume.

Lippenherpes
Äußerliche Anwendung: Melisse.

Menstruationsbeschwerden
Innerliche Anwendung: Dill, Eberraute, Eisenkraut, Ingwer, Kümmel, Liebstöckel,

Mönchspfeffer, Nachtkerze, Ringelblume, Salbei, Schafgarbe, Thymian (Echter), Zaubernuss (Hamamelis), Zimtbaum. *Äußerliche Anwendung:* Beifuß, Dill, Frauenmantel, Ingwer, Kamille.

Muskel- und Gelenkschmerzen
Innerliche Anwendung: Bertram, Brennnessel, Ingwer, Rosskastanie, Veilchen. *Äußerliche Anwendung:* Beinwell, Dost, Eberraute, Fichte, Johanniskraut, Kümmel, Lavendel, Linde, Lorbeer, Pfefferminze, Rosmarin, Rosskastanie, Schlüsselblume, Wacholder, Ysop, Zimtbaum.

Nervöse Erschöpfung
Innerliche Anwendung: Baldrian, Fenchel, Galgant, Hopfen, Johanniskraut, Lavendel, Melisse, Veilchen.

Reizhusten, Heiserkeit
Innerliche Anwendung: Brunnenkresse, Eibisch, Königskerze, Thymian (Echter) Linde, Lungenkraut, Malve, Spitzwegerich. *Äußerliche Anwendung:* Odermennig, Ysop, Zaubernuss (Hamamelis).

Schlafstörungen
Innerliche Anwendung: Bachminze, Baldrian, Eberraute, Fenchel, Hopfen, Johanniskraut, Lavendel, Melisse, Pfefferminze, Schwarzkümmel, Veilchen.

Sonnenbrand
Äußerliche Anwendung: Aloe (Echte; Aloe vera), Bockshornklee, Ringelblume.

Trockene Haut
Äußerliche Anwendung: Eibisch, Hundsrose, Nachtkerze, Ringelblume, Schafgarbe, Schwarzkümmel.

Übelkeit
Innerliche Anwendung: Bachminze, Dill, Enzian (Gelber), Galgant, Ingwer, Tausendgüldenkraut.

Verschleimung
Innerliche Anwendung: Alant, Andorn, Basilikum, Bibernelle, Dost, Fenchel, Gundermann, Holunder, Königskerze, Quendel (Feldthymian), Quitte, Sanikel, Seifenkraut, Süßholz, Thymian (Echter), Veilchen, Wacholder, Ysop, Zimtbaum. *Äußerliche Anwendung:* Anis.

Verstopfung
Innerliche Anwendung: Alant, Lein, Schafgarbe, Schlehdorn, Tausendgüldenkraut.

Warzen
Äußerliche Anwendung: Schöllkraut.

Wechseljahresbeschwerden
Innerliche Anwendung: Frauenmantel, Mönchspfeffer, Traubensilberkerze (aus der Apotheke), Nachtkerze, Zimtbaum.

Wunden, kleine
Äußerliche Anwendung: Aloe (Echte; Aloe vera), Augentrost, Bibernelle, Eberraute, Eisenkraut, Frauenmantel, Gundermann, Johanniskraut, Königskerze, Lungenkraut, Malve, Odermennig, Quitte, Ringelblume, Sanikel, Schafgarbe, Spitzwegerich, Tausendgüldenkraut, Thymian (Echter), Ysop, Zaubernuss (Hamamelis).

Zahnfleischentzündungen
Äußerliche Anwendung: Aloe (Echte; Aloe vera), Bibernelle, Königskerze, Malve, Nelkenwurz, Ringelblume, Salbei, Sanikel, Schlehdorn.

Register

A

B

C

D

E

F

G

L

M

N

T

U

V

W

X

Y

Z

Bildnachweis

akg-images: Umschlagvorderseite; 2 British Library; 3 Florilegius; 4 Science Photo Library; 5 o. De Agostini Picture Library/G. Dagli Orti; 5 u.; 6 o. Cameraphoto; 6 M.; 7 o.; 7 M. British Library; 8–9 Cameraphoto; 11; 12 Massimiliano Pezzolini; 13 André Held; 15 Erich Lessing; 17 Science Source; 18 Pirozzi; 19 Balage Balogh; 21 Werner Forman; 22 André Held; 23 Science Photo Library; 24 M. Portfolio/Electa; 25 Science Source; 26 British Library; 27; 29 Album/Oronoz; 30–31; 33 Rabatti & Domingie; 34 Historic England Archive/Heritage Images; 35 Roland & Sabrina Michaud; 37; 38; 39; 40 Science Source; 41 De Agostini Picture Library/G. Dagli Orti; 43 Science Source; 45 De Agostini Picture Library; 47, 48 André Held; 49; 51; 52; 54 Science Photo Library; 55 British Library; 61 Science Source; 63 Erich Lessing; 65, 66 Science Source; 67 (2); 69 Landesmuseum Württemberg/Hendrik Zwietasch; 71 British Library; 73 Science Photo Library; 74 Fototeca Gilardi; 75 Science Photo Library/Jean Loup Charmet; 77 Science Source; 78–79; 81 Science Source; 82 (groß) De Agostini Picture Library/G. Dagli Orti; 82 (klein) Heritage Images/Index; 83; 85; 86; 88; 89; 90–91 British Library; 93 Science Photo Library; 95; 97, 99, 101 Florilegius; 103 Quagga Media UG; 105 bilwissedition; 109, 111, 113, 115 Florilegius; 117 British Library; 123 Florilegius; 127 Liszt Collection; 129, 131, 133, 135, 137, 139, 141 Florilegius; 143 Liszt Collection; 145, 147 Florilegius; 151 Liszt Collection; 153, 155, 157, 159, 161 Florilegius; 163 De Agostini Picture Library/Chomon; 165 Florilegius; 167 Liszt Collection; 169 British Library; 171 Quagga Media UG; 173 De Agostini Picture Library/Chomon; 175; 177 Cameraphoto; 179, 183 Florilegius; 185 Liszt Collection; 187 Quagga Media UG; 189, 191 Florilegius; 193 De Agostini Picture Library/G. Cigolini; 195 Liszt Collection; 197, 199, 201 Florilegius; 205 bilwissedition; 207 British Library; 209, 211, 213, 215 Florilegius; 219 Quagga Media UG; 221 Science Source; 223; 225 Science Source; 227, 229, 231, 237, 239, 241, 243 Florilegius; 247 bilwissedition; 249, 251, 255, 257 Florilegius; 259 Heritage Images/Landskrona museum/Historisk Bildbyrå/Mustang Media; 261; 265 bilwissedition; 267; 269 De Agostini Picture Library; 271, 273, 275, 279 Florilegius

Alamy Stock Foto: 36 Svintage Archive; 56 Mediscan; 64 Florilegius; 107 UtCon Collection; 119 History and Art Collection; 125 Lebrecht Music & Arts; 149, 203 Florilegius; 253 Old Images

bpk: 181

Bridgeman Images: 6 u.; 58–59

INTERFOTO: Umschlagvorderseite (Ranken) Austrian National Library; 76 Granger, NYC; 121 Science & Society/Florilegius

Mary Evans Picture Library: 263 The Pictures Now Image Collection

mauritius images: 217 Memento/Florilegius; 233 Godong/Alamy; 235, 245, 277 Memento/Florilegius

Umschlagvorderseite:
Ernte von Heilpflanzen, Buchmalerei aus dem „Hausbuch der Cerruti“ (Ausschnitt). Hausbücher wie dieses aus dem Besitz der Veroneser Familie Cerruti waren insbesondere im Mittelalter erstellte Enzyklopädien, Jahrbücher oder Ratgeber. Das „Hausbuch der Cerruti“ beinhaltet einen arabischen Gesundheitskodex, der in der lateinischen Fassung als „Tacuinum sanitatis“ weit verbreitet war.
[Verona oder Lombardei, 1390]

Impressum

Producing: AFR text edition, Hamburg
Autor: Dr. Rainer Köthe
Redaktion: Dr. Heike Renwrantz, Hans Wichert

Reader's Digest
Redaktion: Leonie Neumann (Projektleitung)
Bildredaktion: Sabine Schlumberger
Grafik: Susanne Hauser

Redaktionsdirektor: Michael Kallinger
Redaktionsleiterin Buch: Almuth Stiefvater
Art Director: Susanne Hauser

Produktion
Arvato Supply Chain Solutions SE: Thomas Kurz

Druck und Binden
Livonia Print, SIA

© 2022 Reader's Digest, Deutschland, Schweiz, Österreich
Verlag Das Beste GmbH, Stuttgart, Appenzell, Wien

Das Werk einschließlich aller seiner Teile ist urheberrechtlich geschützt. Jede Verwendung außerhalb der engen Grenzen des Urheberrechtsgesetzes ist ohne Zustimmung des Verlags unzulässig und strafbar. Das gilt insbesondere für Vervielfältigungen, Übersetzungen, Mikroverfilmungen und die Verarbeitung in elektronischen Systemen.

Bitte beachten:
Die in diesem Buch enthaltenen medizinischen Informationen sind kein Ersatz für eine ärztliche Diagnose und Behandlung. Der Verlag empfiehlt allen Patienten mit Krankheits- bzw. Schmerzsymptomen, sich an einen Arzt zu wenden. Das vorliegende Buch ist sorgfältig erarbeitet worden. Dennoch erfolgen alle Angaben ohne Gewähr. Weder Autoren noch der Verlag bzw. die vom Verlag Beauftragten übernehmen eine Haftung für eventuelle Nachteile oder Schäden, die aus den im Buch enthaltenen praktischen Hinweisen resultieren.

Printed in Latvia

ISBN 978-3-95619-441-2

Besuchen Sie uns im Internet
www.readersdigest.de
www.readersdigest.at